高级卫生专业技术资格考试用书

内分泌学

高级医师进阶

（副主任医师/主任医师）

（第2版）

主　编　杜建玲

副主编　杨　郁　白　然　巴　颖

编　者（以姓氏笔画排序）：

于　涛　门莉莉　王红微　王丽娟　王媛媛
付那仁图雅　刘　静　刘艳君　孙　钢
孙石春　孙丽娜　吕雅荟　齐丽娜　李　东
李　瑞　李　瑾　杜　蕊　佟　新　张　彤
张　楠　张黎黎　罗瑞霞　周海成　赵　漫
侯燕妮　夏　欣　董　慧　韩艳艳

中国协和医科大学出版社

北　京

图书在版编目（CIP）数据

内分泌学：高级医师进阶 / 杜建玲主编. —2版. —北京：中国协和医科大学出版社，2020.1（2025.7重印）.

高级卫生专业技术资格考试用书

ISBN 978-7-5679-1330-1

Ⅰ. ①内⋯ Ⅱ. ①杜⋯ Ⅲ. ①内分泌学－资格考试－自学参考资料 Ⅳ. ①R58

中国版本图书馆CIP数据核字（2019）第148443号

高级卫生专业技术资格考试用书

内分泌学·高级医师进阶（第2版）

主　　编： 杜建玲
责任编辑： 刘　婷　张秋艳
封面设计： 邱晓俐
责任校对： 张　麓
责任印制： 黄艳霞

出版发行： **中国协和医科大学出版社**
（北京市东城区东单三条9号　邮编100730　电话010-65260431）
网　　址： www.pumcp.com
经　　销： 新华书店总店北京发行所
印　　刷： 三河市龙大印装有限公司

开　　本： 787mm×1092mm　1/16
印　　张： 29.25
字　　数： 670千字
版　　次： 2020年1月第2版
印　　次： 2025年7月第3次印刷
定　　价： 115.00元

ISBN 978-7-5679-1330-1

前　言

近年来，医学科学飞速发展，临床上新理论、新技术和新方法不断出现。同时，高级技术资格考试制度逐渐完善，但考试用书却极其匮乏。为了加强临床医务人员对学科知识的系统了解和掌握，提高医疗质量，同时也为了满足考生需要，我们组织了从事临床工作多年，在本学科领域内具有较高知名度的副主任医师职称以上的专家及教授，共同编写了此书。

本书内容紧扣高级卫生专业技术资格考试要求，详略得当，重点突出。集中、准确地介绍了内分泌专业的基本理论和临床理论技术，重点阐述内分泌专业常见病、少见病及罕见病的病因、发病机制、诊断（包括功能、定位及病因诊断）、鉴别诊断与治疗。全书共分11章，具体内容包括绪论、内分泌代谢疾病常见综合征、下丘脑和垂体疾病、甲状腺疾病、甲状旁腺和矿物质代谢异常疾病、肾上腺疾病、性腺疾病、多发性内分泌腺瘤病、代谢性疾病、水电解质代谢和酸碱平衡失常以及营养性疾病。

本书实用性强、查阅方便，是拟晋升副高级和正高级职称考试人员的复习指导用书，同时也可供高年资医务人员参考，以提高主治医师以上职称医务人员临床诊治、临床会诊、综合分析疑难病例以及开展医疗先进技术的能力。

限于编者水平有限，书中难免存在疏漏之处，敬请读者批评指正。

编　者

目 录

第一章 绪 论

知识点1：内分泌学发展简史 副高：掌握 正高：掌握

内分泌代谢病学历史悠久，早在《黄帝内经》中就有关于阉人丧失第二性征的描述。西方医学之父希波克拉底（Hippocrates）所提出的“体液学说”中最核心的理念，“健康是因为体内各种物质的平衡”——已具内分泌学雏形。19世纪末20世纪初，现代内分泌代谢病学形成，逐渐作为一门独立的学科并取得令人瞩目的进展。美国名医T. Addison是第一个完整描述一种内分泌疾病并把此疾病归因于内分泌腺体的人，他被称为“内分泌之父”。

20世纪初，激素概念的提出标志现代内分泌代谢病学作为一个学科正式出现。1902年，英国生理学家Bayliss和Starling发现内分泌系统。他们还根据希腊文“hormoa”（激活）创造了“hormone”（激素）这个名词。1984年发现心脏分泌心钠素、1988年发现血管内皮分泌内皮素后，心血管内分泌学形成。1994年瘦素被发现后，掀起对脂肪细胞因子研究的热潮，脂肪内分泌学已成为内分泌学的一个新的领域。随着现代医学的发展，内分泌代谢病学进展迅速，至今，现代内分泌代谢病学已成为一门新兴学科。

知识点2：激素的分类 副高：掌握 正高：掌握

目前，激素有多种分类方法，一般按照化学特性分为4大类。

（1）肽及蛋白质激素：多数下丘脑、垂体激素及甲状旁腺激素、胰岛分泌激素、消化道内分泌细胞分泌的激素均属于此类。

（2）类固醇激素：肾上腺皮质所分泌的皮质醇、醛固酮、性激素等所有皮质激素，以及睾丸、卵巢所分泌的雄激素、雌激素、孕激素、维生素D_3的衍生物等均属此类。

（3）胺类及氨基酸衍生物激素：包括肾上腺髓质激素与甲状腺激素。

（4）脂肪酸衍生物：包括前列腺素，也称类花生酸。

知识点3：激素的作用方式 副高：掌握 正高：掌握

（1）内分泌：激素分泌后经血液运输至远距离的靶组织而发挥作用。

（2）旁分泌或邻分泌：激素分泌后并不经血液运输，仅经组织液扩散而作用于邻近细胞。

（3）自分泌：细胞所分泌的激素在局部扩散又返回作用于该分泌细胞而发挥调控作用。

（4）腔分泌：腔存在于胃肠道、支气管和泌尿生殖系等具有管道结构的器官，其分泌物质可直接作用于管道内膜细胞等细胞并调节其功能。与外分泌所不同的是后者多为酶类。

（5）胞内分泌：细胞内的化学物质直接作用在自身细胞。

1）神经内分泌：一些具有内分泌功能的神经细胞分泌神经激素，借轴浆流动运送至末梢释放，例如，下丘脑神经元分泌的神经激素经轴突输送到垂体后叶再分泌入血。

2）神经分泌：主要指突触式分泌，如神经递质由突触前膜分泌并作用于突触后膜。

（6）激素的其他分泌方式：如细胞质内合成的激素不出细胞，直接运送至细胞核而影响靶基因表达的胞内分泌；激素分泌细胞胞膜间的隙间连接分泌，以及在病理状态下所出现的双重分泌。

知识点4：激素的合成与释放方式　副高：掌握　正高：掌握

激素的合成与释放方式有两种。一类激素储存于囊泡中，受到分泌信号的刺激后，囊泡与细胞膜融合，激素从内分泌细胞中释放出来。分泌信号与合成信号可以偶联或单独存在。这类激素经历了合成、储存、释放三个步骤。另一类激素合成后立即释放，不需囊泡与细胞膜融合，它们的分泌信号与合成信号没有明显区别。多肽激素属于第一类，类固醇激素和脂肪酸衍生物属于第二类。

知识点5：激素的代谢　副高：掌握　正高：掌握

激素从分泌入血，经过代谢到消失（或消失生物活性）所经历的时间长短不同。为表示激素的更新速度，一般采用激素活性在血中消失一半的时间，即半衰期，作为衡量指标。有的激素半衰期仅几秒；有的则可长达几天。半衰期必须与作用速度及作用持续时间相区别。激素作用的速度取决于它作用的方式；作用持续时间则取决于激素的分泌是否继续。激素的消失方式可以是被血液稀释、由组织摄取、代谢灭活后经肝、肾，随尿、粪排出体外。

知识点6：激素的作用机制　副高：掌握　正高：掌握

激素的作用机制是通过与细胞膜上或细胞质中的专一性受体蛋白结合而将信息传入细胞，引起细胞内发生一系列相应的连锁变化，最后表达出激素的生理效应。激素的生理作用主要包括：

（1）通过调节蛋白质、糖和脂肪等物质的代谢与水盐代谢，维持代谢的平衡，为生理活动提供能量。

（2）促进细胞的分裂与分化，确保各组织、器官的正常生长、发育及成熟，并影响衰老过程。

（3）影响神经系统的发育及其活动。

（4）促进生殖器官的发育与成熟，调节生殖过程。

（5）与神经系统密切配合，使机体能更好地适应环境变化。

激素在人体内的量虽然不多，但是对健康却有很大的影响，缺乏或是过多引发各种疾病。例如，生长激素分泌过多就会引起巨人症，分泌过少就会造成侏儒症；而甲状腺素分泌过多就会引发心悸、手出汗等症状，分泌过少就易导致肥胖、嗜睡等；胰岛素分泌不足就会导致糖尿病。许多激素制剂以及人工合成产物在医学及畜牧业中有重要用途。

知识点7：激素的反馈调节　　副高：掌握　正高：掌握

发育、生殖和内环境稳定是在多种激素的协同作用下取得的。当激素产生适度效应后，信号就终止。当外周激素水平下降时，垂体前叶在下丘脑释放或抑制激素的调节下分泌相应的促激素，刺激靶腺合成和分泌激素，当外周激素水平恢复正常时，通过负反馈机制减少下丘脑－垂体系统促激素的产生。正反馈调节相对较少，常见于婴儿吮吸乳头，下丘脑发出信号使垂体后叶释放催产素和受雌激素调节的月经周期中黄体生成素激增。除下丘脑－垂体－甲状腺轴、下丘脑－垂体－肾上腺轴和下丘脑－垂体－性腺轴外，所有激素都具有某种形式的反馈关系。其他的反馈关系还见于离子与激素（钙离子与甲状旁腺激素及降钙素，钾离子与醛固酮，钠离子与心房利钠肽）、代谢产物与激素（血糖与胰岛素及胰高血糖素）、渗透压或细胞外液容量与激素（醛固酮、肾素及加压素）等。

生理效应是许多不同类型细胞和器官协同作用的结果。如2型糖尿病的核心特征为胰岛B细胞与胰岛素敏感组织（肝脏、肌肉、脂肪等）之间的反馈回路失调，当存在胰岛素抵抗时，B细胞通过增加胰岛素的输出保持正常的血糖稳态。又如当血钙浓度下降，甲状旁腺素（PTH）分泌增加，促进骨的吸收，同时促进肾脏活性维生素D的合成。活性维生素D又可以促进肠道对钙的吸收。

反馈调节使激素水平维持在一定的范围内。反馈调节原理是大多数内分泌功能研究的基础。正常反馈关系的丧失提示该内分泌系统的病变。例如皮质醇增多症时，皮质醇的分泌不能被地塞米松所抑制，提示垂体－肾上腺轴呈病理状态。当然，内分泌系统反馈调节作用也有例外，比如异源激素的产生，无论是来自肿瘤还是来自非肿瘤组织，几乎都不受反馈机制的调节。

第二章 内分泌代谢疾病常见综合征

第一节 身材高大及矮小

一、身材高大

知识点1：身材高大的概念 副高：熟练掌握 正高：熟练掌握

身材的高矮程度因人种、年龄、性别和地区等不同而异，正常身材是指在同一条件下，同一人种、年龄、性别和地区的平均身高加减3个标准差。例如，身高增加超过3个标准差，即为身材高大。身材高大是一种身高的临床体征，除与遗传、营养等有关外，也可由内分泌和代谢性疾病所引起。

知识点2：体质性身材高大症 副高：熟练掌握 正高：熟练掌握

常有家族史，呈正常比例的高大，身材均匀，发育正常，骨龄、内分泌功能及生育能力均正常。

知识点3：青春期提前 副高：熟练掌握 正高：熟练掌握

儿童生长发育至成人期的过渡阶段称为青春期。女性青春期一般始于12～13岁，男性一般比女性晚1～2年。如青春期提前，身材比同龄青少年明显增高，出现第二性征发育，但此期后身材增高减慢，成年时身材不高，可能偏矮。

知识点4：巨人症 副高：熟练掌握 正高：熟练掌握

巨人症为发生在青春期前的垂体前叶功能亢进症，分泌生长激素旺盛，常继续发展为肢端肥大症。

（1）由于腺垂体生长激素细胞增生或腺瘤，分泌过多生长激素所致。

（2）发生在儿童期及骨骺尚未融合的青春期前，或合并有肢端肥大综合征。

（3）身高呈巨大体型，一般指身高超过2米。

（4）伴有其他内分泌代谢紊乱综合征。

知识点5：睾丸发育不全 副高：熟练掌握 正高：熟练掌握

（1）先天性睾丸发育不全：男性患者仅有高身材，但体型并不巨大，上部量短、下部量长，腰上移，患者可有性功能障碍和性征减少或缺乏，性染色体异常，如先天性睾丸发育不全。

（2）继发性睾丸发育不全：常见于曾患流行性腮腺炎合并睾丸炎的男童，成年后有高身材，但体型并不巨大，下肢长，腰上移，男性性征少，生育能力低下或无生育能力，性染色体正常。

知识点6：儿童型甲状腺功能亢进症 副高：熟练掌握 正高：熟练掌握

儿童型甲状腺功能亢进症又称甲亢，发生于儿童期，因甲状腺激素分泌过多，刺激长骨生长过快，故较无甲亢的同龄儿童身材高而瘦，治疗后可以恢复至正常发育。儿童甲亢临床过程个体差异很大，一般症状逐渐加重，症状开始到确诊时间一般在6～12个月。

二、身材矮小

知识点1：身材矮小的概念 副高：熟练掌握 正高：熟练掌握

身材矮小一般是指低于同人种、性别、年龄、地区的平均身高减去3个标准差以上，一般成年人身高在130cm以下称为矮小体型。

知识点2：体质性生长发育延迟 副高：熟练掌握 正高：熟练掌握

常有家族史，儿童期发育延迟，至15～16岁才开始青春发育，身材矮小，智力正常，无内分泌及全身性慢性疾病。青春期后，生长发育和常人一样，可达正常成年人高度。

知识点3：生长激素缺乏性侏儒症 副高：熟练掌握 正高：熟练掌握

生长激素缺乏性侏儒症（GHD）又称垂体性侏儒症，是指自儿童期起病的腺垂体生长激素缺乏而导致生长发育障碍。本病多见于男性。其病因可为特发性或继发性，可由于垂体本身疾病所致（垂体性），也可由于下丘脑功能障碍导致垂体生长激素缺乏（下丘脑性）；可为单一性生长激素缺乏，也可伴有腺垂体其他激素缺乏。

本病呈匀称的身材矮小体型，智力正常，可因垂体瘤、感染、外伤、血管病变或严重的寄生虫病（如血吸虫病性侏儒）所致，除身材矮小外，尚可出现骨龄发育落后、缺乏性特征、皮肤细腻和稚气面容等，也可伴有甲状腺功能、肾上腺皮质功能低下的临床表现。

知识点4：呆小病 副高：熟练掌握 正高：熟练掌握

呆小病又称克汀病，甲状腺功能减退症发生在胎儿期或新生儿期。患者出现身材矮小、下肢短、骨龄发育落后、特殊的呆滞面容、智力低下、皮肤蜡黄粗厚等症状，在黏液性水肿流行地区多见，为地方性呆小病，亦有散发性呆小病，其母亲有甲状腺功能减退，或母体中可检出甲状腺抗体。

知识点5：幼年型糖尿病　　副高：熟练掌握　正高：熟练掌握

1型糖尿病发病年龄越小，影响生长发育越明显，由于胰岛素缺乏，蛋白质代谢紊乱，使骨骼发育障碍，临床上有典型的"三多一少"症状和出现血糖高、胰岛素分泌低下或缺乏。

知识点6：先天性卵巢发育不全症　　副高：熟练掌握　正高：熟练掌握

先天性卵巢发育不全症又称为Turner综合征，表现为女性患者身材矮小，很难超过140cm，并伴有子宫缺如或很小，原发闭经性功能障碍，可出现智力低下、指短、颈蹼、眼距增宽及肘外翻等先天畸形，染色体为45XO或其变异型。

第二节　肥胖及消瘦

一、肥胖

知识点1：肥胖的概念　　副高：熟练掌握　正高：熟练掌握

肥胖是指人体的脂肪量超过正常或脂肪分布异常。标准体重（kg）可用身高（cm）−105粗略计算。体重超过同人种、同性别、同年龄标准体重的10%为超重，超过标准体重的20%为肥胖，体重超过标准体重的30%为重度肥胖。亦可用体重指数（BMI）=体重（kg）/身高（m）^{2}来衡量体重，BMI≥24为超重，BMI≥28为肥胖。

知识点2：单纯性肥胖　　副高：熟练掌握　正高：熟练掌握

（1）常有家族史，或童年起即肥胖，可能与遗传有关，多为均匀性肥胖。

（2）肥胖常无明显的内分泌功能改变，当体重增加过快时，皮肤上也可出现紫红色细小皮纹（为皮肤的弹性纤维断裂所致），当有胰岛素抵抗时可伴有皮肤黑棘皮样改变。

（3）单纯性肥胖要与库欣综合征相鉴别。在单纯性肥胖中，血皮质醇分泌可被小剂量地塞米松抑制，抑制超过基础值的50%。

知识点3：皮质醇增多症（库欣综合征）　　副高：熟练掌握　正高：熟练掌握

（1）肥胖常呈向心性，胸腹部皮下脂肪堆积明显，四肢相对细瘦。

（2）伴有皮质醇增多的典型外貌表现，如满月脸、水牛背、多血质外貌、皮肤紫纹及多毛等。

（3）伴有高血压、高血糖、骨质疏松等临床表现。

（4）皮质醇分泌昼夜节律消失，血浆皮质醇、24小时尿游离皮质醇浓度增高，小剂量地塞米松抑制试验不被抑制。

知识点4：下丘脑综合征 副高：熟练掌握 正高：熟练掌握

（1）常呈全身性肥胖，也可呈异常分布。

（2）伴有自主神经-内分泌功能障碍，睡眠节律反常，体温、血压、脉搏易变，性功能异常，精神改变，智力发育不全，尿崩症及溢乳症。

（3）下丘脑疾病患者可因肿瘤、炎症、外伤等损伤腹内侧核饱腹中枢，引起饮食、运动改变及机体代谢率的降低而导致肥胖。

知识点5：肥胖性生殖无能症 副高：熟练掌握 正高：熟练掌握

肥胖性生殖无能症又称为Fröehlich综合征、Babinski-Frö-hlich综合征、Leaunois-Cleret综合征、肥胖性生殖无能性营养不良症。

（1）以肥胖、生殖器不发育为主要临床表现。

（2）脂肪多积聚于躯干部位，尤以乳房、下腹部、股处脂肪沉积。

（3）常伴有肘外翻和膝内翻畸形。

（4）激素检查可见促性腺激素浓度及性激素浓度降低：睾丸活检显示曲细精管明显萎缩、间质纤维化、无成熟精子，均有助于诊断；脑CT等检查可发现占位性病变；染色体检查无异常。

知识点6：胰岛素瘤 副高：熟练掌握 正高：熟练掌握

（1）因胰岛B细胞瘤分泌过多的胰岛素，导致低血糖反复发作，患者为了减少低血糖的发作会过多进食或食欲亢进，从而发生肥胖。

（2）患者高胰岛素血症使脂肪合成增多，胰岛素抑制脂肪分解，使脂肪积聚，导致肥胖。如低血糖频繁发作、程度重并且历时较长，可导致脑内葡萄糖摄入减少，氧利用减少，可呈现各种神经精神症状。

（3）可以通过检测血糖、空腹血糖与胰岛素计算IRI/G比值进行诊断，胰腺B超、CT、MRI检查及超声内镜可帮助定位诊断。

知识点7：多囊卵巢综合征 副高：熟练掌握 正高：熟练掌握

（1）多表现为肥胖、轻度多毛、月经稀发、闭经或者不孕，有男性化特征。

（2）垂体黄体生成素对下丘脑黄体生成素释放激素的敏感性增高，卵巢雄激素分泌增加，使卵巢形成许多不成熟的囊状卵泡。

（3）妇科检查，检测FSH、LH、T水平，卵巢B超检查可见不成熟卵泡数目明显增加。

（4）病理上有双侧卵巢增大，卵巢包膜增厚，伴多发不成熟卵泡等表现。

知识点8：绝经后肥胖　　副高：熟练掌握　正高：熟练掌握

女性绝经后肥胖，原因是多方面的，多因卵巢功能衰退，雌激素对垂体的抑制作用减弱，出现继发性下丘脑功能亢进及精神、自主神经功能紊乱，伴糖代谢紊乱，导致易饥饿，进食过多。

二、消瘦

知识点1：消瘦的概念　　副高：熟练掌握　正高：熟练掌握

体重低于标准体重的10%为低体重，低于20%为消瘦，低于30%为恶病质状态，或者BMI 18.5可诊断为消瘦。体重减轻要检查有无全身消耗性疾病，排除消瘦的全身因素后常考虑内分泌性因素所致。

知识点2：腺垂体功能减退症　　副高：熟练掌握　正高：熟练掌握

（1）消瘦、无力为主要表现，严重时可呈恶病质状态。

（2）腺垂体功能减退，常由产后大出血（希恩综合征）、垂体瘤、缺血和外伤等引起，常见原因为产后大出血、休克、垂体缺血性改变。

（3）腺垂体细胞分泌的促激素减少，使靶腺器官（如甲状腺、肾上腺皮质、性腺等）功能减退而导致相应临床症状，催乳素分泌减少或缺乏表现为产后无乳汁分泌，生长激素分泌低下导致低血糖等综合征。

（4）检测各靶腺功能低下，替代治疗疗效明显。

知识点3：原发性慢性肾上腺皮质功能减退症　　副高：熟练掌握　正高：熟练掌握

（1）乏力、色素沉着和消瘦为主要临床表现。

（2）由于自身免疫反应导致肾上腺皮质萎缩、肾上腺结核或肿瘤等原因使肾上腺皮质激素（如醛固酮、皮质醇和性激素）分泌减少引起的临床症状。

（3）皮质醇、醛固酮激素减少导致低血糖、低钠血症、食欲低下和脱水，使体重明显减轻。

（4）血皮质醇水平、ACTH水平及肾上腺影像学检查等可定性、定位诊断。

知识点4：神经性厌食　　副高：熟练掌握　正高：熟练掌握

（1）消瘦、厌食为主要症状，极度厌食可呈恶病质状态。
（2）多见于青年女性，常否认饥饿、否认厌食、精神状态异常，恐惧长胖，有意不食。
（3）体重显著下降，伴闭经，肾上腺功能正常。
（4）当厌食治疗好转后营养状态可恢复。

知识点5：糖尿病　　副高：熟练掌握　正高：熟练掌握

（1）典型的三多一少症状，“三多”即多饮、多食、多尿，“一少”指体重明显减轻。

（2）由于胰岛素绝对或相对不足，导致糖代谢紊乱以及蛋白质、脂肪代谢紊乱，使合成减少、分解增多、能量消耗，引起消瘦。

（3）血糖升高，尿糖阳性或胰岛素释放减少、敏感性减低可作为诊断的主要和重要方法。

知识点6：甲状腺功能亢进症　　副高：熟练掌握　正高：熟练掌握

（1）甲状腺功能亢进症是甲状腺激素过度分泌，机体代谢亢进，能量消耗较摄入为多，虽有食欲亢进表现，但体重仍然减轻和消瘦。

（2）甲亢的高代谢表现，交感神经兴奋性增加，甲状腺肿大和突眼征为本病的特征。

第三节　多毛及毛发脱落

一、多毛

知识点1：多毛的概念　　副高：熟练掌握　正高：熟练掌握

多毛症是指身体任何部位比其同种族、同年龄、同性别健康人长出多而粗、长而密的毛发。毛发受遗传、内分泌、种族和个体之间差异影响很大。

多毛有全身或局部毛发增多、增粗，但毛发分布仍然正常，多见于女性或儿童，其毛发增多，呈男性分布，可由内分泌系统疾病引起。

知识点2：皮质醇增多症　　副高：熟练掌握　正高：熟练掌握

（1）皮质醇增多症同时有网状带增生时，产生雄激素增多，因而可出现皮肤痤疮、毛发增多、毳毛增粗变浓。

（2）多毛是皮质醇增多症的常见表现之一，其皮质醇增多症的典型表现有向心性肥胖、皮肤紫纹及满月脸等。

知识点3：肾上腺性男性化 副高：熟练掌握 正高：熟练掌握

（1）先天性肾上腺皮质增生症：21-羟化酶缺乏可以出现多毛症，实验室检查血皮质醇下降，血ACTH升高，17-羟孕酮水平明显上升，肾上腺CT可见双侧肾上腺增生。11β-羟化酶缺乏，临床出现女性男性化及高血压表现。女性缺乏3β-羟脱氢酶，表现轻度男性化，均为常染色体隐性遗传性疾病，可通过肾上腺有关羟化酶的检测及肾上腺影像学检查予以诊断。

（2）肾上腺网状带肿瘤或增生：成年发病者表现为肾上腺性男性化，女性常以多毛为首发症状，男性化明显。

知识点4：多囊卵巢综合征 副高：熟练掌握 正高：熟练掌握

（1）以双侧卵巢肿大伴不孕、多毛和肥胖为主要表现，约半数患者可出现多毛。

（2）病理检查示双侧卵巢增大，包膜肥厚，包膜下有许多不成熟的囊状卵泡。

（3）血清FSH、LH、T检测，胰岛素释放试验及盆腔B超有助于诊断。

知识点5：卵巢肿瘤 副高：熟练掌握 正高：熟练掌握

（1）部分卵巢肿瘤能产生雄激素，可出现多毛。

（2）临床表现为闭经，卵巢影像学检查可证实。

知识点6：高催乳素血症 副高：熟练掌握 正高：熟练掌握

催乳素与多毛之间的关系尚不清楚，20%～30%的高催乳素血症患者伴有多毛现象。

知识点7：肢端肥大症 副高：熟练掌握 正高：熟练掌握

部分女性肢端肥大症患者除肢端、口鼻增大外，还可出现多毛症。

知识点8：特发性多毛症 副高：熟练掌握 正高：熟练掌握

除月经紊乱外，不伴有卵巢和肾上腺等内分泌疾病的多毛症称特发性多毛症。其每日睾酮产生量增加，性激素结合球蛋白水平下降，游离雄激素水平增高，原因不明。

二、毛发脱落

知识点1：毛发脱落的概念 副高：熟练掌握 正高：熟练掌握

毛发的生长具有周期性，除了皮肤毛发的疾病可导致毛发脱落外，内分泌代谢系统疾病也可导致毛发脱落。

知识点2：腺垂体功能减退症　　副高：熟练掌握　正高：熟练掌握

腺垂体功能减退症的重要体征是毛发的脱落，阴毛、腋毛的缺如和减少。有时出现眉毛稀疏，如眉毛中断无眉梢，其中以希恩综合征多见，缺乏乳汁分泌为产后的首发症状，如不加以治疗，可出现毛发脱落、全身无力、形体消瘦、面容苍白、憔悴等症状和体征，与垂体坏死程度平行。

知识点3：甲状腺功能减退症　　副高：熟练掌握　正高：熟练掌握

甲状腺功能减退症的病因主要包括桥本病和医源性甲状腺功能减退。患者毛发稀少、干燥、无光泽、易断，皮肤粗糙、增厚，多因真皮黏多糖积累及细胞代谢减低所致。甲状腺功能减退症者有代谢减低、怕冷、懒散、心率缓慢、黏液性水肿等特殊症状和体征，可做鉴别诊断。

知识点4：原发性肾上腺皮质功能减退症　　副高：熟练掌握　正高：熟练掌握

原发性肾上腺皮质功能减退症的特征是消瘦无力、皮肤色素沉着，常有阴毛及腋毛减少和脱落、低血糖、低血钠、高血钾、低血压、脉压小，以及血、尿中皮质醇水平降低和血ACTH水平升高。

知识点5：甲状旁腺功能减退症　　副高：熟练掌握　正高：熟练掌握

长期低钙血症可使外胚层组织器官发生营养性损害。病情重者可出现皮肤干燥、脱屑、毛发稀疏，阴毛、腋毛也可脱落，甚至眉毛缺如，本症常见症状是低血钙性抽搐。

知识点6：脂溢性脱发　　副高：熟练掌握　正高：熟练掌握

脂溢性脱发又称早秃，为常见病变，常有秃顶或发际上移，但无阴毛腋毛脱落等性功能低下症状。此病与遗传、雄性激素、皮脂溢出相关。

第四节　内分泌性昏迷

知识点1：糖尿病酮症酸中毒　　副高：熟练掌握　正高：熟练掌握

（1）见于1型糖尿病或2型糖尿病的重症。

（2）胰岛素分泌不足的基础上，在某些诱因影响下糖、脂肪代谢更加紊乱，酮体产生过多、蓄积体内而发生酮症。严重时出现代谢性酸中毒。

（3）若治疗不及时或治疗不当，酮症酸中毒继续恶化，血压下降，出现休克和昏迷。

（4）部分患者在治疗过程中可因血糖下降过快、补碱过多而导致脑缺氧、脑水肿而再次昏迷。

知识点2：糖尿病高渗性昏迷　　副高：熟练掌握　正高：熟练掌握

（1）多见于老年人，常有感染、呕吐、腹泻等诱因，有或无糖尿病病史。

（2）诱因加重糖尿病病情，如严重脱水，可出现低血压、震颤、惊厥、脑血管意外的偏瘫、癫痫等神经症状。

（3）无酮症或有轻度酮症。

（4）血糖显著升高，尿糖呈强阳性，血钠及血、尿渗透压升高，致使意识进行性丧失。

知识点3：糖尿病乳酸性酸中毒昏迷　　副高：熟练掌握　正高：熟练掌握

（1）糖尿病患者因肝、肾功能失代偿，心力衰竭，或服用苯乙双胍等药物，饮酒，出现体内乳酸堆积，临床表现为代谢性酸中毒特征。

（2）如酸中毒纠正不及时，病情进一步加重可致昏迷。

（3）血乳酸显著升高，乳酸与丙酮酸比值>30（正常<10）。

知识点4：低血糖昏迷　　副高：熟练掌握　正高：熟练掌握

（1）低血糖可分空腹型和餐后型，餐后型多见于功能性疾病，空腹型多为器质性疾病，如胰岛素瘤。

（2）糖尿病用降糖药物或胰岛素过量时可出现低血糖反应。患者过度活动也可引发低血糖。

（3）严重低血糖时可导致昏迷。

（4）低血糖三联征：①出现低血糖所致的临床表现，包括交感神经症状和脑功能障碍，如心悸、冷汗、软弱无力、头晕、嗜睡、意识障碍等；②血糖低于2.8mmol/L；③给予葡萄糖溶液补充后低血糖症状可迅速缓解，但如果诊断延迟和措施不当时低血糖持续时间太长，可因严重的脑损害昏迷而难以恢复。

知识点5：垂体危象　　副高：熟练掌握　正高：熟练掌握

（1）腺垂体功能减退患者在应激诱发下出现危象。

（2）症状根据各靶腺激素缺乏程度而不同，可分低体温型、低血糖型、低血压循环衰竭型、水中毒型等，有时呈混合型。

（3）垂体危象多见于席汉综合征（腺垂体功能减退）。

知识点6：甲状腺功能减退症危象（甲减危象）

副高：熟练掌握 正高：熟练掌握

（1）严重的甲状腺功能减退症在没有恰当的治疗时，应激会促使其症状加重。

（2）甲状腺功能急剧低下，出现低体温、黏液水肿和脑神经症状（如意识模糊、嗜睡），以致昏迷。

（3）患者病史中有甲状腺手术史、放射性核素碘治疗史、慢性淋巴细胞性甲状腺炎等病史可协助诊断。

知识点7：甲状腺功能亢进症危象（甲状腺危象）

副高：熟练掌握 正高：熟练掌握

（1）有甲亢史，在应激、手术等诱因作用下，甲亢症状加重，出现高热（体温39℃）、严重失水、脉率超过140次/分、心律失常、大汗淋漓、恶心、呕吐，病情继续恶化，可出现意识变化、烦躁、嗜睡、木僵、抽搐，严重时出现昏迷。

（2）淡漠型甲亢危象：除出现淡漠、木僵等意识改变外，还有低体温、低脉压、慢心率等表现，并陷入昏迷。

知识点8：慢性肾上腺皮质功能减退危象（肾上腺危象）

副高：熟练掌握 正高：熟练掌握

（1）见于原发性慢性肾上腺皮质功能减退（Addison病）、肾上腺手术后未补充外源性皮质激素者，长期大量应用肾上腺皮质激素的患者骤然停药，在应激诱因下肾上腺皮质激素严重缺乏时出现危象。

（2）临床表现为高度乏力、恶心、厌食、腹泻、高热、严重脱水以致脉搏细弱、脉压小、循环衰竭、嗜睡、昏迷，临床可分为低血压型、低血糖型、低钠型或混合型。

知识点9：甲状旁腺功能亢进症危象（甲旁亢危象）

副高：熟练掌握 正高：熟练掌握

（1）多见于伴有严重高钙血症的甲旁亢患者。另外，当高热、脱水、创伤等应激或过度挤压甲状腺区时可能发生高血钙危象。

（2）表现为顽固性恶心、呕吐、嗜睡、烦躁，甚至昏迷。可因严重高血钙、循环衰竭、心律失常、肾衰竭而致命。

第五节 高血压及低血压

一、高血压

知识点1：高血压的概念 副高：熟练掌握 正高：熟练掌握

高血压是指体循环动脉收缩压和/或舒张压的持续升高，目前我国采用国际统一标准，即收缩压≥140mmHg和/或舒张压≥90mmHg即诊断为高血压。

继发性高血压指由某些疾病所引起的高血压，占所有高血压患者的1%～10%。内分泌性高血压以中青年多见。

知识点2：嗜铬细胞瘤 副高：熟练掌握 正高：熟练掌握

（1）出现阵发性或持续高血压：阵发性高血压其血压明显增高，出现剧烈头痛、心悸、出汗、面色苍白、恶心、无力等症状，持续数分钟至数天，非发作期血压可正常。持续高血压患者可有阵发性加剧，亦可出现高血压和低血压交替现象。

（2）血中儿茶酚胺及其代谢产物升高，尤其是血浆游离3-O-甲基肾上腺素（变肾上腺素）水平升高，并可用可乐定抑制试验协助诊断，用影像检查肾上腺做定位诊断，异位肿瘤可采用^{131}I标记的间碘苄胍扫描定位。

知识点3：原发性醛固醇增多症 副高：熟练掌握 正高：熟练掌握

（1）特征为高血压和低血钾（严重时发生软瘫）。

（2）长期低血钾导致肾小管损害可致夜尿增多。

（3）实验室检查为血醛固酮水平升高、肾素水平降低，二者比值升高（通常>25），低血钾、高尿钾（血钾<3.5mmol/L，尿钾>20mmol/24h）、碱血症和碱性尿。盐水负荷试验阳性。

（4）CT或MRI检查可发现肾上腺皮质增生或腺瘤。

知识点4：假性醛固醇增多症 副高：熟练掌握 正高：熟练掌握

（1）包括一组因肾素活性抑制而使内源性盐皮质激素分泌异常减低的异质性疾病。肾素活性抑制是内源性和外源性盐皮质激素或盐皮质激素样物质的作用或者肾小管上皮细胞钠通道（ENaC）活化性突变（Liddle综合征），导致钠潴留及体液量增加的结果。

（2）临床表现：高血压、低血钾和代谢性碱中毒，类似醛固酮增多症，但患者血醛固酮和肾素水平降低。

知识点5：皮质醇增多症 副高：熟练掌握 正高：熟练掌握

皮质醇增多症的症状之一就是高血压，其典型的向心性肥胖、多血质面貌、红圆脸、紫纹等症状，血和尿游离皮质醇增高且不受小剂量地塞米松抑制是诊断的主要依据。

知识点6：甲状腺功能亢进症 副高：熟练掌握 正高：熟练掌握

甲状腺功能亢进症的症状之一就是高血压、脉压大，其典型的甲亢症状、体征及化验结果可以确诊本病。随着甲亢的控制，血压和脉压可恢复正常。

知识点7：先天性肾上腺皮质增生 副高：熟练掌握 正高：熟练掌握

（1）由于肾上腺皮质激素合成过程的某种必需酶缺乏导致皮质醇合成不足，继发垂体促肾上腺皮质激素（ACTH）分泌增加，导致雄激素和/或盐皮质激素（或其前体）分泌异常。

（2）临床表现为不同程度的肾上腺皮质功能减退、性分化异常，部分出现高血压（如11β-羟化酶和17α-羟化酶缺陷）。

知识点8：肢端肥大症 副高：熟练掌握 正高：熟练掌握

30%～63%肢端肥大症患者出现高血压。典型的外貌、手足掌粗大等症状和体征，血生长激素（GH）升高，垂体影像学结果是诊断的主要依据。个别肢端肥大症患者是多发内分泌腺瘤的一部分，可合并嗜铬细胞瘤等其他内分泌肿瘤。

二、低血压

知识点1：低血压的概念 副高：熟练掌握 正高：熟练掌握

成年人肱动脉收缩压≤90mmHg为低血压，当血压为80/60mmHg时可出现显著症状。

知识点2：Addison病 副高：熟练掌握 正高：熟练掌握

Addison病，又称原发性慢性肾上腺皮质功能减退症，低血压是其重要症状之一，以低钠、低血容量、低血压、晕厥作为主诉就诊者多见，尤其在早期，轻症患者的色素沉着不显著、不典型时容易漏诊。典型患者可以通过临床表现，血、尿皮质醇检查及ACTH兴奋试验协助诊断。肾上腺钙化、萎缩等可通过影像学检查证实。

知识点3：腺垂体功能减退症 副高：熟练掌握 正高：熟练掌握

低血压是腺垂体功能减退症的症状之一，因促肾上腺皮质激素水平低下，其靶腺肾上腺皮质激素分泌量也减少，ACTH减少，促黑素细胞激素（MSH）亦减少，故患者除无色素沉着外，其他症状与Addison病一样。患者可因甲状腺激素缺乏而贫血，出现脸色苍白，并有眼睑、皮肤黏液性水肿。

知识点4：嗜铬细胞瘤 副高：熟练掌握 正高：熟练掌握

嗜铬细胞瘤以阵发性高血压或持续性高血压阵发性加重为特征。可发生直立性低血压，高血压、低血压交替出现，其原因：①大量儿茶酚胺导致严重心律失常；②大量儿茶酚胺引起周围血管强烈收缩，导致血容量减少；③肿瘤骤然出血、坏死后停止释放儿茶酚胺。

知识点5：黏液性水肿 副高：熟练掌握 正高：熟练掌握

黏液性水肿患者可出现血压偏低。原因系甲状腺功能减退症使心脏对儿茶酚胺敏感性降低，反应迟钝，甲状腺功能减退症性心脏病使心动过缓。但亦有胸主动脉硬化导致外周阻力增大而使舒张压升高者。

第六节 食亢及少食

一、食亢

知识点1：食亢的概念 副高：熟练掌握 正高：熟练掌握

食亢也称多食，是临床较常见的食量异常，是指容易饥饿、想进食物及进食量明显增加，由机体热能消耗过多、代谢过分旺盛或胰岛素分泌亢进等原因引起。

知识点2：糖尿病 副高：熟练掌握 正高：熟练掌握

糖尿病是食亢的主要病因之一。由于胰岛素分泌绝对或相对不足，葡萄糖不能有效地被组织氧化利用，出现高血糖，血糖从尿中排出，组织呈饥饿状态，因而出现多食易饥。

知识点3：胰岛素瘤 副高：熟练掌握 正高：熟练掌握

胰岛素瘤是食亢的主要病因之一。肿瘤自主分泌大量胰岛素入血导致反复发作性低血糖，低血糖时摄食中枢受刺激而引起饥饿感，频繁进食以缓解症状。久病者常因保护性频繁进食而出现肥胖。

知识点4：甲亢 副高：熟练掌握 正高：熟练掌握

甲亢是食亢的主要病因之一。过量的甲状腺激素使三大营养物质代谢亢进，分解加速，而出现易饥多食、形体消瘦、心悸多汗、兴奋激动等典型症状。实验室检查可发现甲状腺激素水平增高。

知识点5：巨人症和肢端肥大症 副高：熟练掌握 正高：熟练掌握

垂体生长激素分泌增多，引起多食、血糖增高。早期患者食量超过常人，生长发育快；晚期可由于肿瘤生长迅速，易发生出血、梗死或坏死而出现垂体功能低下综合征，表现为食少。

知识点6：库欣综合征 副高：熟练掌握 正高：熟练掌握

库欣综合征是食亢的主要病因之一。由于血循环皮质醇增多，患者可表现为多食及糖代谢异常，有明显的库欣面容、向心性肥胖、皮肤紫纹等库欣综合征表现。

知识点7：下丘脑疾病 副高：熟练掌握 正高：熟练掌握

下丘脑疾病是食亢的主要病因之一。下丘脑病变累及腹外侧的“摄食中枢”可出现多食，常伴有睡眠异常、体温调节异常等表现。

知识点8：嗜铬细胞瘤 副高：熟练掌握 正高：熟练掌握

嗜铬细胞瘤是食亢的主要症状之一，嗜铬细胞瘤患者可由于儿茶酚胺的过量分泌，基础代谢率增高，出现多食，多伴有阵发性高血压及头痛、心悸、多汗三联征。发作时测血儿茶酚胺及肾上腺素、尿VMA，增高可确诊。

知识点9：一些遗传综合征 副高：熟练掌握 正高：熟练掌握

一些遗传综合征是食亢的主要病因之一，如Prader-Willi综合征等。此类患者除多食外，多伴有发育障碍、智力低下、肥胖等。

知识点10：神经性贪食 副高：熟练掌握 正高：熟练掌握

神经性贪食是食亢的主要病因之一，其为一种神经内分泌疾病，以暴食为主导的进食障碍。患者的摄食欲望或行为常呈发作型，一旦产生了进食欲望便难以克制和抵抗，每次进食量都较大；患者常担心自己的体型和体重，故常常在进食后自行催吐，也有服用泻药或增加运动量等来消除暴食后引起的发胖；暴食现象每周至少发作2次，且至少已连续出现3个月以上。

二、少食

知识点1：少食的概念 副高：熟练掌握 正高：熟练掌握

少食指因病变累及摄食中枢或内分泌腺体功能低下，致食欲下降，食量减少或厌食。

知识点2：下丘脑病变 副高：熟练掌握 正高：熟练掌握

下丘脑病变累及腹内侧核的饱食中枢，出现食欲减退，甚至厌食消瘦。

知识点3：甲状腺功能减退症 副高：熟练掌握 正高：熟练掌握

甲状腺功能减退症是甲状腺激素分泌不足引起，表现为厌食、腹胀、便秘等症。多有甲减的典型临床表现，甲状腺功能检查可确诊。

知识点4：淡漠型甲亢 副高：熟练掌握 正高：熟练掌握

部分老年甲亢患者为淡漠型甲亢，可表现为食欲减退、极度消瘦，甲状腺功能检查可确诊。

知识点5：肾上腺皮质功能减退症 副高：熟练掌握 正高：熟练掌握

肾上腺皮质功能减退症的早期表现就是食欲减退，重者可出现恶心、呕吐、腹胀、腹痛等症状。多伴有淡漠、皮肤色素沉着，实验室检查可发现低钠血症，血皮质醇检查可确诊。

知识点6：腺垂体功能减退症 副高：熟练掌握 正高：熟练掌握

进食改变同肾上腺皮质功能减退症，但无色素沉着，常同时伴有甲状腺、性腺功能低下表现。实验室检查及垂体影像学检查可确诊。

知识点7：神经性厌食 副高：熟练掌握 正高：熟练掌握

神经性厌食是一种主要影响青年女性进食的慢性精神心理性神经内分泌疾病，起病多与特殊的家庭、精神心理变态、挫折及特殊的文化背景有关，是生理、心理、社会等因素综合影响的结果。临床上主要表现为用自愿禁食、引吐、服用泻药、体育锻炼等方法过度追求减轻体重，甚至在明显消瘦的情况下还认为自己太胖。

第七节　内分泌性水肿及脱水

一、水肿

知识点1：内分泌性水肿的概念　　副高：熟练掌握　正高：熟练掌握

人体组织间隙有过多液体积聚称为水肿，由内分泌代谢疾病引起的水肿称为内分泌性水肿。

知识点2：甲状腺功能减退症　　副高：熟练掌握　正高：熟练掌握

甲状腺功能减退症可出现黏液性水肿，因透明质酸等黏多糖聚积所致，特征性表现为皮肤非凹陷性水肿，常见于眼睑（90%）、颜面（80%）、四肢（55%）。当黏液性水肿浸润口咽部时可出现舌大、吐字不清、声嘶、打鼾等；浸润心肌时可致心肌肥大，严重时可伴有心包、胸腔甚至腹腔等多浆膜腔积液；浸润中枢神经系统时可出现嗜睡、感知能力下降、精神症状等，严重者可出现痴呆、昏迷。

知识点3：甲状腺功能亢进症　　副高：熟练掌握　正高：熟练掌握

少数Graves病等甲状腺毒症患者可出现局部黏液性水肿，病理改变为真皮内有大量的黏多糖和黏蛋白聚集，胶原增多，结缔组织纤维损害。最常见于小腿胫骨前下段（胫前黏液性水肿），有时进展至足背部或膝部。

知识点4：腺垂体功能减退症　　副高：熟练掌握　正高：熟练掌握

腺垂体功能减退症是指垂体前叶各种激素分泌不足引起的综合征，常见于产后大出血引起的垂体缺血性梗死。当伴有促甲状腺激素（TSH）分泌不足时可出现继发性甲状腺功能减退症，导致黏液性水肿，其水肿程度一般较原发性甲减者轻，很少引起浆膜腔积液。

知识点5：皮质醇增多症　　副高：熟练掌握　正高：熟练掌握

因糖皮质激素分泌增多导致水钠潴留、毛细血管通透性增强，产生水肿。常见于下肢或颜面部轻度凹陷性水肿，也可表现为全身性水肿。

知识点6：原发性醛固酮增多症 副高：熟练掌握 正高：熟练掌握

醛固酮分泌过多引起水钠潴留，继而出现水肿。

知识点7：特发性水肿 副高：熟练掌握 正高：熟练掌握

（1）原因不明的水肿，是一种水、电解质代谢紊乱综合征。

（2）育龄妇女尤以肥胖型多见，与月经无关。

（3）多为凹陷性水肿，晨起时颜面明显，下午下肢水肿明显，水肿与体位有关。

（4）需除外器质性疾病，立－卧位水负荷试验具有诊断意义。

知识点8：经前期水肿 副高：熟练掌握 正高：熟练掌握

月经来潮前1～14天出现水肿、水和电解质代谢紊乱症状。常周期性出现，经前用黄体酮治疗可改善症状。

知识点9：更年期综合征 副高：熟练掌握 正高：熟练掌握

部分绝经前后妇女因甲状腺功能减退、皮肤营养障碍、水和电解质代谢紊乱等可出现水肿。

二、脱水

知识点1：脱水的概念 副高：熟练掌握 正高：熟练掌握

脱水是一种临床综合征，临床表现主要由失血和血液容量不足引起。

知识点2：糖尿病 副高：熟练掌握 正高：熟练掌握

多饮、多尿尤其是有急性并发症时，脱水是其主要表现之一，脱水程度与病情呈正相关。

知识点3：尿崩症 副高：熟练掌握 正高：熟练掌握

烦渴多尿，补充入量不足时脱水表现明显，为尿崩症的特点。

知识点4：慢性肾上腺皮质功能减退症 副高：熟练掌握 正高：熟练掌握

糖皮质激素水平降低，排钠增多，出现脱水。

知识点5：腺垂体功能减退症 副高：熟练掌握 正高：熟练掌握

促肾上腺皮质激素水平低下，靶腺激素分泌减少，排钠增多，临床可出现脱水表现。

第八节 骨痛或全身性慢性骨痛

知识点1：骨痛的概念 副高：熟练掌握 正高：熟练掌握

骨痛是由临床上各种原因（如损伤、感染、肿瘤及代谢性疾病等）引起的全身或某一局部骨骼疼痛。

知识点2：骨质疏松症 副高：熟练掌握 正高：熟练掌握

骨质疏松症是以骨量低下、骨组织微结构破坏为特征导致骨脆性增加、易致骨折的全身性骨病。早期并无临床症状和体征，到了中晚期则出现疼痛、身高变矮、驼背、骨折甚至呼吸障碍等。

（1）原发性骨质疏松：是指绝经后骨质疏松症、老年性骨质疏松症以及特发性青少年型骨质疏松症。

（2）继发性骨质疏松症：是指其他明确的或特殊的疾病引起的骨量丢失，可发生于各年龄阶段。常见的原因有甲状旁腺功能亢进症、皮质激素过多性骨质疏松、甲状腺功能亢进症、甲状腺素替代治疗、慢性疾病（如肝脏疾病、慢性肾病、类风湿关节炎以及胃肠吸收障碍等）、恶性肿瘤（骨转移及骨髓瘤），以及成骨不全。

知识点3：骨软化症 副高：熟练掌握 正高：熟练掌握

骨软化症是以新形成的骨骺及软骨矿化障碍为特征的一种代谢性骨病，由营养缺乏，尤其是维生素D和钙的缺乏所致，也可由肾功能不全、肿瘤、药物等疾病和因素引起。早期症状不明显，疼痛开始于负重部位（下肢和腰骶部），发展到骨盆、脊柱、胸廓和肋骨等，在几个月到几年内逐渐加重，由间歇性变为持续性。

知识点4：纤维性骨营养不良症 副高：熟练掌握 正高：熟练掌握

纤维性骨营养不良症即McCune-Albright综合征，主要的临床表现为骨痛、多发性骨纤维结构不良、牛奶咖啡样或巧克力样色素沉着和性早熟或其他内分泌功能异常。

知识点5：肾性骨营养不良 副高：熟练掌握 正高：熟练掌握

慢性肾衰竭患者出现的一系列代谢和内分泌异常所致的肾性骨病。

第九节 月经稀发及闭经

知识点1：月经稀发 副高：熟练掌握 正高：熟练掌握

月经稀发是指月经周期后延、超过35天以上者。

（1）发生于有排卵性月经周期，多因甲状腺功能不足、新陈代谢过低、卵泡发育成熟时间延长致卵巢不能按时排卵。

（2）发生于无排卵性月经周期中，多因下丘脑－垂体－卵巢轴的功能失调、排卵功能受到抑制、卵泡发育不良而出现周期延后的无排卵性月经。

知识点2：闭经 副高：熟练掌握 正高：熟练掌握

原发性闭经指年满16岁已出现女性第二性征而月经尚未来潮或年满14岁仍未出现女性第二性征者。继发性闭经指曾有自发月经来潮，现停止行经3个月以上者。

（1）低促性腺激素型性腺功能减退症（下丘脑型）：常见的原因有发育延迟、无嗅觉综合征、神经性厌食症、运动性闭经、肿瘤、弗勒赫利希综合征（肥胖生殖无能综合征）、药物性抑制（抗精神抑郁症药物、口服避孕药）等。上述原因导致下丘脑的GnRH释放减少，继而垂体促性腺激素合成分泌低下。

（2）低促性腺激素型性腺功能减退症（垂体型）：主要是垂体功能遭到破坏造成促性腺激素合成分泌低下，卵泡发育不成熟，但下丘脑的GnRH释放正常。可见于席汉综合征、单一性促性腺激素缺乏症、垂体生长激素缺乏症、垂体肿瘤。

（3）高促性腺激素型性腺功能减退症（卵巢型）：卵巢功能低下，合成与分泌雌、孕激素量不足以对下丘脑、垂体产生负反馈，故出现促性腺激素分泌亢进，如Tumer综合征、卵巢早衰等。

（4）LH、FSH比例异常：常见于多囊卵巢综合征，LH/FSH≥2，卵巢包膜增厚，多个8～10mm大小的卵泡积聚。

（5）雄激素分泌异常：可造成月经失调、闭经、多毛、男性化等，常出现在多囊卵巢综合征、多毛症、先天性肾上腺皮质增生症（CAH）、雄激素不敏感综合征。

（6）高催乳素分泌：催乳素（PRL）由垂体分泌，正常情况下受下丘脑多巴胺的抑制，在25ng/ml以下，故无乳汁分泌。血PRL升高可引起闭经和泌乳。可见于特发性高催乳素血症、垂体催乳细胞瘤、原发性甲状腺功能低下及空蝶鞍。

第十节 性幼稚及性早熟

一、性幼稚

知识点1：性幼稚的概念 副高：熟练掌握 正高：熟练掌握

性幼稚，即性发育延迟，指女童13～13.5岁未出现乳腺发育，15岁无阴毛生长，18岁未见月经初潮；男童14岁时睾丸容积<4ml。

知识点2：特发性青春发育延迟 副高：熟练掌握 正高：熟练掌握

主要原因是下丘脑促性腺激素释放激素（GnRH）脉冲发生器激活延迟，导致进入青春期不能产生足够的促性腺激素（FSH、LH）促使性腺发育和第二性征的产生。

知识点3：低促性腺激素性性功能低下 副高：熟练掌握 正高：熟练掌握

由于下丘脑或垂体分泌GnRH、FSH、LH减少或缺乏，导致低促性腺激素性性功能减退。可见于中枢神经系统（如下丘脑、垂体肿瘤，Langerhan组织细胞增多症，中枢神经系统感染、创伤、血管异常等）、孤立性促性腺激素缺乏（如Kall-mann综合征、先天性肾上腺发育不良、孤立性LH缺乏、孤立性FSH缺乏等）、家族性多种垂体激素缺乏症以及其他疾病（如Prader-Willi综合征、Laurence-Moon-Biedl综合征、功能性促性腺激素缺乏等）。

知识点4：高促性腺激素性性功能低下 副高：熟练掌握 正高：熟练掌握

（1）Klinefelter综合征：又称精曲小管发育不全症，染色体核型特征最常见的为47,XXY。表现为乳房女性化，小睾丸，LH、FSH升高，睾酮水平降低，E_2可升高。

（2）Tumer综合征：又称先天性卵巢发育不全综合征，染色体核型最常见的为45,X。表现为身材矮小，颈蹼，肘外翻和性幼稚，E_2水平低，FSH、LH明显升高。

二、性早熟

知识点1：性早熟的概念 副高：掌握 正高：掌握

性早熟主要是指女童在8岁前，男童在9岁前出现第二性征发育，体内性激素超过青春期前水平，并作用于其敏感的靶器官和靶组织。

知识点2：中枢性性早熟（GnRH依赖性性早熟） 副高：掌握 正高：掌握

（1）中枢性性早熟（CPP）：按照病因可分为特发性和器质性。特发性CPP指未能发现原发病变的CPP，垂体可出现轻度增大或饱满。器质性CPP病变多位于下丘脑后部、松果体、正中隆突和第三脑室底部，常见于肿瘤、先天发育畸形以及颅脑损伤等。

（2）典型的临床表现：乳房发育（女），睾丸增大（男），伴（或不伴）阴毛出现；生长加速；出现痤疮，皮肤、毛发油脂分泌增多；情绪变化。

（3）男童血睾酮增加，女童血雌二醇变异大，CnRH刺激后LH峰值达青春期水平；骨龄超前；B超示子宫、卵巢发育。

知识点3：外周性性早熟（非GnRH依赖性性早熟） 副高：掌握 正高：掌握

（1）外周性性早熟：是某些原因引起体内类固醇激素水平升高，造成第二性征过早发育，常见病因有McCune-Albright综合征（女）、家族性男性性早熟（男）、卵巢肿瘤（女）、睾丸细胞瘤（男）、先天性肾上腺皮质增生症等。

（2）性征发育表现多样，其顺序有别于正常青春期，如男童阴茎增大而睾丸未发育。

（3）血睾酮或雌二醇明显增高，LH峰值低于青春期水平；骨龄超前，B超示子宫发育。

第三章 下丘脑和垂体疾病

第一节 尿 崩 症

知识点1：尿崩症的概念 副高：熟练掌握 正高：熟练掌握

尿崩症是下丘脑－神经垂体病变引起精氨酸加压素（AVP，又称抗利尿激素，ADH）分泌不足（中枢性尿崩症，CDI），或肾脏病变引起肾远曲小管、集合管上皮细胞AVP受体和/或水孔蛋白（AQP）及受体后信息传递系统缺陷，对AVP失去反应（肾性尿崩症，NDI）所致的一组临床综合征。其临床特点是多尿、烦渴、低比重尿和低渗尿。另外，根据ADH缺乏的程度可分为完全性和部分性尿崩症。

知识点2：尿崩症的病理生理 副高：熟练掌握 正高：熟练掌握

ADH由下丘脑视神经上核及室旁核分泌，通过垂体柄下达并储存于神经垂体。在垂体后叶，ADH与后叶激素运载蛋白相结合，于必要时释放入血液循环。神经垂体细胞是一种类似神经胶质细胞的支持组织，没有分泌功能。

ADH进入血液循环后消除较快，大多数通过肝脏及肾脏灭活，半衰期仅4分钟。在正常饮水情况下，血浆ADH基础浓度为1～5ng/L，而在水负荷时降低，禁饮后上升。

ADH的释放主要受3种因素的影响：

（1）血浆渗透压：在正常情况下血浆渗透压稳定在285～295mOsm/kg。当渗透压出现1%～2%的波动时，就能作用于视丘下部的渗透压感受器，对ADH的分泌进行调节。当血浆渗透压上升时，ADH分泌增加；反之，ADH分泌减少，导致利尿。可见ADH的分泌对渗透压的变化非常敏感。

（2）血容量：在血浆渗透压恒定的条件下，血容量改变也能影响ADH的释放，有关调节中心位于左心房、主动脉弓及颈动脉窦的容量感受器及压力感受器。当容量减少时，ADH分泌增多；而容量增多时，ADH分泌减少，但一般需要血容量改变达80%时，方能活跃容量调节系统。

（3）精神刺激：如疼痛可促使ADH释放而引起抗利尿作用，但当去除神经垂体后即不发生此反应。

ADH对水的调节主要作用于远曲肾小管和集合管，使之对水的渗透性增强，导致水回吸收增多，从而出现尿浓缩。目前已确定ADH可激活远曲小管细胞膜内的腺苷酸环化酶，催化ATP，使之生成CAMP，因CAMP浓度增加而加强肾小管内水分的运转。

很多药物亦可影响垂体后叶功能。增加ADH释放的药物有乙酰胆碱、烟碱、吗啡、缓激肽、长春新碱和氯贝丁酯（安妥明）等；而乙醇、阿托品、苯妥英钠等起抑制作用。氯磺丙脲、卡马西平可以增强ADH的周围作用。而锂、去甲金霉素可以抑制其周围作用。

知识点3：尿崩症的病因　　副高：熟练掌握　正高：熟练掌握

尿崩症的病因

中枢性尿崩症	肾性尿崩症	妊娠期尿崩症	精神性烦渴
获得性	**获得性**	只存在于妊娠期，妊娠中期开始，分娩后消失	常见于患有精神性或神经性疾病的患者。其多饮、多尿的症状是由于患有身心疾病所致
创伤（头部外伤、下丘脑–垂体手术等）	药物（锂制剂、地美环素）		
肿瘤（颅咽管瘤、大垂体瘤等）	电解质紊乱（高血钙、低血钾）、慢性肾盂肾炎、肾小管功能损害		
炎症状态（结节病、结核、淋巴细胞性垂体炎、Wegener肉芽肿、Langerhans细胞增生症）	**遗传性**		
感染（脑炎、脑膜炎）			
血管性（Sheehan综合征、休克、镰状细胞病、动脉瘤）			
先天性垂体发育不良			
化学性中毒（河豚毒素、蛇毒）	X连锁隐性遗传：编码肾AVP受体基因突变（90%）、常染色体隐性遗传：编码水孔蛋白2基因突变（Aquaporin Ⅱ基因）		
遗传性			
常染色体显性（AVP-加压素原前体基因，AVP-NP Ⅱ）			
Didmoad综合征（尿崩症、糖尿病、视神经萎缩、听力障碍，又称作Wolfram综合征）			
特发性			

知识点4：中枢性尿崩症（CDI）的分类　　副高：熟练掌握　正高：熟练掌握

任何导致AVP合成、分泌与释放受损的情况均可引起本症，CDI的病因有原发性、继发性与遗传性3种。

（1）原发性（原因不明或特发性）尿崩症：通常在儿童起病，很少（<20%）伴有腺垂体功能减退。

（2）继发性尿崩症：①颅外伤及垂体下丘脑手术是CDI的常见病因。以脑垂体术后一过性CDI最常见。例如，手术造成正中隆突以上的垂体柄受损，则可导致永久性CDI；②肿瘤：尿崩症可能是蝶鞍区肿瘤所致的最早临床症状。常见肿瘤包括垂体瘤、颅咽管瘤、胚胎瘤、松果体瘤、胶质瘤、脑膜瘤、转移癌（肺癌、乳腺癌、直肠癌、白血病）等；③肉芽肿：结节病、组织细胞增多症、类肉瘤、黄色瘤等；④感染性疾病：脑炎、脑膜炎、结核、梅毒等；⑤血管病变：动脉瘤、主动脉冠状动脉旁路移植；⑥其他：自身免疫性病变也可引起CDI，血清中存在抗AVP细胞抗体。

（3）遗传性尿崩症：十分少见，可以是单一的遗传性缺陷，也可以是Didmoad综合征的一部分，临床症候包括尿崩症、糖尿病、视神经萎缩和耳聋（又称为Wolfram综合征，WFS）。

知识点5：肾性尿崩症（NDI）的分类　　副高：熟练掌握　正高：熟练掌握

由于肾脏对ADH产生反应的各个环节受到损害所致，病因包括遗传性和继发性两种。

（1）遗传性：约90%患者与V_2受体基因突变有关，呈X-连锁隐性遗传方式，由女性遗传，男性发病，多为家族性。

（2）继发性：NDI可继发于多种疾病导致的肾小管损害，如慢性肾盂肾炎、阻塞性尿路疾病、肾小管性酸中毒、骨髓瘤、肾移植等。代谢紊乱，如低钾血症、高钙血症也可致NDI。多种药物，如庆大霉素，头孢唑啉钠、诺氟沙星、阿米卡星（丁胺卡那霉素）、链霉素、大剂量地塞米松、过期四环素等也可导致NDI。

知识点6：尿崩症的临床表现　　副高：熟练掌握　正高：熟练掌握

尿崩症可发生于任何年龄，以青少年多见，男性多于女性，男女之比为2∶1。

尿量通常大于2.5L/d或50ml/（kg·d），一般在4～10L/d，最多有达到18L/d者，如果尿量<2L/d基本可以排除尿崩症。大多数患者有多饮、烦渴、多尿。夜尿显著增多，尿量一般在4L/d以上。

（1）CDI患者一般起病较急，可见于任何年龄，但以青年人多见，男性多于女性。通常在儿童期或成年早期发病，一般起病日期明确。尿比重比较固定，呈持续低比重尿，尿比重<1.006，部分性尿崩症在严重脱水时可以达到1.010。口渴常很严重。

（2）遗传性尿崩症者常于幼年起病，因渴觉中枢发育不全，可引起严重脱水和高钠血症，常危及生命。肿瘤、脑外伤及手术累及渴觉中枢时，除了定位症状外，也可出现高钠血症。严重高钠血症表现为谵妄、痉挛、呕吐等。当尿崩症合并腺垂体功能不全时，尿崩症症状会减轻，糖皮质激素替代治疗后症状再现或加重。

知识点7：尿崩症的实验室检查　　副高：熟练掌握　正高：熟练掌握

尿崩症患者实验室检查的特点是低比重尿和低渗尿。凡有多尿、烦渴、多饮、低比重尿和低渗尿者均应考虑尿崩症的可能，进一步选择诊断性试验明确病因。

（1）尿量：尿量超过2.5L/d称多尿，尿崩症患者尿量多可达4～20L/d，比重常在1.005以下，部分性尿崩症患者尿比重有时可达1.010。

（2）血、尿渗透压：患者血渗透压正常或稍高，尿渗透压多低于300mOsm/（kg·H_2O），严重者低于60mOsm/（kg·H_2O）。

血渗透压正常值为280～310mOsm/（kg·H_2O）。

尿渗透压正常值为600～800mOsm/（kg·H_2O）。

（3）血浆AVP测定：正常人血浆AVP（随意饮水）为2.3～7.4pmol/L（RIA法），禁水后可明显升高。但本症患者则不能达到正常水平，禁水后血浆AVP值也不增加或增加不多。

（4）AVP抗体和抗AVP细胞抗体测定：有助于特发性尿崩症的诊断。

知识点8：禁水－加压素试验 副高：熟练掌握 正高：熟练掌握

禁水－加压素试验是最常用的有助于诊断中枢性尿崩症的功能试验，可以用于鉴别中枢性、肾性尿崩症及完全性和部分性尿崩症。操作方法：禁水6～16小时不等（一般禁水8小时），视病情而定。试验前测体重、血压、血浆渗透压和尿比重。以后每小时留尿测尿量、尿比重和尿渗透压。待尿渗透压达到平顶状态时，即两次尿渗透压之差＜30mOsm/（kg·H_2O），且继续禁饮尿渗压不再增加，此时尿渗透压值称平顶值，测定血浆渗透压，然后立即皮下注射加压素水剂5U，再留取尿液测定1～2次尿量和尿渗透压。

正常人禁水后体重、血压、血浆渗透压变化不大［＜295mOsm/（kg·H_2O）］，尿渗透压可大于800mOsm/（kg·H_2O）。注射加压素后，尿渗透压升高不超过9%，精神性多饮者接近或与正常人相似。CDI患者在禁水后体重下降＞3%，严重者可有血压下降、烦躁等症状。根据病情轻重可分为部分性尿崩症和完全性尿崩症。前者血浆渗透压平顶值不高于300mOsm/（kg·H_2O），尿渗透压可稍超过血浆渗透压，注射加压素后尿渗透压可继续上升，超过9%～50%；完全性尿崩症血浆渗透压平顶值大于300mOsm/（kg·H_2O），尿渗透压低于血渗透压，注射加压素后尿渗透压升高超过50%。NDI患者在禁水后尿液不能浓缩，注射加压素仍无反应。

知识点9：禁水－加压素试验的注意事项 副高：熟练掌握 正高：熟练掌握

（1）与患者充分沟通，取得患者配合。

（2）试验过程中密切观察患者。

（3）不禁食。

（4）血压明显下降、或体重下降＞3%、或有明显精神症状或至“平台期”（一般需10～12小时或者更长）应终止禁水，检测血电解质及血、尿渗透压后注射加压素。

（5）检测尿比重时，注意进行室温校正。

（6）明显高血压或有心脏病慎用加压素。

（7）怀孕或未排除嗜铬细胞瘤者禁用加压素。

知识点10：高渗盐水试验 副高：熟练掌握 正高：熟练掌握

正常人静脉滴注高渗盐水后，血浆渗透压升高，AVP大量释放，尿量明显减少，尿比重增加。尿崩症患者滴注高渗盐水后尿量不减少，尿比重不增加，但注射加压素后，尿量明显减少，尿比重明显升高。

值得注意的是，本试验对高血压和心脏病患者有一定危险，现已少用。

知识点11：其他检查 副高：熟练掌握 正高：熟练掌握

继发性CDI需测定视力、视野、蝶鞍摄片、脑CT及脑MRI等，以明确病因。针对AVP（包括AVP-NPⅡ）基因、AVP受体基因、AQP-2基因等突变分析可明确部分NDI的分子病因。

知识点12：尿崩症的诊断要点 副高：熟练掌握 正高：熟练掌握

典型的尿崩症诊断不难，凡有烦渴、多饮、多尿及低比重尿者应考虑本病，必要时可进行禁水-加压素试验及血尿渗透压测定，多可明确诊断。尿崩症诊断成立后，应进一步鉴别其性质为CDI或NDI，并根据临床表现和实验室检查结果明确尿崩症病因，区分部分性尿崩症与完全性尿崩症，以便指导治疗。

知识点13：CDI的诊断要点 副高：熟练掌握 正高：熟练掌握

（1）尿量多，可达4～10L/d或更多。

（2）低渗尿，尿渗透压低于血浆渗透压，一般低于200mOsm/（kg·H_2O）；尿比重低，多在1.005以下。

（3）饮水不足时常有高钠血症，伴高尿酸血症，提示AVP缺乏，尿酸清除减少致血尿酸升高。

（4）应用兴奋AVP释放的刺激（如禁水、高渗盐水试验等）不能使尿量减少，不能使尿比重和尿渗透压显著增高。

（5）应用AVP治疗有明显效果，尿量减少，尿比重及尿渗透压升高。

部分性CDI临床诊断条件如下：

（1）经至少2次禁饮后尿比重达1.012～1.016。

（2）尿比重峰值的尿渗透压/血渗透压比值>1，但<1.5。

（3）对加压素试验敏感。

知识点14：NDI的诊断要点 副高：熟练掌握 正高：熟练掌握

（1）有家族史，或者患者母亲妊娠时有羊水过多史，或有引起继发性NDI的原发性疾病病史。

（2）多出生后即有症状，婴儿患者有尿布更换频繁、多饮、发育缓慢或不明原因发热，儿童及成年患者有多尿、口渴、多饮症状。

（3）尿浓缩功能减低，每日尿量明显增加，尿比重<1.010，尿渗透压多低于300mOsm/（kg·H_2O）。

（4）禁水-加压素试验常无尿量减少、尿比重和尿渗透压升高反应，尿渗透压/血渗透压比值<1。继发性NDI除了尿浓缩功能减退外，其他肾功能亦有损害。

知识点15：CDI、NDI和精神性烦渴的鉴别 副高：熟练掌握 正高：熟练掌握

CDI、NDI和精神性烦渴的鉴别

项目	CDI	NDI	精神性烦渴
发病年龄	多为20岁以下	多出生后即有症状	成年人
性别比例	男∶女=2∶1	男性多见	女>男
症状	多尿→多饮	较CDI轻	多饮→多尿
自然病程	持续性多饮多尿	成年后症状减轻	间歇性多饮多尿
病因	下丘脑、垂体损害	家族遗传史	癔症、神经衰弱
随机血AVP	减低	正常或升高	减低或正常
随机血浆渗透压	轻度升高或正常	轻度升高或正常	低
随机尿渗透压	低	低	低
禁水后血浆渗透压	增高	增高	正常或轻度升高
禁水后尿渗透压	低	低	增高
对AVP反应	好	无反应	不好，有时症状加重
对高渗盐水反应	无反应	无反应	好

知识点16：完全性和部分性尿崩症的鉴别 副高：熟练掌握 正高：熟练掌握

完全性尿崩症和部分性尿崩症的鉴别

项目	完全性尿崩症	部分性尿崩症
症状严重程度	较重	较轻
每日尿量	多为5L以上	多为2.5~5L
尿比重	多为1.001~1.005	可达1.010~1.014
禁水后反应	尿量无明显减少，尿比重无明显增加，最大尿渗透压不超过血渗透压	尿量可减少，尿比重可增加，但多不超过1.016，最大尿渗透压可超过血渗透压，尿渗透压/血渗透压>1，但<1.5
注射加压素后反应	尿量显著减少，尿比重明显升高，尿渗透压升高50%以上	尿量进一步减少，尿比重进一步增加，尿渗透压可增加9%~50%

知识点17：尿崩症与以多尿为主要表现疾病的鉴别

副高：熟练掌握 正高：熟练掌握

（1）精神性烦渴：主要表现为烦渴、多饮、多尿与低比重尿，与尿崩症极为相似，但AVP并不缺乏，主要由于精神因素引起烦渴、多饮而导致多尿与低比重尿。这些症状可随情绪而波动，并伴有其他神经官能症状。上述诊断性试验均正常。

（2）糖尿病：有多尿、烦渴症状，但血糖升高，尿糖阳性，糖耐量曲线异常，容易鉴别。

（3）慢性肾脏疾病：慢性肾脏疾病，尤其是肾小管疾病、低钾血症、高钙血症等均可影响肾脏浓缩功能而引起多尿、口渴等症状，但有相应原发疾病的临床表现，且多尿的程度也较轻。

（4）头颅手术时液体潴留性多尿：头颅手术期间发生多尿有两种可能，即损伤性尿崩症与液体潴留性多尿，有时两者的鉴别相当困难。如果于下丘脑－垂体手术时，或发生于头颅创伤后立即发生多尿，则提示为手术损伤性尿崩症。头颅手术后出现多尿也可能是手术期间液体潴留的后果。手术时，患者因应激而分泌大量AVP，当手术应激解除后AVP分泌减少，潴留于体内的液体自肾排出，如此时为平衡尿量而输入大量液体，即可导致持续性多尿而误认为尿崩症。暂时限制液体入量，如尿量减少而血钠仍正常，提示为液体潴留性多尿；相反，如果血钠升高，而且在给予AVP后尿渗透压增高，尿量减少，血钠转为正常，则符合损伤性尿崩症的诊断。

此外，尿崩症患者因血液浓缩和AVP V_1受体功能障碍而致尿酸清除减少，血尿酸升高，而液体潴留性多尿以及精神性多饮患者血液被稀释，尿酸清除正常，所以尿酸无升高。据报道，血尿酸＞50μg/L有助于两者的鉴别，并强烈提示为损伤性尿崩症。

知识点18：尿崩症的替代疗法

副高：熟练掌握 正高：熟练掌握

AVP替代疗法用于完全性CDI，部分性CDI使用其他口服药疗效不佳者，也可采用AVP替代治疗。

（1）水剂加压素：作用仅维持3～6小时，皮下注射，每次5～10U，每日需多次注射，长期应用不便。主要用于脑损伤或神经外科术后尿崩症的治疗。

（2）尿崩停粉剂：赖氨酸加压素是一种鼻腔喷雾剂，每次鼻吸入20～50mg，4～6小时1次，长期应用可引起慢性鼻炎而影响吸收。

（3）长效尿崩停：是一种鞣酸加压素制剂（5U/ml）。深部肌内注射，从0.1ml开始，可根据每日尿量情况逐步增加到每次0.5～0.7ml，注射1次可维持3～5天。注射前充分混匀，过量可引起水中毒。

（4）DDAVP（1-脱氨-8-右旋－精氨酸血管加压素）：增强抗利尿作用，缩血管作用只有AVP的1/400，抗利尿与升压作用之比为4000∶1，作用时间12～24小时，是目前最理想的抗利尿剂。皮下注射1～4μg或鼻内给药10～20μg，多数患者能保持12～24小时的抗利尿作用。口服制剂（弥凝，每片含DDAVP 0.1mg或0.2mg），用量视病情而定。妊娠伴尿崩症时仅能应用DDAVP，禁用任何其他药物。因DDAVP含5%～25%的催产素活性，故需注意观察其不良反应。因妊娠时，DDAVP不被血浆中的氨肽酶降解，故其用量应较非妊娠时低，防止出现高钠血症。分娩时，不宜给水太多，以防发生水中毒。分娩后，血浆中的氨肽酶活性迅速下降，患者的尿崩症症状可明显减轻或消失。

知识点19：NDI的治疗 副高：熟练掌握 正高：熟练掌握

继发性尿崩症应首先考虑病因治疗，要找出对ADH抵抗的原因，如纠正电解质紊乱（低钾血症和高钙血症）和停用某些药物（含锂的制剂、地美环素）。若措施无效，可采用氢氯噻嗪（患儿每天2mg/kg，成年人每次25～50mg，3次/天）。服药过程中应限制钠盐摄入，同时应补充钾。阿米洛利可用于治疗锂剂中毒所致的尿崩症。

知识点20：尿崩症的其他口服药物治疗 副高：熟练掌握 正高：熟练掌握

（1）氢氯噻嗪：每次25mg，每日2～3次，可使尿量减少约一半。其作用机制可能是由于尿中排钠增加，体内缺钠，肾近曲小管水重吸收增加，到达远曲小管的原尿减少，因而尿量减少。长期服用可引起缺钾、高尿酸血症等，应适当补充钾盐。

（2）卡马西平：能刺激AVP分泌，使尿量减少。每次0.2g，每日2～3次。不良反应有血粒细胞计数减少、肝损害、疲乏、眩晕等。

（3）氯磺丙脲：可刺激垂体释放AVP，并加强AVP的水重吸收作用，可增加肾小管cAMP的生成，但对NDI无效。每日剂量不超过0.2g，早晨一次口服。本药可引起严重低血糖，也可引起水中毒，应加注意。

以上口服药物适用于部分性尿崩症，不宜用于孕妇及儿童患者。

知识点21：尿崩症预后 副高：熟练掌握 正高：熟练掌握

（1）轻度脑损伤或感染引起的一过性尿崩症可完全恢复。

（2）特发性尿崩症常属永久性，但在足够水分供应及抗利尿治疗下，通常可以基本维持正常生活。

（3）脑肿瘤或全身疾病所致的继发性尿崩症则预后不良。

第二节 腺垂体功能减退症

知识点1：腺垂体及其分泌的激素 副高：熟练掌握 正高：熟练掌握

垂体是十分重要的内分泌器官，由腺垂体（垂体前叶）和神经垂体（垂体后叶）组成，其中，腺垂体占80%。腺垂体是体内最重要的内分泌腺，是脑基底部靠近视丘下部樱桃状的一个器官，属于内分泌系统的一部分。腺垂体有五种功能细胞类型，主要合成和分泌六种激素：促肾上腺皮质激素（ACTH）、促甲状腺激素（TSH）、生长激素（GH）、卵泡刺激素（FSH）、黄体生成素（LH）（FSH、LH合称为促性腺激素，GnH）和泌乳素（PRL），对机体生长发育、生殖、能量代谢和应激等多种生命现象起着重要的调节作用。

知识点2：腺垂体功能减退症的概念　　副高：熟练掌握　正高：熟练掌握

腺垂体功能减退症是指各种病因损伤下丘脑、下丘脑－垂体通路、垂体而导致一种或多种腺垂体激素分泌不足所致的临床综合征，1914年由Simmonds首先报道，故成人腺垂体功能减退症又称西蒙病。生育期妇女因围生期腺垂体缺血坏死所致的腺垂体功能减退症称席汉综合征。腺垂体功能减退症的流行病学研究甚少，西方国家患病率为29～45.5/10万，无性别差异，其中约50%的患者有3种或以上腺垂体激素缺乏。我国的患病率不详。

知识点3：病因——先天性腺垂体发育不全　　副高：熟练掌握　正高：熟练掌握

因垂体胚胎发育受多种转录因子的调控，这些因子的突变均可导致垂体发育不全，进而引起腺垂体功能低下，同时可伴有垂体形态异常和特殊的临床表现。例如，HESX1基因突变除了有多种垂体激素分泌缺陷外，尚有鞍膈和视神经束发育不全，PIT_1和$PROP_1$基因突变可使GH、PRL和TSH分泌细胞发育障碍导致相应激素分泌障碍。另外，国外报道多种腺垂体激素缺乏中，50%以上是由于PIT_1或$PROP_1$基因突变。

知识点4：病因——垂体肿瘤和垂体、下丘脑附近肿瘤　　副高：熟练掌握　正高：熟练掌握

获得性腺垂体功能减退症最常见的原因是垂体肿瘤。垂体瘤引起腺垂体功能减退主要有3种方式：①垂体肿瘤直接破坏正常垂体组织或压迫垂体组织；②肿瘤压迫垂体柄导致垂体血供障碍或影响下丘脑释放激素传输至腺垂体；③垂体瘤出血导致垂体卒中等。大部分垂体大腺瘤的患者都有一种或多种垂体激素缺乏，其中最常见的是GH、FSH和LH缺乏。一些鞍区附近的肿瘤（如颅咽管瘤、脑膜瘤、胶质瘤、错构瘤等）也可压迫垂体，导致腺垂体功能减退。另外，垂体也可成为其他恶性肿瘤转移的部位。

知识点5：病因——垂体缺血性坏死　　副高：熟练掌握　正高：熟练掌握

女性妊娠期腺垂体增生肥大，血供丰富，容易遭受缺血性损害。如果围生期因前置胎盘、胎盘早剥、胎盘滞留、子宫收缩无力等原因引起大出血、休克或血栓形成，可使垂体大部分缺血坏死和纤维化而致腺垂体功能减退（Sheehan综合征，席汉综合征）。但是围生期出血一般不伴神经垂体坏死。糖尿病血管病变也可使垂体血供障碍导致垂体缺血性坏死而发生腺垂体功能减退症。另有资料报道，冠状动脉旁路移植手术过程中，因肝素化和体外循环等血流动力学改变而使垂体缺血性或出血性坏死，也可导致腺垂体功能减退症。

知识点6：病因——感染、浸润性病变　　副高：熟练掌握　正高：熟练掌握

结核、梅毒、真菌等可引起垂体炎进而破坏腺垂体功能。结节病、组织细胞增生症、血色病等也可因继发性垂体炎而导致腺垂体功能减退，另外，结节病和组织细胞增生症还常常伴有尿崩症。

知识点7：病因——放射损伤　　副高：熟练掌握　正高：熟练掌握

因肿瘤或疾病行全身放射性治疗、鞍区放射治疗均可导致腺垂体功能减退症。大剂量的放射治疗（如质子治疗）可直接损伤垂体，且放射损伤导致的腺垂体功能减退症可发生在治疗后数年。有资料报道，垂体腺瘤放射治疗5年内，GH缺乏为100%，GnH缺乏为90%，TSH缺乏为75%，ACTH缺乏为40%。所以，对鞍区放射治疗后的患者应每年评估腺垂体功能。放射损伤大多不累及神经垂体。

知识点8：病因——颅脑创伤或垂体手术　　副高：熟练掌握　正高：熟练掌握

（1）颅脑创伤所致腺垂体功能减退症多见于年轻男性，可无颅骨骨折和意识障碍。值得注意的是，因临床症状可在颅脑创伤后几年甚至几十年才出现，故容易误诊。

（2）严重颅脑创伤可引起下丘脑、垂体的出血、坏死和纤维化。

（3）垂体瘤摘除术常导致腺垂体功能减退。

（4）垂体柄挫伤可阻断下丘脑与门脉系统的联系或损伤垂体门脉系统引起腺垂体缺血坏死，导致部分性或完全性腺垂体功能减退，常伴有神经垂体功能减退。

知识点9：病因——空泡蝶鞍综合征　　副高：熟练掌握　正高：熟练掌握

（1）原发性空泡蝶鞍是先天性鞍膈薄弱导致蛛网膜疝入蝶鞍中，高达50%的原发性空泡蝶鞍者存在良性的颅内压力增高。

（2）继发性空泡蝶鞍常常继发于垂体腺瘤梗死、手术或放射治疗对鞍膈的损伤等。

（3）空泡蝶鞍使垂体组织受压、垂体柄移位，如90%以上的垂体组织被压缩或萎缩，则导致垂体功能减退。

知识点10：病因——自身免疫性　　副高：熟练掌握　正高：熟练掌握

1962年，Goudie和Pinkerton首次报道，淋巴细胞性垂体炎患者体内可能存在抗垂体细胞的抗体。该病女性多见，女男之比约为8.5∶1，多见于妊娠后期及产后，可有家族史或合并其他自身免疫性疾病。淋巴细胞性垂体炎可表现为单一腺垂体激素缺乏或部分或全部腺垂体激素缺乏，常伴有类似垂体瘤对垂体周围组织的压迫症状，易误诊为垂体瘤。国外在病因分类时常将其归入浸润性疾病。

知识点11：病因——垂体卒中　　副高：熟练掌握　正高：熟练掌握

常因垂体瘤内突然出血、瘤体突然增大，压迫正常垂体组织和邻近神经组织，表现为突发性鞍旁压迫综合征和/或脑膜刺激征及腺垂体功能减退症。

垂体前叶功能减退症

知识点12：腺垂体功能减退症病理　　副高：熟练掌握　正高：熟练掌握

因病因而异。产后大出血、休克等引起者，腺垂体呈大片缺血性坏死，有时几乎可累及全垂体，垂体动脉有血栓形成；久病者垂体明显缩小，大部分为纤维组织，仅剩少许较大嗜酸性细胞和少量嗜碱性细胞。淋巴细胞性垂体炎的病理学特征是大量炎性细胞弥漫性浸润腺垂体组织，主要是淋巴细胞（以$CD4^+$ T细胞为主，B细胞少见）、浆细胞以及散在的嗜酸性粒细胞等，有时可见淋巴滤泡形成，无肉芽肿、巨细胞或血管炎性改变。腺垂体细胞变性、局灶性坏死、不同程度纤维组织增生。晚期改变为间质纤维化、垂体萎缩以及残留的淋巴细胞聚集。肿瘤压迫、感染和其他浸润性病变有其相应的病理改变。腺垂体功能减退症患者的外周内分泌腺（如性腺、甲状腺和肾上腺）呈不同程度萎缩，生殖器官显著萎缩，其他内脏器官也小于正常。

知识点13：腺垂体功能减退症主要临床表现　　副高：熟练掌握　正高：熟练掌握

起病隐匿，临床表现逐渐出现；也可以急性起病，且病情危重，需要入院积极治疗。临床表现取决于垂体激素缺乏的程度、种类、速度及相应靶腺的萎缩程度。多数以GH缺乏和性腺功能减退症状为首发，随后TSH缺乏，ACTH分泌细胞对下丘脑和垂体损伤的抵抗能力最强，通常是最后丧失功能的细胞。单纯泌乳素（PRL）缺乏极其罕见，提示垂体完全破坏或为遗传综合征。据统计，约50%以上腺垂体组织破坏后始出现临床症状，75%破坏时才有明显临床症状，破坏达95%左右时，可有严重腺垂体功能减退的症状。

知识点14：性腺功能减退综合征的临床表现　　副高：熟练掌握　正高：熟练掌握

性腺功能减退综合征是腺垂体功能减退症最常见的表现，女性患者表现为乳房萎缩、闭经、阴道分泌物减少、性欲减退或消失、性交疼痛、不孕、阴毛和腋毛脱落、子宫和阴道萎缩。席汉综合征患者有围生期大出血、休克、昏迷病史，除以上症状外，产后无乳汁分泌。成年男性患者表现为胡须、阴毛和腋毛稀少，性欲减退，阳痿，睾丸萎缩，肌肉减少，脂肪增加。男女均易发生骨质疏松。

知识点15：甲状腺功能减退综合征临床表现　　副高：熟练掌握　正高：熟练掌握

甲状腺功能减退综合征的临床表现取决于甲状腺功能减退的程度和病程，一般较原发性甲状腺功能减退症轻。主要表现包括食欲不振、便秘、疲劳、怕冷、皮肤干燥而粗糙、毛发脱落、表情淡漠、懒言少语、记忆力减退、体重增加、心动过缓和反应迟缓，严重者可有黏液性水肿表现。心电图示心动过缓、低电压、心肌损害、T波低平、倒置等。因T_4的半衰期是6.8天，故在急性起病几周内的腺垂体功能减退症患者的甲减症状并不明显。

知识点16：ACTH缺乏的临床表现 副高：熟练掌握 正高：熟练掌握

ACTH缺乏可导致皮质醇和肾上腺雄激素产生减少，症状同原发性肾上腺皮质功能减退，如虚弱、食欲不振、恶心、疲乏无力、体重减轻、血压偏低、血钠偏低。但继发性肾上腺皮质功能不全患者ACTH分泌减少伴黑色素细胞刺激素减少，故患者皮肤色素减退、面色苍白、乳晕色素减退。急骤起病者（如垂体卒中），可有低血压、休克、低血糖、恶心、呕吐、极度疲乏无力、稀释性低钠血症等。

知识点17：生长激素不足综合征的临床表现 副高：熟练掌握 正高：熟练掌握

GH分泌减少在腺垂体功能减退症中最易出现，儿童期表现为生长迟缓，成人期表现为肌肉减少、耐力下降、注意力和记忆力受损、中心性肥胖、血脂异常、早发动脉粥样硬化和骨质疏松。因症状无特异性，常被忽视。

知识点18：垂体瘤或邻近肿瘤的压迫症群 副高：熟练掌握 正高：熟练掌握

垂体瘤或邻近肿瘤的压迫症群常有头痛、视力减退、视野缺损（颞侧偏盲），但视野缺损往往不被患者察觉，直到就诊时医生检查发现。

知识点19：腺垂体功能减退症的并发症 副高：熟练掌握 正高：熟练掌握

腺垂体功能不全患者如未获得及时诊断和治疗，发展至后期，往往可因各种诱因如感染、创伤、腹泻、脱水、饥饿、寒冷、应用镇静安眠药物和垂体卒中等诱因而发生危象，出现昏迷，为本病最严重的并发症。垂体危象的临床类型有多种，其临床表现如下：

（1）低血糖性昏迷：其原因可能是自发性的，即由于进食过少或不进食，特别是在有感染时易于发生。此种类型的昏迷最为常见。发生低血糖时患者软弱、头晕、出汗、心慌、面色苍白，可有头痛、呕吐、恶心。血压一般较低，严重者陷入昏迷。

（2）感染诱发昏迷：本病患者因缺乏促肾上腺皮质激素和皮质醇，故机体抵抗力低下，易于发生感染。在并发感染、高热后，易于发生意识不清以致昏迷、血压过低及休克。

（3）镇静、麻醉剂所致昏迷：本病患者对镇静、麻醉剂甚为敏感，一般常用的剂量即可使患者陷入长时间的昏睡以至昏迷。戊巴比妥钠或硫喷妥钠、吗啡、苯巴比妥及哌替啶等均可产生昏迷。

（4）失钠性昏迷：胃肠紊乱、手术、感染等所致的钠丧失，可促发如同原发性肾上腺皮质功能减退症中的危象。此型危象昏迷的周围循环衰竭特别显著。

（5）低温性昏迷：部分患者在冬季即感到神志模糊，当暴露于寒冷时可诱发昏迷，或使已发生的昏迷更加延长。此类危象常发生于冬季，起病缓慢，逐渐进入昏迷，体温很低，用普通体温计测体温不升，需用实验室所用温度计测量肛温才知其低温程度，可低达近30℃。

（6）垂体卒中：起病急骤，头痛、眩晕、呕吐，继而可进入昏迷，系由于垂体肿瘤内发生急性出血，下丘脑及其他生命中枢被压迫所致。

知识点20：临床常用腺垂体功能评估方法　　副高：熟练掌握　正高：熟练掌握

临床常用腺垂体功能的评估

激素	试验	结果解读
生长激素（GH）	胰岛素耐受性试验：普通胰岛素（0.05～0.15U/kg），iv，−30、0、30、45、60、90分钟采血测定血糖和GH	正常：低血糖时（血糖<2.24mmol/L），GH>5μg/L
	L-精氨酸试验：0.5g/kg（最大30g），ivget（维持30分钟），0、30、60、120分钟采血测定GH	正常：GH>5μg/L
	精氨酸-GHRH试验：GHRH 1μg/kg，iv，随后30g L-精氨酸30分钟内静脉滴注	正常：GH>4.1μg/L
促肾上腺皮质激素（ACTH）	胰岛素耐受性试验：普通胰岛素（0.05～0.15U/kg），iv，−30、0、30、45、60、90分钟采血测定血糖和皮质醇	正常：低血糖时（血糖<2.24mmol/L），皮质醇升高>7μg/dl或皮质醇水平>20μg/dl
	CRH试验：8am CRH 1μg/kg，iv，在0、15、30、60、90、120分钟采血测定ACTH和皮质醇	
	美替拉酮（甲吡酮）试验：美替拉酮30mg/kg（最大2g）午夜服用，次晨8am采血测定11-脱氧皮质醇、皮质醇，亦可同时测定ACTH。注意：患者试验前的基础皮质醇必须>5μg/dl	正常：11-脱氧皮质醇>7.5μg/dl，ACTH>75pg/ml，皮质醇<4μg/dl
	ACTH兴奋试验：$ACTH_{1\sim24}$（cosyntropin），0.25mg im or iv；0、30、60分钟采血测定皮质醇	正常：皮质醇>18μg/dl 疑有下丘脑–垂体性肾上腺皮质功能减退时，小剂量（1μg）试验可能敏感
促甲状腺激素（TSH）	基础甲状腺功能试验：游离T_4、游离T_3、TSH	下丘脑–垂体功能减退：游离T_4水平降低而TSH水平不升高（降低或正常范围）
黄体生成素（LH）卵泡刺激素（FSH）	基础LH、FSH、睾酮、雌二醇	正常：绝经期女性雌二醇降低，LH和FSH升高；下丘脑–垂体性性腺功能减退：睾酮/雌二醇水平降低而LH、FSH水平亦降低或正常低限；绝经期女性雌二醇降低而FSH、LH无明显升高

续 表

激 素	试 验	结果解读
	GnRH试验：GnRH 100μg，（女性25μg）-15、0、25、45、90、120分钟采血测定LH、FSH	正常：LH增加10U/L，FSH增加2U/L 正常：反应不一，可能需要重复试验。
	氯米芬试验：醋酸氯米芬100mg，连续口服5天，在0、5、7、10、13天采血测定LH、FSH	一般LH、FSH增加50%，大多出现在第5天
多种激素	腺垂体功能联合试验：GHRH（1μg/kg）、CRH（1μg/kg）、GnRH（100μg），依次iv，0、15、30、60、90、120分钟采血测定GH、ACTH、LH、FSH	测定相关垂体激素和靶腺激素水平

表中所列数值来自于单克隆抗体测定结果，源自《西氏内科学（第23版）》

知识点21：实验室检查 副高：熟练掌握 正高：熟练掌握

对疑有腺垂体功能减退症的患者，应进行垂体-靶腺激素的测定和下丘脑-垂体-靶腺轴功能的评估。腺垂体功能可通过其调控的靶腺功能来反映。靶腺激素水平降低伴有垂体促激素不适当的降低（低于正常值或在正常值下限）可以确诊为腺垂体功能减退。基础激素水平测定可以明确鉴别出因垂体功能减退而导致的继发性甲状腺功能减退、性腺功能减退和严重的肾上腺皮质功能减退症。但仅测定基础激素水平有时难以排除轻度ACTH缺乏而导致的轻度肾上腺皮质功能减退症，因为ACTH的分泌呈脉冲性、昼夜节律性和应激性分泌，因而需要通过某些功能试验来明确诊断。

（1）ACTH缺乏：ACTH和皮质醇是应激性激素，即使测定值在正常范围内，仍不能完全排除其在应激时的分泌不足。ACTH和皮质醇分泌呈现昼夜节律，清晨最高，午夜最低。清晨皮质醇测定值>550nmol/L（20μg/dl）可以排除继发性（下丘脑-垂体性）肾上腺皮质功能减退症；低于100nmol/L（3.6g/dl）表明肾上腺皮质功能减退；在100～550nmol/L需要进行激发试验（兴奋试验）来确定是否存在ACTH-皮质醇分泌功能减退。

1）胰岛素耐受性试验（ITT）：ITT又称胰岛素低血糖激发试验，即胰岛素0.05～0.15U/kg静脉注射，血糖<2.2mmol/L为试验成功。ITT是评价下丘脑-垂体-肾上腺轴功能是否完整的金标准，在试验中皮质醇水平>550nmol/L（20μg/dl）可以排除肾上腺皮质功能减退症。有心脏疾病和癫痫患者禁忌此试验。

2）ACTH（1-24）（250μg）刺激试验：也可用于诊断继发性（下丘脑-垂体性）肾上腺皮质功能减退症（需要在ACTH缺乏至少4周以上进行），30分钟时皮质醇<500nmol/L（18μg/dl）强烈提示ACTH缺乏，>600nmol/L（22μg/dl）可以排除ACTH缺乏。

（2）TSH缺乏：中枢性甲状腺功能减退症表现为甲状腺素降低、TSH水平低下或在正常范围。在少数患者，由于分泌无生物活性的TSH可表现为TSH轻度升高。

（3）LH和FSH缺乏：女性主要测定血LH、FSH和雌二醇，男性测定血LH、FSH和睾酮。绝经前妇女可见雌激素降低、FSH和LH降低或正常下限，绝经后妇女雌激素降低而无LH和FSH显著升高。男性表现为睾酮降低伴FSH和LH降低或正常低限。

（4）生长激素缺乏：胰岛素样生长因子-1（IGF-1）水平可以反映生长激素分泌的状态，对于有垂体病变的生长激素缺乏者，IGF-1基础水平测定是敏感的特异性指标。IGF-1水平降低提示有生长激素缺乏，但IGF-1水平正常不能完全排除GH缺乏的诊断。生长激素激发试验有多种，但胰岛素耐受性试验是确诊的金标准。

知识点22：影像学检查　　副高：熟练掌握　正高：熟练掌握

腺垂体功能减退症一旦确诊，患者需进行高分辨率的影像学检查以协助明确病因。

（1）磁共振成像（MRI）薄层增强扫描：行鞍区MRI增强扫描可排除鞍区或鞍旁肿瘤及其他鞍区结构异常，垂体MRI还可以观察肿瘤与邻近血管和视交叉的关系。垂体MRI薄层增强扫描对鞍区结构异常的阳性检出率较高，根据病因不同，可以表现为下丘脑及垂体的占位病变、弥漫性病变、囊性变或空泡蝶鞍等。

（2）CT增强扫描：有些动脉支架或安装起搏器的患者不能行MRI检查，可以选择鞍区CT增强扫描。与MRI相比，其阳性检出率较低，但是对于有鞍底骨质破坏的患者及垂体卒中急性期的患者，CT比MRI有更大的价值。

知识点23：诊断　　副高：熟练掌握　正高：熟练掌握

因腺垂体功能减退起病缓慢，亚临床状态容易被忽视，凡有引起腺垂体功能减退症原发疾病者，均应进行腺垂体功能减退症的筛查。

腺垂体功能减退症的临床表现、血中激素水平测定和腺垂体功能试验是诊断的主要依据。如靶腺激素水平降低而垂体促激素水平正常或降低可以确诊为腺垂体功能减退症，对轻症患者可行腺垂体功能试验协助诊断。由下丘脑、垂体柄病变引起的垂体功能减退症常有血清PRL水平轻、中度升高，常伴有尿崩症。

知识点24：腺垂体功能减退症的鉴别诊断　　副高：熟练掌握　正高：熟练掌握

（1）慢性消耗性疾病：如肿瘤与结核均可表现为乏力、消化道症状伴消瘦，但慢性消耗性疾病多有原发病的表现，该患者无结核病史，且无低热、盗汗等结核中毒症状，且低血压、电解质紊乱难由结核解释，不支持。患者中年男性，乏力、消化道症状、消瘦需警惕消化系统肿瘤，头痛、恶心、喷射性呕吐、视野异常需警惕颅内肿瘤，但后续辅助检查不支持消化道肿瘤，仅见垂体腺瘤。需注意严重的消耗性疾病所致的营养不良也可导致腺垂体功能减退，但程度多不重，且随营养状态改善后可纠正。

（2）神经性厌食：该患者出现食欲下降、恶心、呕吐、消瘦需警惕神经性厌食，但该病多见于青年女性，多有精神刺激史，消瘦明显，此患者无类似病史，不支持。

（3）原发性内分泌靶腺受累：原发性靶腺（甲状腺、肾上腺、性腺）临床表现最易与腺垂体功能减退混淆。原发性靶腺功能减退多为单一腺体功能不足，而腺垂体功能不全常为多个靶腺受累。二者在临床表现上亦存在不同。原发性甲减者黏液性水肿外貌常较腺垂体功能减退显著；原发性肾上腺皮质功能减退者皮肤、黏膜颜色加深，而腺垂体功能减退者皮肤、黏膜颜色变浅。垂体激素的测定最具鉴别意义，原发性靶腺功能减退相应的垂体激素水平显著升高，而腺垂体功能减退症垂体激素水平均有不同程度的降低。

知识点25：一般治疗　　副高：熟练掌握　正高：熟练掌握

一般治疗包括加强营养、注意保暖，尽量避免感染、应激、创伤、劳累、寒冷、镇静药物口服等诱因。该患者起病之初因未能诊断明确，而后期出现手术及服用镇静药物后导致垂体危象出现。因此及时诊断并避免诱因至关重要。出现腺垂体功能减退症时，评价激素水平后应及时行内分泌激素补充治疗。

知识点26：病因治疗　　副高：熟练掌握　正高：熟练掌握

如果是肿瘤引起的腺垂体功能减退症，可通过手术、放疗或药物等措施对肿瘤进行处理。但很多情况下，腺垂体功能减退一旦形成就无法做病因治疗（如产时或产后大出血以及垂体手术引起的腺垂体功能减退）。

知识点27：激素替代治疗　　副高：熟练掌握　正高：熟练掌握

替代治疗依据患者腺垂体/靶腺激素缺乏的种类和程度，给予靶腺激素。以生理性分泌量为度，并尽量模拟生理节律给药。详见下表。

腺垂体功能减退症的激素替代治疗

垂体－靶腺激素	替代激素
GH	成人：GH 0.3～1.2mg/d，皮下注射，调整剂量至IGF-1在正常值的上限；接受雌激素治疗的女性需要更高的剂量
PRL	无
ACTH-皮质醇	氢化可的松（10～20mg，po，qam，5～10mg，po，qpm）或泼尼松2.5～5mg，po，qam，2.5mg，po，qpm，根据临床表现调整剂量；应激剂量：氢化可的松50～75mg，iv，q8h
TSH-甲状腺素	L-甲状腺素0.075～0.15mg，po，qd
促性腺激素－性激素	GnRH缺乏者可予GnRH脉冲式给药治疗（经泵给药）；FSH和LH（或hCG）可诱导女性排卵；单用hCG，或FSH和LH合用可诱导男性生精
	男性：庚酸睾酮100～300mg，im，每1～3周1次；或环戊丙酸睾酮100～300mg，im，每1～3周1次；或睾酮皮肤贴剂（5mg，qd）；或睾酮凝胶（1%）5～10g/d
	女性：结合型雌激素（倍美力0.625～1.25mg），或美雌醇35mg，po，qd（第1～25天），或雌二醇皮肤贴片4～8mg，2次/周，第15～25天加用安宫黄体酮5～10mg，po，qd；也可用小剂量的避孕药替代

表中的激素剂量应个体化，在应激、手术和妊娠等情况需要重新评估其功能状态。源自《西氏内科学（第23版）》

知识点28：肾上腺皮质激素的替代治疗　　副高：熟练掌握　正高：熟练掌握

继发性肾上腺皮质功能减退症确诊后，应尽快给患者补充肾上腺皮质激素。肾上腺皮质激素的替代剂量需要依据临床情况而定，一般为氢化可的松10～20mg/d，最大剂量不超过30mg/d（或15～25mg/d醋酸可的松）。早上8时给需要量的2/3，午后2～4时给需要量的1/3。垂体瘤手术后随访评估激素分泌功能，决定是否需要继续激素替代及选择合适的替代剂量。当临床怀疑有急性肾上腺皮质功能不全时，可立即使用肾上腺皮质激素治疗，但用药前需要留血查ACTH和皮质醇。当有大的应激时（如垂体手术及其他较大手术等），可的松的最大需要量为200～300mg/d。

急性肾上腺皮质功能不全时可首剂静脉注射氢化可的松100mg，或在垂体手术时静脉滴注100mg，以后每6小时静脉注射50mg（第1天）。当临床情况许可时，应尽快将肾上腺皮质激素的剂量降至维持量。

知识点29：甲状腺激素的替代治疗　　副高：熟练掌握　正高：熟练掌握

如甲状腺功能测定提示甲状腺功能减退，在没有临床症状的情况下也需要甲状腺素替代治疗。应先补充肾上腺皮质激素后再补充甲状腺素，防止肾上腺皮质功能不全的患者引发肾上腺危象。甲状腺激素的替代应从小剂量开始（如左旋甲状腺素25～50μg/d，有心血管疾病者需要从更小的剂量开始），根据甲状腺素（T_4）水平调整剂量。TSH不能作为甲状腺激素替代是否合适的指标。

知识点30：性激素的替代治疗　　副高：熟练掌握　正高：熟练掌握

性激素替代治疗除了恢复正常的性功能外，对机体的组织构成也有重要的影响。育龄女性可以用人工周期疗法，雌激素应用25天，从月经第5天开始（如无月经从任何一天开始），在第15～25天加用孕激素。女性激素替代治疗可以使患者恢复性欲，保持正常体力，改善骨质疏松，提高生活质量。但建议在绝经后停止性激素补充。

男性患者可用睾酮替代治疗，其男性性功能障碍疗效较好，但对性功能丧失时间较长、性欲消失的患者疗效欠佳。补充睾酮可以减少男性腹部和内脏脂肪，增加肌肉重量和力量，改善骨质疏松和生活质量。因此，即使替代后不能恢复正常性功能，仍建议继续性激素替代治疗。

知识点31：生长激素的替代治疗　　副高：熟练掌握　正高：熟练掌握

生长激素缺乏认为与腺垂体功能减退症患者心血管死亡的风险增加有关。补充生长激素可改善患者肌肉无力、血脂异常、抵抗力减弱、低血糖等，提高患者的生活质量。但因生长激素长期替代治疗可能增加肿瘤发生和肿瘤复发的疑虑尚未完全消除，且价格昂贵，故其在成人腺垂体功能减退症患者中的应用价值有待进一步评价。

知识点32：垂体危象的处理 副高：熟练掌握 正高：熟练掌握

对垂体危象昏迷的患者应立即进行抢救。同时根据病史和体检，判断昏迷的病因和类型，以加强治疗的针对性。

（1）补充葡萄糖：静脉滴注50%葡萄糖40～60ml。

（2）补充氢化可的松：100mg氢化可的松加入500ml葡萄糖液中静滴，第1个24小时用量200～300mg，有严重感染者必要时还可增加。

（3）有失钠病史及血容量不足表现者，应静滴5%葡萄糖生理盐水，需用量视体液损失量及血容量不足严重程度而定。

（4）有发热、合并感染者，应积极应用有效抗生素及其他对症支持治疗。

第三节 巨人症和肢端肥大症

知识点1：巨人症和肢端肥大症的概念 副高：熟练掌握 正高：熟练掌握

巨人症和肢端肥大症是由于腺垂体生长激素（GH）细胞腺瘤或增生，GH过度分泌，引起软组织、骨骼及内脏的增生肥大及内分泌代谢疾病。发生于青春期前、因骨骺未融合可表现为巨人症；发生于青春期后、骨骺已融合则表现为肢端肥大症；发生在骨骺融合前后的患者可表现为巨人症，兼有肢端肥大症的外貌，称为肢端肥大性巨人症。

肢端肥大症起病相对隐匿，多发于30～50岁的中青年人，不少患者在经过7～10年的评估、随访后才被最终确诊，而其中只有40%是由内科医生发现并诊断的，大部分患者常因视觉障碍、牙齿不能咬合、月经紊乱、骨性关节炎等就诊于其他相关科室。肢端肥大症患者常合并不同程度的高血压、糖尿病、心肌病及睡眠呼吸暂停综合征等，其死亡率明显高于正常人。因此，早期发现、早期诊断及治疗对患者预后极为重要。

知识点2：生理调节 副高：熟练掌握 正高：熟练掌握

GH细胞的发育和增殖主要取决于垂体转录因子-1（PIT_1）的先证基因（$PROP_1$），它在胚胎发育晚期编码PIT_1基因，而后者则与细胞核内GH启动子结合进行转录，转录后GH大多以191个氨基酸残基的单体释放入循环，少部分则以176个氨基酸残基的单一肽链释放。GH的脉冲方式分泌主要受下丘脑GH释放激素（GHRH）和生长抑素（SS）的双重调节。另一方面，循环血中的IGF-1和GH也对垂体GH分泌和下丘脑GHRH/GHIH分泌有反馈抑制作用或调控影响。近年来研究发现，从小鼠和人胃组织中成功分离的生长激素释放肽，是生长激素促分泌素受体（GHS-R）的内源性配体，通过与GHS-R结合而刺激GH的分泌。

正常成年人基础状态下血清GH水平很难检测出（$<0.2\mu g/L$），但在低水平的基础上有间断出现的GH脉冲分泌，大多在夜间入睡后出现，且不受进食、血糖、类固醇激素、PRL

和TSH等水平的影响，它的脉冲峰值可高达30μg/L。正常人空腹过夜，早晨醒后静卧时的GH基础水平常很低，起床后轻微活动可引起血清GH水平升高，所以活动后的空腹GH值高于基础值。大多数应激刺激引起GH分泌，如急性创伤、休克、麻醉、外科手术等。急性低血糖是GH分泌的强烈刺激，可使血清GH分泌，慢性、缓慢的血糖下降可能不出现GH分泌增加。

知识点3：病理特点　　副高：熟练掌握　正高：熟练掌握

从GH腺瘤中分辨出不同亚型与激素分泌的不同模式和浸润特点，对确诊和疾病的预测很有价值。

90%的肢端肥大症是由单克隆的良性垂体腺瘤所致。分泌致密颗粒的GH腺瘤生长缓慢，常患病多年也难于发现；而分泌稀疏颗粒的GH腺瘤生长迅速，易发生局部浸润。大约25%的GH腺瘤同时分泌PRL，主要包括GH和PRL混合细胞腺瘤，促催乳生长激素细胞腺瘤（MS）以及嗜酸干细胞腺瘤。多激素分泌细胞腺瘤比较少见，以分泌RPL、GH、TSH及其他垂体糖蛋白激素为主。大多GH瘤为大腺瘤（直径>1cm），恶性比较少见，如肿瘤已向鞍外侵犯或出现转移，则考虑为垂体癌。

知识点4：发病机制　　副高：熟练掌握　正高：熟练掌握

（1）GH分泌异常：GH分泌受下丘脑激素的双重调节，GH释放激素（GHRH）刺激GH分泌，而生长抑素（SS）抑制其分泌。许多GH分泌性垂体腺瘤中存在SS受体（SSTRs）的表达。GH瘤细胞的SSTRs密度与其在体内外对SS类似物的分泌反应之间直接关联。目前已证实奥曲肽抑制GH分泌的作用与SSTR亚型有关。另外，相对于正常垂体，GH分泌性垂体肿瘤中SS表达可能减少。

（2）分子生物学机制：垂体腺瘤形成的分子生物学机制至今仍不明确，目前主要有以下两种机制：

1）GNAS1基因：约40%的散发性GH腺瘤与G蛋白调节亚单位（Gαs）发生点突变有关，GNAS1为编码Gαs的基因，一旦此基因发生突变，Gαs则被长期激活，腺苷环化酶处于持续兴奋状态，细胞内cAMP水平增高，通过cAMP使蛋白磷酸化及细胞生长和分化，导致GH腺瘤的发生，目前最常见的突变位点为Gαs蛋白的Arg201和Glu227位点。

2）PTTG基因：从大鼠垂体GH分泌瘤中分离到一种垂体瘤转化基因（PTTG），它可编码一种含199个氨基酸残基的蛋白质。PTTG在正常垂体组织中不表达，但在体内及体外均显示较强的肿瘤转化作用，这提示PTTG也可能导致GH分泌瘤的发生。

（3）异源性GHRH分泌综合征：胰腺、肺、肾上腺和神经节等部位的肿瘤患者常表现出肢端肥大症的症状和体征，而手术切除肿瘤后，GH过度分泌状态以及由此产生的临床表现随之缓解。尽管垂体外肿瘤很少产生和分泌GH，但大多数能分泌GHRH。下丘脑神经节细胞瘤常分泌过量GHRH，而导致GH细胞增生，一些神经内分泌性肿瘤，如支气管类癌、小细胞肺癌、胰岛细胞瘤、肾上腺腺瘤、甲状腺髓样癌及嗜铬细胞瘤也能分泌过量的

GHRH，最终导致GH及IGF-1的过度分泌。

（4）家族性垂体腺瘤：多发性内分泌腺肿瘤1型（MEN-1）的垂体腺瘤患者在染色体11q13和2p16～12区域存在杂合性缺失（LOH），而在散发性垂体腺瘤中并不常见。家族孤立性生长激素腺瘤（IFP）患者发病年龄较轻，一般在20岁之前，其中15%的患者存在芳香烃受体相互作用蛋白（AIP）基因突变，目前已有超过50个IFP家族的120名成员发病并被报道。

知识点5：典型症状和体征　　副高：熟练掌握　正高：熟练掌握

典型症状和体征有肢端粗大（86%）、下颌骨增大（74%）、出汗过多（48%）、关节痛（46%）、心肌病、腕管综合征、睡眠呼吸暂停综合征、骨关节病、糖尿病、性功能低下（38%，女性可有月经紊乱，男性则为阳痿）、头痛（40%）、视野异常（26%）和复视。

知识点6：GH分泌过度和GH瘤的表现　　副高：熟练掌握　正高：熟练掌握

（1）身高：由于GH的过度分泌，促进骨骼生长发育，长骨的纵向生长加速。如果GH瘤发生于骨骼融合前，身高均明显高于同龄儿童，超过正常范围的2SD以上，一般至青春期发育完成后，达到1.8米（女）及2.0米（男）左右。

（2）五官：眶上嵴、颧骨及下颌骨增大突出，额骨增生肥大、前额斜度增长、眉弓外突、下颌突出、牙齿分开、咬合错位。

（3）胸骨及椎骨：胸骨突出、肋骨延长且前端增宽呈念珠状、胸廓前后径增大呈桶状胸。椎体延长、加宽、增厚，脊柱后弯或侧弯畸形。椎间孔四周骨质增生，可压迫神经根而致腰背痛。

（4）骨盆及四肢：骨盆增宽，四肢长骨变粗，手足掌骨宽厚如铲状，手指足趾增宽，指端呈簇状，平底足。

（5）皮肤及软组织：皮肤改变以头面部最明显，颜面皮肤及软组织增厚，鼻肥大，鼻内组织增生可引起呼吸受阻。唇厚舌大、声带厚长，扁桃体、腭垂及软腭增厚，常导致患者声音变低沉，睡眠时出现鼾声。外耳肥厚、鼓膜增厚，可使咽鼓管阻塞，偶伴耳鸣、耳聋。皮脂腺增生及汗腺肥大。

（6）糖代谢：肢端肥大症患者常伴有轻度或中度的糖代谢异常，糖尿病酮症酸中毒及糖尿病高渗性昏迷极为少见，远期糖尿病并发症亦不多见，成功治疗GH瘤可使糖代谢紊乱明显改善或消失。

（7）心血管系统：肢端肥大症患者的最主要死因之一是心血管系统病变。主要表现为心脏扩大、心肌肥厚、间质纤维化、左室舒张功能降低、动脉粥样硬化等。高血压主要与水钠潴留、细胞外容量增加、高胰岛素血症等因素有关，同时还与GH、IGF-1升高程度及病程长短密切相关。

（8）呼吸系统：肢端肥大症患者死于呼吸系统疾病者比普通人群高，主要是由于患者存在呼吸功能障碍。早期无明显临床表现，仅有上呼吸道阻塞的肺功能改变；慢性上呼吸道阻塞，患者声嘶，活动后呼吸困难；阻塞性睡眠呼吸暂停，患者白昼嗜睡、打鼾、憋气。

（9）生殖系统：外生殖器肥大，在疾病早期，男性性欲可增强，但以后多逐渐减退，发展成阳痿。女性性欲减退、不孕、月经紊乱、闭经，部分患者有溢乳。

（10）并发恶性肿瘤：在肢端肥大症中，肿瘤发生的危险性增加，其中结肠息肉及腺癌与肢端肥大症的关系最密切，长期高GH血症增加恶性肿瘤发生的机制，可能与GH和IGF-1对细胞有促有丝分裂作用有关。

知识点7：肿瘤压迫表现　　副高：熟练掌握　正高：熟练掌握

（1）头痛：1/3～2/3的患者可有头痛表现，初期疼痛常不剧烈，以胀痛为主，多在两颞部、额部、眼球后或鼻根部。头痛原因主要是鞍膈与周围硬脑膜因肿瘤向上生长而受到牵拉所致。但肿瘤侵入下丘脑、第三脑室，阻塞室间孔可引起头痛加剧，并伴有颅高压表现，如恶心、呕吐、视盘水肿等。

（2）视野缺损：最常见的缺损为双眼颞侧半盲、单眼颞侧半盲或全盲，久之便出现另侧眼颞侧半盲、双眼同侧半盲等。

（3）眼底改变：当视神经持续被压时，视神经盘变浅苍白（单纯性视神经萎缩）。不伴视神经萎缩的视盘水肿在垂体瘤患者中很少见。

（4）动眼神经麻痹：当垂体肿瘤增大向外上扩展至海绵窦累及海绵窦外侧壁的第Ⅳ、Ⅵ及第Ⅴ脑神经的1、2支时，临床表现为复视、斜视，眼球活动失灵、上睑下垂、瞳孔散大或对光反应迟钝，一般仅在垂体卒中患者中见到。

知识点8：下丘脑功能障碍的表现　　副高：熟练掌握　正高：熟练掌握

可出现食欲亢进、肥胖、睡眠障碍、体温调节异常、尿崩症及颅压升高等。

知识点9：实验室检查　　副高：熟练掌握　正高：熟练掌握

（1）IGF-1测定：血清胰岛素样生长因子-1（IGF-1）测定是诊断、疗效监测、筛查肢端肥大症的重要指标，可作为筛选、疾病活动及评价预后的指标。IGF-1在疾病活动期间增高，成功治疗后恢复至正常。另外，IGF-1测定只需单次采样。

（2）血清GH测定：正常人在运动、应激、急性低血糖时，GH可明显升高。肢端肥大症患者的GH分泌丧失昼夜节律性，24小时GH水平总值较正常人高10～15倍，GH分泌脉冲数增加2～3倍，基础GH水平增加达16～20倍。随机GH水平不能作为肢端肥大症诊断的可靠依据，需要进行多次样本测定、随机和葡萄糖负荷后的GH测定。

（3）口服葡萄糖GH抑制试验：是临床确诊肢端肥大症和巨人症的金标准，也是目前判断各种药物、手术及放射治疗疗效的常用指标。患者口服82.5g葡萄糖，分别于服葡萄糖前30分钟，服葡萄糖后30、60、90和120分钟采血测GH浓度，多数肢端肥大症患者GH水平不被抑制，呈反向升高。目前最新的诊断标准是口服葡萄糖耐量后GH不能被抑制至1μg/L以下。对于手术以后的患者，GH浓度低于1μg/L被用于评价疾病的活动性。

（4）垂体MRI：为首选的影像学检查。MRI不但能发现垂体腺瘤，更能显示与周围组织的关系，如视交叉、海绵窦等是否受压，肿瘤是否侵犯邻近组织。垂体MRI组织分辨率高，能显示肿瘤内出血、坏死和囊性变。

（5）颅骨X线：多数肢端肥大症患者蝶鞍显著扩大，鞍底呈双重轮廓，肿瘤巨大时可破坏鞍背和鞍底。

（6）垂体CT：垂体CT对评价蝶鞍骨质破坏情况、发现病变内或周边的钙化灶较敏感，但在显示微腺瘤方面敏感性较差。

（7）胸部和腹部CT：主要用于诊断或排除垂体外肿瘤。

（8）其他影像学检查：必要时可用^{111}In标记的奥曲肽扫描，或正电子断层扫描（PET）等协助诊断和观察疗效。

知识点10：肢端肥大症的诊断要点　　副高：熟练掌握　正高：熟练掌握

肢端肥大症的诊断要点

类别	主要诊断要点	补充诊断要点
症状	头痛、怕热、手足变大、面部骨骼改变	性功能低下（闭经或阳痿）、视力改变、睡眠呼吸暂停
体征	前额及下颌骨突出，鼻宽大、视野缺损	大手和大足、皮肤下垂、咬合异常、腕管综合征、油性皮肤
垂体MRI	大腺瘤（常见）	小腺瘤（罕见），腺瘤若向颈动脉侧生长预示手术切除可能会不完全
生化检查	IGF-1升高 口服葡萄糖后GH的最低值＞1.0μg/L，AACE指南建议将GH的最低值＞0.4μg/L定为异常，以提高敏感性	PRL可以升高。若随机GH浓度＜0.4μg/L且IGF-1水平正常则基本排除该病
病理结果	GH染色（＋）的垂体腺瘤	若切除的肿瘤生长抑素染色（＋），提示使用SSA治疗效果较好

知识点11：巨人症和肢端肥大症的治疗目标　　副高：熟练掌握　正高：熟练掌握

（1）严格控制生化指标。

（2）消除或者缩小肿瘤并防止其复发。

（3）消除或减轻并发症表现，特别是心脑血管、呼吸和代谢方面的紊乱。

（4）垂体功能的保留以及重建内分泌平衡。

主要治疗方案包括手术、放射、药物和联合治疗。

知识点12：手术治疗概述　　副高：熟练掌握　正高：熟练掌握

手术切除是治疗GH腺瘤的主要手段，目前推荐手术作为一线治疗。GH腺瘤的手术治疗包括经蝶手术和经额手术，手术的功效在于切除肿瘤，明显和迅速缩小肿块体积。手术受到肿瘤特征（如肿瘤大小、形状、生长方向、鞍外扩展程度）和患者特征（如年龄、健康状况、内分泌损害程度以及蝶鞍蝶窦的解剖）等情况的影响。

知识点13：手术适应证 副高：熟练掌握 正高：熟练掌握

（1）经蝶手术的适应证：①微腺瘤；②向鞍上扩展，但不呈哑铃形，未向鞍旁侵袭，影像学提示肿瘤质地松软者；③肿瘤向蝶窦内生长者；④伴脑脊液漏者；⑤肿瘤卒中不伴颅内血肿或蛛网膜下腔出血者；⑥前置型视交叉；⑦年老体弱，不能耐受开颅者。

（2）经额手术适应证：①肿瘤向鞍上生长呈哑铃状；②肿瘤长入第三脑室伴脑积水及颅压增高者；③肿瘤向鞍外生长至前、中、后窝者；④有鼻窦炎症及蝶窦气化不良且无微型电（磨）钻设备，不适合经蝶手术者；⑤肿瘤出血伴颅内血肿或蛛网膜下腔出血者。

知识点14：手术禁忌证 副高：熟练掌握 正高：熟练掌握

无绝对手术禁忌证。相对禁忌证有患者高龄、意志脆弱，有躯体疾病，出现肢端肥大症的合并症。

知识点15：多巴胺受体激动剂（DA）的治疗 副高：熟练掌握 正高：熟练掌握

DA可与垂体的D_2受体结合，从而抑制肢端肥大症患者的GH分泌。目前主要有两种DA，即溴隐亭和卡麦角林，国内一般应用溴隐亭较多，每6～12小时口服1次，每日剂量为20mg左右，但其治疗效果较卡麦角林差。卡麦角林单药治疗时仅对不到10%的患者有效。卡麦角林主要用于：①患者要求口服药物治疗，而多巴胺受体激动剂又是唯一可选择的治疗药物；②术后患者催乳素水平显著升高和/或GH/IGF-1水平中度升高；③生长抑素类似物已达最大治疗剂量但疗效较差，可联合使用多巴胺激动剂控制GH及IGF-1。

DA的主要不良反应有胃肠道反应（包括恶心、呕吐、便秘、消化不良）、直立性高血压、厌食、口干、嗜睡、性格及神经系统改变等。

知识点16：生长抑素类似物（SSAs）治疗 副高：熟练掌握 正高：熟练掌握

目前，有两种长效生长抑素，即奥曲肽（肌内注射）和兰乐肽（皮下深部注射），二者疗效相当。

（1）奥曲肽：奥曲肽比天然生长抑素作用强20倍，对GH的释放抑制作用强而持久。可使GH受抑长达8小时，而且没有反跳性GH分泌增多，适用于临床治疗肢端肥大症。奥曲肽皮下注射的常用剂量100μg，q8h。以后根据血GH水平调整剂量，最高剂量可达1500μg/d。奥曲肽治疗后的不良反应多为胃肠功能紊乱，包括食欲不振、恶心、呕吐、腹痛、腹泻，一般持续1～3周，坚持治疗这些不良反应多可消失。奥曲肽治疗最严重的不良反应是胆结石，有资料报道，奥曲肽导致胆结石率约为50%。由于持续静脉滴注或肌内注射奥曲肽的效果比皮下注射好，为减少注射次数，长效制剂（LAR）可确保血奥曲肽浓度持续维持在较高水平。使用方法为每4周肌内注射10～40mg。

（2）兰乐肽：兰乐肽为近年人工合成的缓释生长抑素类似物，比奥曲肽对GH有更高的选择性抑制作用，一次注射后，其作用可维持2周。一般每隔10～14天肌内注射兰乐肽1次，每次30mg。根据血GH和IGF-1水平调整剂量。

知识点17：GH受体拮抗剂治疗　　副高：熟练掌握　正高：熟练掌握

通过竞争性抑制内源性GH与受体结合而发挥作用，是治疗肢端肥大症的新方法。其作用部位在外周的GH受体，阻断GH作用，因此，这类药物并不降低循环GH水平，治疗初期GH甚至反而增高。治疗过程中，GH水平不是有意义的反映疾病活动性的生化指标。GH受体拮抗剂的生化治疗目标是控制IGF-1至正常水平。不良反应有流感样症状、变态反应和肝酶升高，使用的最初6个月应每月检查肝功能，以后每年2次。还需监测垂体MRI。使用过程中应用ICF-1作为疗效和疾病活动度的观察指标。

知识点18：放射治疗　　副高：熟练掌握　正高：熟练掌握

通常将放射治疗作为三线治疗方案。适用于手术和/或药物治疗未能控制肿瘤生长，未能使激素水平恢复正常的患者及其他药物无效而使用GH受体拮抗剂治疗并有肿瘤增大危险的患者。常规放疗方案能使60%患者GH水平降低和IGF-1水平恢复正常，最大疗效要到10～15年后才出现，期间需用生长抑素类似物治疗。

如需要进行放疗，方法的选择取决于肿瘤的特征：常规放疗适用于体积较大的残余肿瘤或过于接近视神经的肿瘤；而立体定向放疗则适用于体积较小的肿瘤或患者希望能有比较方便的治疗安排。放疗的缺点主要包括不能迅速使肿瘤缩小，改善视力，并减少GH分泌。

知识点19：疗效评价　　副高：熟练掌握　正高：熟练掌握

（1）年龄校正后的IGF-1值在正常范围，同时随机GH＜1μg/L，则达到了完全治愈；如果二者的结果不一致，则需要在2小时内多次测定GH，多次GH测定的平均值＜1μg/L，则表明疾病得到了充分的控制。在没有接受药物治疗的患者中行葡萄糖GH抑制试验，GH＜0.4μg/L表明病情得到了控制。

（2）在疗效判断上，若GH和IGF-1的水平均下降至正常，则表明病情得到了很好的控制；若二者水平均不能降至正常，则病情仍处于活动期。在手术治疗的患者中，若GH和IGF-1其中之一的水平能降至正常，则定期监测这两项指标而不需要采取进一步的治疗措施。接受SSAs治疗的患者GH和IGF-1其中之一能降至正常，推荐维持原治疗方案，并不需要增加药物的剂量。不论是接受手术治疗还是药物治疗的患者，若病情仍处于活动期，则接受手术治疗者可能还需要加用药物治疗，而接受药物治疗者则要增加药物的剂量或加用另一种药物。

第四节 垂 体 瘤

一、垂体腺瘤

知识点1：垂体腺瘤的概念 副高：熟练掌握 正高：熟练掌握

垂体腺瘤是指起源于腺垂体细胞的良性肿瘤，是垂体肿瘤中最常见的类型多属良性，以中年人多见，男女比例无明显差异。在总人群中发生率为10%～15%。催乳素（PRL）瘤是最常见类型，占原发性垂体肿瘤的60%，生长激素（GH）瘤占20%，促肾上腺皮质激素（ACTH）瘤占10%；而促甲状腺激素（TSH）瘤、促性腺激素瘤以及分泌垂体激素α亚单位的腺瘤（简称α亚单位腺瘤）则少见。在所有的垂体肿瘤中，无功能性肿瘤占10%，实际上可能是促性腺激素瘤或分泌垂体激素α亚单位的腺瘤。

知识点2：垂体腺瘤的分类 副高：熟练掌握 正高：熟练掌握

垂体微腺瘤指直径＜1cm，无鞍区扩大或鞍外扩展，伴有激素的高分泌水平的肿瘤；无其他垂体激素功能低下，临床治疗预后好。垂体大腺瘤指直径＞1cm，伴有鞍区扩大，还可伴有其他垂体功能低下和视力下降。直径为1～2cm的鞍内生长腺瘤治疗效果好，但更大的肿瘤，尤其是鞍上生长、鞍旁扩展的肿瘤，治疗较困难。

目前一般按细胞来源及分泌功能将垂体腺瘤分为七类：①催乳素瘤；②生长激素瘤，如肢端肥大症和巨人症；③垂体ACTH瘤，如Cushing病；④促甲状腺激素瘤；⑤促性腺激素瘤；⑥α亚单位垂体腺瘤；⑦无功能性垂体腺瘤。

另外，有些患者在行影像学检查（高分辨CT和MRI）时偶然发现垂体有占位，而患者无任何临床症状，此种垂体瘤称垂体意外瘤。

知识点3：内分泌异常症候群 副高：熟练掌握 正高：熟练掌握

绝大多数临床显性垂体腺瘤都有分泌功能，分泌一种或几种激素，产生过多激素，称高分泌综合征。肿瘤的体积不断增大，压迫正常垂体组织和/或邻近脑组织而产生相应的症状，称占位效应。较大的垂体腺瘤压迫正常垂体组织可引起垂体功能减退。肿瘤占位效应引起的促性腺激素不足引起的继发性性腺功能减退症状出现最早，也最常见；其次为TSH不足引起的继发性甲状腺功能减退症：ACTH不足引起的继发性肾上腺皮质功能减退症状一般较轻，且较少见。

知识点4：肿瘤压迫、侵袭垂体周围组织引起的症候群

副高：熟练掌握 正高：熟练掌握

（1）头痛和颅压增高症状：垂体腺瘤的常见症状是头痛，且多为持续性头痛，一般呈胀痛，可间歇性加重。头痛部位多在额部、颞部、眶后或鼻根部。如鞍膈孔较大，肿瘤易于生长到鞍膈以上，则头痛可不显著。如果肿瘤向上生长侵入下丘脑、第三脑室可引起颅压升高，患者常有剧烈头痛并伴呕吐，眼底检查可见视神经盘水肿。

（2）神经眼科表现：肿瘤压迫视神经或视交叉可以造成的病变：①视力改变：两颞侧偏盲为最常见的视野改变，视野缺损的发展一般是对称的，此外，患者还可出现暗点型视野缺损及同向偏盲；②眼运动功能障碍：眼运动功能障碍较视力改变少见，动眼神经最易受累。

（3）其他表现：垂体腺瘤向鞍上生长可影响下丘脑的功能，产生下丘脑综合征。

知识点5：垂体腺瘤的检查与诊断 副高：熟练掌握 正高：熟练掌握

（1）内分泌学检查：直接测定脑垂体的生长激素、催乳素、促肾上腺皮质激素、促甲状腺激素、黑色素刺激素、卵泡刺激素（FSH）、黄体生成激素（LH）以及靶腺激素等，对垂体腺瘤的早期诊断有很大帮助。

（2）影像学检查：①蝶鞍X线为基本检查之一。在垂体瘤很小时蝶鞍可以没有变化，由于肿瘤日渐长大，可致蝶鞍扩大、骨质破坏，鞍背侵袭等；②CT扫描，增强扫描后，可显示5mm大小的垂体腺瘤。更小的肿瘤显示仍有困难；③MRI检查，分辨率更高，为首选检查。

（3）诊断要点：主要根据患者的临床表现、视力视野障碍、其他神经系统表现以及内分泌学检查和影像学检查等，典型的垂体瘤诊断不难。但早期垂体瘤症状不明显时，诊断较困难，甚至不能发现。

知识点6：手术治疗的适应证 副高：熟练掌握 正高：熟练掌握

（1）有功能腺瘤：如GH-腺瘤、TSH-腺瘤、ACTH-腺瘤；无功能性大腺瘤。

（2）出现进行性的局部压迫和抑制相关激素分泌的症状，包括视力损伤、垂体功能低下及其他中枢神经功能异常。

（3）发生出血，尤其是突发的视野异常。

（4）采用药物治疗不耐受或对药物有抵抗。

知识点7：垂体腺瘤的手术治疗 副高：熟练掌握 正高：熟练掌握

一般采用显微镜或内镜进行经蝶鞍微创手术（TSS）。经额切除术仅针对少数鞍上扩展的垂体腺瘤。TSS可进行选择性腺瘤切除，保留正常垂体组织，微腺瘤手术的有效率接近90%。手术并发症包括：①术后出血、脑脊液漏、脑膜炎和视力损伤，其发生率<5%，多见于大腺瘤患者；②一过性尿崩症，通常持续几天至2周，发生率15%，永久性尿崩症少

见；经蝶鞍手术后5～14天发生一过性SIADH，发生率10%；③手术性垂体功能低下，在微腺瘤手术中很少发生，在大腺瘤手术中发生率为5%～10%。术中可使用应激剂量的糖皮质激素。术后监测体重、出入量、水和电解质，观察有无尿崩症。中等程度的尿崩症口服补液治疗，更严重的情况（如尿量＞5L/24h）给予ADH或DDAVP。SIADH时应采用限水治疗，更严重时要补充高渗盐液体。

知识点8：垂体腺瘤的放射治疗　　副高：熟练掌握　正高：熟练掌握

放射治疗仅限用于手术未能完全切除的大腺瘤，或药物治疗无效的患者。

（1）传统放疗：常规方法是总剂量4000～5000cGy，每日剂量为180～200cGy，放疗后起效慢，可能需要5～10年才能达到完全疗效。在肢端肥大症中最终有效率为80%，对Cushing病的有效率为55%～60%。不良反应：垂体功能低下较为常见，随着放疗时间的延长，发生率逐年增加，5～10年后发生率为50%～60%。后期少见的并发症有视神经和视交叉的损伤、癫痫和脑组织放射性坏死。

（2）伽马刀：采用^{60}Co γ射线，缓解率为43%～78%。需要评估肿瘤与视交叉的距离，防止出现放射性损伤。多次治疗后患者出现视觉及第Ⅲ、Ⅳ、Ⅵ对脑神经损害的风险增加。

（3）质子束立体定向放疗：经验有限。

知识点9：垂体腺瘤的药物治疗　　副高：熟练掌握　正高：熟练掌握

多巴胺受体激动剂溴隐亭抑制PRL分泌和肿瘤的生长，生长抑素类药物治疗肢端肥大症和某些TSH瘤。

二、垂体意外瘤

知识点1：垂体意外瘤的概念　　副高：熟练掌握　正高：熟练掌握

垂体意外瘤是指以往没有垂体病变，在一次与垂体无关的影像学检查时意外发现的垂体病变。此处的垂体意外瘤，不仅包括典型的垂体腺瘤，还包括囊性病变。微小意外瘤是指直径＜1cm的肿瘤，大意外瘤是指直径≥1cm的肿瘤。

知识点2：垂体意外瘤的初步评估　　副高：熟练掌握　正高：熟练掌握

询问病史和仔细体格检查，包括有无激素分泌过多或垂体功能减退的临床表现和实验室检查。

（1）所有患者行临床和实验室检查以评估有无激素分泌过多：筛查的激素包括PRL、GH和/或胰岛素样生长因子（IGF-1）、ACTH、FSH、LH。

（2）所有患者行临床和实验室检查以评估有无垂体功能减退：对大腺瘤和体积较大的微腺瘤（6～9mm）常规筛查是否有垂体功能减退。筛查激素包括游离T_4（FT_4）和TSH、晨间皮质醇水平和睾酮水平、LH、FSH；胰岛素样生长因子（IGF-1）筛查有无生长激素缺乏症。

（3）MRI提示垂体意外瘤毗邻结构的改变，若压迫视神经交叉的患者应常规行视野（VF）测定。

（4）所有垂体意外瘤患者（若垂体意外瘤最初仅有CT发现）应行MRI鞍区薄层扫描（平扫和增强），进一步明确肿瘤性质和扩展情况。

知识点3：垂体意外瘤的随访检查　　副高：熟练掌握　正高：熟练掌握

对无手术切除指征的垂体意外瘤患者，应进行随访追踪观察。

（1）影像学随访：初次垂体MRI扫描后，微小意外瘤1年以后复查MRI，大意外瘤6个月后复查MRI。若没有变化，在接下来的3年内，微小意外瘤1～2年复查1次，大意外瘤每年查1次MRI。以后可逐渐延长。

（2）视野随访：在影像学随访中，一旦发现肿瘤体积增大侵犯到毗邻结构或压迫视神经交叉，应常规行视野测定。

（3）垂体及靶腺激素检查随访：初步评估在6个月后，对大意外瘤再次评估有无垂体功能减退，此后每年评估1次。

值得注意的是，对有垂体意外瘤潜在临床症状、体征或MRI提示肿瘤体积增大的患者更应密切随访，并采用更详尽的评估检查。

知识点4：垂体意外瘤的手术指征　　副高：熟练掌握　正高：熟练掌握

有以下表现者，行手术治疗：①视野缺损；②视觉异常，如眼肌麻痹、神经功能受损、MRI提示肿瘤侵犯到毗邻结构或压迫视神经交叉；③垂体卒中并伴有视觉障碍；④高分泌功能肿瘤（PRL瘤除外）。推荐有以下表现者，考虑行手术治疗：①意外瘤体积显著增大；②垂体内分泌功能丧失；③女性患者病变靠近视交叉且有生育要求；④顽固性头痛。

知识点5：垂体意外瘤的药物治疗　　副高：熟练掌握　正高：熟练掌握

对于垂体意外瘤压迫下丘脑、垂体引起高PRL血症患者，用多巴胺受体激动剂（DA）可能会显著改善症状。无论PRL水平高低，持续监测肿瘤体积大小的变化是非常重要的。目前尚无关于垂体意外瘤药物干预的研究，也无充分数据提示应对垂体意外瘤患者常规给予药物治疗。

三、催乳素瘤

知识点1：催乳素瘤的概念　　副高：熟练掌握　正高：熟练掌握

垂体催乳素腺瘤（PRL瘤）在功能性垂体腺瘤中是最常见的疾病，约占垂体腺瘤的50%，女性发病率比男性高，临床上PRL瘤除高催乳素血症为特征外，还可以出现对鞍区的占位效应，腺瘤体积增大直接压迫垂体前叶和/或下丘脑，造成的下丘脑-垂体-靶腺内分泌功能紊乱（如溢乳、闭经、阳痿等），催乳素瘤侵袭性向鞍旁海绵窦生长会导致脑神经损害（如动眼神经、外展神经麻痹），向鞍上生长压迫视交叉导致颞侧偏盲，腺瘤体破坏鞍底突入蝶窦可导致脑脊液鼻漏，少数出现尿崩症、颅压增高及垂体卒中等。

PRL瘤的病因和发病机制复杂，迄今仍不清楚。

知识点2：引起PRL升高的常见原因及分类 副高：熟练掌握 正高：熟练掌握

PRL瘤及HPRL发病机制尚不明确，除PRF（催乳素释放因子）与PIF（催乳素抑制因子）调节紊乱外，催乳素分泌细胞本身有何缺陷及其影响因素尚待阐明。临床上将HPRL分为4类：

（1）生理性升高：正常人血PRL基础浓度一般<20μg/L，生理增幅可至正常高值的3倍。常见的生理原因包括应激、睡眠、运动、哺乳、妊娠、性生活等。

（2）病理性升高：下丘脑垂体柄损伤（炎症、肿瘤、创伤等）、垂体损伤（PRL瘤、炎症、占位性压迫、手术、外伤等）、系统性疾病（慢性肾衰竭、肝硬化、甲状腺功能减退症、多囊卵巢综合征等）。

（3）药理性升高：抗抑郁药（如阿米替林）、抗组胺药（如西咪替丁）、抗高血压药（如维拉帕米）、口服避孕药、多巴胺通路药物（甲氧氯普胺、甲基多巴）、阿片类药等。

（4）特发性升高：特发性HPRL是指在没有可见的垂体微腺瘤或神经系统疾病及其他疾病引起PRL分泌的情况下出现血PRL升高。血清PRL升高可能与抑制因子（多巴胺）的降低或PRF升高有关。特发性HPRL的垂体PRL细胞对多巴胺常有抵抗，可能是PRL细胞上多巴胺受体数目减少或亲和力降低所致。

知识点3：催乳素瘤的病理表现 副高：熟练掌握 正高：熟练掌握

弥漫、乳头状（微腺瘤）、具有大量结缔组织的纤维型肿瘤。细胞大、核不规则、核仁明显、胞质微嗜碱性。钙化常见，15%～20%见砂粒体，5%～10%见淀粉样变，纤维型中常有囊性变。

知识点4：区分催乳素瘤的良性与恶性 副高：熟练掌握 正高：熟练掌握

大约99%以上的催乳素瘤是良性肿瘤，通常分界清楚，但是大约有一半侵袭邻近组织结构，侵袭性肿瘤可能有丝分裂活性更高，细胞数更多，多形性更明显。

侵袭邻近的硬脑膜、骨或静脉结构可以代表一种介于分界清楚的良性肿瘤和非常罕见的恶性肿瘤之间一种催乳素瘤中间形式。

催乳素瘤的良性与恶性诊断可以通过PRL免疫组化来证实。

通常催乳素瘤只有在显示明显的颅外转移时才被认为是恶性肿瘤。因此，不转移的侵袭性肿瘤常被视为良性。

大多数情况下，催乳素瘤生长缓慢，一般是单发的，且为单克隆性。通常多发催乳素瘤出现在腺体内部。

催乳素瘤是最常见的垂体瘤，与MEN-1有关。

知识点5：催乳素瘤女性患者的临床症状　副高：熟练掌握　正高：熟练掌握

（1）溢乳：溢乳最常见的原因是高PRL血症，高PRL血症可使女性在非妊娠期及非哺乳期出现溢乳者约为27.9%，同时合并溢乳与闭经者约占75.4%。大多数女性患有所谓特发性溢乳和闭经者都存在有功能的分泌性催乳素瘤。溢乳可单侧也可双侧发生，量可丰富也可稀少，颜色和黏稠度也不同。如果溢出液中含有血液，可能为潜在病理过程的一种先兆，乳腺X线或超声检查会发现相应病变。但在妊娠状态下，即使没有潜在肿瘤病变乳腺溢出液中也会含有血液。因此，出现血性溢液并不能肯定存在潜在肿瘤，尤其当溢乳为单侧的一根导管分泌时。约50%肢端肥大症患者也存在高催乳素血症，应检测IGF-1水平以鉴别。

（2）闭经和不孕：催乳素瘤所致的高PRL血症可引起闭经（或女性月经失调）和不孕（或生殖功能障碍）。当PRL轻度升高时（＜100μg/L）可因引起黄体功能不足发生反复自然流产；而随着血清PRL水平的进一步升高，可出现排卵障碍，临床表现为功能性子宫出血、月经稀发或闭经及不孕症。

（3）其他：催乳素瘤所致长期的高PRL血症可因雌激素水平过低导致继发性骨质疏松症，出现骨密度减低、进行性的骨痛等症状。少数患者可出现多毛、脂溢及痤疮，这些患者可能伴有多囊卵巢综合征、肥胖以及糖调节异常等。

知识点6：催乳素瘤男性患者的临床症状　副高：熟练掌握　正高：熟练掌握

（1）勃起功能障碍（ED）：ED常为男性高PRL血症的最早临床表现之一，常见原因之一是PRL瘤的功能性高PRL分泌。目前认为靶腺性激素睾酮水平下降可能为导致男性ED的机制之一，但不少患者血睾酮水平完全正常，却仍然表现出明显的ED，说明高PRL血症对阴茎勃起功能可能有直接作用。不能射精和性高潮障碍等也是催乳素瘤高PRL血症常见的性功能障碍的表现。

（2）性欲减退：高PRL血症时下丘脑分泌GnRH的频率和幅度均明显减低，使垂体分泌LH与FSH的频率和幅度也减退、睾丸合成睾酮的量明显下降，而引起性欲减退，表现为对性行为兴趣下降甚至消失。

（3）精液质量下降、男性不育：催乳素瘤所致高PRL血症可导致生精作用减退。当垂体分泌LH与FSH的频率和幅度减退时，精子生成的功能明显下降。

（4）男性第二性征减退：可表现为胡须生长速度变慢，发际前移，阴毛稀疏、睾丸变软、肌肉松弛以及出现男性乳腺发育。

（5）其他：长期高PRL血症亦可因睾酮水平下降可能会导致骨质疏松症。

知识点7：腺瘤增大导致的鞍区占位的临床表现

副高：熟练掌握 正高：熟练掌握

肿瘤所致鞍区占位的临床表现包括头痛、视力下降、视野缺损和其他脑神经压迫症状、癫痫发作、脑积液鼻漏等。肿瘤的大小一般可分为微腺瘤（直径<10mm）、大腺瘤（直径>10mm）、巨大腺瘤（直径>40mm），巨大腺瘤可向鞍外生长，破坏蝶鞍，向鞍旁、鞍上侵袭。但无论巨大腺瘤、大腺瘤或微腺瘤均可表现为侵袭性生长。

催乳素瘤直径>10mm者可有严重头痛；腺瘤若向鞍上生长可出现视力减退、视野缺损，主要表现为颞侧偏盲或双颞侧上方偏盲；向鞍上生长还可出现尿崩症、睡眠异常、食欲亢进或减退、体温调节障碍、自主神经功能失常、性早熟、性腺功能减退、人格异常等下丘脑综合征；向鞍旁生长则可引起上睑下垂、眼外肌麻痹和复视，还可影响第V对脑神经的眼支和上颌支而出现神经麻痹、感觉异常等。有15%~20%患者存在腺瘤内自发性出血，少数患者发生急性垂体卒中，表现为突发剧烈头痛、呕吐、视力急剧下降、动眼神经麻痹，甚至蛛网膜下腔出血、脑膜刺激征和颅压增高、昏迷等危象。男性催乳素瘤患者，常因血PRL水平升高引起的症状轻、未能及时就诊，导致病程延长，直到肿瘤体积较大，压迫视交叉引起视力视野障碍或腺瘤卒中出现剧烈头痛时才就诊而获得诊断。

知识点8：血清PRL水平的测定 副高：熟练掌握 正高：熟练掌握

目前均广泛应用于临床测定血清PRL水平的有放射免疫、酶联免疫以及化学发光等测定方法。因方法不同，PRL的正常参考值范围与单位也不一致，可根据各实验室的具体情况制定正常参考值。

临床症状与体征较明显的催乳素瘤血清PRL水平一般>200μg/L。如PRL水平>300μg/L结合鞍区MRI影像学检查，则可明确或肯定诊断催乳素瘤；但如PRL水平<200μg/L，需要与其他药物和/或其他慢性疾病，甚至生理性原因导致的高PRL血症进行鉴别诊断。

知识点9：TRH兴奋试验 副高：熟练掌握 正高：熟练掌握

正常健康女性一次静脉注射TRH 100~400μg，15~30分钟后PRL较用药前升高5~10倍、促甲状腺素（TSH）升高2倍。而垂体催乳素瘤患者的PRL升高不到1倍。

知识点10：甲氧氯普胺试验 副高：熟练掌握 正高：熟练掌握

静脉注射甲氧氯普胺（胃复安）10mg，分别于注射前、注射后20、30、60分钟采血测PRL水平。注射甲氧氯普胺后PRL高峰出现于20~30分钟，正常男性PRL峰值比对照值增加5~7倍，正常女性增加7~16倍；垂体前叶功能减退者甲氧氯普胺用药后PRL水平改变不明显；可鉴别功能性催乳和催乳素瘤，前者PRL水平升高2～3倍，后者升高不明显。

知识点11：催乳素瘤的影像学检查 副高：熟练掌握 正高：熟练掌握

目前，影像学诊断垂体催乳素瘤最有价值的检查方法是鞍区MRI薄扫与增强。实验室检查证实为轻度高PRL血症而没找到明确病因，或血清水平PRL＞100μg/L均应行鞍区MRI薄扫与增强影像学检查，以排除或确定是否存在鞍区占位肿瘤和/或压迫垂体柄的肿瘤以及空蝶鞍综合征等。鞍区病变的影像学检查主要为MRI和CT。

MRI检查是鞍区病变首选的影像学检查方法。在垂体微腺瘤的检出、对鞍区病变的定性、定位诊断等各个方面都明显优于CT，并且无放射线损伤，可以多次重复进行。

知识点12：催乳素瘤的功能诊断 副高：熟练掌握 正高：熟练掌握

结合病史与临床症状：①血清PRL水平＞200μg/L可拟诊断为催乳素瘤；②若PRL＞300μg/L，鞍区MRI显示又有明确占位则可肯定诊断催乳素瘤；③若PRL＜200μg/L，应与其他原因导致的高PRL血症，如生理性、药物性以及病理性所致高PRL血症进行鉴别诊断。

知识点13：催乳素瘤的定位诊断 副高：熟练掌握 正高：熟练掌握

鞍区MRI薄扫与增强检查结合垂体PRL细胞分泌储备功能评价，如TRH兴奋试验和甲氧氯普胺（胃复安）试验；以及腺垂体及相应靶腺、神经垂体功能的评价可为病变部位提供有价值的定位诊断依据。

知识点14：催乳素瘤的病因诊断 副高：熟练掌握 正高：熟练掌握

病理学检查是最终的病因诊断。催乳素瘤HE染色最常见可为疏松颗粒（嫌色性腺瘤）催乳素细胞腺瘤，起源于后翼的周边部。较少见的为致密颗粒（嗜酸性腺瘤）催乳素细胞腺瘤，呈细胞巢状、多边形、核不规则、有纤维血管分隔。免疫组化对催乳素瘤的病因学诊断有高度的特异性，PRL抗体强阳性，呈弥漫性分布，疏松颗粒催乳素细胞腺瘤PRL阳性定位于高尔基区。

知识点15：PRL测定的时间和要求 副高：熟练掌握 正高：熟练掌握

（1）睡眠周期影响PRL的分泌，一般情况下，晚上入睡后10～60分钟血PRL开始升高，直至睡眠结束。早晨5～7时血PRL达到高峰，醒后1小时血PRL水平急剧下降，一般9～11时达低谷。

（2）血PRL水平随月经周期变化不明显，因此临床一般不强调卵泡早期测定。

（3）为避免睡眠周期的影响，一般采取早晨醒后1～2小时开始多点采血（无需禁食）。为避免脉冲影响，采血前半小时可先静脉置管，取2～6次血样检测，每次间隔20分钟，取平均值。需同时测定GH、ACTH、LH、FSH和TSH，必要时还需要加测相应的靶腺激素，排除PRL/GH混合瘤、原发性甲状腺功能减退症、Cushing综合征或多囊卵巢综合征可能。

（4）PRL的实验室测定规范：由于HPRL的诊断是以血清PRL测定值为基础的，因而首先需要准确可靠的实验室技术。由于不同实验室使用的方法及试剂盒的差异检测值可能会有较大的不同，每个实验室均应具有严格的质量控制以最大限度地提高血清PRL测定的可靠性，并应建立由本实验室的正常值范围及参考试剂盒提供的参数提出的本实验室界定血清高PRL的标准。

知识点16：基础PRL水平诊断PEL瘤的注意事项　副高：熟练掌握　正高：熟练掌握

（1）血PRL在20μg/L以下可排除HPRL，＞200μg/L时结合临床及垂体影像学检测可诊断为PRL瘤。血清PRL＜100μg/L的多数患者可能是其他原因引起的HPRL，如原发性甲减或垂体非PRL瘤压迫垂体柄和垂体门脉血供而使PRL增高。

（2）血PRL 300～500μg/L，在排除生理妊娠及药物性因素后，即使影像学检查无异常，也可诊断为PRL瘤。

（3）血PRL在200μg/L以下，可以考虑采用各种兴奋或抑制试验协助诊断是否为PRL瘤，但这些试验临床特异性及稳定性差，因此临床上更多地依赖高分辨率的MRI检查。

（4）少数HPRL患者尽管基础PRL增高，但无明显临床症状，或PRL瘤患者经药物治疗后症状好转，而PRL下降不显著，要注意循环血液中PRL组分的不均一性可能。少数PRL瘤可产生较多的二聚体及多聚体PRL（巨PRL血症），巨PRL相对分子质量大，但分子生物学活性低。

（5）PRL大腺瘤患者往往血液中PRL水平很高，可达每升数万微克，但在血液中能检测到的PRL可以不到200μg/L，此即为“假象效应”。这种假象在抗原远大于抗体时发生，多发生于特大PRL腺瘤。在检查时，如果怀疑低度升高的PRL水平为假象，只需将血浆稀释十到数十倍后再检查即可。

知识点17：垂体催乳素瘤的治疗目标　副高：熟练掌握　正高：熟练掌握

（1）抑制和纠正催乳素瘤过多的PRL分泌。

（2）消除或减轻瘤体对鞍区的占位效应，防止肿瘤对邻近结构的损毁。

（3）尽可能多地保留垂体功能。

（4）如出现垂体功能低下应及时和恰当地应用靶腺激素替代治疗。

应从肿瘤的解剖、病理生理和患者的全身情况来制订个体化的具体治疗措施。

知识点18：催乳素瘤的治疗方法 副高：熟练掌握 正高：熟练掌握

催乳素瘤的治疗方法主要有药物治疗、手术治疗、放射治疗3种方法。

（1）手术切除肿瘤，消除鞍区占位效应是目前大多数垂体腺瘤的主要治疗手段。

（2）催乳素瘤的首选治疗是以多巴胺受体激动剂为主的药物治疗，现已取代手术成为治疗催乳素瘤的主要手段。药物治疗适用于约90%的催乳素瘤患者，无论催乳素微腺瘤或大腺瘤均可应用，可降低PRL水平、减少溢乳，缩小肿瘤，恢复月经和生育功能，在疗效、安全性与改善腺垂体内分泌功能方面，优于手术与放射治疗，特别对大腺瘤的治疗疗效尤为突出。

知识点19：催乳素瘤的药物治疗——溴隐亭 副高：熟练掌握 正高：熟练掌握

首选治疗药物是多巴胺受体激动剂，最常用的是溴隐亭，另有卡麦角林、喹高利特及培高利特已有国家与地区用于临床。

溴隐亭又称溴麦角环肽，能够有效地减少催乳素的合成和分泌，并能缩小肿瘤体积，能降低培养的催乳素肿瘤细胞的分化速率，延缓肿瘤细胞的生长。溴隐亭治疗须从小剂量开始渐次增加，常用有效治疗剂量为每日2.5～10mg，分2～3次餐中及睡前服用，多数患者每日5～7.5mg已有效，而大腺瘤的治疗剂量可能每日会超过10mg。

溴隐亭的不良反应主要是恶心、呕吐、头晕、头痛、便秘，多数患者短时间内可消失，可用小剂量起始逐渐加量的给药方法以减少不良反应。

应该注意的是溴隐亭只是使垂体PRL腺瘤可逆性缩小、抑制肿瘤细胞生长，长期治疗后肿瘤出现纤维化。但停止治疗后垂体PRL腺瘤会恢复生长，导致HPRL再现，所以需要长期治疗。只有少数患者在长期治疗后达到临床治愈。

知识点20：催乳素瘤的药物治疗——卡麦角林 副高：熟练掌握 正高：熟练掌握

卡麦角林是中长效非麦角类多巴胺类似物，是D_2受体特异性激动剂，其对催乳素细胞D_2受体具有高亲和力并且更容易停留在垂体组织内，作用时间可长达7～14天。

卡麦角林呈剂量依赖性降低PRL水平，作用效果更强，不良反应较少。每周服药1～2次，初始剂量为0.25mg，剂量波动在每周0.5～1.0mg。

卡麦角林在西方有的国家和地区的使用已经超过溴隐亭，成为大多数催乳素瘤患者的一线治疗药物（除非患者有生育要求）。不良反应与溴隐亭相似，但更低，包括头痛、恶心、直立性低血压和乏力。卡麦角林还能显著改善催乳素瘤相关头痛。

知识点21：催乳素瘤的药物治疗——喹高利特 副高：熟练掌握 正高：熟练掌握

喹高利特也是一种非麦角类长效多巴胺类似物，也为D_2受体特异性激动剂，每日服用1次，一般起始剂量为每日75μg，剂量每日波动在75～300μg，作用迅速，不良反应很少。

其疗效和不良反应与溴隐亭类似。

知识点22：催乳素瘤的药物治疗——培高利特　　副高：熟练掌握　正高：熟练掌握

培高利特也是一种具有多巴胺激动效应的麦角衍生物，作用强度是溴隐亭的100倍，是长效多巴胺类似物。临床又用于治疗帕金森病。起始剂量为25μg/d，根据血清PRL水平变化逐渐加量，有效剂量波动在50～150μg/d，其疗效基本与溴隐亭相当，不良反应也与溴隐亭接近。

一些对溴隐亭治疗不敏感的患者对培高利特的反应性可能较好。有报道培高利特导致出现类似芬氟拉明或类癌综合征样心脏瓣膜病变的罕见病例，一般情况下不推荐高催乳素血症的患者使用。

知识点23：催乳素瘤药物治疗后的随诊　　副高：熟练掌握　正高：熟练掌握

（1）应用多巴胺激动剂治疗HPRL、垂体PRL腺瘤时，不论从降低PRL水平还是肿瘤体积缩小方面的作用都是可逆性的，因此需要长期服药维持治疗。

（2）在逐渐增加药量使血PRL水平降至正常、月经恢复后，应按此剂量继续治疗3～6个月。此后，微腺瘤患者可以开始减量。

（3）大腺瘤患者需根据MRI复查结果，确认PRL肿瘤已明显缩小（通常肿瘤越大，缩小越明显）后也可开始减量。减量应缓慢分次（2个月左右1次）进行，通常每次1.25mg。最好用能够保持血PRL水平正常的最小剂量为维持量。

（4）每年随诊至少查2次血PRL值以保证PRL水平正常。

（5）在维持治疗期间，一旦再次出现月经紊乱或PRL升高应查找原因，如药物的影响、怀孕等，必要时复查垂体MRI，根据其结果决定是否需要调整用药剂量。

（6）对于那些应用小剂量溴隐亭即能维持PRL平保持正常，而且MRI检查肿瘤基本消失的病例，药物继续治疗2年后可试行停药。若停药后血PRL水平再次升高者，仍需长期服用药物治疗。

（7）对于PRL大腺瘤患者，在多巴胺激动剂治疗后血PRL水平虽然正常，但肿瘤体积未缩小，应重新审视诊断为PRL腺瘤是否正确，是否为非PRL腺瘤或混合性垂体腺瘤，是否需要手术治疗。

（8）治疗前已经有视野缺损的患者，治疗初期即应复查视野。视野缺损严重者每周查2次视野以观察视野改善状况（已有视神经萎缩相应区域的视野会永久性缺损）。药物治疗满意时，通常在2周内可以观察到视力、视野改善。对于药物治疗后视野缺损无改善或只有部分改善的患者，应在溴隐亭治疗后1～3周内复查MRI观察肿瘤变化以决定是否需要手术治疗，解除肿瘤对视神经视交叉的压迫。

知识点24：催乳素瘤在妊娠时的药物处理　　副高：熟练掌握　正高：熟练掌握

正常垂体在妊娠时会增大，催乳素瘤在妊娠时也会增大。虽然多巴胺激动剂溴隐亭已被用于妊娠期间防止肿瘤增大，但应尽可能减少致命剂量的药物暴露。

（1）对于催乳素微腺瘤患者，妊娠试验阳性时应及时停用多巴胺激动剂药物治疗，妊娠期间定期检测视野，产后6周行鞍区MRI检查。

（2）对于催乳素大腺瘤患者，肿瘤直径≥10mm，妊娠后可酌情考虑用溴隐亭治疗，避免肿瘤明显长大，如用溴隐亭治疗后视野缺损继续扩大，则应考虑经蝶手术治疗或早期引产。

（3）建议妊娠期大腺瘤患者均应每2个月复查1次正式的视野测定，若视力受到威胁或出现垂体卒中（肿瘤出血）应考虑大剂量激素或经蝶手术治疗。大腺瘤患者产后6周也应行鞍区MRI检查。

（4）推荐催乳素瘤女性患者在计划妊娠前应测试对多巴胺激动剂的敏感性。如果肿瘤对多巴胺激动剂不敏感，且相应肿瘤较小，采取手术治疗为宜。如催乳素大腺瘤对药物治疗不敏感，又向鞍上生长压迫视交叉，妊娠后视力受损的可能性更大，有必要在计划妊娠前行手术治疗。

知识点25：催乳素瘤的手术方式　　副高：熟练掌握　正高：熟练掌握

微腺瘤和大多数大腺瘤的首选术式是经蝶窦垂体催乳素瘤切除术。

开颅手术仅用于肿瘤在鞍区有广泛侵袭的病例，且开颅手术由于肿瘤本身的广泛侵袭和手术并发症，出现的后遗症较多和手术死亡率也相对较高。

知识点26：催乳素瘤的手术适应证　　副高：熟练掌握　正高：熟练掌握

（1）对多巴胺激动剂抵抗的催乳素瘤患。

（2）部分不能耐受多巴胺激动剂不良反应的患者。

（3）用于无功能垂体腺瘤或合并有高PRL血症的其他非催乳素细胞腺瘤。

（4）腺瘤已严重压迫视交叉与视神经者。

（5）在充分知情各种治疗的利弊后患者仍坚持首选手术而拒绝药物治疗。

（6）妇女在妊娠期间催乳素大腺瘤增大到可能威胁视力时的预防性经蝶入路手术。

知识点27：催乳素瘤手术治疗后的随访和处理　　副高：熟练掌握　正高：熟练掌握

手术后均需要进行全面的垂体功能评估。存在垂体功能低下的患者需要给予相应的内分泌激素替代治疗。手术后3个月应行影像学检查，结合内分泌学变化，了解肿瘤切除程度。每半年或1年再复查1次。手术后仍有肿瘤残余的患者，需要进一步采用药物或放射治疗。

知识点28：催乳素瘤的放射治疗适应证　　副高：熟练掌握　正高：熟练掌握

因药物治疗疗效显著，很少对催乳素瘤行放疗治疗。主要适应证有：

（1）经过药物和手术治疗后，肿瘤仍迅速生长或仍有肿瘤残余的患者。

（2）不能耐受药物治疗不良反应的患者。

（3）有手术禁忌或拒绝手术的患者以及不愿长期服药的患者。

知识点29：催乳素瘤的放射治疗方法　　副高：熟练掌握　正高：熟练掌握

放射治疗的方法常分为传统放射治疗与立体定向放射外科治疗两类。

（1）传统放射治疗：包括普通放疗、适形放疗。因照射野相对较大，可出现迟发性全垂体功能减退等并发症，仅用于侵袭性巨大催乳素瘤的术后辅助治疗。

（2）立体定向放射外科治疗：包括γ-刀、X-刀、质子射线等技术。适用于肿瘤与视交叉之间的距离>3mm，且边界清晰的小型肿瘤。巨大腺瘤在放射治疗后可能因组织放射性炎性肿胀，会加重压迫视交叉与视神经，可导致视力的进一步损害。立体定向放射外科治疗后也可损伤下丘脑-垂体功能，出现垂体功能减退和视力障碍。

应特别强调的是，放射治疗对育龄期催乳素瘤女性患者生育能力的影响较为严重。

知识点30：催乳素瘤放射治疗的疗效评价　　副高：熟练掌握　正高：熟练掌握

应包括肿瘤局部控制以及异常增高的PRL下降的情况。通常肿瘤局部控制率较高，而PRL恢复至正常则较为缓慢。文献报道，即使采用立体定向放射外科治疗后，2年内也仅有25%～29%的患者PRL恢复正常，其余患者可能需要更长时间随访或需加用药物治疗。

知识点31：催乳素瘤放射治疗的并发症　　副高：熟练掌握　正高：熟练掌握

传统放射治疗后2～10年，有12%～100%的患者出现垂体功能低下；此外，1%～2%的患者可能出现视力障碍或放射性颞叶坏死。放射外科治疗后也有可能出现视力障碍和垂体功能低下。放射治疗还需特别注意可能出现对生育的影响。

四、促性腺激素腺瘤

知识点1：促性腺激素腺瘤的概念　　副高：熟练掌握　正高：熟练掌握

垂体腺瘤合成促性腺激素（尤其是FSH），但患者中只有一少部分出现血清FSH或LH增高。这些肿瘤大部分产生FSH和P-gp α亚单位，有的同时分泌FSH和LH，也有的只分泌LH。此类肿瘤多为大腺瘤，有视力受损。主要临床表现为性功能减退和多种其他垂体功能低下。多数患者在激素水平测定时表现为增高的FSH伴正常水平LH，P-gp α亚单位基础水平增高。如果表现为FSH和LH同时增高可能提示原发性性腺功能低下。可通过外科手术切除肿瘤，因腺瘤较大，常还需放射治疗。

知识点2：促性腺激素腺瘤的临床表现　　副高：熟练掌握　正高：熟练掌握

促性腺激素腺瘤具有异质性。最常见的症状是头痛，好发于中老年男性，其中以50～60岁发病率最高。视野缺损亦很常见，首次就诊时即有80%的患者存在视野缺损，严重病例可有恶心、呕吐等高颅压症状。肿瘤压迫垂体柄可产生高PRL血症，压迫正常垂体可产生垂体功能减退症。一般就诊时患者已有垂体功能减退（特别是LH/FSH的缺乏）。男性患者在首次就诊时已有性欲下降、阳痿及不育，绝经前妇女可出现月经减少乃至闭经。部分患者可有LH/FSH增多的表现，男性出现睾丸增大、性欲亢进，女性出现卵巢过度刺激的表现。如患者年幼，可出现性早熟。

知识点3：促性腺激素腺瘤的实验室及影像学检查　副高：熟练掌握　正高：熟练掌握

患者血LH和FSH可升高、降低或正常，都分患者血P-gp α亚单位和PRL水平升高，多激素型腺瘤可有其他垂体激素水平的升高。大多数患者性激素水平降低。垂体MRI可显示肿瘤。

知识点4：促性腺激素腺瘤的诊断要点　　副高：熟练掌握　正高：熟练掌握

典型者诊断不难：

（1）患者有垂体瘤占位效应的表现：如头痛、视力下降、视野缺损以及轻度的腺垂体功能减退。

（2）患者有垂体占位的影像学证据。

（3）血FSH及LH或P-gp α亚单位水平升高。

不典型的促性腺激素腺瘤：诊断有时较难，其血促性腺激素及α亚单位水平可不升高，诊断有赖于手术标本的免疫细胞化学检查。

知识点5：促性腺激素腺瘤的鉴别诊断　　副高：熟练掌握　正高：熟练掌握

促性腺激素腺瘤与PRL瘤的鉴别主要为血PRL升高的幅度，前者血PRL常低于4.55nmol/L（100ng/ml），后者则多在4.55nmol/L（100ng/ml）以上。

促性腺激素腺瘤同无功能腺瘤的鉴别更加困难，需依赖手术标本的免疫细胞化学检查。绝大多数无功能腺瘤实际上是一类不典型的促性腺激素腺瘤，起源于促性腺激素细胞。

促性腺激素腺瘤与性腺功能长期低下又未得到有效治疗（血促性腺激素水平升高，可出现垂体增大）的鉴别要点：后者性腺功能减退的程度常较重，且在垂体增大以前出现，前者性腺功能减退的程度常较轻，且出现于垂体增大以后；后者常无视力减退、视野缺损等压迫症状，前者压迫症状常较明显；后者血α亚单位水平一般正常，前者血α亚单位水平可升高；后者青春期和性发育可有异常，前者一般正常；后者性腺常萎缩，前者一般没有性腺萎缩；后者对外源性hCG无反应，前者对外源性hCG反应正常；后者对TRH反应正常，前者对TRH反应异常。

知识点6：促性腺激素腺瘤的治疗　　副高：熟练掌握　正高：熟练掌握

促性腺激素腺瘤首选的治疗方法是经蝶手术。如肿瘤有明显的鞍上扩展则应采取经颅术式。手术可有效地解除肿瘤占位效应，部分病例可使性腺功能减退得到改善。手术本身也可引起垂体功能减退。如手术切除不完全或术后复发者可行放射治疗，有手术禁忌证者或肿瘤较小、症状较轻者也可采取放射治疗。对于肿瘤较小、症状较轻者也可试用药物治疗，如效果不佳仍应采用放射治疗或手术治疗。长效GnRH激动药可降低部分患者血促性腺激素水平，但一般不能使瘤体缩小。GnRH拮抗药，如曲普瑞林也有一定的效果。另外，溴隐亭可使血促性腺激素水平下降，部分患者还可使瘤体缩小，但绝大多数患者对溴隐亭反应不佳。

五、促甲状腺激素瘤

知识点1：促甲状腺激素瘤的概念　　副高：熟练掌握　正高：熟练掌握

促甲状腺激素瘤简称TSH瘤，为罕见的垂体肿瘤。TSH瘤的显著特征是游离甲状腺激素水平高，而TSH水平不低。在游离甲状腺激素水平升高的情况下，TSH仍不适当地分泌（没有被抑制）的状态称为TSH分泌不当综合征，TSH瘤是引起TSH分泌不当综合征的重要原因。

知识点2：促甲状腺激素瘤的临床表现　　副高：熟练掌握　正高：熟练掌握

TSH瘤的主要特点是高甲状腺激素血症时，同时有TSH增高。患者对常规的抗甲亢治疗有抵抗现象，为控制甲状腺毒症，常需要使用大剂量，甚至数倍^{131}I剂量和多次手术。TSH瘤的突出表现是甲亢。患者一般没有Graves病的甲状腺外表现，如眼病和皮肤病变。TSH瘤多为大腺瘤，患者可有头痛、视野缺损等表现。

知识点3：促甲状腺激素瘤的实验室检查与影像学检查
副高：熟练掌握　正高：熟练掌握

（1）TSH瘤最突出的实验室检查特点是血TSH和甲状腺激素水平同时升高，但有的患者血TSH在正常范围内。

（2）TSH瘤合成和分泌的P-gp α亚基明显升高，α亚单位/TSH比值>1。

（3）垂体MRI：垂体肿瘤。

知识点4：促甲状腺激素瘤的诊断　　副高：熟练掌握　正高：熟练掌握

如果患者血T_3、T_4水平升高，血TSH增高（仍可测出），垂体影像阳性改变，即支持诊断。

知识点5：促甲状腺激素瘤的鉴别诊断 副高：熟练掌握 正高：熟练掌握

（1）原发性甲状腺功能减退症：由于外周甲状腺激素水平长期低下，导致垂体促甲状腺激素细胞和催乳素细胞增生，出现垂体增大，表现为鞍区扩大，甚至鞍上扩展。鉴别要点为低甲状腺激素和甲减症状。

（2）甲状腺激素抵抗：有T_3、T_4水平升高，鉴别较为困难。在临床症状上患者表现为没有高代谢综合征表现，有类似疾病家族史。垂体MRI没有肿物生长，α亚单位水平正常。

（3）Graves病：垂体TSH瘤多有甲亢，极易误诊为Graves病或其他甲状腺性甲亢。垂体TSH瘤和Craves病的鉴别要点为垂体TSH瘤患者血TSH水平正常或升高，而未经治疗的Graves病血TSH水平显著降低，甚至测不出；垂体TSH瘤患者血甲状腺自身抗体（如TSH受体抗体）常常阴性，Graves病多为阳性；TSH瘤患者可有头痛、视野缺损等表现，Graves病则无；TSH瘤患者垂体影像学检查可显示腺瘤（多为大腺瘤），Graves病垂体影像学检查一般无阳性发现。

知识点6：促甲状腺激素瘤的治疗 副高：熟练掌握 正高：熟练掌握

手术切除肿瘤是垂体TSH瘤的首选治疗方法，一般采取经蝶显微外科治疗。如肿瘤很大并伴有鞍上扩展，应考虑采用经颅术式。对于大腺瘤，还可联合其他治疗方法。生长抑素类似物能使70%的患者T_4、TSH恢复正常，40%的患者肿瘤缩小，使用剂量同肢端肥大症的治疗。如果手术和生长抑素类似物仍不能抑制TSH分泌，可考虑做垂体放射治疗。另外，为控制甲状腺毒症还需要行甲状腺^{131}I或手术治疗。

第五节 生长激素缺乏性侏儒症

知识点1：生长激素缺乏性侏儒症的概念 副高：掌握 正高：掌握

生长激素缺乏性侏儒症（GHD）又称垂体性侏儒症，是指自儿童期起病的腺垂体生长激素缺乏而导致的生长发育障碍。本病多见于男性。病因可为特发性或继发性，可由于垂体本身疾病所致（垂体性），也可由于下丘脑功能障碍导致垂体生长激素缺乏（下丘脑性）；可为单一性生长激素缺乏，也可伴有腺垂体其他激素缺乏。

知识点2：GHD的病因 副高：掌握 正高：掌握

（1）特发性GHD：特发性GHD（IGHD）的垂体前叶细胞受影响较后叶严重，组织学上嗜酸细胞数目减少。IGHD患者往往有围生期病史，包括早产、难产、严重窒息、发绀等，有研究发现产时非头位在IGHD患者中比例高达62%。20世纪80年代应用GHRH激发试验后发现有2/3的IGHD患者的病因来自垂体以上部位的病变，同时，MRI的应用也发现IGHD患者的垂体柄断裂及垂体萎缩等问题。

（2）器质性GHD：又分为先天性GHD与获得性GHD。①先天性GHD包括遗传性GH或GHRH基因缺失、面中线发育不全、伴先天性GHD复杂综合征、胎儿期感染、GH无活性综合征、GH功能缺陷等；②获得性病因包括下丘脑垂体区肿瘤、颅内肿瘤、颅外肿瘤治疗后及创伤等。

知识点3：GHD的临床表现　　副高：掌握　正高：掌握

（1）身材矮小：GHD患儿身材矮小为相对而非绝对的情况，其身高比同地区、同性别及同年龄儿童及其遗传身高明显为小。若身高尚在正常范围内，但因生长缓慢4岁以上儿童的生长速度每年小于4.5cm应怀疑GHD。

（2）营养良好：GHD患儿的体重等于或大于同身高儿童的体重，呈轻度向心性肥胖，皮下脂肪厚，肌肉发育较差。但营养良好并非GHD患儿专有的临床表现，体重低也不足以排除GHD。

（3）生长速度缓慢：是GHD的重要临床特征。测定间隔3个月以上的前后两次身高，计算生长速度。一般认为生长速度在3岁以下每年低于7cm，3岁至青春期每年＜4cm，青春期每年＜5.5cm者为生长缓慢，应做进一步筛查。此外，应同时注意季节变化对生长速度的影响。

在病史与体格检查方面应注意以下情况：①在新生儿低血糖，延长的新生儿黄疸期，小阴茎或外伤史；②头颅照射；③头部外伤或中枢神经系统感染；④有家族史和/或有一位家庭成员是现患者；⑤中线颅面畸形。人们认识到此病往往是通过唯一的特征：身材矮小而启动就诊，包括：①严重的身材矮小，可持续发展为低于同龄、同性别的平均身高3SD以上；②身材矮小低于其父母平均身高的1.5SD；③低于正常儿童平均高度2SD和1年以上长高速度低于正常儿童1SD，或2岁以上的儿童身高减低＞0.5SD超过1年以上；④在没有矮小前提下，生长速度低于同年龄同性别正常儿童身高的2SD并平均超过1年，或生长速度低于1.5SD并持续超过2年，此表现呈现在婴儿期可能存在生长激素缺乏症，或获得性GHD；⑤颅内病的症状；⑥MPHD症状；⑦新生儿生长激素缺乏症的症状和体征。

知识点4：GHD的辅助检查　　副高：熟练掌握　正高：熟练掌握

正常人的24小时血GH谱表现为在稳定的低水平间有脉冲性的分泌。最恒定的血GH分泌是与睡眠后第一个慢波睡眠相联系的，睡眠后期及白日觉醒时的其他GH分泌脉冲不一定有确切的分泌性刺激。人类GH分泌的频率比较固定，每3～4小时为一周期。青春期前及青春期儿童的GH周期不变，但其GH分泌峰幅度在青春期时明显增高。依赖GH分泌的儿童身材的生长是由GH脉冲幅度所调节的。已证实正常身高的儿童日GH分泌量较相同条件下同年龄、同性别的低于正常身材儿童明显高。GHD患者主要是由于GH分泌量或作用减小，极少是由于GH脉冲频率异常。

（1）自发性生长激素分泌的检测：GH的分泌一天24小时内是不平衡的，因此精确定量

GH分泌的整体水平需要对GH进行24小时的持续检测。该检测方法需要一个连续的抽吸泵或通畅的留置导管，但不需要限定患者的饮食及体力活动。在检测过程中，随着取样频率的增加（间隔时间从20分钟到5分钟或到30秒），每小时检测到的脉冲数也不断增加。24小时持续检测方法过程较为繁琐，且花费较大，但它可消除仅对孤立的波峰或波谷检测（单次或多次随机取样）所造成的误差。

24小时GH持续检测法在诊断儿童GHD的可靠性方面还存有争议。与GH激发试验相比，24小时GH持续检测法在诊断方面并无明确的优点，且研究发现在青年健康受试者与垂体功能减退患者中GH的整体水平可发生相互重叠，因而限定了该检测法在诊断成人获得性GHD中的应用。然而禁食受试者，GH的整体水平（连续检测8小时）表现为明显缺乏。

（2）尿生长激素的检测：尿GH免疫测定法不能可靠地反映GH的药理试验结果，且无法区别GH分泌是否正常。尿GH测定结果需与年龄和性别严格匹配的正常对照组相比对，再经体重或肌酐排泄率进行标化后，才能更好地应用于临床。

（3）生长激素检测的差异性：血清GH测定法主要包括单克隆放射免疫测定法（RIA）、多克隆RIA或双单克隆免疫放射分析法（IRMA）。目前对11种商业化的GH免疫测定法进行比较发现GH检测的差异性达到了原来的3倍。导致检测结果差异的原因有：GH检测是抗体依赖性的，不同的抗体可与GH不同的亚型结合；GH亚型在个体间存在着差异性；GH检测法无法检测出循环中所有的GH等。

22kD GH单体作为人体循环中含量最丰富的GH，是唯一一种具有足够纯度及数量的GH标准品，它是GH检测的基础。但是对循环中GH免疫反应性水平检测表明，22kD GH单体仅占了免疫反应性25%。而循环中其他形式的GH可有变化且大部分变化程度不明。与新近的免疫测定法中高度特异性的单克隆抗体相比，早期RIAs中的多克隆抗体能识别若干种GH的分子形式。GH不同的标准品可影响GH检测结果间的可比性。传统的GH标准品是由垂体提取物制备而来的。1994年，由重组技术获得了第一个WHO生长激素标准品，即国际参考蛋白（IRP）881624。GH结合蛋白（GHBP）也可干扰GH检测结果，因为大约50%的GH是以GH-GHBP复合体的形式存在的。非竞争性免疫测定法低估了GH水平。而竞争性免疫测定法，通过与GHBP竞争性结合GH分子表位，可能造成GH检测结果假性升高。

近年来建立了一些GH检测的新方法包括洗脱染色分析法（ESTA）及功能性免疫检测法（IFA）。此外，生长激素排除测定法（GHEA）能对循环中GH亚型水平进行检测。

（4）生长激素激发试验（GHST）：生长激素激发试验的主要目的是评价生长激素的分泌潜能。刺激剂可以分为药理性与生理性刺激物。药理性刺激剂包括精氨酸、可乐定、胰高血糖素、胰岛素、左旋多巴等，生理性刺激包括睡眠与运动。生长激素激发试验的基本方法是：隔夜空腹在标准流程与模式下进行。在一导管插入静脉后30分钟给予一个口服或静脉的刺激剂（根据不同的刺激剂要求）。血液采样，每15分钟或30分钟一次，共3小时。根据2000年生长激素研究学会（GHRS）达成的共识：用放射免疫法（RIA）测定的生长激素浓度，要求的刺激高峰浓度低于10μg/L可以诊断GHD。但是，GHRS还提到有关这个切点的争议，因为生长激素缺乏症和非生长激素缺乏症对GHST的反应在这个切点上有重叠。对可疑的GHD患者，没有明确的病理生理的原因，两种生长激素刺激试验是必需的，而有中枢神经系统病变、有头颅照射史、有垂体下丘脑疾病或遗传缺陷的儿童，一种GHST就足够了。

GHST的评价主要从敏感性、特异性及变异性等参数去对某一个生长激素激发试验进行评价。由于各种GHST都有不同的敏感性与特异性，也就有不同的诊断切点。各种GHST之间很难去作出确切的比较。但是有研究认为ITT是最敏感、最具体的单一激发试验。

（5）胰岛素样生长因子-1和IGFBP-3：在测定IGF-1和IGFBP-3时建立正常参考值是非常重要的。同时要进行年龄与性别的标化。如果在排除其他的生长激素轴偏低的原因后，IGF-1和/或IGFBP-3值低于正常人–2SD以下强烈提示有GH轴的功能低下。不过，生长激素缺乏症患者IGF-1和IGFBP-3也可能在正常范围内。因此，IGF-1和IGFBP-3值正常不能排除GHD。IGFBP-3的测定值对诊断婴幼儿生长激素缺乏症是有价值的。

（6）疾病的遗传学异常评价：生长激素缺乏症和MPHD的确切遗传学病因正在被认识。这些情况通常包括：①早发的生长障碍；②阳性家族史和可能的近亲结婚；③身高低于同龄人的平均身高超过3SD；④特别是对生长激素激发试验反应低下，其中包括GHRH，非常低的IGF-1和IGFBP-3的水平。

基因突变试验目前仅局限在实验室研究，要使这些试验变得更加普及，基因银行应作出努力，并尊重伦理和法律方面的考虑。

（7）放射线评价：骨龄评估通常用于1岁以上儿童，左手腕摄片可以进行骨龄评估，但需有经验的人作出诊断。在不到1岁的婴儿，骨骼年龄评估可从踝关节与膝关节摄片来评估。中线神经系统成像的MRI或电脑断层扫描用于怀疑颅内肿瘤和视神经发育不全及其他一些颅内结构异常的患者。

（8）其他检查：随着越来越多地使用磁共振成像（MRI）检查，确认它是一个偶然的MRI异常在下丘脑，垂体地区可能被检测到。这就要求对儿童生长进行监测和临床评价。在临床中，眼科检查可能也是必需的。

知识点5：GHD的诊断　　副高：熟练掌握　正高：熟练掌握

临床上鉴别身材矮小患者是矮身材的正常儿童，还是生长障碍的GHD患者有一定困难，因为二者的身高分布曲线重叠（不是双峰图形）。身材比同种族、同地区、同性别和同年龄正常儿童身高均值低2SD以下的儿童仍可能是正常的，有些原来身材正常的儿童会突然出现生长停滞。

儿童与青少年的GHD的诊断与治疗仍存在着很多争议，为了让这些患者得到及时的诊断与治疗，GHRS在1999年10月17～21日在以色列的埃拉特召开了一个专题讨论会。讨论会的目的是阐明儿童与青少年的GHD的诊断与治疗指南。参会的有临床专家、科学家、生产重组生长激素的厂家及一些有经验的健康专家。

儿童生长激素缺乏症诊断是一个多方面的过程，需要全面的临床和人体测量联合评价。生化检查如胰岛素样生长因子（IGF）和放射学评估，可能会发现某个单一激素的缺乏，但也可能是多种垂体激素缺乏症。每个垂体激素缺乏都需要有标准，每个标准将考虑如下：临床与人体测量。生长激素缺乏症的诊断对于身材矮小在2个SD以上的，应首先排除如甲状腺功能减退症、慢性全身性疾病、特纳综合征或骨骼障碍等才能作出诊断。

（1）性激素启动：生长激素缺乏症的诊断在围青春期是很难做出的，这个时期的生长激素激发试验常常会出现低水平。在青春期前应用生长激素试验前启动性激素治疗这个问题没有任何共识。

（2）新生儿期试验：对于新生儿出现低血糖者，虽没有出现代谢紊乱也应做生长激素的常规检测。一个随机用多克隆放射免疫法测定新生儿生长激素的研究提示生长激素量低于20μg/L以下可怀疑新生儿GHD。IGFBP-3的测定值对诊断婴幼儿生长激素缺乏症是有价值的。

GH和IGF检测水平有矛盾时，可以评估自发的在一段时间内（12小时或24小时）的GH分泌模式，参照正常人GH分泌标准曲线来评估。然而，这种评估方法不能用于神经功能异常者。用IGF-1/IGFBP-3比值来诊断生长激素缺乏症是不可靠的，它的敏感性不够。

（3）GH-IGF轴的评价过程：儿童生长缓慢，病史和发育学支持GHD，在排除甲状腺功能减退后，测定生长激素/IGF-1的水平，还需要测IGF-1/IGFBP-3及生长激素激发试验。诊断单一GHD时两种生长激素激发试验（连续或在不同天）是必需的。在那些有明确的中枢神经系统病变、有头颅照射历史、MPHD或有基因缺陷的患者，一种生长激素激发试验就足够了。此外，其他垂体功能的评价是必需的。有头颅照射史或畸形的下丘脑－垂体单位的GHD可能会持续很多年，它的诊断可能需要重复多次测定GH-IGF轴功能。

知识点6：GHD的鉴别诊断　　副高：掌握　正高：掌握

特发性矮小（ISS）是指排除代谢、营养、先天性疾病、内分泌疾病的前提下，身高比同年龄、同性别儿童平均身高小2个SD的状态。ISS是一种异质性不明原因的矮小状态，ISS的儿童有正常的出生体重与正常的生长激素。

其他需鉴别的是全身疾病引起的营养障碍、心理性疾病、特纳综合征（Turner综合征）、骨软骨发育不良、黏多糖综合征等，分别有各自特征性表现。

知识点7：GHD的治疗指征　　副高：掌握　正高：掌握

（1）完全性GHD：至少在两项GH兴奋试验中，GH峰值≤5μg/L或≤7μg/L。

（2）部分性GHD：生长速度慢，兴奋试验中血GH峰值在5～10μg/L或7～10μg/L，但是有些正常身材矮小儿童的试验结果可能也在此范围。

（3）有头颅放射治疗或中枢神经系统受损病史，虽刺激后血GH峰值正常，但夜间GH谱仍低于正常者。

知识点8：GHD的治疗剂量　　副高：掌握　正高：掌握

应每天皮下注射生长激素一个基础量，生长激素剂量应以mg/（kg·d）或μg/（kg·d）表达，肥胖患者剂量应该考虑μg/（m^2·d）。生长激素剂量常规使用的范围为25～50μg/（kg·d）。在第一个2年内治疗的长高速度剂量反应关系清楚地表明了在此范围内。特殊情况下，可能需要更高的剂量促使长高。生长反应预测模型可能用于决定最优的个体剂量，仍需要进一步评估。

知识点9：GHD生长激素治疗监测　　副高：掌握　正高：掌握

在GH治疗后，应对患者随访3～6个月。GHD儿童对GH治疗后的生长反应是随访中最重要的监测参数。评估对生长激素的反应非常有用的临床指标是增加的高度和达到高度的速度。为便于比较，数据应用SD或δ表示每年长高的高度。为监测GH治疗的安全性和依从性，测定IGF-1和IGFBP-3水平是有益的。没有足够的数据支持使用血清瘦素或骨标志物可以监测生长激素治疗效果。常规监测生长激素抗体对GHD的管理没有任何价值。血脂谱及空腹胰岛素水平不是GHD常规监测的项目。

知识点10：GHD影响GH治疗反应的因素　　副高：掌握　正高：掌握

应尽可能在较小年龄做出诊断和实施治疗。青春期开始之前经过GH治疗获得身高的最高化非常重要。如果做到这一点，则青春期GH治疗剂量就不需要调整。如果儿童的GH治疗在一个不正常的身高情况下进入青春期，GH的剂量就要逐步增加或用GH加GHRH兴奋剂联合治疗。MPHD患者的青春期不会自发启动，需要与患者商量在合适的时间有准备的人工启动青春期。在儿童GHD中，性别与人体组成成分对GH的治疗反应还有待进一步研究。

知识点11：GHD的MPHD的管理　　副高：掌握　正高：掌握

MPHD患者的管理类似于单一GHD的患者。但应关注临床认知，治疗和监控其他内分泌激素的缺陷（如甲状腺素、皮质醇、性激素）。开始诊断为单一GHD患者，临床医生应警惕发展成MPHD的可能，特别是发生垂体后叶和其他激素的缺乏。

知识点12：GH治疗的安全性　　副高：掌握　正高：掌握

生长激素治疗可能揭露潜在的甲状腺功能减退。儿童GH治疗有临床意义的不良反应比较罕见，可能发生的不良反应包括良性颅压增高、青春期巨乳症、关节痛和水肿。应详细询问病史和体格检查，以确定是否有不良反应存在。不良反应处理方法包括暂时减少GH剂量或暂时停用GH。在没有其他风险因素的情况下，没有任何证据表明，长期生长激素治疗的患者发生白血病、脑肿瘤复发、股骨头滑脱和糖尿病的风险会增加。肿瘤幸存者接受生长激素治疗应在肿瘤学家和神经外科医生联合指导下使用。没有任何证据表明，生长激素替代在发生内科疾病时需要停药。

知识点13：GHD过渡到成人的管理　　副高：掌握　正高：掌握

GHD治疗可能会持续到成年，也可能不会。生长激素承担了大部分的代谢功能，主要是成人和儿童的人体重要组成成分和健康状态。实现了终身身高后，对GH/IGF轴功能应利用成人生长激素缺乏症诊断标准（1997年斯蒂芬斯港GRS会议达成共识的成人生长激素缺乏症诊断标准），在停用GH 1～3个月后进行生长激素激发试验重新评估。此外，应做胰岛素激发试验来决定进一步使用生长激素的剂量。同时，也应测定其他的内分泌激素和IGF-1。在中断GH治疗的间隙应评估人体的组成、骨密度、血脂谱和胰岛素水平，生活质量的评估也可在这个时期进行。

有严重的MPHD患者，不应停止GH治疗。当成人GHD诊断成立后，推荐持续使用生长激素替代治疗。一旦决定长期用GH替代治疗应警惕糖尿病与恶性肿瘤的风险。

第六节 抗利尿激素分泌失调综合征

知识点1：抗利尿激素分泌失调综合征的概念 副高：熟练掌握 正高：熟练掌握

抗利尿激素分泌失调综合征（SIADH）是指内源性抗利尿激素（ADH，即精氨酸加压素AVP）分泌异常增多或其活性作用超常从而导致水潴留、尿钠浓度升高及稀释性低钠血症为特征的临床综合征。SIADH病因繁杂，可见于癌症、肺部疾病、中枢神经系统疾病、急性间歇性卟啉病和一些药物的使用。其起病和发展常隐袭，缺乏特征性临床表现，误诊和漏诊率高，处理棘手，常因恶性原发病和诊疗上的延误而预后不良。SIADH的主要临床表现形式是低钠血症及其相关症状，同时也是病因调查的起点，也是住院患者中最常见的水、电解质代谢异常。

知识点2：低钠血症的定义及临床体征 副高：熟练掌握 正高：熟练掌握

低钠血症是指血清钠<135mmol/L的一种病理生理状态。与体内总钠量无关（可正常、增高或降低），根据血钠降低的程度可分为轻度：130～135mmol/L；中度：125～130mmol/L；重度：<125mmol/L。高血糖症、严重高脂血症及高蛋白血症可导致假性低钠血症，需排除。

低容量低钠血症	等容量低钠血症	高容量低钠血症
黏膜干燥		外周水肿
脱水		腹水
心悸	取决于原发病	静脉压升高
低血压（体位性）		肺水肿
BUN升高		原发病表现

知识点3：低钠血症的临床表现及危害 副高：熟练掌握 正高：熟练掌握

低钠血症对机体产生的损害以中枢神经系统（CNS）最为突出。其损伤的严重性主要取决于血浆渗透压下降的速度及程度，而与实际测得的血浆钠离子浓度无关。血浆渗透压下降得越快，或者纠正慢性低钠血症的速度越快，其CNS损伤越重，临床的症状及体征也越明显。也就是说，低钠血症对CNS损伤的程度与细胞外液渗透压变化的速率密切相关，变化速率愈大，CNS的损伤也就愈重，其临床症状与体征愈多样化。

（1）与血钠下降速度和程度以及与原发病相关。

（2）血钠在130mmol/L以上时，极少引起症状。

（3）血钠在125～130mmol/L时，常只有胃肠道症状。

（4）主要症状为软弱乏力、恶心、呕吐、头痛思睡、肌肉痛性痉挛、神经精神症状和可逆性共济失调等。

（5）当血钠低于110mmol/L，可发生抽搐或昏迷。血钠在48小时迅速下降至108～110mmol/L，可致神经系统永久性损伤或死亡。

知识点4：低钠血症的分类　副高：熟练掌握　正高：熟练掌握

根据血渗透压与低钠血症的关系将低钠血症分为3种。

（1）高渗性低钠血症：多见于高血糖或使用了某些脱水药物（如甘露醇等）。

（2）等渗性假性低钠血症：见于严重高脂血症或高蛋白血症患者。

（3）低渗性低钠血症最多见。

在低渗性低钠血症中，根据临床对容量状态的评价将低钠血症分为3种。

（1）低容量性：全身水总量不足，全身总钠量严重不足，临床表现为脱水。

（2）等容量性：水量轻度增多，不伴水肿形成，临床无水肿或脱水表现。

（3）高容量性：全身总钠量增多，总水量严重增多，临床上出现水肿。

知识点5：低钠血症的病因　副高：熟练掌握　正高：熟练掌握

临床上的低钠血症常常是多因素的，病因见下表。

低容量性	等容量性	高容量性
肾外性钠丢失	药物	肾外原因
呕吐、腹泻	SIADH	心力衰竭
腹膜炎、肠梗阻、烧伤	内分泌疾病	肝硬化
肾性钠丢失	糖皮质激素缺乏	肾脏疾病
利尿剂	甲状腺功能减退	肾病综合征
渗透性利尿	其他原因	不同原因的肾衰竭
盐皮质激素缺乏	多饮、应激、疼痛、手术	
肾脏疾病（间质性肾炎、囊性肾病、终末期肾衰）		

知识点6：SIADH的病因　　副高：熟练掌握　正高：熟练掌握

SIADH病因多样，常见病因为恶性肿瘤、呼吸系统和神经系统疾病、炎症、药物和外科手术，部分原因不明者称之为特发性SIADH。

（1）恶性肿瘤：最多见者为小细胞未分化肺癌，约半数以上小细胞未分化肺癌患者血浆AVP升高，约2/3患者可表现水负荷排出受损，常伴其他激素分泌增多及症状。其他肿瘤（胰腺癌、淋巴肉瘤、网状细胞肉瘤、胸腺瘤等）也可引起SIADH。

SIADH可作为寻找隐匿性恶性肿瘤的起点，也可作为初步判断肿瘤是否复发的参考指标，也是在化疗方案中回避某些药物（如环磷酰胺、长春新碱）的重要依据。

（2）中枢神经系统疾病：脑外伤、炎症、出血、肿瘤、脑部手术后、多发性神经根炎、蛛网膜下腔出血等，可影响下丘脑–神经垂体功能，促使AVP释放不受渗透等正常调节机制的控制，从而导致SIADH。

（3）药物：药物是医院获得性低钠血症的重要原因。AVP制剂过量在青少年和老年人非常多见，最初给药时应当适当延长给药时间间隔；而在精神性多饮的患者，错误地接受AVP制剂治疗，必将发生严重的SIADH。因此，对于多饮待查的个体，在行禁水+垂体后叶素试验之前必须充分主动限水。

某些药物（氯磺丙脲、长春新碱、环磷酰胺、卡马西平、氯贝丁酯、三环类抗抑郁药、秋水仙碱等）可刺激AVP释放或加强AVP对肾小管的作用，从而导致SIADH。

（4）不适当抗利尿肾综合征（NSIAD）：是在缺乏AVP刺激情况下出现受体的结构激活所导致的低钠血症伴水负荷排出受损和反常性口渴（在低血浆渗透压情况）的临床综合征。临床表型具有较大的异质性，多数患者的血浆AVP处于不可测得水平，但也有不同的报道。

知识点7：SIADH的临床表现　　副高：熟练掌握　正高：熟练掌握

SIADH患者的症状与体征取决于血钠降低的程度与速度。当血钠>120mmol/L时，一般无任何表现；血钠为110～120mmol/L时，可出现厌食、恶心、呕吐、头痛和疲乏不适等症状，产生意识障碍、易激、肌无力、抽搐等表现；如果血钠<110mmol/L时，患者出现肌力减退、腱反射减弱或消憖、惊厥、昏迷，处理不及时可导致死亡。

原发病的表现：有肺部疾病患者多有咳嗽、咳痰、气喘、呼吸困难及发热等表现。恶性肿瘤疾病可有局部症状和转移病灶的表现。中枢神经系统疾病可有头痛、恶心、呕吐，严重者有意识障碍等。

知识点8：SIADH的实验室检查　　副高：熟练掌握　正高：熟练掌握

（1）血、尿钠：正常血清钠浓度介于135～145mmol/L，而尿液中钠的排量取决于尿量和尿钠浓度，通常处于130～260mmol/24h，临床上对疑诊SIADH的患者应联合检测分析上述指标。当血清钠浓度低于130mmol/L，如尿钠浓度>30mmol/L，提示尿钠排出不适当增多。

（2）血、尿渗透压：通常采用冰点抑制法测定血、尿渗透压。正常成人血浆渗透压为280～295mOsm/（kg·H_2O），而尿的渗透压波动较大，在50～1200mOsm/（kg·H_2O）。当血浆渗透压下降时［如有效血浆渗透浓度（Posm）＜275mOsm/（kg·H_2O）］，正常成人会产生明显的低渗尿Uosm＜100mOsm/（kg·H_2O）伴游离水的清除率明显增多；如血浆渗透压明显下降，低于275mOsm/（kg·H_2O）时，尿渗透压仍高于100mOsm/（kg·H_2O），甚至高于血浆渗透压，伴游离水清除率低，则强烈提示AVP不适当分泌增多。

（3）血浆AVP：国内外未广泛应用血浆AVP的测定，所以一些诊断标准并未将其列入SIADH诊断的必备条件。通常当细胞外液处于低渗状态时，AVP的释放被抑制，血浆AVP明显降低或不能测得。但在SIADH患者，血浆AVP常不适当升高。一般在基础状态下，血浆AVP测定值变异较大，一次测定常常不能反映AVP的分泌状态。若在水负荷状态下，血浆AVP水平仍不被抑制，则更具有意义。

（4）水负荷试验：受试者在15分钟内按20ml/kg体重饮一定量的水，在接下来的4小时内观察排尿量及其在饮入量的所占比例，同时测定尿渗透压。正常成人水负荷4小时排尿量应至少＞90%饮入量，尿渗透压明显降低［＜100mOsm/（kg·H_2O）］。SIADH患者的排水负荷能力和尿稀释能力明显降低。采用此试验应注意水负荷可能会给严重低钠血症和/或低渗血症患者带来的风险。

知识点9：SIADH的诊断依据　　副高：熟练掌握　正高：熟练掌握

（1）临床诊断SIADH的必备条件：①血清钠浓度降低，常低于130mmol/L；②尿钠浓度（反常性）升高，常超过30mmol/L；③血浆渗透压常低于270mOsm/（kg·H_2O）；④尿渗透压＞100mOsm/（kg·H_2O）（水负荷时），甚至大于血浆渗透压；⑤无临床可测的低血压或低血容量，无应用利尿剂史，肾脏、甲状腺及肾上腺功能正常。

（2）临床支持诊断SIADH的证据：①血浆AVP不适当升高；②水负荷后4小时排负荷率＜90%，尿渗透压不能降至100mOsm/（kg·H_2O）以下；③扩容治疗不能纠正血浆低渗透压，但限水后血浆渗透压改善。

因低钠血症和低渗血症的病因多种多样，SIADH的临床诊断常常是除外性的。仔细的询问病史（特别是药物史），细胞外液容量的判定（除外低血容量或低血压），神经系统状态或疾病的评估，血浆电解质、尿素氮、葡萄糖和肌酐的测定（可计算总的渗透压和有效渗透压）以及血浆渗透压的直接测定，同时对比测定分析尿电解质和尿渗透压等，对于低钠血症和低渗血症乃至SIADH的临床诊断都是非常重要的。

知识点10：低钠血症与低渗血症的鉴别　　副高：熟练掌握　正高：熟练掌握

低钠血症常常作为临床一系列后续检查和鉴别的起点。首先，必须确认真正的低钠血症和低渗透压血症，为此应当除外两类情况：

（1）假性低钠血症，常由血脂和血浆蛋白明显增高所致。在这类情况下，由于血浆脂类和蛋白质对血浆水而言分值增加造成血浆钠浓度假性降低，并由于单位容积的血浆中溶质的质点数（颗粒数）下降，使血浆渗透压的测定值明显下降，采用离子特异性电极测定血钠可以排除这些干扰。

（2）由钠以外的血浆有效溶质浓度增高所造成的低钠血症（如高血糖，血糖每升高5mmol/L，钠的浓度下降1.5mmol/L）。此时需要进行校正。但当血浆增多的溶质不被测出时（如甘露醇、放射造影对比剂或乙醇），直接测定血浆渗透压是一个好的方法。

显然低钠血症伴有血浆低渗时是危险的，两者同时存在表明相对于钠和其他细胞外液溶质而言，水是过多的，由于水在细胞内外液中自由移动，低钠血症通常提示在总的液体中水过多（水潴留），其发生与钠的丢失超过了水的丢失或总体水增加的稀释效应有关。总体水增加的稀释效应主要见于：①水的摄入过多；②肾近曲小管对水重吸收过多；③肾远曲小管和集合管游离水的清除受损。若一个个体在无明显的多饮或血流动力学异常（如低血压、低血容量）的情况下，表现为稀释性低钠血症和低渗血症伴游离水的清除率（CH_2O）受损以及尿钠浓度和尿渗透压反常性升高，应高度警惕SIADH。

知识点11：与SIADH鉴别的主要疾病　　副高：熟练掌握　正高：熟练掌握

（1）肾失钠所致低钠血症：特别是肾上腺皮质功能减退、失盐性肾病、醛固酮减少症、Fanconi综合征、利尿药治疗等均可导致肾小管重吸收钠减少，尿钠排泄增多而致低钠血症。常有原发疾病和失盐失水和低血容量和/或低血压表现，血尿素氮常升高。而SIADH患者血容量常正常或增高，血尿素氮常降低。

（2）胃肠消化液丧失：如腹泻、呕吐及胃肠、胆道、胰腺造瘘或胃肠减压等都可失去大量消化液而导致低容量性低钠血症，常有原发疾病史，且尿钠常低于30mmol/L。

（3）甲状腺功能减退症：有时也可出现低钠血症，可能由于AVP释放过多或由于肾不能排出稀释尿所致。但甲状腺功能减退症严重者伴有黏液性水肿等表现，结合甲状腺功能检查不难诊断。

（4）顽固性心力衰竭、晚期肝硬化伴腹水或肾病综合征等：可出现稀释性低钠血症，但这些患者各有相应原发病的特征，且常伴明显水肿、腹水，尿钠常降低。

（5）精神性烦渴：由于饮水过多，也可引起低钠血症与血浆渗透压降低，但尿渗透压明显降低，易与SIADH鉴别。

（6）脑性盐耗综合征（CSWS）：本症是在颅内疾病的过程中肾不能保存钠而导致进行性尿钠自尿中大量流失，并带走过多的水分，从而导致低钠血症和细胞外液容量的下降。CSWS的主要临床表现为低钠血症、尿钠增高和低血容量；而SIADH是正常血容量或血容量轻度增加，这是与CSWS的主要区别。此外CSWS对钠和血容量的补充有效，而限水治疗无效，反而使病情恶化。

知识点12：抗利尿激素分泌失调综合征的病因诊断

副高：熟练掌握　正高：熟练掌握

首先考虑恶性肿瘤的可能性，特别是小细胞未分化肺癌，有时可先出现SIADH，以后再出现肺癌的X线表现或在X线正常时，经痰细胞学、肺CT、MRI和支气管镜检查发现肺癌。其次，应除外中枢神经系统疾病、肺部感染、药物等因素。特发性SIADH患者，如血浆AVP水平低或不能测得，条件允许时应进行基因突变的筛查。

知识点13：SIADH的治疗 副高：熟练掌握 正高：熟练掌握

SIADH的治疗原则主要是纠正低血钠和防止体液容量过多。要严格限制入水量，适当补钠以提高血渗透压与血钠浓度，积极寻找并治疗原发病。

（1）病因治疗：治疗造成SIADH的原发疾病，停用可能会造成SIADH的药物。

（2）纠正水负荷过多和低钠血症：严格限制入水量是治疗的关键。水的摄入量限制在500～1000ml/d，使血钠水平达130mmol/L以上。当血钠＞120mmol/L时，摄水量控制在800～1000ml/d。血钠＜120mmol/L时，应严格限制入水量，并给予3%氯化钠溶液200～500ml，每6小时1次，静脉点滴，使血钠含量达125mmol/L左右。治疗中要避免血钠上升过快，使血钠上升的速度维持在每小时1～2mmol/L，第一个24小时内血钠升高幅度不能超过12mmol/L，48小时内不超过18mmol/L，以防出现脑桥脱髓鞘病变。

（3）ADH分泌抑制剂和/或活性拮抗剂：①地美环素（去甲金霉素，DMC）是四环素的衍生物，可阻碍ADH对肾小管重吸收水的作用，限制摄水量仍难以控制的SIADH可考虑使用。该药可导致氮质血症，但停药后即可消失；②锂制剂也可阻碍ADH对肾小管的作用，但毒性较大，使用时应慎重。

（4）对症治疗：

1）限水：限制水的摄入对控制症状非常重要，除严重症状性低钠血症者外，限水作为多数患者的一线治疗已被确立多年，对非低容量性低钠血症患者常安全有效。根据低钠血症的程度，患者每日水的摄入量应限制在0.8～1.2L/d（或小于不显性失水和尿液排出水的总和），症状即可改善，体重下降，血清钠和血浆渗透压随之增加，尿钠排出减少。由于SIADH患者的渗透性口渴阈下调，患者倾向于口渴和饮水，对限水的依从性较差。即便在接受含细胞毒性药物或含抗生素的液体静脉给药的住院患者，限水的实施也具有一定的难度。因此，限水治疗常不足以逆转低钠血症或迅速有效管理症状性低钠血症。

2）输注盐水：如低钠血症严重并发展快，可表现出危及生命的症状，包括神志错乱、惊厥或昏迷。在这种情况下，应迅速有效地纠正低钠和低渗血症。可用3%～5%的氯化钠溶液静脉滴注，使血钠浓度逐步上升。鉴于低钠血症纠正过快可造成中枢神经系统脱髓鞘病变，应每2～3小时检测血清钠的浓度并据此调整盐水输注的速度，习惯上以血清钠升高不超过每小时1～2mmol/L为宜。近年来专家们的建议更加谨慎，应维持血清钠的上升速度＜0.5mmol/(L·h)，或＜12mmol/(L·24h)，在具有脱髓鞘病变易患性的个体，如嗜酒者、营养不良者和消瘦的女性，高张盐输入过程中血钠上升的速率应＜8mmol/(L·24h)。有资料显示，在一些SIADH患者，采用等张（0.9%）盐水输入可以使血清钠升高，但这种方法通常适用于难以区别等容性或非等容性低钠血症时，在这类情况下静脉补充等张盐水是比限水治疗更安全的一线措施。在静脉补充盐水，特别是在合用利尿剂的情况下，还要密切关注钾的丢失情况，并适时补充。

3）呋塞米：可以迅速纠正SIADH的低钠血症，在严重水中毒的患者给予20～40mg呋塞米注射，可提高尿中无溶质水的清除，同时，呋塞米的钠利尿效应，即可避免血清钠过快升高，又可以避免了心脏负担过重。但其长期治疗效果受限，尿钾排出增多，偶尔可能加重低钠血症。

4）地美环素：地美环素（DMC）是四环素的衍生物，可在约60%的应用者产生可逆性肾性尿崩症，使肾小管对水的重吸收减少。DMC的初始应用剂量介于900～1200mg/d，分3次口服，以后视血清钠的上升情况逐步减至300～600mg/d。它的确切作用机制仍不清楚，AVP的拮抗作用并不明显，有相当比例的SIADH患者对该药无明显的反应。在有效的个体，其疗效常出现在用药开始后3～5天。因此，对急性水中毒患者帮助不大，适用于慢性SIADH患者，特别是限水后难以控制者。DMC的副作用包括多尿、高钠血症少见。肾损害在停药后多为可逆性的，但持续肾衰竭的个例也有报道。该药还明确与过敏性皮疹有关，可因此副作用停药并导致症状性低钠血症复发。

5）锂制剂：通过调节AVP介导的水孔素-2表达，碳酸锂治疗可以使约30%的患者出现肾性尿崩，有更大比例的患者出现尿最大浓缩力的下降。由于并非所有患者都发生肾性尿崩，它的疗效是无法预知的，但它的副作用如甲状腺功能减低、间质性肾炎、不可逆性肾性尿崩或终末期肾衰竭等，已明显影响了多数医生对锂剂的选择。

6）尿素：由于味道不佳和在一些国家并非药品，尿素在治疗SIADH方面的应用经验仅限于少数中心。一项为期5年的临床研究已表明尿素对于低钠血症是有效的。动物实验显示对SIADH所致的低钠血症，尿素治疗可避免脑部并发症（如脱髓鞘）的发生。

7）体外治疗：由于在血液透析中低钠血症的快速纠正在某些患者会导致桥脑神经脱髓鞘病变，已建议采用更为缓慢的透析治疗。静脉-静脉血滤可以产生更缓慢的低钠血症纠正，其他缓慢透析治疗的方式，如缓慢低效的每日透析（SLEDD）对低钠血症的纠正也是有效的。虽然，这些形式的治疗大多发生在ICU，会明显增加费用，但对具有明确肾衰竭的患者仍不失为一种治疗上的选择。

知识点14：SIADH的预后　　副高：熟练掌握　正高：熟练掌握

SIADH的预后主要取决于基础疾病。由药物、肺部感染、中枢神经系统等可逆性疾病所致者，常为一过性，预后良好。由恶性肿瘤（如肺癌、胰腺癌等）所致者预后较差。此外，及时正确的诊断和专业化的施治对改善患者近期和远期疗效至关重要。

第七节　空泡蝶鞍综合征

知识点1：空泡蝶鞍综合征概述　　副高：掌握　正高：熟练掌握

空泡蝶鞍综合征或称空鞍综合征，系因鞍膈缺损或垂体萎缩，蛛网膜下腔在脑脊液压力冲击下疝入鞍内，致蝶鞍扩大，垂体受压而产生的一系列临床表现，包括头痛、高血压、肥胖、内分泌功能紊乱等。

空泡蝶鞍综合征分两类：①继发性空泡蝶鞍综合征，指发生在鞍内或鞍旁手术或放射治疗及垂体卒中等引起者；②原发性空泡蝶鞍综合征，指非手术或放射治疗及垂体卒中等引起者。

知识点2：空泡蝶鞍综合征的病因 副高：掌握 正高：熟练掌握

（1）鞍膈及垂体窝充盈不足：①鞍膈的先天性异常；②鞍膈的获得性损伤及垂体窝充盈不足，鞍部手术、放射治疗或垂体卒中；③内分泌因素引起的鞍膈及垂体窝充盈不足，有周围靶腺功能减退者用相应靶腺激素替代治疗后；④妊娠尤其多胎妊娠。

（2）脑脊液压力升高：高血压、良性颅压增高症、肥胖等，此时如有鞍膈及垂体窝的充盈不足，极易造成鞍上结构疝入鞍内。如鞍膈及垂体窝的充盈不足较明显，即使脑脊液压力正常也易使蛛网膜下腔疝入鞍内。

知识点3：空泡蝶鞍综合征的临床表现 副高：掌握 正高：熟练掌握

本病女性较男性多见，肥胖者较非肥胖者多见，成人较儿童多见。头痛为最常见的症状，可轻可重，可频发也可偶发。患者可有视力减退和视野缺损，但不常见。部分患者有脑脊液鼻漏，多于咳嗽、打喷嚏时出现，原因可能为这些动作引起脑脊液压力一过性升高，使蝶鞍和口腔之间胚胎期留下的通道开放，于是脑脊液进入鼻腔。少数患者可有良性颅压增高症（假脑瘤综合征），特点为脑脊液压力升高和视神经盘水肿，但无脑局灶性损害的征象，其表现有弥漫性头痛、视力减退（为双侧性，系视盘水肿所致）。

不少患者腺垂体的分泌功能降低，但有明显临床症状的少见。有些患者出现血泌乳素（PRL）水平升高，可能为垂体柄受损所致。先天性鞍膈缺损引起的空鞍综合征约有15%的患者有高PRL血症，原因未明。神经垂体一般不受影响，故患者无尿崩症的表现。

知识点4：空泡蝶鞍综合征的常规检查 副高：掌握 正高：熟练掌握

（1）内分泌功能检查可发现腺垂体激素的储备降低，严重者靶腺激素水平亦可降低。但有些患者有高PRL血症。

（2）头颅X线片显示蝶鞍扩大，典型者呈所谓“气球状”蝶鞍，见于半数患者。侧位片上鞍壁光滑而规则，鞍口仍呈闭合状态，此与垂体肿瘤的鞍部表现不同，后者的鞍背向后倾斜、鞍口开大。其他颅骨可有轻度吸收，此与慢性颅压增高有关。

（3）CT和MRI对空鞍综合征具有很高的诊断价值。CT可显示蝶鞍扩大，垂体萎缩，鞍内充有低密度的脑脊液。MRI显示垂体变扁，紧贴于鞍底，鞍内充有水样物质。

知识点5：空泡蝶鞍综合征的诊断 副高：掌握 正高：熟练掌握

本病的临床表现缺乏特异性，其诊断很大程度上依赖影像学检查。对疑似病例（有头痛、视力减退、视野缺损、脑脊液鼻漏等表现）应做脑X线摄片，如X线片显示蝶鞍扩大，呈“气球状”改变，可诊断本病。如X线片缺乏典型改变，可做CT或MRI检查，多可明确诊断。

知识点6：空泡蝶鞍综合征的鉴别诊断 副高：掌握 正高：熟练掌握

（1）需与其他可引起蝶鞍扩大的疾病尤其是垂体腺瘤相鉴别：一般来说，分泌性垂体腺瘤多有相应垂体激素过多的表现，与本病鉴别不难，易与本病混淆的是无功能垂体腺瘤。无功能垂体腺瘤的表现与本病相似，可通过影像学检查加以鉴别。垂体腺瘤和空鞍综合征虽皆有蝶鞍扩大但形态不同，前者蝶鞍多呈杯形或扁平形，鞍结节前移，鞍底下陷，鞍背向后倾斜，鞍口开大；后者蝶鞍呈球形或卵圆形，鞍口仍呈闭合状态。CT和MRI可提供决定性的鉴别诊断依据，垂体腺瘤患者的垂体增大，鞍内无水样物质；但空鞍综合征者垂体萎缩，鞍内充有水样物质。

（2）需除外垂体肿瘤等引起的慢性颅压增高症：空蝶鞍平片的X线表现很易与鞍内肿瘤或慢性颅压增高引起的蝶鞍扩大相混淆。鞍内肿瘤蝶鞍扩大伴变形，呈杯形、球形或扁平形，鞍结节前移，鞍底下陷，鞍背后竖，故典型的鞍内肿瘤不难与本病区别，部分球形扩大的病例，则鉴别较难；慢性颅压增高引起的蝶鞍扩大，常伴骨质吸收，亦难与本病区别，最后需经CT及磁共振等检查确诊。

知识点7：空泡蝶鞍综合征的治疗措施 副高：掌握 正高：熟练掌握

（1）如症状轻，可不予特殊处理，有视力明显障碍者应行手术探查，若系视神经周围粘连，行粘连松解术，可使视力有一定程度的改善。

（2）并发脑脊液鼻漏者，经蝶窦入路手术，用肌肉和移植骨片填塞垂体窝。

（3）对非肿瘤性囊肿，可将囊肿打开，部分切除囊肿包膜。

（4）有腺垂体功能减退者（特别是儿童）应给予相应的内分泌治疗。

（5）症状性颅高压患者需行脑脊液分流术以缓解症状。

（6）有高PRL血症者，特别是女性有闭经溢乳、男性有性功能减退表现者，可予以溴隐亭治疗。

第八节 下丘脑综合征

知识点1：下丘脑综合征及其病因 副高：熟练掌握 正高：熟练掌握

下丘脑综合征是一组以内分泌代谢障碍为主，并伴有自主神经系统症状和轻微神经、精神症状的综合征，是各种原因导致下丘脑受损所致，包括先天性和后天性、器质性和功能性等病因，归纳如下。

（1）先天性或遗传因素：如性发育不全和嗅觉丧失症候群；下丘脑激素缺乏，如下丘脑甲状腺功能低下、下丘脑性腺功能低下、多发性激素缺乏。

（2）感染和炎症：结核性或化脓性脑膜炎、脑脓肿、病毒性脑炎、流行性脑炎、脑脊髓膜炎、麻疹等。

（3）肿瘤：如异位松果体瘤、颅咽管瘤、星形细胞瘤、神经胶质瘤、垂体瘤、神经节细胞瘤等。

（4）创伤：颅脑外伤、手术或放射治疗等累及下丘脑区域。

（5）血管损害：脑动脉硬化、脑动脉瘤、脑出血、脑栓塞、系统性红斑狼疮和其他原因引起的脉管炎等。

（6）药物：服氯丙嗪、利血平及避孕药后均可引起溢乳-闭经综合征。

知识点2：下丘脑综合征的临床表现　　副高：熟练掌握　正高：熟练掌握

（1）内分泌功能障碍：可引起内分泌功能亢进或减退，可造成一种或数种激素分泌紊乱，表现如下：①全部下丘脑释放激素缺乏：可引起全部垂体前叶功能降低，造成性腺、甲状腺和肾上腺皮质功能等减退；②促性腺激素释放激素分泌失常：女性亢进者性早熟，减退者下丘脑性闭经；男性亢进者性早熟，减退者肥胖、生殖无能、性发育不全和嗅觉丧失症候群；③催乳素释放抑制因子分泌失常：催乳素过多发生溢乳症或溢乳-闭经综合征；催乳素缺乏症；④促肾上腺皮质激素释放激素分泌失常：肾上腺皮质增生型皮质醇增多症；⑤促甲状腺激素释放激素分泌失常：下丘脑性甲状腺功能亢进症；下丘脑性甲状腺功能减退症；⑥生长激素释放激素分泌失常：亢进者肢端肥大症、巨人症；减退者侏儒症；⑦抗利尿激素分泌失常：亢进者抗利尿激素分泌过多症；减退者尿崩症。

（2）神经系统表现：下丘脑病变如为局限性，可出现一些提示下丘脑损害部位的征象；如下丘脑病变为弥漫性，则往往缺乏定位体征。常见下丘脑症状有：①嗜睡、失眠或二者交替出现；②多食、肥胖或顽固性厌食消瘦。

（3）体温调节异常：可出现高温、低温或变异性体温。

（4）性功能障碍：性欲减退、月经失调、闭经不育、阳痿、性早熟以及发育延迟等表现。

（5）尿崩症：病变损害视上核、室旁核或视上核-垂体束，均可引起尿崩症。表现多饮、多尿。

（6）精神障碍：当后腹外核及视前区有病变时常可产生精神症状，主要表现为过度兴奋、哭笑无常、定向力障碍、幻觉及激怒等症状。

（7）其他：头痛是常见症状，患者又常可出现多汗或汗闭，手足发绀，括约肌功能障碍、下丘脑性癫痫。当腹内侧部视交叉受损时可伴有视力减退、视野缺损或偏盲。血压忽高忽低，瞳孔散大、缩小或两侧不等。累及下丘脑前方及下行至延髓中的自主神经纤维时，可引起胃和十二指肠消化性溃疡或出血等表现。

其中以多饮、多尿、嗜睡及肥胖等最多见，头痛与视力减退虽也常见，但并非下丘脑综合征的特异性表现，而可能与颅内占位性病变引起的脑膜刺激、颅压增高及视神经交叉等受压有关。

知识点3：下丘脑综合征的辅助检查 副高：熟练掌握 正高：熟练掌握

（1）实验室检查：①下丘脑、垂体及其靶腺激素分泌异常及相应的生化异常；②下丘脑、垂体的储备能力试验异常，如TRH兴奋试验、GnRH兴奋试验等。

（2）影像学检查：①颅咽管瘤、松果体瘤患者颅骨X线平片，在中线位可发现钙化灶；②CT、MRI等检查对确定颅内病变性质及定位有重要价值。

（3）其他检查：①脑脊液常规及生化检查有助于区别炎症或肿瘤；②脑电图对寻找病因有参考价值；③必要时做脑血管造影，如肿瘤定位。

知识点4：下丘脑综合征的初步诊断 副高：熟练掌握 正高：熟练掌握

（1）诊断下丘脑综合征的前提是已排除单一靶器官或垂体自身的病变以及全身性疾病后，才能考虑下丘脑。

（2）下丘脑疾病最常见的临床表现有性功能紊乱、尿崩症、多食肥胖、精神失常，若有其中3项共存应高度怀疑此病。

（3）内分泌功能及代谢障碍是下丘脑综合征的最主要表现，对诊断的意义也最大。当患者同时合并其他症状（如神经系统的表现、精神失常、头痛、发热）时应高度怀疑此病。MRI和CT的蝶鞍薄分层片有时可显示病变的部位和性质。

知识点5：下丘脑综合征的病因诊断 副高：熟练掌握 正高：熟练掌握

（1）以肿瘤居首位，其中最常见的为颅咽管瘤和异位松果体瘤；其次是外伤和先天性疾病；再次是炎症、肉芽肿和物理因素等。

（2）当出现颅压增高症状，如头痛，且伴视力或视野异常，以及渐进性尿崩症和性功能紊乱者，应首先考虑肿瘤因素。MRI、CT有时帮助很大。

（3）某些先天性病变可有连锁症状，如嗅觉消失、畸形、发育迟滞，可能是Kallmann综合征。

（4）创伤、药物和放射因素所致者，需靠详细询问病史。

知识点6：下丘脑综合征的损伤部位 副高：熟练掌握 正高：熟练掌握

患者的临床表现有时可反映下丘脑病变的部位。①视前区受损：自主神经功能障碍；②下丘脑前部视前区受损：高热；③下丘脑前部受损：摄食障碍；④下丘脑前部及视上核、室旁核受损：尿崩症、特发性高钠血症；⑤下丘脑后部受损：意识改变、嗜睡、低温、运动功能减退等。

知识点7：下丘脑综合征的鉴别诊断　　副高：熟练掌握　正高：熟练掌握

（1）内分泌系统疾病：腺垂体功能低下、尿崩症、甲状腺、肾上腺、性腺功能低下等病均有其典型的临床和生化改变，可定位，而下丘脑综合征出现的内分泌代谢障碍多伴有多个系统的损害，不能用单一靶器官或单一垂体损害来解释。

（2）神经衰弱综合征：可出现全身多个系统受损的表现，但查体、实验室检查及特殊检查往往无阳性发现。

（3）与颅内肿瘤、炎症等原发病相鉴别：上述疾病可出现相应的症状和体征，但如果在此基础上出现一系列内分泌代谢系统的改变或出现摄食、体温、睡眠障碍，难以用原发病解释，应考虑下丘脑综合征的诊断。

知识点8：下丘脑综合征的治疗措施　　副高：熟练掌握　正高：熟练掌握

（1）去除病因：①停用引起下丘脑综合征的药物，如氯丙嗪等；②手术切除引起下丘脑综合征的肿瘤。若肿瘤过大不能根治又伴有颅压增高者，可行减压手术缓解症状；③放疗：适用于对放疗敏感的肿瘤，如生殖细胞瘤。

（2）药物治疗：出现内分泌功能低下可行药物替代治疗，如甲减者可用左甲状腺素钠片，尿崩者可用长效尿崩停、弥凝等。

（3）对症处理：①泌乳者可用溴隐亭；②颅压高者可使用降颅压的药物；③体温过高者可予以物理或药物降温，过低者采取保暖措施等；④渴感受损的患者需注意量出为入，保持出入液量平衡。

第四章 甲状腺疾病

第一节 单纯性甲状腺肿

知识点1：单纯性甲状腺肿的概念 副高：熟练掌握 正高：熟练掌握

甲状腺肿是指良性甲状腺上皮细胞增生形成的甲状腺肿大。单纯性甲状腺肿也称非毒性甲状腺肿，是指非炎症和非肿瘤原因，不伴有临床甲状腺功能异常的甲状腺肿。病程初期甲状腺多为弥漫性肿大，以后可发展为多结节性肿大。本病散发，女性发病率是男性的3～5倍。

知识点2：单纯性甲状腺肿的病因 副高：熟练掌握 正高：熟练掌握

（1）缺碘或碘相对不足：碘是甲状腺合成甲状腺激素的重要原料之一，缺碘是引起地方性甲状腺肿（指一个地区儿童中单纯性甲状腺肿的患病率超过10%）的主要原因，青春发育期、妊娠、哺乳等因碘相对不足亦可导致本病。

（2）致甲状腺肿物质：一些天然食物成分中含有可致甲状腺肿的物质，这些食物很可能使体内产生大量的硫氰酸，如卷心菜、萝卜、白菜、大豆等或其他具有抑制甲状腺激素合成的药物（如硫脲类、磺胺类、锂、过氯酸钾等），使甲状腺激素合成障碍，引起甲状腺增大。

（3）先天性甲状腺激素合成障碍：家族性甲状腺肿是遗传性某些甲状腺激素合成酶缺陷造成的甲状腺激素合成障碍，或是缺乏水解酶使甲状腺激素从甲状腺球蛋白中分离释放困难，均可导致甲状腺肿。

（4）硒缺乏。

（5）碘过多：长期过多摄碘也可因阻碍碘的有机化，使甲状腺激素合成发生障碍而引起本病。

（6）其他疾病：皮质醇增多症、肢端肥大症及终末期肾脏疾病患者可发生单纯性甲状腺肿。

知识点3：单纯性甲状腺肿的病理 副高：熟练掌握 正高：熟练掌握

单纯性甲状腺肿的甲状腺组织学改变因病因或病期不同而有一定差异。早期甲状腺呈弥漫性或结节性增大，切面可见结节、纤维化、出血和钙化。病变初期，整个腺体滤泡增生，血管丰富；随着病变进展，滤泡的面积发生变化，一部分滤泡退化，另外一部分滤泡增大并且富含胶质，这些滤泡之间被纤维组织间隔。

知识点4：单纯性甲状腺肿的临床表现　　副高：熟练掌握　正高：熟练掌握

临床上除甲状腺增大外，一般无明显症状。未发生甲减时甲状腺肿主要影响外观。当甲状腺肿变为结节性时，可因结节内出血引起急性疼痛及肿胀，类似亚急性甲状腺炎及甲状腺瘤的症状。甲状腺常呈现轻、中度增大，表面平滑，质地较软，随着腺体增大加重，可压迫邻近组织结构，如气管、食管，还有喉返神经，可出现咳嗽、活动性气促、严重呼吸困难、吞咽困难、声嘶、痉挛性咳嗽或失音等。甲状腺肿可使大血管受压，颈静脉受压多见，此时面颈部淤血。胸骨后甲状腺肿或腺体增大伸至胸骨后往往压迫大静脉干，可使头部、颈部和上肢静脉回流受阻，引起颜面水肿、颈静脉怒张、胸部皮肤和上臂水肿及明显的静脉曲张。当颈部交感神经受压时，出现同侧瞳孔扩大，如严重受压迫而麻痹时则眼球下陷、上睑下垂、瞳孔缩小。

在严重的地方性甲状腺肿地区，可出现具有明显智力障碍的呆小病患者。其双亲通常都有甲状腺肿，并且除了早期有散发性克汀病的特点外，通常还有聋哑症、痉挛状态、运动功能障碍及磁共振可见的基底神经节异常。

知识点5：单纯性甲状腺肿的检查　　副高：熟练掌握　正高：熟练掌握

（1）血清TSH、T_3、T_4检测：单纯性甲状腺肿患者血清TSH、T_3、T_4水平正常。

（2）^{131}I摄取率：^{131}I摄取率正常或升高。

（3）血清TPOAb、TgAb：一般为阴性，少数可为轻度升高，可提示其将来发生甲状腺功能减退症的可能性较大。

（4）细针穿刺细胞学检查：对于B超显示为低回声的实质性结节、钙化结节直径≥1mm的结节、质地较硬结节或生长迅速的结节应行细针穿刺细胞学检查，细针穿刺细胞学检查是术前评价甲状腺结节良恶性最有效的方法，敏感性为65%～98%，特异性为72%～100%。

（5）颈部X线检查：对病程较长，甲状腺肿大明显或有呼吸道梗阻症状或胸骨后甲状腺肿的患者应摄气管X线片，以便了解有无气管移位、气管软化，同时可判断胸骨后甲状腺肿的位置及大小。

（6）颈部B超检查：是诊断甲状腺肿方便、可靠的方法。B超能检测出2～4mm的小结节，因此B超能发现体检触不到的结节，通常体检发现成人甲状腺结节的发生率为4%～7%，而B超检查发现成人近70%有甲状腺结节。彩色多普勒检查时，可发现正常甲状腺血流信号无明显增加，呈散在的少许血流信号。

（7）核素显像：核素显像可以评价甲状腺形态及甲状腺结节的功能。弥漫性甲状腺肿可见甲状腺体积增大，放射性分布均匀，结节性甲状腺肿可见热结节或冷结节。

（8）颈部CT和MRI：虽不能提供比B超更多的信息且费用较高，但对于胸骨后甲状腺肿有较高的诊断价值。

（9）呼吸功能检测：巨大甲状腺肿或胸骨后甲状腺肿应行肺功能检测以对气道受压情况

做出功能性评价。

知识点6：单纯性甲状腺肿的诊断 副高：熟练掌握 正高：熟练掌握

通常靠望诊和触诊来确定甲状腺肿。甲状腺肿可分为3度：①Ⅰ度：外观没有增大，但是触诊能及者；②Ⅱ度：能看到，又能触及，但是增大没有超过胸锁乳突肌外缘者；③Ⅲ度：增大超过胸锁乳突肌外缘者。

确定甲状腺肿的主要检查方法是B超。血清TT_4、TT_3正常，TT_4/TT_3的比值常增高，血清甲状腺球蛋白（Tg）水平增高，增高的程度与甲状腺肿的体积呈正相关。血清TSH水平一般正常。

知识点7：单纯性甲状腺肿的鉴别诊断 副高：熟练掌握 正高：熟练掌握

（1）早期的自身免疫甲状腺炎：本病主要表现为甲状腺肿，可以长期没有甲状腺功能的改变，或表现为亚临床甲减和/或血清甲状腺自身抗体阳性。

（2）颈前脂肪堆：位于颈部甲状腺部位，需与甲状腺肿相鉴别，前者质地较软，吞咽时不随之上下移动，多见于肥胖者。

（3）甲状旁腺腺瘤：甲状旁腺位于甲状腺之后，甲状旁腺腺瘤一般较小，不易扪及，但有时亦可较大，使甲状腺突出，检查时亦可随吞咽移动。但根据临床表现及放射性核素扫描可加以鉴别。

（4）甲状腺癌：表现为单状腺单发性或多发性肿块、质硬，邻近淋巴结肿大，髓样癌伴有血清降钙素水平升高，病理学检查确诊。

知识点8：单纯性甲状腺肿的治疗 副高：熟练掌握 正高：熟练掌握

单纯性甲状腺肿的治疗主要取决于病因。

（1）目前对单纯性甲状腺肿以观察为主，一般不需要治疗，尤其是甲状腺肿轻微，没有临床症状并且甲状腺功能正常者，可随诊观察。

（2）补碘治疗：因缺碘所致者，应补碘剂。地方性甲状腺肿应用碘剂或食用加碘盐进行防治。

（3）如能查明导致甲状腺肿的物质，则对应治疗。

（4）手术治疗：本病一般不采用手术治疗，但当发生压迫症状，或疑有甲状腺癌者或大结节与混合型结节合并坏死、囊性变、出血及其他退行性变者可做甲状腺切除术。B超证实甲状腺内有钙化者或甲状腺肿合并甲状腺功能亢进症者也可手术治疗。术后需长期补充甲状腺激素治疗，以免复发。若不适用于手术治疗者可采用放射性碘治疗，可以使增大的甲状腺的体积缩小30%～50%。

甲状腺功能亢进症

第二节　甲状腺功能亢进症

甲状腺功能亢进症

知识点1：甲状腺功能亢进症的概念　　副高：掌握　正高：熟练掌握

甲状腺功能亢进症简称甲亢，是一种十分常见的内分泌疾病。是由多种病因引起的，甲状腺激素分泌过多所致的临床综合征。是以神经、循环、消化等系统兴奋性增高和代谢亢进为主要表现的一组疾病的总称。甲亢不是单一的疾病，许多疾病都可以引起甲亢。

临床上最常见的是弥漫性甲状腺肿伴甲亢（Graves病，简称GD），约占所有甲亢患者的85%；其次为结节性甲状腺肿伴甲亢（也称毒性结节性甲状腺肿）和亚急性甲状腺炎。GD患者可伴有浸润性突眼，少数伴有胫前黏液性水肿及指端粗厚。

知识点2：可引起甲亢的疾病　　副高：掌握　正高：熟练掌握

可引起甲亢的疾病

1. 甲状腺性甲亢
- 1.1 弥漫性甲状腺肿伴甲亢（Graves病）
- 1.2 多结节性甲状腺肿伴甲亢
- 1.3 毒性甲状腺腺瘤
- 1.4 多发性自身免疫性内分泌综合征伴甲亢
- 1.5 甲状腺癌（滤泡性腺癌）
- 1.6 新生儿甲亢
- 1.7 碘甲亢
- 1.8 TSH受体基因突变致甲亢

2. 垂体性甲亢
- 2.1 垂体TSH瘤
- 2.2 选择性垂体甲状腺激素抵抗综合征

3. 伴瘤综合征和/或hCG相关性甲亢
- 3.1 恶性肿瘤（肺、胃、肠、胰腺等）伴甲亢（分泌TSH类似物）
- 3.2 hCG相关性甲亢（绒毛膜癌、葡萄胎、多胎妊娠等）

4. 卵巢甲状腺肿伴甲亢

5. 医源性甲亢（服用较多甲状腺激素）

6. 暂时性甲亢
- 6.1 亚急性甲状腺炎
  - 6.1.1 亚急性肉芽肿性甲状腺炎
  - 6.1.2 亚急性淋巴细胞性甲状腺炎（产后、药物所致，如干扰素-α、白介素-2）
  - 6.1.3 亚急性损伤性甲状腺炎（手术、活检）
  - 6.1.4 亚急性放射性甲状腺炎
- 6.2 慢性淋巴细胞性甲状腺炎

知识点3：GD病因及发病机制——免疫功能异常　　副高：掌握　正高：熟练掌握

GD的确切病因目前还不完全清楚，但近年来的研究提示GD为一种器官特异性自身免疫性疾病。GD患者由于体内免疫功能紊乱，致使机体产生了针对自身甲状腺成分——促甲状腺激素受体（TSHR）的抗体TRAb。该抗体与TSHR结合后，与TSH一样具有刺激和兴奋甲状腺的作用，引起甲状腺组织增生和功能亢进，甲状腺激素（TH）产生和分泌增多。目前认为，自身抗体的产生主要与存在基因缺陷的抑制性T淋巴细胞（Ts）的功能降低有关。Ts功能缺陷导致辅助性T淋巴细胞（Th）的不适当致敏，并在白介素-1（IL-1）、白介素（IL-2）等细胞因子的参与下，使B细胞产生抗自身甲状腺的抗体。

GD的发病与TRAb的关系十分密切。TRAb可分为刺激性和阻断性抗体两类。甲状腺刺激性抗体（TSAb），是GD的主要自身抗体；阻断性抗体与TSH受体结合后，阻断和抑制甲状腺功能，故称为甲状腺刺激阻断性抗体（TSBAb）。

知识点4：GD病因及发病机制——细胞免疫异常　　　副高：掌握　正高：熟练掌握

GD存在T细胞亚群紊乱。

（1）外周血液中淋巴细胞绝对值和百分比增高。

（2）淋巴结、胸腺和脾脏等淋巴组织增生。

（3）增大的甲状腺和眼球后组织有大量淋巴细胞和浆细胞浸润，甲状腺局部有合成分泌TRAb的淋巴细胞浸润及大量积聚，同时也发现GD患者甲状腺静脉血中TRAb活性较外周静脉血高。

以上这些提示甲状腺是GD器官特异自身抗体的主要制造场所，而且存在Ts细胞功能缺陷。

知识点5：GD病因及发病机制——遗传因素　　　副高：掌握　正高：熟练掌握

以下说明GD具有遗传倾向。

（1）部分GD患者有家族史，单卵双胎者本病的共显率高达30%～60%，而二卵双胎者仅为3%～9%。

（2）流行病学调查发现，GD患者本人或其直系亲属易患自身免疫性甲状腺疾病或其他自身免疫性疾病，如桥本甲状腺炎的比率和TSAb的检出率均高于一般人群。

（3）通过对人类白细胞组织相容性抗原（HLA）的研究发现，高加索白种人中的HLA-A1、B8、DR3，日本人HLA-B35以及国外华人HLA-BW46阳性者本病发生率高。在免疫应答中GD的发生与GM基因有关。

知识点6：GD病因及发病机制——环境因素　　　副高：掌握　正高：熟练掌握

环境因素，如应激、感染、创伤及刺激等均可能成为本病的诱发因素。尤以精神因素为重要，强烈的精神刺激常可诱发甲状腺功能亢进症的发病。精神应激可能使患者血中肾上腺皮质激素升高，进而改变Ts或Th细胞的功能，引起异常免疫反应从而引发甲状腺功能亢进症。

知识点7：GD的病理　　　副高：掌握　正高：熟练掌握

（1）甲状腺：GD的甲状腺多呈不同程度的弥漫性、对称性蝶形肿大，质较柔软，血管增生，血供丰富，呈鲜牛肉样；滤泡间组织中有淋巴样组织增生，细胞呈立方或柱状，可形成淋巴滤泡或出现淋巴组织生发中心。经治疗后甲状腺的形态结构可发生相应的变化。短期使用大剂量碘剂后，甲状腺可迅速缩小，腺泡中胶质含量增多，滤泡细胞变为立方状或扁平状，乳头状结构消失，血管减少。长时间使用硫脲类抗甲状腺药物后，可使甲状腺组织呈退行性改变，滤泡增大富含胶质，大部分滤泡细胞呈扁平或矮立方形，少部分滤泡细胞仍肥大，或可见到上皮嵴及短小乳头状结构，此时活检标本不易与甲状腺肿相鉴别。

（2）眼：GD仅有良性眼病时常无异常病理改变。在浸润性突眼患者中，球后组织常有脂肪、淋巴细胞、浆细胞浸润，纤维组织增多，黏多糖沉积和透明质酸增多，眼肌水肿增粗，纹理模糊，透明性变，断裂与破坏。可出现球结膜充血、水肿。早期的病变以炎性细胞浸润和脂肪增多为主，后期可出现纤维组织增生和纤维化。

（3）胫前黏液性水肿：较少见，病变皮肤光镜下见黏蛋白样透明质酸沉积，多有肥大细胞、吞噬细胞及成纤维细胞浸润。电镜下见大量微纤维伴糖蛋白及酸性糖胺聚糖沉积。

（4）其他：非特异性病变累及多种组织。心脏可扩大，心肌变性。肝、脾、胸腺和淋巴组织可增生肿大，外周血淋巴细胞可增多。重度甲亢未予有效治疗者可出现肝脏局灶性或弥漫性坏死，以致发展为肝脏萎缩，甚至肝硬化。甲亢时破骨细胞活性增强、骨吸收多于骨形成，可引起骨质疏松。

知识点8：GD的病理生理　　副高：熟练掌握　正高：熟练掌握

TH分泌增多的病理生理作用是多方面的。TH可促进氧化磷酸化，主要通过刺激细胞膜上的Na^+-K^+-ATP酶，促进Na^+的主动运输，维持细胞内外Na^+-K^+的梯度。在此过程中需要消耗大量的能量，以致ATP水解增多，从而促进线粒体氧化磷酸化反应，使耗氧量及产热增加，引起患者怕热、多汗等症状。高水平TH可增加基础代谢率，加速多种营养物质的消耗，肌肉也易被消耗，出现消瘦、乏力等。TH与儿茶酚胺协同作用，可加强儿茶酚胺对神经、心血管及胃肠道等脏器的兴奋和刺激；TH对肝脏、心肌及肠道还具有直接的兴奋作用，使神经、心血管与消化等系统的症状更为突出。

知识点9：GD的一般临床表现　　副高：掌握　正高：熟练掌握

GD可发生于任何年龄，但好发于青、壮年女性，男女之比为1∶6。多数起病较缓慢，多在起病后6个月到1年就诊。

GD的临床表现与患者发病时的年龄、病程和TH分泌增多的程度有关。一般患者均有，怕热多汗，皮肤潮湿，疲乏无力；体重减轻，糖耐量减低或糖尿病加重等。部分患者可有发热，但一般为低热。

知识点10：GD的甲状腺临床表现　　副高：掌握　正高：熟练掌握

多数患者以甲状腺增大为主诉，甲状腺呈弥漫性、对称性增大，质较柔软、吞咽时上下移动，少数患者的甲状腺增大不对称或增大不明显。因甲状腺的血流量增多，故在上、下极外侧可听到连续性或以收缩期为主的吹风样血管杂音，可扪及震颤（以腺体上部较明显）。

杂音明显时可在整个甲状腺区听到，但以上、下极明显，杂音较轻时仅在上极或下极听到。触到震颤时往往可以听到杂音，但杂音较弱时可触不到震颤。杂音和震颤是诊断本病的重要体征。

知识点11：GD的眼部临床表现 副高：掌握 正高：熟练掌握

（1）非浸润性突眼：又称良性突眼，是交感神经兴奋眼外肌群和上睑肌所致，临床多无明显自觉症状。体征包括：①上睑挛缩；②眼裂增宽；③上睑移动滞缓：眼向下看时上睑不能及时随眼球向下移动，可在角膜上缘看到白色巩膜；④瞬目减少和凝视；⑤向上看时，前额皮肤不能皱起；⑥两眼看近物时，辐辏不良。甲亢控制后能自行恢复，预后良好。

（2）浸润性突眼：GD所特有，为眶内和球后组织体积增加、淋巴细胞浸润和水肿所致。患者常有明显的自觉症状，如畏光、流泪、复视、视力减退、眼部胀痛、刺痛、异物感等。突眼度一般在18mm以上。重者可出现全眼球炎，甚至失明。浸润性突眼的轻重程度与甲状腺功能亢进症的程度无明显关系。

知识点12：GD的精神神经系统临床表现 副高：掌握 正高：熟练掌握

患者易于激动，敏感多疑，焦躁易怒，善言多动，思想不集中，失眠多梦，有时出现幻觉，甚至亚躁狂症。但也有寡言抑郁者，多见于老年人。由于神经肌肉兴奋性增高，可出现舌、眼睑及手足细震颤，腱反射活跃、亢进等。

知识点13：GD的心血管系统临床表现 副高：掌握 正高：熟练掌握

由于TH对心血管系统的作用，以及交感神经兴奋性增高等，患者有明显的临床表现，心悸、胸闷、气促是大部分患者的突出主诉。

（1）心动过速：常为窦性心动过速，是心血管系统最早、最突出的表现。心率多在90～120次/分。心动过速为持续性，在静息或睡眠时仍快。

（2）心律失常：以房性期前收缩最常见，其次为阵发性或持续性心房颤动（房颤）或心房扑动（房扑），偶见房室传导阻滞（AVB）。有些患者可仅表现为原因不明的阵发性或持续性心房颤动，尤以老年人多见。

（3）心音改变：由于心肌收缩力加强，使心搏增强，心尖部第一心音亢进，常有收缩期杂音，偶在心尖部可听到舒张期杂音。

（4）心脏扩大、心衰：多见于久病及老年患者。可加重心脏负荷，发生心力衰竭（心衰），以右心衰多见。

（5）收缩压升高、舒张压下降和脉压增大：有时可出现毛细血管搏动、水冲脉等周围血管征。发生原因是心脏收缩力加强，心排出量增加和外周血管扩张、阻力降低所致。

（6）甲亢性心脏病：指甲亢伴有严重心律失常、心脏扩大或心力衰竭者。以老年甲亢和病史较久未能良好控制者多见。其特点为甲亢完全控制后心脏相关表现可恢复正常。

知识点14：GD的消化系统临床表现 副高：掌握 正高：熟练掌握

（1）食欲亢进是甲亢的突出表现之一。但少数老年患者可出现厌食，甚至恶病质。也有少数患者呈顽固性恶心、呕吐，以致体重在短期内迅速下降。

（2）由于过多TH的作用，使肠蠕动增加，致便溏稀、排便次数增加，甚至呈顽固性腹泻或脂肪痢。

（3）重症甲亢可有肝大，少数可出现肝功能异常，转氨酶升高，甚或黄疸。

知识点15：GD的肌肉骨骼系统临床表现 副高：掌握 正高：熟练掌握

多数患者有肌无力及肌肉萎缩，重者称为甲亢肌病，可表现出下列病症。

（1）急性甲亢性肌病：罕见，起病急、病情重，主要表现为延髓麻痹，如发音不清、呼吸肌麻痹、吞咽困难等。

（2）慢性甲亢性肌病：较多见。起病缓，首先受累的主要是肩胛和骨盆带肌群，表现为上肢持物无力，下肢蹲或坐时直立困难。类似于多发性肌炎表现，但肌活检正常或仅有肌肉萎缩、变性等改变。

（3）甲亢性周期性麻痹：较多见，多见于东方国家的青年男性患者，日本和我国较常见。发作时血钾显著降低，但尿钾不增多，发生机制可能与过多TH促进Na^+-K^+-ATP酶活性、K^+向细胞内转移增多有关。

（4）甲亢伴重症肌无力：发生率约为1%，远高于一般人群的发生率。重症肌无力主要累及眼肌，表现为上睑下垂，眼外肌运动麻痹，复视和眼球固定等。少数也可表现为全身肌肉无力、吞咽困难、构音不清及呼吸浅短等。甲亢控制后重症肌无力可减轻或缓解。

知识点16：GD的皮肤、毛发及肢端表现 副高：掌握 正高：熟练掌握

（1）皮肤温暖湿润、光滑细腻，缺乏皱纹。

（2）年轻患者颜面潮红，部分患者面部和颈部可呈红斑样改变，触之退色，尤以男性多见。

（3）多数患者皮肤色素正常，少数可出现色素加深或色素减退，毛发稀疏脱落，少数患者可出现白癜风或斑秃。

（4）约5%GD患者可有典型局限性黏液性水肿，常与浸润性突眼同时或在其后发生，有时不伴甲亢而单独存在，是本病的特异性表现之一，多见于小腿胫前下1/3部位，有时可延及足背和膝部，偶可见于面部、上肢等，出现非感染的深粉色或紫色的硬化斑块。少数患者还可有甲状腺肢端病。

知识点17：GD的其他系统临床表现 副高：掌握 正高：熟练掌握

（1）血液和造血系统：周围血液中白细胞总数偏低、淋巴细胞百分比和绝对值及单核细

胞增多，血小板寿命缩短，有时可出现皮肤紫癜。由于消耗增加，营养不良和铁的利用障碍偶可引起贫血。

（2）生殖系统：女性常月经量减少，周期延长，甚至闭经，不孕。男性多阳痿，不育，偶见乳腺发育，与雄激素转化为雌激素增加有关。

知识点18：甲亢危象的临床表现　　副高：掌握　正高：熟练掌握

甲状腺功能亢进危象（简称甲亢危象）是内科危象重症之一，是指甲亢未能及时有效地得到控制，在某种诱因作用下病情急剧恶化、危及生命的状态。主要诱因为感染、精神刺激、甲状腺手术前准备不充分等。如不及时治疗、抢救护理就会危及生命，主要表现有高热、心动过速或心律失常，左心衰竭、烦躁不安、昏迷，有时伴恶心、呕吐、腹泻、黄疸、精神改变等。死亡原因多为高热虚脱，心力衰竭，肺水肿，严重水、电解质代谢紊乱等。各年龄段均可发生，但儿童少见。

甲亢危象的典型临床表现为高热（T 39℃以上）、大汗淋漓、心动过速（140～240次/分）、频繁呕吐及腹泻、极度消耗、谵妄、昏迷。最后死于休克、心肺功能衰竭、黄疸及电解质紊乱。

（1）体温：体温急剧上升，高热（T 39℃以上），大汗淋漓，皮肤潮红，继而汗闭，皮肤苍白和脱水。高热是甲亢危象与重症甲亢的重要鉴别点。

（2）电解质紊乱：最终患者有电解质紊乱，约半数患者有低血钾症，1/5患者有低血钠症。

（3）中枢神经系统：精神变态，极度烦躁不安，谵妄，嗜睡，最后昏迷。

（4）心血管系统：心动过速，常达160次/分以上，与体温升高程度不成比例。可出现心律失常，如期前收缩、室上性心动过速、心房颤动、心房扑动或房室传导阻滞等，也可能发生心力衰竭。最终血压下降，陷入休克。通常有甲亢性心脏病者较易发生危象，一旦发生甲亢危象也促使心脏功能恶化。

（5）胃肠道：食欲极差，恶心，频繁呕吐，腹痛、腹泻甚为突出，每日可达十数次。体重锐减。

（6）肝脏：肝脏肿大，肝功能异常，终至肝衰竭，出现黄疸。黄疸的出现是预后不好的征兆。

知识点19：特殊类型的甲亢——淡漠型甲亢　　副高：掌握　正高：熟练掌握

淡漠型甲亢的症状与典型甲亢的症状相反，表现为神经抑郁的一种甲亢。

（1）发病较隐匿，以老年人多见，尤其是60岁以上者。

（2）临床表现不典型，常以某一系统尤其是心血管系统和胃肠道表现为突出，不少患者合并心绞痛，有的甚至发生心肌梗死。心律失常和心力衰竭的发生率可达50%以上。患者食欲减退伴腹泻较多，肌肉萎缩，肌无力。

（3）眼病和高代谢症候群表现较少，多数甲状腺无明显增大。

（4）全身症状较重，体重减轻明显，甚至出现全身衰竭，甚至昏迷。

（5）血清TT_4可以正常，FT_3、FT_4常增高，TSH下降或测不出，但^{131}I摄取率增高。

知识点20：特殊类型的甲亢——亚临床型甲亢 副高：掌握 正高：熟练掌握

亚临床型甲亢以血中TSH降低而甲状腺激素正常为基本特征。

（1）血T_3、T_4正常，但TSH显著降低。

（2）可能是GD早期、GD经手术或放射碘治疗后、各种甲状腺炎恢复期的暂时性临床现象；但也可持续存在，少数可进展为临床型甲亢。

（3）患者无症状或有消瘦、失眠、轻度心悸等症状，并可导致心血管系统或骨代谢的异常。

（4）排除下丘脑－垂体疾病、非甲状腺疾病所致的TSH降低后可诊断，并需作出相应的病因诊断。

（5）一般不需治疗，但应定期追踪病情变化。对于老年患者，已有轻度甲亢表现的患者以及具有心血管和骨骼系统病变危险因素者，宜采用适当的抗甲状腺治疗。

知识点21：特殊类型的甲亢——新生儿甲亢 副高：掌握 正高：熟练掌握

新生儿甲亢分为暂时型和持续型两种，前者较为常见。

（1）暂时型：多由于母亲妊娠时患GD，母体内的TSAb通过胎盘到达胎儿使之发生甲亢，故出生时已有甲亢表现，生后1～3个月内自行缓解，血中TSAb也随之消失。临床表现为多动，易兴奋、多汗、呕吐、腹泻和发热等。哺乳量增加而体重不增加，可出现呼吸衰竭，心动过速，心律失常，易发生心力衰竭。FT_4升高，T_3显著升高，TSH通常低下（与正常新生儿出生时TSH水平增高相反），TRAb阳性。

（2）持续型：较罕见，为TSHR突变所致。其特点是：①常有阳性家族史，为常染色体显性遗传，但母亲妊娠时不一定有甲亢；②男女比例约为1∶2，明显高于成人GD甲亢；③缺乏眼征；④缺乏甲状腺免疫学异常的证据（血中无抗甲状腺抗体）；⑤大部分病例在开始时为甲状腺肿，逐渐出现甲亢的其他表现；⑥甲亢不能自行缓解，患者常有颅骨缝早期融合，前囟突出及智力障碍等后遗症。新生儿甲亢的诊断主要根据血T_3、T_4和TSH值进行判断。T_3、T_4升高，TSH降低即可做出甲亢的诊断。可做TSHR基因分析，以查明病因。

知识点22：特殊类型的甲亢——妊娠期甲亢 副高：掌握 正高：熟练掌握

（1）妊娠合并甲亢：正常妊娠时可有高代谢症候群表现，如心率可增至100次/分，甲状腺稍增大，基础代谢率在妊娠3个月后较前增加可达20%～30%，此时血中甲状腺素结合球蛋白（TBG）也较妊娠前增高，故血清TT_3、TT_4也较正常增高，易与甲亢混淆。患者体重不随妊娠月份而相应增加，或四肢近端肌肉消瘦，或静息时心率在100次/分以上者应疑患甲亢。如血FT_3、FT_4升高，TSH＜0.5mU/L可诊断为甲亢。同时伴有眼征、弥漫性甲状腺肿、甲状腺区震颤或血管杂音，血TSAb阳性即可确定GD的诊断。

（2）hCG相关性甲亢：hCG与TSH的α-亚基相同，二者的受体分子又十分类似，故hCG和TSH与TSH受体结合存在交叉反应。当hCG分泌显著增多（如绒毛膜癌、葡萄胎、妊娠剧吐、多胎妊娠等）时，可因大量hCG刺激TSH受体而出现甲亢。患者的甲亢症状轻重不一，血FT_3、FT_4升高，TSH降低或测不出，但TSAb和其他甲状腺自身抗体阴性，血hCG显著升高。hCG相关性甲亢往往随血hCG浓度的变化而消长，属一过性，中止妊娠或分娩后消失。

知识点23：辅助检查——血清TH测定 副高：掌握 正高：熟练掌握

（1）血清FT_3、FT_4：血清中FT_3、FT_4不受血中TBG变化的影响，直接反映甲状腺功能状态。成人正常参考值各家不一。①RIA法：FT_3 3～9pmol/L（0.19～0.58ng/dl），FT_4 9～25pmol/L（0.7～1.9ng/dl）； ②ICMA法：FT_3 2.1～5.4pmol/L（0.14～0.35ng/dl），FT_4 9.0～23.9pmol/L（0.7～1.8ng/dl）。

（2）血清TT_3、TT_4：TT_3、TT_4水平受TBG的影响。TT_3浓度的变化常与TT_4的改变平行。TT_3、TT_4测定方法稳定，在不影响血中TBG浓度变化的因素存在时是反映甲状腺功能的良好指标。成人正常参考值各家不一。①RIA法：TT_3 1.8～2.9nmol/L（115～190ng/dl），TT_4 65～156nmol/L（5～12μg/dl）；②ICMA法：TT_3 0.7～2.1nmol/L（44.5～136.1ng/dl），TT_4 58.1～154.8nmol/L（4.5～11.9μg/dl）。

引起TBG升高的主要因素为妊娠、使用雌激素等，故妊娠时血中TT_3、TT_4常常升高，但FT_3、FT_4正常。

知识点24：辅助检查——TSH测定 副高：掌握 正高：熟练掌握

TSH是反映甲状腺功能的敏感指标，轻度甲状腺功能异常，T_3、T_4尚在正常范围内变化时TSH就会出现异常。原发性甲状腺功能减退时升高，甲状腺功能亢进时降低。普通TSH测定不能反映降低，现在大部分实验室测定的为敏感TSH（sTSH）或超敏感TSH（usTSH），二者特异性、敏感性均很高。

知识点25：辅助检查——TSH受体抗体测定 副高：掌握 正高：熟练掌握

TSAb是Graves病的致病性抗体，在GD中的检出率可高达80%～95%，该抗体阳性的甲亢的病因为Graves病。如存在甲亢，TRAb阳性可视为TSAb阳性，可作为GD诊断、预后判断及抗甲状腺药物治疗停药的指标。

知识点26：辅助检查——^{131}I摄取率 副高：掌握 正高：熟练掌握

^{131}I摄取率诊断的符合率可达90%，但不能反映病情严重程度与治疗中的病情变化。可

用于鉴别不同病因的甲亢，如 ^{131}I 摄取率降低可能为亚急性甲状腺炎、桥本甲状腺炎的一过性甲亢、碘甲亢或外源TH引起的甲亢等。应注意本法受含碘食物和药物的影响。正常参考值：3小时及24小时值分别为5%～25%、20%～45%，高峰在24小时。Graves甲亢时甲状腺 ^{131}I 摄取率升高，且高峰前移。由于 T_3、T_4 和TSH测定方法的不断改善，敏感性与特异性进一步提高，目前已很少用甲状腺 ^{131}I 摄取率来诊断甲亢。

知识点27：辅助检查——影像学检查　副高：掌握　正高：熟练掌握

（1）超声检查：GD患者甲状腺呈弥漫性、对称性、均匀性增大（可增大2～3倍），边缘多规则，内部回声多呈密集、增强光点，分布不均匀，部分有低回声小结节状改变。多普勒彩色血流显像示，甲状腺腺内血流丰富，可呈火海征，血流速度增快，同时可见显著低阻力的动脉频谱和湍流频谱。甲状腺上、下动脉管径明显增宽。眼球后B超有助于GD眼病的诊断。

（2）CT或MRI检查：主要用于评估甲亢眼病眼外肌受累的情况，也可以排除其他原因所致的突眼。

知识点28：甲亢的诊断　副高：掌握　正高：熟练掌握

典型病例经详细询问病史，依靠临床表现即可诊断。但早期轻型、特殊类型的病例，尤其是小儿、老年或伴有其他疾病的轻型甲亢或亚临床型甲亢病例需进行相关检查确定诊断。在临床上，对不明原因的体重下降、低热、腹泻、手抖、心动过速、心房颤动、肌无力等均应考虑甲亢的可能。

（1）功能诊断：血 FT_3、FT_4（或 TT_3、TT_4）增高及TSH降低（$<0.1mU/L$）者符合甲亢；仅 FT_3 或 TT_3 增高而 FT_4、TT_4 正常可考虑为 T_3 型甲亢；血TSH降低，FT_3、FT_4 正常为亚临床型甲亢。

（2）病因诊断：在确诊甲亢后应进一步确定引起甲亢的病因。①患者有眼征、弥漫性甲状腺肿、血TSAb阳性等，可诊断为GD；②有结节者须与自主性高功能甲状腺腺瘤、多结节性甲状腺肿伴甲亢、甲状腺癌等相鉴别；这些患者一般无突眼，甲亢症状较轻，甲状腺扫描为“热”结节，结节周围甲状腺组织的摄碘功能受抑制；③亚急性甲状腺炎伴甲亢症状者，甲状腺 ^{131}I 摄取率明显降低；④碘甲亢者有过量碘摄入史，甲状腺 ^{131}I 摄取率降低，停用碘摄入后甲亢症状可逐渐改善。

知识点29：甲亢与非甲状腺疾病的鉴别　副高：熟练掌握　正高：熟练掌握

（1）神经官能症：此类患者有许多症状与甲亢类似，如焦虑、心动过速、过分敏感、易兴奋失眠、体重减轻、乏力等，但无甲状腺肿及突眼。甲状腺功能检查正常。

（2）更年期综合征：更年期妇女有情绪不稳定、烦躁失眠、阵发性出汗、血压波动及月经不调等症状，但甲状腺不大，甲状腺功能化验正常。

（3）单侧突眼需注意与眶内肿瘤、炎性假瘤等鉴别，眼球后超声检查或CT即可明确诊断。

（4）抑郁症：老年人甲亢多为隐匿起病，表现为体虚乏力、精神抑郁、表情淡漠、原因不明的消瘦、食欲不振，恶心、呕吐等表现，与抑郁症相类似，测定甲状腺功能可帮助鉴别。抑郁症患者甲状腺功能正常。

（5）心血管疾病：少数患者（常为中老年人）以心血管表现为突出表现，因此，不明原因的心悸、气促、心动过速或伴有房颤者，应查找是否存在甲亢。

（6）消化系统疾病：甲亢可致肠蠕动加快，消化吸收不良，大便次数增多，临床常被误诊为慢性结肠炎。但甲亢少有腹痛、里急后重等肠炎表现，粪便镜检无红、白细胞。有些患者消化道症状明显，可有恶心、呕吐，甚至出现恶病质。对这些患者在进一步检查排除消化道器质性病变的同时应进行甲状腺功能检测。

（7）慢性甲亢性肌病：突出表现为骨骼肌受累，通常发生于严重甲状腺毒症患者，表现为肌无力、肌萎缩，应与多发性肌炎、进行性肌萎缩和重症肌无力鉴别。

知识点30：GD甲亢与其他甲亢的病因鉴别　　副高：熟练掌握　正高：熟练掌握

临床上引起甲亢的病因很多，应先排除非GD性甲亢后GD甲亢的诊断才能成立。

（1）亚急性甲状腺炎：该病以女性多见，发病前常有上呼吸道感染病史，随后甲状腺肿大并伴有甲状腺疼痛，疼痛可放射至下颌、耳后、颞枕等部位。可出现甲亢的症状，如心悸、气短、消瘦、食欲亢进、易激动和大便次数增加等，多有发热，体温在38℃左右。白细胞计数轻度升高，中性粒细胞正常或稍高。甲状腺^{131}I摄取率降低，与TT_3、TT_4、FT_3、FT_4升高呈背离现象。甲状腺扫描发现甲状腺双侧或单侧不显影。

（2）慢性淋巴细胞性甲状腺炎伴甲亢：该病以中年女性多见，由于起病缓慢，多无症状，常因甲状腺肿大而就诊。甲状腺弥漫性肿大，质韧或有表面不平的结节；甲状腺扫描放射性分布不均匀，有不规则浓聚及稀疏区；60%～70%患者甲状腺球蛋白抗体（TGAb）阳性，95%的患者甲状腺微粒体抗体（TMAb）或甲状腺过氧化物酶抗体（TPOAb）阳性。部分患者在疾病初期由于甲状腺滤泡细胞的破坏、TH的释放增加而出现甲亢症状，通常为一过性，随疾病进展T_3、T_4水平逐渐下降。有人称为“桥本一过性甲亢”。

（3）无痛性甲状腺炎：女性发病为男性的2倍，以青、中年居多。部分患者在产后发病。故临床可分为产后型无痛性甲状腺炎和散发型无痛性甲状腺炎。其特征为甲状腺无痛性肿大伴暂时性甲状腺功能异常。该病一般分为3个阶段，即甲亢阶段、甲减阶段和恢复阶段。甲状腺功能检查因临床所处的发病阶段不同而不同。85%患者TPOAb阳性，细胞学检查为淋巴细胞性甲状腺炎。

（4）垂体性甲亢：由于垂体因素导致TSH的持续分泌过多所引起的甲亢，很少见。包括垂体TSH分泌瘤和选择性垂体甲状腺激素抵抗综合征（PRTH）两种类型。临床表现轻重程度不一，一般都有甲状腺肿大，可有血管杂音，如系垂体瘤引起的甲亢，CT或MRI可发现垂体占位病变。实验室检查特点为血清T_3、T_4水平升高，TSH正常或升高。

知识31：甲亢的一般治疗　　副高：掌握　正高：熟练掌握

应予适当休息，消除精神紧张和心理负担，避免情绪波动。合理安排高热量、高蛋白质、高维生素和低碘饮食。精神紧张、不安或失眠较重者，可给予安定类镇静剂，过度消瘦可经静脉补充营养液等。

知识点32：抗甲状腺药物及作用机制　　副高：掌握　正高：熟练掌握

（1）常用药物：抗甲状腺药物主要有咪唑类（甲巯咪唑，MMI；卡比马唑，CMZ）和丙硫氧嘧啶（PTU）。MMI和PTU是目前治疗甲亢的最主要的抗甲状腺药物。由于PTU有潜在的严重肝脏毒性，大多数甲亢患者的药物治疗首选MMI，除非是在妊娠的最初3个月。

（2）作用机制：①通过抑制过氧化酶活化，使无机碘氧化为活性碘减少，阻止甲状腺激素合成；②PTU还可抑制T_4在外周组织中转化为T_3；③有轻度抑制免疫球蛋白生成，使TSAb下降的作用。

知识点33：药物治疗的适应证和优缺点　　副高：掌握　正高：熟练掌握

（1）适应证：①甲亢病情较轻，病程短，甲状腺较小者；②儿童、青少年甲亢及甲亢伴有妊娠者，或合并严重心、肝、肾等病不宜手术者；③甲状腺手术后复发而又不宜用^{131}I治疗者；④做^{131}I治疗前后的辅助治疗。

（2）优点：①疗效较肯定；②不会导致永久性甲减；③方便、经济、使用较安全。

（3）缺点：①疗程长，一般需2年以上；②停药后复发率较高；③可引起肝损害或粒细胞缺乏等。

知识点34：药物治疗的剂量与疗程　　副高：掌握　正高：熟练掌握

一般情况下，抗甲状腺药物治疗分为3期。

（1）初始期：初始剂量为PTU 300～450mg/d，MMI或CMZ 30～45mg/d，分3次口服，至症状缓解、血TH恢复正常后逐渐减量。

（2）减量期：每4～8周减量1次，PTU每次减50～100mg，MMI或CMZ每次减5～10mg。减量至能够维持甲状腺功能正常的最小剂量后维持治疗1.5～2年。

（3）维持期：维持治疗期间每3～5个月化验甲状腺功能，根据结果适当调整抗甲状腺药物的剂量，将甲状腺功能维持在完全正常状态（即TSH在正常范围）。

知识点35：药物治疗的不良反应　　副高：掌握　正高：熟练掌握

（1）粒细胞减少：MMI较PTU多见，多发生在最初用药后2～3个月内，故治疗初期每

1～2周、以后每2～4周查白细胞总数及分类，若白细胞总数少于2.5×10^9/L、中性粒细胞少于1.5×10^9/L应考虑停药观察。如继续下降应做骨髓检查，以了解造血功能。在众多的升白细胞药物中，糖皮质激素作用较好，要注意防治继发感染。

（2）药疹：较为常见，轻者可用抗组胺药物，严重者停药。

（3）肝功能损害：MMI多导致胆汁淤积，PTU多导致变态反应性肝炎，肝酶升高较明显，且预后较差。

知识点36：药物治疗的停药与复发 副高：掌握 正高：熟练掌握

抗甲状腺药物治疗GD最主要的缺点是复发率高。为了降低复发率，应认真评估后再决定是否停药。如果甲状腺不大、TRAb阴性或最后阶段抗甲状腺药物维持剂量很小者，停药后复发率低；反之，复发率较高；延长疗程可提高治愈率。停药后应定期监测甲功，有复发迹象即再次给予治疗。

知识点37：其他药物治疗 副高：掌握 正高：熟练掌握

（1）复方碘溶液：大剂量碘可减少甲状腺充血、阻抑TH释放，也可抑制TH合成及外周T_4向T_3转换，但是不宜长期用于甲亢的治疗，属暂时性的，于给药后2～3周内症状逐渐减轻，之后甲亢症状加重。碘的使用减弱抗甲状腺药物的疗效并延长抗甲状腺药物控制甲亢症状所需的时间。临床仅用于术前准备和甲亢危象的治疗。

（2）β受体阻滞剂：可阻断TH对心脏的兴奋作用，还可抑制外周组织T_4向T_3转换。主要在甲亢治疗的初期应用，以较快改善症状。也可与碘剂一起用于术前准备，也可用于^{131}I治疗前后及甲亢危象时。有支气管哮喘或喘息型支气管炎者宜选用选择性β受体阻滞剂，如阿替洛尔、美托洛尔等。

知识点38：放射性^{131}I治疗的作用机制 副高：掌握 正高：熟练掌握

利用甲状腺高度摄取和浓集碘的能力及^{131}I释放出的β射线对甲状腺的生物效应，破坏甲状腺滤泡上皮，达到治疗目的（β射线在组织内的射程约2mm，故电离辐射仅限于甲状腺局部而不累及毗邻组织）。此外，^{131}I也可损伤甲状腺内淋巴细胞使抗体生成减少，也具有治疗作用。放射性碘治疗具有迅速、简便、安全、疗效明显等优点。

知识点39：放射性^{131}I治疗的适应证 副高：掌握 正高：熟练掌握

（1）中度甲亢，年龄大于25岁者。

（2）对抗甲状腺药物过敏，或长期治疗无效者。

（3）合并心、肝、肾疾病等不宜手术，或术后复发，或不愿手术者。

（4）自主性高功能结节或腺瘤患者。

知识点40：放射性^{131}I治疗的禁忌证　副高：掌握　正高：熟练掌握

（1）绝对禁忌证为妊娠、哺乳期妇女（^{131}I可透过胎盘，进入乳汁）。

（2）甲亢危象。

（3）年龄小于25岁，严重心、肝、肾衰竭等为相对禁忌证。

（4）甲状腺摄碘低下者。

知识点41：放射性^{131}I治疗的并发症　副高：掌握　正高：熟练掌握

（1）甲状腺功能减退：早期由于腺体破坏，后期则可能由于自身免疫反应参与。一旦发生需用TH替代治疗。

（2）放射性甲状腺炎：见于治疗后7～10天，个别可因炎症破坏和TH的释放而诱发危象。故重症甲亢必须在^{131}I治疗前用抗甲状腺药物治疗。一般不需要处理，如有明显不适或疼痛可短期使用糖皮质激素。

（3）放射性碘治疗可使活动性浸润性突眼病情加重，故活动性浸润性突眼患者一般不宜采用放射性碘治疗，如确需放射性碘治疗者应同时短期使用糖皮质激素预防其恶化。

知识点42：手术治疗的适应证　副高：掌握　正高：熟练掌握

（1）中、重度甲亢，长期服药无效，停药后复发，或不愿长期服药者。

（2）甲状腺巨大，有压迫症状者。

（3）胸骨后甲状腺肿伴甲亢者。

（4）结节性甲状腺肿伴甲亢者。

知识点43：手术治疗的禁忌证　副高：掌握　正高：熟练掌握

（1）伴严重浸润性突眼者。

（2）甲亢合并较重心、肝、肾、肺疾病，全身状况差不能耐受手术者。

（3）妊娠早期（第3个月前）及晚期（第6个月后）。

知识点44：手术治疗的术前准备　副高：掌握　正高：熟练掌握

术前先用抗甲状腺药物充分治疗至症状控制，心率＜80次/分，T_3、T_4正常后，加用复方碘溶液，每次5滴，每日3次，3天后增加至每次10滴，每日3次。使用碘剂7～10天后行手术治疗。

知识点45：手术治疗后复发及术后并发症 副高：掌握 正高：熟练掌握

GD采用手术治疗的治愈率可达90%左右，但有6%～12%的患者术后可能再次复发；复发者可再次手术，但一般情况下以^{131}I治疗较好。大量观察表明，剩余甲状腺组织越多，复发概率越高。现主张一侧甲状腺全切，另一侧次全切，保留甲状腺组织4～6g。也有主张仅保留2g甲状腺组织者。也可行双侧甲状腺次全切除，每侧保留甲状腺组织2～3g。

GD术后甲低的发生率为6%～75%，主要因为保留甲状腺组织较少，以及甲状腺组织中有较多淋巴细胞浸润。手术后甲低的发生随着时间的推移而减少，此不同于^{131}I治疗后甲减的发生。但也应终身对甲状腺功能进行监测。

知识点46：甲亢治疗方法的选择及评价 副高：掌握 正高：熟练掌握

选择何种方法治疗甲亢，应考虑多种因素。

（1）初发甲亢，尤其青少年、甲状腺轻度肿大、病情较轻者应首选抗甲状腺药物治疗。

（2）经药物治疗后复发、甲状腺肿大较明显且伴有甲亢性心脏病或肝功能损害、中老年甲亢宜采用^{131}I治疗。

（3）甲状腺巨大、结节性甲状腺肿伴甲亢、甲亢合并甲状腺结节不能除外恶性者，且有经验丰富的手术者时，应积极采用手术治疗。

甲亢治疗领域面临的重要课题是积极寻找新的治疗方法，新方法应疗程短、治愈率高，又不以甲状腺功能减退为代价。

知识点47：甲亢危象的治疗 副高：掌握 正高：熟练掌握

甲亢危象是可以预防的，预防危象发生的关键是去除诱因、积极治疗甲亢及避免精神刺激等，尤其应积极防治感染并做好充分的术前准备。危象一旦发生，需积极抢救。

（1）抑制TH合成：诊断确定后立即给予大剂量抗甲状腺药物抑制TH的合成。首选PTU，首次剂量600mg，口服或经胃管注入。如无PTU时可用MMI（或CMZ）60mg，口服或经胃管注入。继用PTU 200mg或MMI（或CMZ）20mg，每6小时1次口服，待症状减轻后减至一般治疗剂量。

（2）抑制TH释放：服PTU（或MMI）1小时后再加用复方碘溶液，首剂30～60滴，以后每6～8小时5～10滴。或用碘化钠0.5～1.0g加入5%葡萄糖盐水中静脉滴注12～24小时，以后视病情逐渐减量，一般使用3～7天停药。如患者对碘剂过敏，可改用碳酸锂0.5～1.5g/d，分3次口服，连服数日。

（3）拮抗应激：静脉静脉滴注氢化可的松200～300mg/d。糖皮质激素可抑制TH的释放及外周T_4向T_3的转化，还可增强机体的应激能力。

（4）降低周围组织对甲状腺激素的反应：应用β受体阻滞剂普萘洛尔，若无哮喘或心功能不全，30～50mg，每6～8小时口服1次，或1mg稀释后缓慢静脉注射。

（5）降低血TH浓度：如上述治疗效果不满意，可采用血液透析、腹膜透析或血浆置换等措施迅速降低血TH浓度。

（6）支持治疗：应监护心、肾、脑功能，迅速纠正水、电解质和酸碱平衡紊乱，补充足够的葡萄糖、热量和多种维生素等。

（7）对症治疗：包括供氧、防治感染，高热者给予物理降温。必要时，可用中枢性解热药，如对乙酰氨基酚（扑热息痛）等。避免应用乙酰水杨酸类解热剂（因其可使FT_3、FT_4升高）。必要时可试用异丙嗪、派替啶各50mg静脉滴注。积极治疗各种合并症和并发症。

知识点48：妊娠期甲亢的治疗　副高：掌握　正高：熟练掌握

甲亢合并妊娠时的治疗目标为母亲处轻微甲亢状态或甲状腺功能达正常上限，并预防胎儿甲亢或甲减。治疗措施包括：

（1）抗甲状腺药物：首选PTU，50～100mg，每日1～2次，每月监测甲状腺功能，依临床表现及检查结果调整剂量。应避免治疗过度引起母亲和胎儿甲状腺功能减退或胎儿甲状腺肿。

（2）普萘洛尔可使子宫持续收缩引起胎儿发育不良、心动过缓、早产及新生儿呼吸抑制等，故应慎用或禁用。

（3）妊娠期一般不宜做甲状腺次全切除术，择期手术宜选择妊娠中期（即妊娠第4～6个月）施行。

（4）禁用^{131}I治疗妊娠期甲亢。

（5）一般不宜哺乳，因抗甲状腺药物可经乳汁分泌。如必须哺乳，应选用PTU，且用量不宜过大。

知识点49：ATD治疗随访监测　副高：熟练掌握　正高：熟练掌握

（1）ATD治疗期间如有发热和咽炎，应进行白细胞分类计数。

（2）由于两类药物存在交叉反应，ATD治疗期间若发生严重副作用，禁止进行药物间互换治疗。

（3）服用PTU的患者若出现皮疹、黄疸、浅色便或深色尿、关节疼痛、腹痛或腹胀、厌食、恶心、疲乏等症状需检测肝功能和肝细胞完整性。

（4）常规监测肝功能有助于防止严重肝脏毒性。转氨酶超过正常值上限2～3倍且1周内复查没有改善者应停用PTU，其后每周监测肝功能，无明显好转者尽快转消化科或肝病科诊治。

知识点50：过敏反应的处理　副高：熟练掌握　正高：熟练掌握

过敏反应的处理：轻微的皮肤反应可以加用抗组胺药物处理，而不必停用ATD。若该皮肤反应持续存在，应停止ATD治疗，改用^{131}I、手术或另一种ATD治疗。严重过敏反应者，不建议ATD转换治疗。

知识点51：^{131}I治疗随访监测　　副高：熟练掌握　正高：熟练掌握

（1）^{131}I治疗后1～2个月的随访应包括FT_4和FT_3的测定。若患者甲状腺毒症持续，应每隔4～6周进行生化监测。

（2）应根据甲状腺功能决定甲状腺素替代的时机和剂量，以避免显性甲状腺功能减退（尤其是活动性GO患者）。甲状腺功能达到正常后，建议终生检测甲状腺功能（每年1次）。

（3）谨慎解释TSH，建议与FT_4和FT_3联合测定。

知识点52：再次选择^{131}I治疗随访监测　　副高：熟练掌握　正高：熟练掌握

（1）在^{131}I治疗6个月后甲亢持续存在或治疗3个月后治疗反应微弱，建议再次进行^{131}I。

（2）治疗反应可以通过临床症状和体征、甲状腺大小和功能等进行评估。

（3）少数经多次^{131}I治疗无效的患者可以考虑手术治疗。

第三节　甲状腺功能减退症

知识点1：甲状腺功能减退症的概念　　副高：熟练掌握　正高：熟练掌握

甲状腺功能减退症（简称甲减）是指多种原因引起的甲状腺激素合成、分泌或生物效应不足，导致以全身新陈代谢率降低为特征的内分泌疾病。若功能减退始于胎儿或新生儿期，称克汀病；始于性发育前儿童称幼年型甲减；始于成人称成年型甲减。

在引起甲减的病因中，原发性甲减约占99%，而继发性甲减或其他原因导致只占1%。

随着促甲状腺激素（TSH）检测方法的不断改进（第三代TSH测定），亚临床甲状腺功能减退症的检出率得到了很大程度上的提高，其特点是血中的TSH水平升高而甲状腺激素水平正常。

知识点2：甲减根据病变发生的部位分类　　副高：熟练掌握　正高：熟练掌握

（1）原发性甲减：由于甲状腺腺体本身病变引起的甲减，占全部甲减的99%。其中90%以上原发性甲减是由自身免疫、甲状腺手术和^{131}I治疗所致。

（2）中枢性甲减：由下丘脑和垂体病变引起的促甲状腺激素释放激素（TRH）或者促甲状腺激素（TSH）合成和分泌减少所致的甲减。垂体外照射、垂体大腺瘤、颅咽管瘤及产后大出血是其较常见的原因。下丘脑病变使TRH分泌减少，导致垂体TSH分泌减少引起的甲减又称三发性甲减，主要见于下丘脑综合征、下丘脑肿瘤、炎症、出血等。

（3）甲状腺激素抵抗综合征（RTH）：由于甲状腺激素在外周组织实现生物效应障碍引起的综合征。

知识点3：甲减根据病变发生的原因分类　　副高：熟练掌握　正高：熟练掌握

可分为自身免疫性甲减、药物性甲减、^{131}I治疗后甲减、甲状腺手术后甲减、特发性甲减、垂体或下丘脑肿瘤手术后甲减、先天性甲减等。

知识点4：甲减根据甲状腺功能减低的程度分类

副高：熟练掌握　正高：熟练掌握

（1）临床甲减：临床有甲减表现，实验室检查表现为血清TSH升高和FT_4或TT_4降低。

（2）亚临床甲减：临床上无明显甲减表现，血清TSH升高，FT_4或TT_4正常。

知识点5：甲减的病因　　副高：熟练掌握　正高：熟练掌握

病因较复杂，以甲状腺性最多见，其次为垂体性，下丘脑性及甲状腺激素受体性少见。

（1）甲状腺性甲减：占90%以上，大多数因后天获得性甲状腺组织遭破坏，由遗传因素引起甲状腺激素酶系失常者少见。其病因：①炎症，如免疫反应或病毒感染等所致，桥本甲状腺炎是自发性甲减中最常见的病因；②放疗，常见于^{131}I放疗后；③甲状腺大部或全部手术切除后；④严重缺碘或长期过度摄碘；⑤某些单价阴离子，如含SCN^-、ClO_4^-、NO_3^-的盐类，以及含硫氢基前体的食物均可抑制甲状腺摄碘，引起甲状腺肿或甲减；⑥某些遗传因素；⑦其他原因。

（2）垂体性甲减：由于垂体疾病引起TSH不足而发生继发性甲减，可由肿瘤、手术、放疗和产后垂体缺血、坏死所致，后者腺垂体被广泛破坏，多表现为多种垂体促靶腺激素分泌减少。

（3）下丘脑性甲减：TRH分泌不足可致TSH及甲状腺激素分泌功能低下而引起三发性甲减。可由下丘脑肿瘤、炎症、肉芽肿和放疗等所致。

（4）受体性甲减（亦称甲状腺激素抵抗综合征）：少见。特点是体内靶组织器官对甲状腺激素的反应降低或丧失，分为全身型、周围型和中枢型。除中枢型外，血中T_3、T_4多正常或增高，临床表现为明显的甲减综合征。

（5）消耗性甲减：可发生于患血管瘤或其他肿瘤的儿童和体外循环心脏手术患者。

（6）医源性甲减。

知识点6：甲减的病理　　副高：熟练掌握　正高：熟练掌握

甲减引起皮肤和结缔组织PAS染色阳性的透明质酸和硫酸软骨素B的沉积，改变了真皮和其他组织中基质的构成。透明质酸是吸湿性的，可引起黏液性水肿。黏液性水肿的组织呈现典型的沼泽状和非腐蚀状，明显见于眼周、手和足的背部以及锁骨上窝。黏液性水肿还可以导致舌增大和咽喉黏膜增厚。肌肉组织苍白肿大，肌纤维肿胀，失去正常的纹理，有黏蛋白沉积。心肌纤维肿胀，有PAS染色阳性的黏液性糖蛋白沉积以及间质纤维化，称甲减性心肌病变。

知识点7：成年型甲减的一般表现　　副高：熟练掌握　正高：熟练掌握

成年型甲减一般可表现为畏寒、少汗、乏力、懒言少动。典型黏液性水肿者呈表情淡漠、面色苍白、水肿。皮肤干燥、增厚、粗糙、脱屑，踝部呈非凹陷性水肿，毛发干燥稀疏。因贫血或胡萝卜素血症，手足掌呈姜黄色。体重增加。

知识点8：成年型甲减的神经、精神系统表现　　副高：熟练掌握　正高：熟练掌握

嗜睡、记忆力及智力低下、反应迟钝、精神抑郁，有些呈神经质表现，严重者发展为猜疑性精神分裂症。后期多痴呆、幻觉、木僵或昏迷，20%～25%的重症患者可发生惊厥。因黏液蛋白沉积可致小脑功能障碍，呈共济失调、眼球震颤等，跟腱反射减退。

知识点9：成年型甲减的心血管系统表现　　副高：熟练掌握　正高：熟练掌握

心动过缓（<60次/分）、心音低弱、心界扩大，超声心动图常提示心包积液，一般为高蛋白浆液性渗出物，很少发生心脏压塞症状。也可发生心肌病变，心排血量减少，但心脏耗氧量亦相应减少，故发生心绞痛与心力衰竭者罕见。乳酸脱氢酶（LDH）、肌酸磷酸激酶（CPK）增高，易误诊为心肌梗死。

知识点10：成年型甲减的消化系统表现　　副高：熟练掌握　正高：熟练掌握

食欲减退、腹胀、便秘，严重者可出现麻痹性肠梗阻。可有肝功能异常，表现为天冬氨酸氨基转移酶（AST）增高。

知识点11：成年型甲减其他系统的表现　　副高：熟练掌握　正高：熟练掌握

（1）性欲减退，男性阳痿，女性可有月经紊乱、经量增多、不孕。

（2）约1/3的患者PRL升高，可有溢乳。可有呼吸困难、嗓音嘶哑、听力减退。

（3）如原发性甲减伴自身免疫性疾病所致的肾上腺皮质功能减退和1型糖尿病，称为Schmidt综合征。

（4）由于肌无力，可出现肌肉阵发性短暂性疼痛、痉挛或强直，黏液性水肿患者可伴关节病变。

（5）因代谢低下，胃酸缺乏或维生素B_{12}吸收障碍，2/3的甲减患者可有轻、中度正色素性或低色素性小细胞性贫血，少数患者有恶性贫血。

知识点12：呆小病的临床表现　　副高：熟练掌握　正高：熟练掌握

（1）新生儿：有少哭笑、反应迟钝、活动少、体温低、厌食、便秘、黄疸时间延长、体格智力发育差表现时应注意甲减的可能。

（2）典型的呆小病：外貌丑陋、表现呆滞、面色苍黄、皮肤粗厚多皱褶、前额多皱纹、唇厚、流涎、舌大常外伸、两眼距宽、四肢粗短、身材矮小、腹饱满膨大伴脐疝、骨骼（牙）发育差、性器官发育延迟。

地方性呆小病典型呈三组综合征：①神经型：脑发育障碍、智力低下、聋哑、生活不能自理；②黏液性水肿型：以代谢障碍为主；③混合型：兼有两型表现。

知识点13：甲减的特殊临床表现　　副高：熟练掌握　正高：熟练掌握

（1）甲状腺功能减退性心脏病：甲状腺功能减退症患者可伴有心脏病变或心包积液。患者心脏增大，射血分数下降，临床表现为心率缓慢，心音低钝，心界扩大。合并大量心包积液者心脏听诊有明显的心音遥远，心电图可见肢导低电压，窦性心动过缓，ST-T改变，期前收缩，房室传导阻滞及左束支传导阻滞等。

（2）阻塞性睡眠呼吸暂停综合征：多发生于较严重的甲状腺功能减退症患者，是由于黏液性水肿使得上呼吸道阻塞、气道狭窄而发生，经替代治疗纠正甲状腺功能减退症后，多数睡眠呼吸暂停患者症状可显著改善或消失。

（3）浆膜腔积液：甲状腺功能减退症患者可出现浆膜腔积液，以腹腔积液最多见。还可见于心包腔、胸腔及关节腔。可单发，也可表现为多浆膜腔积液。因甲状腺功能减退症患者浆膜腔积液中会有较高的蛋白质、胆固醇等成分，故常规利尿治疗效果差，吸收缓慢。在有效的甲状腺激素治疗使患者甲状腺功能恢复正常后，浆膜腔积液可逐渐吸收。

（4）垂体增大：甲状腺功能低减时，外周血中T_3、T_4水平降低，可反馈性的兴奋腺垂体合成和分泌TSH的细胞，使其代偿性增生肥大，另外，由于甲状腺功能减退时，刺激下丘脑分泌TRH增多，TRH使垂体细胞增生，从而出现垂体增大，增生明显时可压迫视神经造成视野缺损。经有效甲状腺激素替代治疗后，增大的垂体可以明显缩小或恢复正常。

（5）黏液性水肿昏迷：又称甲状腺功能减退危象，是甲状腺功能减退患者严重的并发症，病死率可达20%以上，常见的诱因有各种感染、应激状态、使用麻醉、镇静剂及低温、寒冷环境等。在原有甲状腺功能减退症状的基础上出现低体温、低血压、低血糖直至昏迷，可伴有低血钠及水中毒、呼吸抑制。一旦明确诊断，应立即给予紧急抢救措施。在常规治疗的基础上，尽快使用甲状腺片及糖皮质激素治疗。

知识点14：甲减的激素水平、功能试验及抗体检测　　副高：熟练掌握　正高：熟练掌握

（1）血清TSH：血清TSH是最有用的检测指标，对甲减诊断有极重要意义。原发性甲减，TSH升高是最敏感和最早期的诊断指标；垂体性或下丘脑性甲减，根据下丘脑、垂体病

情轻重，TSH可正常、偏低或明显降低；周围性甲减，TSH增高或减低。

（2）血清甲状腺激素（T_3、T_4）：不管何种类型甲减，血清TT_4和FT_4减低是临床甲减诊断必备的条件。血清TT_3、FT_3在轻症患者可在正常范围，在严重患者降低。T_4降低而T_3正常可视为早期甲减的表现。但是，部分患者血清T_3正常而T_4降低，也可能是甲状腺在TSH刺激下或碘不足情况下合成生物活性较强的T_3相对增多，或周围组织中的T_4较多地转化为T_3的缘故。此外，在患严重疾患且甲状腺功能正常的患者及老年正常人中，血清T_3可降低，故T_4浓度在诊断上比T_3浓度更为重要。由于总T_3、T_4受TBG的影响，故测定FT_3、FT_4比TT_3、TT_4更敏感、准确。亚临床型甲减患者仅有血清TSH升高，TT_4或FT_4正常。

（3）反T_3（rT_3）：在甲状腺性及中枢性甲减中降低，在周围性甲减中可能增高。

（4）甲状腺摄碘率试验（RAIU）：在甲减的评估中常不需要。使用放射性碘来评估甲状腺功能的试验易变，主要取决于甲状腺本身功能减退程度。如果饮食中碘的摄入量相对较高，就减少了放射碘的摄取剂量，并且同一个体每天的碘摄入量也是变化的，低RAIU就会使得这项试验的诊断价值降低。当甲减主要是由于甲状腺激素的合成障碍，而不是由甲状腺细胞的破坏所导致的甲状腺代偿性增大造成时，RAIU很可能是正常，甚至是升高的。

（5）促甲状腺激素释放激素兴奋试验（TRH兴奋试验）：原发性甲减：基础TSH升高，TRH刺激后TSH升高更明显；垂体性（继发性）甲减：基础TSH正常、偏低或偏高，TRH刺激后血中TSH不升高或呈低（弱）反应，表明垂体TSH贮备功能降低；下丘脑性（三发性）甲减：基础TSH正常或偏低，在TRH刺激后TSH升高，并呈延迟反应。

（6）抗体测定：血清抗甲状腺球蛋白抗体（TgAb）、抗甲状腺过氧化物酶抗体（TPOAb）阳性，提示甲减是由于自身免疫性甲状腺炎所致。

知识点15：甲减的生化检查及其他检查　　副高：熟练掌握　正高：熟练掌握

（1）血红蛋白及红细胞：减少，多为轻、中度正常细胞性贫血，小细胞低血色素性，大细胞性贫血也可发生。

（2）生化检查：血清胆固醇明显升高，甘油三酯增高，LDL-C增高，HDL-C降低，同型半胱氨酸增高，血清SGOT、磷酸肌酸激酶（CPK）、乳酸脱氢酶（LDH）增高。

（3）糖耐量试验呈低平曲线，胰岛素反应延迟。

（4）心电图示低电压、窦性心动过缓、T波低平或倒置，偶有P-R间期过长（A-V传导阻滞）及QRS波时限增加。

（5）X线检查：骨龄的检查有助于呆小病的早期诊断。X线片上骨骼的特征有：成骨中心出现和成长迟缓（骨龄延迟），成骨中心骨化不均匀，呈斑点状（多发性骨化灶）。骨骺与骨干的愈合延迟。胸部X线可见心脏向两侧增大，可伴心包积液和胸腔积液。

（6）心脏超声检查示心包积液，治疗后可完全恢复。

（7）必要时做垂体增强磁共振检查，以除外下丘脑垂体肿瘤。

（8）脑电图检查：某些呆小病者脑电图有弥漫性异常，频率偏低，节律不齐，有阵发性双侧Q波，无α波，表现为脑中枢功能障碍。

知识点16：甲减的诊断　　副高：熟练掌握　正高：熟练掌握

（1）病史：详细地询问病史有助于本病的诊断。如甲状腺手术、甲亢 ^{131}I 治疗；Graves病、桥本甲状腺炎病史和家族史等。

（2）临床表现：本病发病隐匿，病程较长，不少患者缺乏特异症状和体征。症状主要表现以代谢率减低和交感神经兴奋性下降为主，病情轻的早期患者可以没有特异症状。典型患者畏寒、乏力、手足肿胀感、嗜睡、记忆力减退、少汗、关节疼痛、体重增加、便秘、女性月经紊乱或者月经过多、不孕。

（3）体格检查：典型患者可有表情呆滞、反应迟钝、声音嘶哑、听力障碍、面色苍白、颜面和/或眼睑水肿、唇厚舌大常有齿痕，皮肤干燥、粗糙、脱皮屑、皮肤温度低、手脚掌皮肤可呈姜黄色，毛发稀疏干燥，跟腱反射时间延长，脉率缓慢。少数病例出现胫前黏液性水肿。本病累及心脏可以出现心包积液和心力衰竭。重症患者可以发生黏液性水肿昏迷。

（4）实验室诊断：血清TSH是诊断甲减的第一线指标。因为原发性甲减通常是TSH升高的原因。如果TSH升高了，应该进行 FT_4 的检查。随着甲减的进展，血清TSH进一步增加，血清 FT_4 下降，到了严重程度血清 T_3 水平也可能低于正常。血清正常 T_3 的维持在一定程度是因为受到升高的TSH的影响，残存工作的甲状腺组织对 T_3 优先合成和分泌。另外，当血清 T_4 下降时，T_4 在 D_2 的作用下转变为 T_3 的效率会增加。最终使血清 T_3 的浓度维持在正常范围内。原发性甲减血清TSH增高，TT_4 和 FT_4 均降低。TSH增高，TT_4 和 FT_4 降低的水平与病情程度相关。血清 TT_3、FT_3 早期正常，晚期减低。因为 T_3 主要来源于外周组织 T_4 的转换，所以不作为诊断原发性甲减的必备指标。亚临床甲减仅有TSH增高，TT_4 和 FT_4 正常。

TPOAb、TgAb是确定原发性甲减病因的重要指标和诊断自身免疫甲状腺炎（包括桥本甲状腺炎、萎缩性甲状腺炎）的主要指标。一般认为TPOAb的意义较为肯定。日本学者经甲状腺细针穿刺细胞学检查证实，TPOAb阳性者的甲状腺均有淋巴细胞浸润。如果TPOAb阳性伴血清TSH水平增高，说明甲状腺细胞已经发生损伤。我国学者经过对甲状腺抗体阳性，甲状腺功能正常的个体随访5年发现：当初访时TPOAb > 5U/ml和TgAb > 40U/ml，临床甲减和亚临床甲减的发生率显著增加。

（5）其他检查：轻、中度贫血，血清总胆固醇、心肌酶谱可以升高，部分病例血清泌乳素升高、蝶鞍增大，需要与垂体催乳素瘤鉴别。

知识点17：甲减的鉴别诊断　　副高：熟练掌握　正高：熟练掌握

尽管程度较重的甲减临床症状具有特征性，但是如果没有考虑这个诊断的情况下，即使是经验丰富的临床医生也可能会忽视这种异常。只有高度怀疑这种疾病就会避免对这种疾病的漏诊。

（1）甲减是由于甲状腺本身的功能衰竭还是因为下丘脑或者是垂体疾病引起的TSH分泌下降（中枢性或继发性甲减），对其进行鉴别诊断非常关键。中枢性甲减的一些患者基础血清TSH水平（和对TRH的反应）很可能会升高，更需要和原发性甲减鉴别。

（2）正常甲状腺病态综合征（ESS）：又称低 T_3 综合征。指非甲状腺疾病原因引起的伴有低T_3的综合征。严重的全身性疾病、创伤和心理疾病等都可导致甲状腺激素水平的改变，它反映了机体内分泌系统对疾病的反应。主要表现为血清TT_3、FT_3水平减低，血清rT_3增高，血清TT_4、FT_4、TSH水平正常。疾病的严重程度一般与T_3降低的程度相关，疾病危重时也可出现T_4水平降低。ESS的发生是由于：①5′脱碘酶的活性被抑制，在外周组织中T_4向T_3转换减少；②T_4的内环脱碘酶被激活，T_4转换为rT_3增加。

（3）在由^{131}I、手术或者抗甲状腺药物等所造成的甲亢后甲减的早期阶段，即使此时出现了甲减，因为血清TSH水平一直处于被抑制状态，致使血清TSH水平并未能表现升高。

（4）在TSH水平升高、FT_4降低的患者中，应该明确TPOAb是阳性和阴性。TPOAb阳性通常是甲状腺自身免疫病（桥本病），也是甲减的原因。另一方面，虽然有将近10%的桥本病患者不能监测到TPOAb，但是当TPOAb是阴性时需要查看一些少见的引起甲减的原因，例如暂时性的甲减、浸润性的甲状腺疾病、外源性的放射等。

（5）对于轻度的甲减，临床表现在很大程度上与其他疾病有相似之处。老年人经常体温偏低，出现精神和体力活动减少、皮肤干燥、脱发，而这些症状在甲减中也有相似的表现。慢性肾功不全的患者出现了厌食症、反应迟钝、眼睑水肿、面色发黄和贫血可能提示出现了甲减，这时需要特殊检查。仅仅通过临床查体来鉴别肾疾病和甲状腺功能减退症很困难。这种疾病出现了苍白、水肿、高胆固醇血症和低代谢很可能提示了患有甲减。

在恶性贫血的患者出现的精神异常、苍白、肢端麻木在甲减中也有相似的临床表现，虽然甲减和恶性贫血在临床和免疫学等方面有很多相似之处，要注意鉴别。严重的患者，尤其是老年患者要考虑低T_3血症。在严重疾病恢复后，血清TSH会暂时性升高（高达20mU/L）。

伴泌乳者需与垂体催乳素瘤相鉴别。心包积液，需与其他原因的心包积液相鉴别。做有关甲状腺功能测定，以资鉴别。

（6）唐氏综合征：呆小病的特殊面容应注意和先天性愚呆（伸舌样痴呆称唐氏综合征）鉴别。呆小病的早期诊断极为重要，TSH应列为新生儿常规检测项目。为了避免或尽可能减轻永久性智力发育缺陷，治疗应尽早开始，因此必须争取早日确诊。婴儿期诊断本病较困难，应仔细观察婴幼儿生长发育、面貌、皮肤、饮食、睡眠、大便等情况，必要时做有关实验室检查，对疑似而不能确诊的病例、实验室条件有限者可行试验治疗。

知识点18：甲减的治疗目的与原则　　副高：熟练掌握　正高：熟练掌握

（1）原发性甲减的治疗目标：缓解临床症状，将血TSH及T_4水平维持在正常范围内。

（2）中枢性甲减的治疗目标：使血清TT_4维持在正常值的上1/3范围，FT_4维持在正常值的上1/2范围。

治疗的方法主要是应用甲状腺激素替代治疗。

知识点19：甲状腺激素替代治疗甲减的常用药物　　副高：熟练掌握　正高：熟练掌握

（1）左甲状腺素（L-T_4）：是目前使用最广泛的甲减替代治疗药物。L-T_4在体内可转变为T_3，故血中T_3水平亦可升高。作用较慢而持久，服药后1个月疗效明显。半衰期约8天，口服后40%~60%被吸收，每日清晨空腹顿服。

（2）L-T_3：适用于黏液性水肿昏迷的抢救，作用快，持续时间短。甲状腺癌及手术切除甲状腺的患者需定期停药扫描检查者以L-T_3替代较为方便。甲状腺激素不敏感综合征应采用L-T_3治疗，每日剂量约为25μg，因其半衰期短，需分次口服。

知识点20：甲状腺激素替代治疗甲减的剂量与监测

副高：熟练掌握　正高：熟练掌握

L-T_4的替代剂量因人而异，取决于患者的病情、年龄和体重。

（1）一般成年患者L-T_4替代剂量1.6~1.8μg/(kg·d)。

（2）儿童所需的剂量较高，约2.0μg/(kg·d)。

（3）老年患者需要剂量较低，约1.0μg/(kg·d)。

（4）妊娠时的替代剂量需要较妊娠前增加30%~50%。

（5）甲状腺癌术后的患者需要大剂量替代，一般为2.2μg/(kg·d)。

以上剂量仅供参考。起始剂量25~50μg/d。服药2~3周后患者甲减症状开始好转，血中T_4水平上升并反馈性抑制垂体TSH的分泌，但血TSH水平至少6周后方能稳定，因此，起始治疗后6周应复测血TSH及T_4水平。

如果服药后TSH水平仍高于正常，可增加L-T_4剂量12.5~25μg/d，每6周复查1次，直至达到治疗目标。

甲减伴缺血性心脏病患者L-T_4的起始剂量宜小，调整剂量宜慢，以防止诱发和加重心脏病。

如果患者甲减的病程短（如甲亢^{131}I治疗后甲减），或患者无心血管疾病的潜在风险，可开始治疗时就给予目标剂量1.6μg/(kg·d)。在治疗达标后，仍需每6~12个月复查1次。

知识点21：甲减的服药方法

副高：熟练掌握　正高：熟练掌握

起始的剂量和达到完全替代剂量的需要时间要根据年龄、体重和心脏状态确定。＜50岁、既往无心脏病史患者可以尽快达到完全替代剂量。＞50岁患者服用L-T_4前要常规检查心脏状态。一般从25~50μg/d开始，每1~2周增加25μg，直到达到治疗目标。

患者甲减的程度、年龄及全身健康状况决定了L-T_4起始剂量。青年或中年，不伴有心血管疾病或其他异常，轻度到中度甲减（TSH浓度在5~50mU/L）的患者，可给予完全起始替代量1.7μg/kg理想体重。血清T_4恢复到正常需5~6周，同时T_3的生理效应足够，患者副作用也不明显。对伴有心脏疾病，特别是心绞痛、冠状动脉病变的老年患者，起始剂量宜小（12.5~25μg/d），调整剂量宜慢，防止诱发和加重心脏病。理想的L-T_4的服药方法是在饭前服用，与一些药物的服用间隔应在4小时以上，因为有些药物和食物会影响到T_4的吸收和代谢，如肠道吸收不良、氢氧化铝、碳酸钙、考来烯胺（消胆胺）、硫糖铝、硫酸亚铁、食物纤维添加剂等均可影响小肠对L-T_4的吸收；苯巴比妥、苯妥英钠、卡马西平、利福平、异烟肼、洛伐他汀、胺碘酮、舍曲林、氯喹等药物可以加速L-T_4的清除。甲减患者同时服用这些药物时，需要增加L-T_4用量。

知识点22：原发甲减甲状腺激素的治疗要点 副高：熟练掌握 正高：熟练掌握

（1）甲状腺激素替代治疗开始及随后增加剂量均有可能诱发心脏病，故应从小剂量开始，有甲状腺功能减退性心脏病高龄患者更应慎重，以免发生心律失常、心绞痛甚至心肌梗死。

（2）替代治疗的目标是用最小剂量的甲状腺激素纠正甲状腺功能减退症而不产生副作用。疗效观察应以TSH水平达到正常范围为准。一般要求成人在3～4周内调整至最佳替代剂量，儿童应在3～6周内达标，调整剂量过程中应每4～6周测定T_3、T_4、TSH。

（3）甲状腺激素替代用量受甲状腺功能减退症患者的病情轻重及其合并症，患者的年龄、性别、生活环境及劳动强度等多种因素的影响，因此必须强调替代药物用量个体化。

（4）育龄女性甲状腺功能减退症患者在规范化甲状腺激素替代治疗达标后（TSH在0.2～2.5mU/L）妊娠可分娩健康婴儿，此外在妊娠后、特别是妊娠中晚期，甲状腺激素替代量应增加25%～50%，分娩后恢复至妊娠前剂量。

（5）替代治疗通常需终身服药，以L-T_4为推荐剂型，每年测定甲状腺功能1～2次以适当微调药物剂量。

知识点23：T_3与T_4联合替代治疗甲减 副高：熟练掌握 正高：熟练掌握

当甲减患者血清T_3明显低于T_4时，可以考虑使用T_3与T_4联合替代治疗。有资料显示，T_4、T_3联合治疗甲状腺功能减退症比T_4单药治疗有优势，用较小的剂量便可取得满意的效果。

目前，国产干甲状腺片的TH含量不恒定，治疗效果欠满意。德国默克公司生产的不同比例的T_4、T_3复合甲状腺激素片剂具有潜在的临床应用价值。

知识点24：甲减特殊人群的替代治疗 副高：熟练掌握 正高：熟练掌握

（1）老年人或伴有缺血性心血管疾病者：起始剂量宜小，调整剂量宜慢，防止诱发和加重心脏病。

（2）妊娠伴甲减者：妊娠前确诊甲减，调整L-T_4剂量，TSH正常再妊娠。妊娠期间，L-T_4剂量一般较非妊娠时增加30%～50%。妊娠期间诊断甲减，即刻治疗，L-T_4 2.0μg/（kg·d），依据妊娠特异的TSH正常范围，调整L-T_4剂量。建议TSH＜2.5mU/L作为补充L-T_4的目标值。

（3）甲减患者需手术时：择期手术应将甲状腺功能替代到正常状态后再行手术，否则可能出现低血压、肠梗阻、中枢神经系统失调及不伴发热的严重感染等。当甲减患者需急诊手术时，应密切监测患者二氧化碳潴留、出血、感染、低钠血症及症状性冠状动脉疾病的发生，并适当减少麻醉药物的剂量。

（4）可能影响T_4代谢的药物：影响L-T_4吸收的因素有肠道吸收不良、氢氧化铝、碳酸钙、考来烯胺、硫糖铝、硫酸亚铁、食物纤维添加剂等。加速L-T_4清除的药物有苯巴比妥、苯妥英钠、卡马西平、利福平、异烟肼、洛伐他汀、胺碘酮、舍曲林、氯喹等。主张空腹服用可能影响T_4代谢的药物时，且应间隔2～4小时后服用其他药物。

（5）亚临床甲减：当TSH＞10mU/L，主张给予L-T_4替代治疗。治疗的目标和方法与临床甲减一致。当TSH处于4.0～10mU/L，不主张立即治疗，定期监测TSH的变化。对TSH水平为4～10mU/L，TPOAb阳性的患者，要密切观察TSH的变化。

（6）甲状腺癌术后：甲状腺癌术后应常规用L-T_4替代治疗，以维持甲状腺功能。如肿瘤摘除后仍保留足够的甲状腺组织，一般主张加用L-T_4（或干甲状腺片），目的是抑制TSH分泌，抑制甲状腺癌细胞生长，减少复发的危险。推荐甲状腺癌高危患者抑制TSH至＜0.1mU/L，低危患者TSH抑制到0.1～0.5mU/L。TSH抑制疗法的不良反应包括亚临床甲亢、缺血性心脏病者心绞痛加重、心房颤动危险性增加和绝经妇女骨质疏松危险性增加。

知识点25：甲减的对症治疗 副高：熟练掌握 正高：熟练掌握

有贫血者应补充铁剂、维生素B_{12}、叶酸等，胃酸不足者应补充稀盐酸。

知识点26：甲减的病因治疗 副高：熟练掌握 正高：熟练掌握

（1）有些病因的甲减，如碘、手术、^{131}I放疗相关者通过早期防治可减少发病。

（2）对抗甲状腺药物引起的药物性甲减，通过及时调整剂量可以避免。

（3）胎儿、新生儿的甲减应大力通过筛选诊断，及时给予治疗。

知识点27：甲减的预防 副高：熟练掌握 正高：熟练掌握

碘摄入量与甲减的发生和发展显著相关。我国学者发现碘超足量（尿碘中位数MUI 201～300μg/L）和碘过量（MUI＞300μg/L）可以导致自身免疫甲状腺炎和甲减的患病率和发病率显著增加，促进甲状腺自身抗体阳性人群发生甲减；碘缺乏地区补碘至碘超足量可以促进亚临床甲减发展为临床甲减。所以，维持碘摄入量在尿碘100～200μg/L安全范围是防治甲减的基础措施。特别是对于具有遗传背景、甲状腺自身抗体阳性和亚临床甲减等易感人群尤其重要。

第四节 亚急性甲状腺炎

知识点1：亚急性甲状腺炎的概念 副高：熟练掌握 正高：熟练掌握

亚急性甲状腺炎（SAT）简称亚甲炎，是多种原因所致的甲状腺炎性疾病。根据病因不同，分为广义与狭义两类。广义的SAT泛指病毒感染、自身免疫、药物、理化因子等破坏甲状腺滤泡所致的甲状腺炎，包括亚急性淋巴细胞性甲状腺炎（无痛性甲状腺炎，发生于产后者称产后甲状腺炎）、干扰素相关甲状腺炎等。狭义的亚急性甲状腺炎只与病毒感染相关，是最常见的甲状腺疼痛性疾病。本节重点介绍后者。

SAT常在上呼吸道感染之后发生。有地域及季节发病趋势。以短暂疼痛的破坏性甲状腺组织损伤伴全身炎症反应为特征，典型病例经历3个阶段：自限性非高功能甲状腺毒症→功能正常→一过性功能减退，之后绝大多数恢复正常甲状腺功能，很少数患者遗留永久性功能减退。甲状腺毒症阶段与高甲状腺激素血症相伴随的是低碘摄取率及血沉显著异常。在疾病不同阶段应给予相应对症治疗：早期症状严重者糖皮质激素可获得显著的效果。30～50岁为初发本病的年龄高峰。

知识点2：SAT的病因	副高：熟练掌握　正高：熟练掌握

SAT病因尚未完全阐明，一般认为与病毒感染有关，由于病毒直接攻击甲状腺或由病毒感染触发，引起甲状腺组织反应从而导致破坏病变。对白细胞相关抗原（HLA）的研究表明，SAT患者具有多种病毒易感基因组而存在患病倾向。

（1）感染：①病毒感染：麻疹、柯萨奇病毒、EB病毒、腺病毒、埃可病毒、流感病毒、流行性腮腺炎病毒、风疹病毒以及肠病毒、反转录病毒、细胞巨化病毒等一种或多种病毒同时感染后可继发本病。偶有报道注射流感疫苗后发病；②非病毒感染：也有报道Q热或疟疾之后发生本病。

（2）遗传：相关研究证实，SAT的确具有HLA易感亚型，但存在地理分布与种族差异。已证明，多个民族的本病患者均与HLA-B35强烈相关，HLA-B35阳性是这些地区和民族SAT发病的强有力预测指标。

（3）自身免疫：近年来，有人发现部分SAT患者有自身免疫抗体存在，如甲状腺过氧化酶抗体（TPOAb）、甲状腺球蛋白抗体（TgAb）、TSH受体抗体、甲状腺刺激抗体（TSAb）以及抗甲状腺抗原的致敏T淋巴细胞等。目前认为，这些抗原的释放能使适当量T淋巴细胞致敏，难以构成致病因素。有些患者病后长期保留甲状腺自身免疫证据，少数患者于本病前后发生甲状腺自身免疫疾患，其机制尚未十分明了。

（4）其他：①细胞因子：多种生长因子对SAT的临床过程可能存在影响；②凋亡：SAT发生发展过程中存在凋亡现象。

知识点3：SAT的病理	副高：熟练掌握　正高：熟练掌握

甲状腺组织病理改变不均一，光镜下滤泡完整性丧失。受累区域滤泡上皮细胞显著、广泛破坏，单核-吞噬细胞、组织细胞浸润。胶质部分或完全消失。典型病变为多核巨细胞包绕以胶质为核心（胶质吞噬）的滤泡损害，进一步形成肉芽肿。间质存在炎性反应。随着时间的推移，呈现不同程度纤维化及滤泡区域再生。电镜可见基底膜折皱、断裂。疾病过后组织学可完全恢复正常或残留少量纤维化。在同一标本中，有时可同时存在不同阶段病理

表现。

细胞病理学特征：多种炎性细胞浸润：嗜中性粒细胞、淋巴细胞、组织细胞（单核及双核）、单核-吞噬细胞、离散或成簇状滤泡细胞及多核巨细胞混合存在。上皮样细胞多成片出现。恢复阶段往往难以获得满意的细胞学标本。

动态超声定位细胞学显示，嗜中性粒细胞、巨噬细胞于1个月消失。之后以退行性滤泡细胞簇及淋巴细胞为主。2~3个月后淋巴细胞也可消失，恢复期出现受累区域纤维化。

随着疾病好转，上述病理变化可完全恢复。

知识点4：SAT上呼吸道感染前驱症状的临床表现

副高：熟练掌握　正高：熟练掌握

肌肉疼痛、疲倦、咽痛；发热（占2/3），体温一般轻、中度升高，少数达40℃；第3~4天呈现高峰，1周左右消退。本病可以是不明原因发热的原因之一。

知识点5：SAT甲状腺区域疼痛的临床表现　副高：熟练掌握　正高：熟练掌握

甲状腺区域疼痛是SAT的特征。

（1）疼痛可逐渐出现或急骤起病，因转颈或吞咽等动作而加重，常放射到同侧耳、咽喉、下颌角、颏、头枕部、胸背部等处。

（2）病变的甲状腺疼痛可一侧或双侧或先一侧后转移到另一侧。

（3）疼痛程度多较剧烈，有时难以忍受，少数为隐痛，易误诊为咽喉炎或颞动脉炎。

（4）可伴声嘶甚至声带麻痹，吞咽困难。

不典型或程度较轻病例甲状腺无疼痛，仅有耳鸣、耳痛、失音，或首先表现为孤立无痛的硬性结节，即所谓"寂静"型，易误诊为其他类型甲状腺疾病，终经手术病理或细胞学检查确诊为本病。

知识点6：SAT甲状腺肿大、结节的临床表现　副高：熟练掌握　正高：熟练掌握

弥漫或不对称轻、中度甲状腺肿较多见，可一侧为著，伴或不伴结节；质地硬；典型病例触痛明显；同样可先累及一侧后扩大或转移至另一侧；局部皮肤较温暖，有时轻度发红；病情缓解后可完全消退，也可遗留轻度甲状腺肿或较小结节。

少数结节性甲状腺肿、甲状腺腺瘤或慢性淋巴细胞性甲状腺炎患者可伴发本病，合并存在时，先有的甲状腺病史往往超过3年，治疗后SAT缓解，原有病变持续存在。

知识点7：与甲状腺功能变化相关的临床表现

副高：熟练掌握　正高：熟练掌握

（1）甲状腺毒症期（3~6周以上）：在发病最初几周，有50%~60%患者出现一过性甲状腺毒症，临床表现如体重减轻、焦虑、震颤、怕热、心动过速等与一般甲状腺功能亢进症相似，但容易被甲状腺疼痛或触痛所掩盖。高碘摄入地区更多经历这一阶段，偶有出现严重并发症（如周期性麻痹）的报道。

（2）甲状腺功能“正常”期（或过渡期）：临床出现短时间无症状的功能正常期。

（3）甲状腺功能减退期（数周至数月）：可出现水肿、怕冷、便秘等典型症状。在碘摄入相对较低地区，短暂甲状腺功能减退的发生率较高。多数患者甲状腺滤泡上皮细胞短期内可以修复、再生，并恢复正常甲状腺功能。

知识点8：红细胞沉降率（ESR）检测 副高：熟练掌握 正高：熟练掌握

病程早期常明显异常，ESR＞50mm/h对诊断本病是有力的支持，并提示疾病活动。复发病例异常程度显著低于初次发病者。ESR正常不能除外本病。

知识点9：甲状腺功能检测 副高：熟练掌握 正高：熟练掌握

（1）甲状腺毒症期：血清T_4相对于T_3不成比例升高（T_3/T_4比值常＜20），TSH减少，给药无反应。甲状腺碘摄取率（RAIU）明显减少，24小时常小于10%，甚至＜2%，是滤泡细胞破坏所致。复发病例RAIU明显高于初发者。个别患者碘摄取率正常。

（2）疾病活动期过后：储存于甲状腺的激素经过数周耗竭已无力以高浓度释放入血，呈现甲状腺功能“正常”阶段：T_3、T_4正常或轻度增多，TSH轻度减少，甲状腺碘摄取率仍偏低。

（3）甲状腺功能减退期：T_3、T_4减少、TSH增多，TSH对TRH反应过度；RAIU可能在一段时间内高于正常。

在甲状腺毒症向甲减转变过程中，可能检测到TSH与FT_4同时减少的情况，易误诊为中枢性甲减。

知识点10：甲状腺超声检查 副高：熟练掌握 正高：熟练掌握

灵敏度较高，但特异性较差。甲状腺体积增大。受累区域显示回声减低，典型者呈局灶、多灶或弥漫性低回声，当病情进展时低回声区进一步扩展。病初超声检查可见片状规则低回声区，边界模糊不清，后方回声稍增强，回声减低部位多有明显压痛。恢复期可见甲状腺内不均匀回声增强并伴有小片状低回声区或伴轻微血运增加的等回声区。多普勒图像（CDFI）显示异常回声，周边血流信号较丰富，内部血流信号较少，不同于肿瘤的异常回声区内部血流信号丰富，边缘血流缺乏。甲状腺上动脉流速增高不明显。

知识点11：甲状腺核素扫描（^{99m}Tc或^{123}I） 副高：熟练掌握 正高：熟练掌握

早期甲状腺无摄取或摄取低下对诊断有帮助，或可呈冷结节，随病情缓解摄取功能逐渐恢复。

知识点12：甲状腺细针抽吸细胞学检查（FNAC）

副高：熟练掌握　正高：熟练掌握

早期典型细胞学涂片可见多核巨细胞，片状上皮样细胞，不同程度炎性细胞。晚期往往见不到典型表现。纤维化明显时也可出现"干抽"现象。合并其他类型甲状腺病变时FNAC诊断意义更大。本项检查不作为常规诊断项目。

知识点13：血清甲状腺球蛋白（Tg）

副高：熟练掌握　正高：熟练掌握

病变导致甲状腺滤泡细胞破坏及甲状腺球蛋白水解，致使血清Tg水平明显增多，与甲状腺破坏程度一致，且恢复很慢。Tg不作为诊断必备指标。

知识点14：SAT的诊断

副高：熟练掌握　正高：熟练掌握

依据典型病史、症状、体征和实验室检查，诊断较易，但不典型病例常易误诊。

（1）甲状腺增大、疼痛、触痛、质地硬，常伴上呼吸道感染症状和体征（发热、乏力、食欲不振、颈淋巴结增大等）。

（2）血沉增快。

（3）甲状腺碘摄取率降低。

（4）一过性甲状腺毒症。

（5）血清TgAb/TPOAb阴性或低效价升高。

（6）FNAC或活组织检查显示多核巨细胞或肉芽肿改变。

符合上述4条即可诊断SAT。对于临床表现不典型者，应施行FNAC明确诊断，尤其病变局限于单个结节或单个侧叶者。

知识点15：SAT与急性化脓性甲状腺炎的鉴别诊断

副高：熟练掌握　正高：熟练掌握

急性化脓性甲状腺炎的全身及甲状腺局部炎症反应更明显。常有邻近部位或其他器官感染（如肺、尿道等）及全身菌血症证据。高热，甲状腺红、肿、热、痛及脓肿形成可有波动感。白细胞总数及中性粒细胞计数常明显升高，甲状腺功能正常。RAIU正常，放射性核素扫描提示脓肿区放射性摄取减少。甲状腺超声可见脓肿，甲状腺穿刺可抽出脓液。

知识点16：SAT与甲状腺结节合并出血的鉴别诊断

副高：熟练掌握　正高：熟练掌握

结节性甲状腺肿在多结节基础上发生单结节出血时易于鉴别。单发结节，如孤立腺瘤或囊肿出血，一般病史较长，在此基础上单侧腺体突然明显增大，可伴有颈部疼痛，无发热等全身症状，血沉一般正常，甲状腺功能正常，超声检查或FNAC可确诊。

知识点17：SAT与桥本病急性发作期的鉴别诊断

副高：熟练掌握 正高：熟练掌握

桥本病急性发作期的少数患者可伴甲状腺疼痛或触痛，但多不剧烈，甲状腺多呈弥漫性肿大，疼痛常累及整个腺体。活动期ESR可轻度增快，并可出现短暂甲状腺毒症及碘摄取率降低。但无全身症状，不发热，病程较长。TgAb、TPOAb增高。两病合并存在时，FNAC可明确诊断。

知识点18：SAT与无痛性甲状腺炎的鉴别诊断

副高：熟练掌握 正高：熟练掌握

无痛性甲状腺炎的临床经过、RAIU及甲状腺功能演变过程与SAT类似，但无甲状腺疼痛及发热等全身症状，ESR可轻度增快，TgAb、TPOAb阳性。组织及细胞学显示轻中度淋巴细胞浸润，无多核巨细胞。

知识点19：SAT与甲状腺播散浸润癌的鉴别诊断

副高：熟练掌握 正高：熟练掌握

有些快速增长的甲状腺癌（多为未分化癌）可伴有疼痛，但是有周围组织浸润证据，对糖皮质激素反应不佳。有文献报道，甲状腺播散浸润癌临床及实验室检查酷似SAT，称之为“恶性假甲状腺炎”。局部区域淋巴结增大及病理检查发现肿瘤细胞有助于鉴别诊断。

知识点20：SAT的治疗 副高：熟练掌握 正高：熟练掌握

（1）早期以减轻炎症反应及缓解疼痛为主。轻症可选用非甾体类抗炎药，如阿司匹林（1～3g/d，分次口服）、吲哚美辛（75～150mg/d，分次口服）或环氧化酶-2抑制剂（对有心血管疾病倾向者慎用）。

（2）对疼痛剧烈，体温升高、用上述药物无效者，可选用肾上腺皮质激素。给药后数小时可明显缓解疼痛及甲状腺肿胀症状，用于症状严重者，如泼尼松20～40mg/d，分次服用。症状完全缓解并持续1～2周后可逐渐减量，以后根据症状、体征及血沉的变化缓慢减少剂量，总疗程6周以上。过快减量、过早停药可使病情反复。停药后如复发，可重复治疗。

（3）亚甲炎有甲亢症状时可用普萘洛尔（心得安）治疗，10～20毫克/次，tid，甲状腺功能恢复正常即可停用。

（4）对有甲状腺功能减退者可加用甲状腺激素，甲状腺片40～120mg或L-T_4 50～100μg/d，注意避免抑制TSH过低。几个月后逐渐减量，最后停用。

（5）治疗上呼吸道感染。

知识点21：SAT复发时的处理 副高：熟练掌握 正高：熟练掌握

SAT可自发缓解。健康的生活方式可增强抗病能力，避免上呼吸道感染可减少病情的加重及复发。复发后的治疗一般和首次发病治疗方法基本相同，仍是对症治疗，仅少数病情偏重的患者选用糖皮质激素。有学者认为，初次患SAT，如有选用糖皮质激素指征，可较长期用药，甚至持续用药1年或数年，可减少或杜绝病情复发，但由于存在长期使用糖皮质激素的不良反应，多不赞成此观点。

第五节 慢性淋巴细胞性甲状腺炎

知识点1：慢性淋巴细胞性甲状腺炎的概念 副高：熟练掌握 正高：熟练掌握

慢性淋巴细胞性甲状腺炎（CLT）又称桥本甲状腺炎（HT）或桥本病。CLT是一类常见的自身免疫性甲状腺疾病（AITD），也是原发性甲状腺功能减退症最主要的原因。其发病与遗传、碘代谢紊乱等导致的免疫功能异常密切相关，病理上以甲状腺实质淋巴细胞浸润及纤维化为特征，伴有血清中存在抗甲状腺抗体及甲状腺功能异常。

CLT临床较常见，从儿童、成人到老年各个年龄段均可发病，最常见的是中老年女性患者。本病临床表现多种多样，典型的临床表现为甲状腺呈弥漫性质韧无痛的轻中度增大，而颈部局部压迫和全身症状不明显，甲状腺功能可以正常或减退，但血液循环中往往出现甲状腺自身抗体。患者常有自身免疫性疾病家族史。近年来CLT发病率迅速增加，有报道认为已与甲亢的发病率相近。

知识点2：CLT的分类 副高：熟练掌握 正高：熟练掌握

传统观点认为，慢性淋巴细胞性甲状腺炎包括桥本甲状腺炎和萎缩性甲状腺炎（AT）两种临床类型。二者有相同的甲状腺自身抗体和甲状腺功能的变化，但前者甲状腺肿大，而后者甲状腺萎缩，有人认为，AT是HT的终末期，也有认为是两种独立的疾病，临床上以HT最常见。本病的发病近年来有明显的上升趋势，且可合并甲状腺癌或恶性淋巴瘤，临床上必须引起重视。也有学者指出，无痛性甲状腺炎和产后甲状腺炎（PPT）也属于CLT的范畴。

知识点3：CLT的病因 副高：熟练掌握 正高：熟练掌握

病因和发病机制虽尚未完全清楚，但公认CLT是遗传和环境因素共同作用引起的器官特异性自身免疫性甲状腺疾病。

（1）遗传因素：由遗传因子传递的体质性和免疫监护功能缺陷，体液免疫和细胞免疫所产生的抗体或抗原抗体复合物作用于甲状腺细胞后，激活抗体介导的和补体介导的细胞毒作用，使甲状腺破坏而致病。

（2）环境因素：高碘摄入是CLT发病的一个重要因素。高碘首先导致甲状腺上皮细胞损伤，再致免疫性损伤而诱发CLT。高碘可引起甲状腺内碘有机化障碍，形成过量自由基使甲状腺细胞破坏。摄碘量过多可使隐性CLT转变为显性CLT，并可促进HT甲减的发生。研究发现，易感HLA等位基因和碘摄入量增多对CLT的发生发展可能有正协同作用，即表达HT易感等位基因者，在碘的摄入量正常或稍增加时可能诱发Graves病或HT发病。另外，肠道病原中的Yersinia细菌的小肠结肠感染、应激、情绪、吸烟可能与本病的发生有关。

（3）自身免疫因素：自身免疫错综复杂，病程中体液免疫和细胞免疫的不均衡性，如兴奋性抗体占优势，则出现甲亢表现；若抑制性抗体占优势，则表现为甲减。

知识点4：CLT的病理特征 副高：熟练掌握 正高：熟练掌握

甲状腺弥漫性肿大，质地坚韧或橡皮样，表面呈结节状，边缘清，包膜完整，无粘连。镜检可见病变甲状腺组织中淋巴细胞和浆细胞呈弥散性浸润。切片见腺体有弥漫性淋巴细胞浸润、淋巴滤泡和生发中心形成，甲状腺滤泡有破坏，可见Askanazy细胞或Hürthle细胞。本病的甲状腺炎组织学改变从轻度淋巴细胞性甲状腺炎，经过典型的嗜酸细胞性中间型，最后可导致严重的纤维化型。

知识点5：CLT的典型临床表现 副高：熟练掌握 正高：熟练掌握

CLT是甲状腺炎中最常见的临床类型，90%以上发生于女性。典型临床表现如下：

（1）最常见症状为全身乏力，常有咽部不适感，10%～20%的患者有颈部局部压迫感或甲状腺区隐痛，偶有轻压痛。

（2）CLT最常见、最突出的首发临床表现是质地坚韧的甲状腺中度增大。甲状腺多为双侧弥漫性增大，峡部及锥状叶常同时增大，可达正常的2～4倍，一般呈对称型，也可单侧性增大。增大可轻度至重度，多数中度增大，但很少出现压迫颈部所致的呼吸和吞咽困难。触诊甲状腺质地坚韧，韧如橡皮样，表面可光滑或细沙粒状，也可呈大小不等的结节状，一般与周围组织无粘连，吞咽运动时可上下移动。

（3）甲状腺功能一般正常，有25%的患者表现为甲状腺功能轻度亢进或降低，这些患者早期往往有轻度甲亢，如病程迁延，数年后可出现甲减。表现为CLT样甲状腺肿伴甲亢者，称为桥本甲状腺毒症。少数病例也可伴甲状腺相关眼病。

知识点6：CLT的特殊临床表现——桥本甲亢 副高：熟练掌握 正高：熟练掌握

桥本甲亢指Graves病和CLT合并存在，也可相互转化，患者可有典型甲亢的临床表现和实验室检查结果。由于腺体组织的不断被破坏，或由于TSH阻断抗体的影响，最终甲状腺功能减低。

知识点7：CLT的特殊临床表现——桥本假性甲亢或桥本一过性甲亢

副高：熟练掌握　正高：熟练掌握

甲亢症状可短期内消失，不需抗甲状腺药物（ATD）治疗，或对症给小量普萘洛尔（心得安）即可。

知识点8：CLT的特殊临床表现——儿童型　　副高：熟练掌握　正高：熟练掌握

儿童型约占儿童甲状腺肿的40%以上，多见于9～13岁，5岁以下罕见。往往甲状腺功能正常。同成人相比，儿童CLT甲状腺质韧硬如橡皮者较成人少，伴结节较少；TPOAb和TgAb效价较成人低，TPOAb及TgAb阴性病例较成人多见；病理类型以淋巴细胞型多见；易误诊为非毒性或青春期甲状腺肿。一般无全身及其他局部症状，出现甲减的患者可影响生长发育。

知识点9：CLT的特殊临床表现——伴发甲状腺肿瘤

副高：熟练掌握　正高：熟练掌握

常表现为孤立性结节，质硬，TPOAb和TgAb效价较高，病理学显示结节部分为甲状腺瘤或癌，周围部分为CLT。应考虑CLT合并癌或淋巴瘤的可能，需做穿刺或手术活检的情况：①甲状腺疼痛明显，甲状腺激素治疗和一般对症处理无效；②甲状腺激素治疗后甲状腺不缩小反而增大；③甲状腺增大伴邻近淋巴结增大或有压迫症状；④甲状腺内有冷结节，不对称、质硬、单个结节者。

知识点10：CLT的特殊临床表现——伴发其他自身免疫性疾病

副高：熟练掌握　正高：熟练掌握

CLT可伴发Addison病、1型糖尿病、性腺功能减退症。也可伴发恶性贫血、特发性甲状旁腺功能减低、重症肌无力、系统性红斑狼疮、干燥综合征、类风湿关节炎等自身免疫性疾病。

知识点11：CLT的特殊临床表现——桥本脑病　　副高：熟练掌握　正高：熟练掌握

桥本脑病又称自身免疫性甲状腺炎相关的糖皮质激素敏感性脑病。本病严重而罕见，病因尚有争论，但肯定与自身免疫有关，其最具特征性的改变是高效价抗甲状腺抗体，特别是TPOAb，同时有神经精神症状。例如，伴有局部症状的卒中样发作震颤、肌震挛、癫痫发作、锥体外系症状以及小脑失调、神经痛或脱髓鞘性周围神经病；或出现进行性痴呆及精神症状，包括意识障碍（发生频率最多），如意识模糊、精神症状、幻觉、幻听、躁动；智能障碍，如智能低、认知差、记忆力差、定向力异常、进行性痴呆。糖皮质激素对本病具有很好的治疗效果。临床表现：①血管炎型，以脑卒中样发作反复出现为特征；②弥漫性进展型，可出现意识障碍、精神错乱、嗜睡或昏迷。脑脊液检查异常，表现为蛋白含量升高，单核细胞增多。甲状腺激素水平一般正常或偏低。脑电图可出现异常。

知识点12：CLT的特殊临床表现——桥本病伴突眼甲亢

副高：熟练掌握　正高：熟练掌握

CLT伴突眼者较少见，一般以浸润性突眼为主，可伴有甲状腺肿。甲状腺功能大多正常，TgAb、TPOAb阳性，部分患者可测到TSAb。

知识点13：甲状腺功能测定

副高：熟练掌握　正高：熟练掌握

大多数CLT患者甲状腺功能正常，约20%患者有甲减表现，有甲亢表现者不足5%。CLT为慢性进行性，最终随甲状腺破坏而出现甲减。

知识点14：自身抗体测定

副高：熟练掌握　正高：熟练掌握

（1）抗甲状腺抗体：抗甲状腺抗体测定对诊断本病有特殊意义。CLT患者大多数血中TgAb及TPOAb效价明显升高，可持续较长时间，甚至可达数年或10多年。目前认为，诊断桥本甲状腺炎，血清TPOAb测定优于TgAb测定，如进行两种抗体联合测定，其诊断价值增高。

（2）TSH结合抑制性免疫球蛋白（TBⅡ）或甲状腺刺激阻断抗体（TSBAb）：这两类抗体在10%或20%的CLT患者血循环中存在。

知识点15：甲状腺超声

副高：熟练掌握　正高：熟练掌握

（1）甲状腺两叶弥漫性增大，一般为对称性，也可一侧增大为主。峡部增厚明显。

（2）表面凹凸不平，形成结节状表面，形态僵硬，边缘变钝，探头压触有硬物感。

（3）腺体内为不均匀低回声，见可疑结节样回声，但边界不清，不能在多切面上重复，有时仅表现为局部回声减低。有的可见细线样强回声形成不规则的网格样改变。

（4）内部可有小的囊性变。

（5）早期甲状腺内血流较丰富，有时几乎呈火海征，甲状腺上动脉流速偏高、内径增粗，但动脉流速和阻力指数明显低于甲亢，且频带宽，舒张期波幅增高，又无甲亢症状，可相鉴别。病程长者甲状腺内血流减少。

知识点16：甲状腺核素扫描

副高：熟练掌握　正高：熟练掌握

常显示甲状腺增大但摄取核素减少，核素分布不均，为不规则的稀疏与浓集区，边界不清，具有“破布丁”样特征。如有较大结节可呈冷结节表现。但甲状腺显像无特异性。

知识点17：甲状腺细针穿刺细胞学检查 副高：熟练掌握 正高：熟练掌握

甲状腺细针穿刺细胞学检查（FNAC）是甲状腺疾病确诊率最高的诊断方法。方法简便，有助于在术前做出确定诊断，避免误诊手术，在国外已广泛开展。国外资料显示与术后病检符合率达95%以上，并可做首选检查方法，取代放射性核素扫描。在国内，FNAC还未普遍开展，主要用于临床上可疑的患者和并发肿瘤者。HT在镜下可呈弥漫性实质萎缩，淋巴细胞浸润及纤维化，甲状腺细胞略增大呈嗜酸性染色，即Hürthle细胞。FNAC诊断HT的标准：①滤泡上皮细胞多形性；②腺上皮细胞间有丰富的或中度的淋巴细胞浸润，以成熟淋巴细胞为主，少量未成熟细胞；③有嗜酸性滤泡细胞（Hürthle cell）、浆细胞和网状细胞等。

知识点18：其他检查 副高：熟练掌握 正高：熟练掌握

（1）甲状腺^{131}I摄取率：可正常、低于正常或高于正常，大多数患者在正常水平。因此，本检查对CLT无特异性。

（2）过氯酸钾排泌试验：60%患者阳性，提示碘的有机化障碍。

知识点19：CLT的诊断 副高：熟练掌握 正高：熟练掌握

典型的CLT病例诊断不难，但不典型病例临床易漏诊或误诊。临床可综合以下特征确立CLT的诊断。

（1）甲状腺弥漫性增大、质韧，特别是峡部大或不对称，或伴结节者，不论甲状腺功能如何，均应怀疑此病。

（2）具有典型的临床表现，只要血清TgAb或TPOAb阳性，即可诊断。

（3）临床表现不典型者，需要有高效价抗甲状腺抗体测定结果才能诊断，即两种抗体用放免法测定时，连续2次结果≥60%。

（4）同时有甲亢表现者，且高效价抗体持续存在半年以上。

（5）必要时考虑做FNAC或手术活检。甲状腺细针穿刺活检方法简便，有确诊价值。

（6）超声检查对诊断有一定意义。

知识点20：桥本脑病的诊断 副高：熟练掌握 正高：熟练掌握

桥本脑病是与桥本甲状腺炎相关的以神经系统症状为主要表现的疾病，呈急性或亚急性起病，出现癫痫发作、震颤、肌阵挛、共济失调、精神病等表现，有复发及缓解交替过程。桥本脑病患者有高效价的抗甲状腺抗体，甲状腺功能正常或异常，脑脊液蛋白质含量升高，脑电图呈弥漫性慢波，大部分影像学检查无异常，少数出现白质T_2加权相弥漫性信号增强。其诊断标准如下：

（1）不能解释的复发性肌痉挛发作、全身癫痫样发作、局灶性神经功能缺失或精神异常。

（2）伴有以下5项中的3项以上：①脑电图异常；②甲状腺自身抗体阳性；③脑脊液蛋白含量和/或单克隆带增高；④对糖皮质激素反应良好；⑤脑部MRI异常。

知识点21：CLT与Riedel甲状腺炎的鉴别诊断 副高：熟练掌握 正高：熟练掌握

Riedel甲状腺炎又称慢性侵袭性甲状腺炎、木样甲状腺炎。本病罕见，见于30～60岁中老年女性，男女发病率为1∶3。病因不清。呈良性经过，进展缓慢，病程数月到数年，可自行停止发展。甲状腺不同程度的增大，可为正常轮廓，累及一叶或整个腺体，质坚如石、不痛、与皮肤粘连、不随吞咽活动、周围淋巴结不大。甲状腺结构破坏，被大量纤维组织取代，病变常超出甲状腺范围，侵袭周围组织，产生邻近器官的压迫症状，如吞咽困难、呼吸困难、声嘶等。压迫症状与甲状腺增大程度不成正比。常伴有其他部位纤维化，如纵隔、腹膜后、泪腺、胆囊等纤维化。白细胞计数、血沉、T_3、T_4、TSH和^{131}I摄取率大多正常。抗甲状腺抗体阴性或效价很低。甲状腺功能一般正常，甲状腺组织完全被纤维组织取代后可出现甲减，并伴有其他部位纤维化。可行细针穿刺活检和甲状腺组织活检确诊。

知识点22：CLT与Graves的鉴别诊断 副高：熟练掌握 正高：熟练掌握

CLT与Graves病都有甲状腺自身抗体存在，HT以产生TgAb和TPOAb为主，而Graves病以产生TSH受体抗体为主。Graves病通常增大的甲状腺质地较软，TgAb和TPOAb效价较低。二者区别较困难，必要时需靠FNAC或手术活检进行鉴别。

知识点23：CLT与甲状腺癌的鉴别诊断 副高：熟练掌握 正高：熟练掌握

CLT可合并甲状腺恶性肿瘤，如甲状腺乳头状癌和淋巴瘤。甲状腺癌的发生率高于一般甲状腺疾病合并甲状腺癌的比率。因此，对CLT患者需长期随访，当CLT患者出现甲状腺明显疼痛，结节样变，如结节孤立、质地较硬时，难与甲状腺癌相鉴别。甲状腺癌的甲状腺抗体一般正常，甲状腺功能也正常。如临床难以诊断，应做FNAC或手术切除活检以明确诊断。

知识点24：CLT与甲状腺恶性淋巴瘤的鉴别诊断 副高：熟练掌握 正高：熟练掌握

有资料显示，CLT合并恶性淋巴瘤的发生率为16%～50%。也有研究认为，重度慢性淋巴细胞性甲状腺炎可向恶性淋巴瘤转变。但多数甲状腺恶性淋巴瘤的肿块增大迅速，颈淋巴结增大，很快出现压迫症状，甲状腺扫描为冷结节，二者较易鉴别。当HT合并恶性淋巴瘤，尤其是无肿块的甲状腺恶性淋巴瘤时区别较难，应做病理学检查。

知识点25：CLT与无痛性甲状腺炎的鉴别诊断

副高：熟练掌握 正高：熟练掌握

无痛性甲状腺炎为良性自限性疾病，一般2～8个月病情自行缓解。特征为伴自发缓解性甲亢，甲状腺大小正常或轻度增大，可有结节，甲状腺无压痛，血清T_3、T_4均增多，而甲状腺^{131}I吸收率则明显下降，血沉正常或轻度升高，半数患者TgAb、TPOAb效价低或中度升高，病理检查为弥漫性或局灶性淋巴细胞性甲状腺炎改变，很少见组织纤维化及Hürthle细胞，无肉芽肿样表现。

知识点26：CLT的治疗原则与目的 副高：熟练掌握 正高：熟练掌握

CLT目前没有根治方法，治疗的主要目的是纠正继发的甲状腺功能异常和缩小显著增大的甲状腺。

（1）轻度弥漫性甲状腺肿又无明显压迫症状，不伴有甲状腺功能异常，一般不需治疗，可随诊观察。

（2）甲状腺增大明显并伴有压迫症状，采用L-T_4制剂治疗可减轻甲状腺肿；有甲减采用甲状腺激素替代治疗。

（3）对CLT一般不宜手术治疗，因为不适当的切除将促使甲状腺功能减退提前发生。但为明确诊断（疑为恶性）或减轻压迫症状，部分患者需采用手术治疗，如施行甲状腺峡部、部分或次全切除。若CLT合并甲状腺癌则行根治性手术。若HT合并恶性淋巴瘤，则采用化疗或放疗的方法治疗。

知识点27：CLT合并甲减的内科治疗 副高：熟练掌握 正高：熟练掌握

CLT合并甲减患者需长期以甲状腺片或L-T_4替代治疗。一般从小剂量开始，干甲状腺片40～60mg/d，或L-T_4 50～100μg/d，逐渐增量分别至120～180mg/d或100～200μg/d，直到腺体开始缩小，TSH水平降至正常。临床上应对不同患者采用不同剂量调整到维持量。

（1）老年或有缺血性心脏病患者的治疗：L-T_4从12.5～25μg/d较小剂量用起，缓慢增加剂量，间隔4周，使TSH在变动剂量后能达到一个稳定浓度。

（2）年龄小于50岁，无心血管疾病风险患者：一开始即可使用全部替代剂量1.6～1.8μg/(kg·d)。

（3）妊娠期患者的治疗：应增加L-T_4剂量25%～50%。季节一般不影响甲状腺激素的给药量。

（4）新生儿甲减患者的治疗：L-T_4的起始剂量较大，0～6个月：8～10μg/(kg·d)（25～50μg/d）；6～12个 月：6～8μg/(kg·d)（50～75μg/d）；1～5岁：5～6μg/(kg·d)（75～100μg/d）；6～12岁：4～5μg/(kg·d)（100～150μg/d）。

甲状腺激素应空腹或睡前服用，避免与钙剂、铁剂等同时服用。

知识点28：CLT伴亚临床型甲减的内科治疗　　副高：熟练掌握　正高：熟练掌握

治疗方法同上，但剂量宜小，甲状腺功能恢复后L-T_4减量或停用。需要注意，在替代治疗前，应在2周至3个月内复查TSH，如果两次TSH均升高，才考虑给予甲状腺激素制剂。如果TSH只轻度升高，应根据患者的年龄与心血管疾病的风险，确定是否给予替代治疗。

知识点29：甲状腺功能正常的CLT内科治疗　　副高：熟练掌握　正高：熟练掌握

对甲状腺功能正常的CLT，一般不需特殊治疗，在确认碘营养状态后，采用适碘饮食，避免高碘食物和药物（包括中药）的摄入。对于甲状腺明显增大，尤其是有明显压迫症状者，可给予甲状腺激素制剂，或短期使用糖皮质激素。

知识点30：桥本甲亢的内科治疗　　副高：熟练掌握　正高：熟练掌握

桥本甲亢治疗应按Graves病进行，给予硫脲类或咪唑类抗甲状腺药物，剂量宜小，避免发生甲减。通常不选用^{131}I治疗及手术治疗。对于症状明显者，可同时给予β受体阻滞剂，如用普萘洛尔控制毒症的症状。一过性甲亢者，甲亢为症状性，给予β受体阻滞剂对症处理即可。

知识点31：桥本脑病的内科治疗　　副高：熟练掌握　正高：熟练掌握

在抗癫痫、维持水电平衡、营养支持等一般治疗的基础上，需要给予糖皮质激素（口服或静脉）。急性或亚急性发作时，可口服泼尼松50～150mg/d或静脉输入甲泼尼龙1g/d，连用3～7后逐渐减量至维持量或停用。也可应用其他免疫抑制剂，如环磷酰胺、硫唑嘌呤等，或尝试免疫球蛋白、血浆交换疗法等。

知识点32：HT的手术治疗　　副高：熟练掌握　正高：熟练掌握

HT的手术治疗仍颇有争议，仅在高度怀疑合并甲状腺癌时采用。术后终生甲状腺激素替代治疗。

一般出现下列状况可以考虑手术疗法：①甲状腺增大，有明显的压迫症状，尤其是药物治疗不能改善者；②临床高度怀疑并发甲状腺肿瘤或FNAC提示有癌变者；③甲状腺疼痛较剧烈，又不能耐受甲状腺素治疗者；④并发Graves病反复发作，或有进展性Graves病症状者。

单纯CLT患者的甲状腺切除量应适中，以缓解症状为主，尽量多保留甲状腺组织。术后均应加强随访，定期测定T_3、T_4、TSH，术后终生甲状腺激素替代治疗。

知识点33：HT的中医治疗　　副高：熟练掌握　正高：熟练掌握

中医中药在HT治疗方面积累了丰富的临床经验，有一定的实用价值。近年来，由于中医药对HT的良好疗效，也促进了医药界对HT的中药实验研究，使中药治疗HT的机制进一步明确。有研究人员通过实验性自身免疫性甲状腺炎小鼠的研究发现以麻黄、鹿角片、桃仁、防己等组成的“温瘿消”方剂，能明显降低小鼠血清中TgAb、TPOAb的水平，提示此方具有抑制体液免疫系统产生自身抗体的作用。

知识点34：CLT的预后　　副高：熟练掌握　正高：熟练掌握

根据病情需要，给予充分的甲状腺激素替代治疗，HT的预后较好。本病病程缓慢，有发展为甲减的趋势。患者如有血清学证据，而甲状腺功能正常时，应注意定期随访复查，及时发现是否存在甲减。另外，HT患者可合并甲状腺癌，故需长期随诊。

业已证实，HT并非完全不可逆转，部分患者可自行缓解，有不少患者肿大的甲状腺可以缩小或消失，原来查到的甲状腺结节随诊中消失或缩小，硬韧的甲状腺可能变软，不必终身替代治疗。影响预后的因素有以下：

（1）年龄：有学者认为，年轻HT患者甲状腺功能及免疫紊乱易于恢复，可能与机体良好的自我调节有关。

（2）遗传因素：有家族史的HT患者，经过一段时间的替代治疗后，其甲状腺功能较无阳性家族史者易于恢复正常，且可保持长期缓解，说明HT阳性家族史可能是患者不需终生替代治疗的一项参考指标。

（3）碘摄入量：饮食中的含碘量及有无应用含碘药物也是影响HT预后的一个重要因素。高碘饮食，尤其是在富碘地区，可促进HT的发生与发展。含碘药物如胺碘酮诱发HT甲减的报道也屡见不鲜。因此，HT患者应严格控制碘的摄入量，即可使部分患者的甲状腺功能恢复正常，又可使甲状腺炎得到明显改善。所以，控制碘的摄入可以改善HT的预后。

（4）甲状腺摄碘率：甲状腺摄碘率对判断HT的预后很有意义。高摄碘率的HT，组织学上提示为局灶性甲状腺炎，甲状腺内存在大量有功能的甲状腺滤泡，易于恢复正常甲状腺功能。而HT伴严重不可逆甲减者，甲状腺摄碘率低，这类患者往往需要长期应用甲状腺激素替代治疗。

（5）甲状腺肿大程度一般而言，甲状腺肿大愈明显，对替代治疗的效果愈好，甲状腺功能愈易于恢复正常，停药后保持长期缓解的可能愈大。而伴甲状腺萎缩的HT，常伴有TSBAb，预后相对较差。

（6）甲状腺抗体：TSH受体抗体在HT发病机制中起重要作用。其两种亚型TSAb和TSBAb的相互消长决定着HT的甲状腺功能状态，TSBAb阳性的患者甲状腺功能较难恢复；TSBAb阴性则有利于疾病的缓解。另一方面，当患者体内同时存在TSAb和TSBAb时，若TSAb效价升高而TSBAb效价下降，则患者HT甲减可向甲亢转化。因此，动态观察TSAb和TSBAb有助于预测HT的甲状腺功能，对其预后判断具用重要价值。

（7）TSH：观察HT患者血清TSH水平有助于了解HT预后。研究发现TSH明显升高的HT甲减患者，经甲状腺激素替代治疗后，甲状腺功能易于恢复正常，且可长期维持。而TSH升高不明显者，HT甲减长期缓解的可能性较小。因此，TSH水平是判断HT预后的良好指标。

桥本脑病患者少数可自然缓解，类固醇治疗后几天或几周内迅速好转，约55%的患者停用类固醇后可复发，再用类固醇症状又可缓解。极少数病例可以死亡。

第六节 甲状腺结节及甲状腺肿瘤

一、甲状腺结节

知识点1：甲状腺结节的概念 副高：熟练掌握 正高：熟练掌握

甲状腺结节是内分泌系统的多发病和常见病，是指局部甲状腺细胞生长异常导致甲状腺内出现一个或多个组织结构异常的团块。甲状腺结节可由多种病因引起，可单发，也可多发，多发结节比单发结节的发病率高，但单发结节甲状腺癌的发生率较高。不同检查手段提示甲状腺结节征象不同。甲状腺查体时甲状腺结节表现为视诊或触诊发现的甲状腺肿块。B超检查甲状腺结节表现为局灶性回声异常的区域。

有5%～15%的甲状腺结节为恶性，即甲状腺癌。近年来，我国甲状腺癌的患病率呈现增高的趋势，非必要的甲状腺结节的手术率也显著升高。甲状腺结节良性居多，恶性病变比例很少，只占其中的5%左右。

知识点2：甲状腺结节的分类 副高：熟练掌握 正高：熟练掌握

甲状腺结节的分类

甲状腺良性病变	甲状腺恶性病变
结节性甲状腺肿	滤泡上皮细胞来源
毒性结节性甲状腺肿	乳头状癌
甲状腺囊肿	滤泡癌
炎症性结节	髓样癌（C细胞癌）
亚急性甲状腺炎	未分化癌（间变癌）
慢性淋巴细胞性甲状腺炎	非滤泡上皮来源的恶性肿瘤
其他炎症	恶性淋巴瘤
良性肿瘤	杂类肿瘤
	未分类肿瘤
	转移癌

知识点3：甲状腺结节的病因及分类 副高：熟练掌握 正高：熟练掌握

甲状腺结节病因有多种，可分为良性和恶性两大类。

（1）增生性结节性甲状腺肿：各种原因，包括碘过高或过低、食用致甲状腺肿的物质、服用致甲状腺肿药物或甲状腺素合成酶缺陷等，导致了甲状腺滤泡上皮细胞增生，结节形成。

（2）肿瘤性结节：甲状腺良性腺瘤、甲状腺乳头状癌、滤泡细胞癌、Hürthle细胞癌、甲状腺髓样癌、未分化癌、淋巴瘤等甲状腺滤泡细胞和非滤泡细胞恶性肿瘤以及转移癌。

（3）囊肿：结节性甲状腺肿、腺瘤退行性变和陈旧性出血导致囊肿形成。部分甲状腺癌，特别是乳头状癌也可发生囊性变。少数囊肿为先天的甲状舌骨囊肿和第四鳃裂残余所致。

（4）炎症性结节：急性化脓性甲状腺炎、亚急性甲状腺炎、慢性淋巴细胞性甲状腺炎均可以结节形式出现。极少数情况下甲状腺结节为结核或梅毒所致。

知识点4：甲状腺结节的临床表现　　副高：熟练掌握　正高：熟练掌握

（1）症状：大多数甲状腺结节患者没有临床症状。

合并甲状腺功能异常时，可出现相应的临床症状。如合并甲亢时，可有怕热、多汗、多食、易饥饿、心慌、手颤等症状；合并甲减时，可有皮肤粗糙、怕冷、便秘、记忆力下降、周身水肿等症状。

如果结节压迫周围组织，可能出现声音嘶哑、胸闷、呼吸或吞咽困难等压迫症状。

部分患者可能出现颈部淋巴结肿大。

提示结节为恶性的可能性大的临床症状：结节生长迅速；伴持续性声音嘶哑、发音困难，并应排除声带病变（炎症、息肉等）；伴吞咽困难或呼吸困难。

（2）体征：并非所有的甲状腺结节均能触诊到，触诊到的“甲状腺结节”也需要通过甲状腺超声进行证实。

提示结节为恶性的可能性大的颈部体征：结节形状不规则、与周围组织粘连固定；伴颈部淋巴结病理性肿大。

知识点5：甲状腺结节的诊断　　副高：熟练掌握　正高：熟练掌握

发现甲状腺结节并不困难。绝大多数甲状腺结节患者没有临床症状，查体时可触摸到甲状腺结节，甲状腺超声检查时甚至能发现直径仅有几毫米的甲状腺结节。如何判断甲状腺结节的性质、如何在众多的甲状腺结节中发现甲状腺恶性病变有赖于详细的病史采集、全面的体格检查、必要的实验检查以及辅助检查。甲状腺细针穿刺活检的开展显著提高了甲状腺结节良恶性的诊断率。结节病因诊断过程，无论是症状、体征，还是实验室和辅助检查都将围绕着良、恶性鉴别核心进行。

知识点6：甲状腺结节病史采集和体格检查　　副高：熟练掌握　正高：熟练掌握

详细的病史采集和全面的体格检查是评估甲状腺结节性质的基础。病史采集中应重点关注患者的年龄、性别，有无头颈部放射线暴露史，结节的大小及变化和增长的速度，有无颈痛、声嘶、呼吸困难等局部症状，有无甲亢、甲减的症状，有无甲状腺肿瘤、甲状腺髓样癌或多发性内分泌腺瘤（MEN2型）、家族性多发性息肉病、Cowden病和Gardner综合征等家族性疾病史。体格检查中应重点关注结节的数目、大小、质地、活动度、有无压痛、局部淋巴结有无增大和声带的运动情况等。

知识点7：甲状腺功能检查　　副高：熟练掌握　正高：熟练掌握

所有甲状腺结节患者都应进行甲状腺激素（T_3、T_4、FT_3、FT_4）和血清TSH检查，了解有无甲亢或甲减。绝大多数甲状腺恶性肿瘤患者甲状腺功能处于正常状态。TSH被抑制的甲状腺结节提示可能为功能自主性结节，需要进行甲状腺核素显像确诊。

知识点8：甲状腺自身抗体检查　　副高：熟练掌握　正高：熟练掌握

血清TPOAb和TgAb检测对诊断桥本甲状腺炎很有帮助，尤其是对血清TSH水平增高者。85%以上桥本甲状腺炎患者，血清抗甲状腺抗体水平升高。但确诊桥本甲状腺炎不能完全除外甲状腺恶性肿瘤的可能。部分桥本甲状腺炎可合并甲状腺乳头状癌或甲状腺淋巴瘤。

知识点9：甲状腺球蛋白（Tg）水平测定　　副高：熟练掌握　正高：熟练掌握

甲状腺炎症或肿瘤均可引起血清Tg水平升高。手术前测定血清Tg水平不能鉴别甲状腺结节的良、恶性。血清Tg水平测定主要用于甲状腺癌全切术后或近全切术后和/或放射碘去除残余甲状腺后，判断癌肿复发和转移。

知识点10：血清降钙素水平测定　　副高：熟练掌握　正高：熟练掌握

甲状腺结节伴有血清降钙素水平明显升高时，可诊断甲状腺髓样癌。有甲状腺髓样癌家族史或多发性内分泌腺瘤家族史者，应检测基础或刺激状态下血清降钙素水平，以明确甲状腺髓样癌。

知识点11：甲状腺超声检查　　副高：熟练掌握　正高：熟练掌握

目前，甲状腺超声检查是评价甲状腺结节大小和数目较敏感的方法。主要用于明确甲状腺结节的有无、数量，结节大小和性质，有无颈部淋巴结增大及辅助甲状腺穿刺定位、治疗、随诊。

所有怀疑有甲状腺结节或已有甲状腺结节患者都需行甲状腺超声检查。如果甲状腺超声发现以下特征常提示结节恶性可能性大。①回声低；②结节边缘不规则；③结节内有点状钙化；④结节内血流信号紊乱；⑤颈部淋巴结增大。

另外，结节的良、恶性与结节的大小无关，直径＜1.0cm的结节恶性并不少见；与结节是否可触及无关；与结节单发或多发无关；与结节是否合并囊性变无关。

知识点12：甲状腺核素显像　　副高：熟练掌握　正高：熟练掌握

甲状腺核素显像是目前唯一能够评价甲状腺结节功能状态的影像学检查方法。依据结节对放射性核素摄取能力将结节分为“热结节”“温结节”和“冷结节”。“热结节”几乎均为良性，恶性病变极为罕见。“温结节”“冷结节”部分为恶性。因此，甲状腺核素显像只对“热结节”有诊断意义，而对判断甲状腺结节的良、恶性帮助甚少。适用于甲状腺结节合并甲亢和亚临床甲亢的患者。

知识点13：甲状腺MRI和CT检查　　副高：熟练掌握　正高：熟练掌握

MRI或CT对确定甲状腺结节存在与否帮助不大，其敏感性不如甲状腺超声，且价格昂贵，故不推荐首选检查。但MRI或CT能确定甲状腺结节与周围组织的关系，了解有无胸骨后甲状腺存在、有无纵隔淋巴结转移等。需要了解甲状腺结节与周围组织的关系、有无纵隔淋巴结转移时可行MRI或CT检查。

知识点14：细针穿刺抽吸活检（FNAB）及其适应证

副高：熟练掌握　正高：熟练掌握

术前评估甲状腺结节是良性还是恶性时，FNAB是敏感度和特异度最高的检查方法。术前FNAB有助于减少不必要的甲状腺结节手术，并帮助确定恰当的手术方案。超声引导下FNAB可以提高取材成功率和诊断准确率。但FNAB不能区分甲状腺滤泡状癌和滤泡细胞腺瘤。

FNAB的适应证：

（1）直径>1cm的甲状腺结节，均可考虑FNAB检查。但在下述情况下，FNAB不作为常规：①经甲状腺核素显像证实为有自主摄取功能的“热结节”；②超声提示为纯囊性的结节；③根据超声影像已高度怀疑为恶性的结节。

（2）直径<1cm的甲状腺结节，不常规推荐行FNAB。但在下述情况下，可考虑超声引导下FNAB：①超声提示结节有恶性征象；②伴颈部淋巴结超声影像异常；③童年期有颈部放射线照射史或辐射污染接触史；④有甲状腺癌或甲状腺癌综合征的病史或家族史；⑤^{18}F-FDG PET显像阳性；⑥伴血清Ct水平异常升高。

知识点15：我国《甲状腺结节和分化型甲状腺癌诊治指南》中FNAB结果判定

副高：熟练掌握　正高：熟练掌握

在2012年版中国《甲状腺结节和分化型甲状腺癌诊治指南》中，将FNAB的结果划分为以下几类见表。

细针穿刺抽吸活检（FNAB）结果判定表

细针穿刺抽吸活检结果	结节为恶性的可能性（%）	可能的病变类型
取材无法诊断或不满意	1～4	细胞成分太少或仅为炎性成分
良性	0～3	胶质结节、桥本甲状腺炎、亚急性甲状腺炎或囊性病变等
不确定	5～30	细胞增生较活跃或滤泡性病变
可疑恶性	60～75	可疑乳头状癌、髓样癌、转移癌或淋巴瘤
恶性	97～99	乳头状癌、髓样癌、转移癌或淋巴瘤

知识点16：L-T_4抑制治疗甲状腺良性结节　　副高：熟练掌握　正高：熟练掌握

L-T_4抑制治疗甲状腺良性结节的目的是使已有的结节缩小，防止新结节的产生。但此法是否需要采用一直存有争议，因为只有少数患者L-T_4治疗后甲状腺结节缩小，但停药后缩小的结节还可重新变大。另外，长期L-T_4治疗可导致多种不良反应，因此，不适宜广泛推广使用，特别不适用于血清TSH水平<1mU/ml、年龄>60岁的男性患者、绝经后妇女、合并心血管疾病者。如果L-T_4治疗后甲状腺结节不缩小，或结节反而增大者，需要重新进行FNAC。

知识点17：手术治疗甲状腺良性结节　　副高：熟练掌握　正高：熟练掌握

多数腺结节仅需定期随访，无需特殊治疗。少数情况下可选择手术治疗。下列情况下可考虑手术：

（1）出现与结节明显相关的局部压迫症状。

（2）合并甲状腺功能亢进、内科治疗无效者。

（3）肿物位于胸骨后或纵隔内。

（4）结节进行性生长，临床考虑有恶变倾向或合并甲状腺癌高危因素。因外观或思想顾虑过重影响正常生活而强烈要求手术者，可作为手术的相对适应证。

知识点18：PEI治疗甲状腺良性结节　　副高：熟练掌握　正高：熟练掌握

超声引导下经皮酒精注射（PEI）是一种微创疗法，主要用于治疗甲状腺囊肿或结节合并囊性变，有效性达95%以上，但复发率较高。大的或多发囊肿可能需要多次治疗方能取得较好的效果。因PEI治疗单发、实性结节缩小率低，复发率高，目前不推荐使用。

PEI治疗前一定要除外恶性变的可能，详细了解结节的位置、大小、形态、边缘和血流状态。操作过程中应始终监测穿刺针尖的位置，确保针尖位于结节内部，注意患者反应，当患者出现严重疼痛、咳嗽或发音变化等表现应立即停止操作。

知识点19：^{131}I治疗甲状腺良性结节　　副高：熟练掌握　正高：熟练掌握

^{131}I治疗的目的是除去功能自主性结节，恢复正常的甲状腺功能状态。有效率高达80%～90%。少数患者治疗后可发生甲减，极少数患者治疗后发生Graves病。用于自主性高功能腺瘤和毒性结节性甲状腺肿且体积< 100ml者或不适用手术治疗或手术治疗复发者。本法不适用于有巨大甲状腺结节者，禁用于妊娠和哺乳期妇女。

知识点20：妊娠时甲状腺结节的治疗　　副高：熟练掌握　正高：熟练掌握

妊娠期间发现甲状腺结节，处理措施与非妊娠期间甲状腺结节相同。值得注意的是，妊娠期间禁用甲状腺核素显像检查和放射性碘治疗。FNAC可在妊娠期间进行，也可推迟在产后进行。如果结节是恶性的，在妊娠期的3～6个月手术治疗较为安全；否则，手术选择在产后进行。

知识点21：儿童甲状腺结节的治疗　　副高：熟练掌握　正高：熟练掌握

儿童甲状腺结节相对少见，但恶性率高于成年人，癌占15%。因此，对儿童甲状腺结节患者同样应行FNAC检查。当细胞学检查提示结节为恶性病变或可疑恶性病变时，应采取手术治疗。

知识点22：良性甲状腺结节的随访　　副高：熟练掌握　正高：熟练掌握

（1）随访频率：对多数甲状腺良性结节，可每隔6～12个月进行随访。对暂未接受治疗的可疑恶性或恶性结节，随访间隔可缩短。

（2）随访内容：每次随访必须进行病史采集和体格检查，并复查颈部超声。部分患者（初次评估中发现甲状腺功能异常者、接受手术、TSH抑制治疗或^{131}I治疗者）还需随访甲状腺功能。

（3）随访中发现结节明显生长的处理："明显生长"指结节体积增大50%以上，或至少有2条径线增加超过3mm，要特别注意是否伴有提示结节恶变的症状、体征（如声音嘶哑、呼吸/吞咽困难、结节固定、颈部淋巴结肿大等）和超声征象。结节明显生长是FNAB的适应证；对囊实性结节来说，根据实性部分的生长情况决定是否进行FNAB。

二、甲状腺肿瘤

知识点1：甲状腺肿瘤的分类　　副高：熟练掌握　正高：熟练掌握

甲状腺肿瘤是最常见的内分泌肿瘤，依其分化程度和生物学特性可分为良性和恶性两大类。良性肿瘤以来源于滤泡细胞的腺瘤最常见，而来源于中胚层的脂肪瘤、血管瘤、纤维瘤等较少见。恶性肿瘤又分为原发和继发（转移），以来源于滤泡细胞的甲状腺乳头状癌、滤泡状癌为主，而未分化癌及来源于滤泡旁C细胞的髓样癌较少见，甲状腺鳞状细胞癌、肉瘤等则较罕见。甲状腺恶性淋巴瘤也不少见，但继发多于原发。甲状腺肿瘤病因不明，其发生的因素可能与慢性TSH刺激、缺碘、放射损伤等导致细胞不可逆突变、甲状腺细胞增生有关，部分可发展成癌变。

知识点2：甲状腺良性肿瘤　　副高：熟练掌握　正高：熟练掌握

甲状腺良性肿瘤中，滤泡性腺瘤占绝大部分，高功能甲状腺腺瘤（毒性腺瘤）少见。

（1）甲状腺肿瘤是甲状腺良性肿瘤中常见的一种，可发生于任何年龄，女性多见。多数为单结节性，少数呈多结节状。

（2）临床上可多年无症状，当肿瘤直径＞1cm时才能触及，随甲状软骨的吞咽活动可上、下移动，大小不等。圆形或椭圆形，触之有弹性感，不与气管粘连，无邻近淋巴结节转移、增大。如继续增大到3cm以上时，可发生气管或食管或上腔静脉压迫症状。少数腺瘤因甲状腺激素分泌增高，出现甲亢表现，称高功能甲状腺腺瘤（毒性腺瘤）。

（3）腺瘤一般有完整包膜。根据其组织学特征可分为3种类型：①滤泡性腺瘤，最常见；②乳头状瘤，较少见；③Hürthle细胞性，更少见。肿物发展缓慢，可发生退行性变，少数可发生恶变。

（4）对于明确诊断为良性病变者，一般采用手术治疗。

知识点3：甲状腺恶性肿瘤——乳头状癌　　副高：熟练掌握　正高：熟练掌握

乳头状癌是指有滤泡细胞分化、具有典型的乳头/滤泡结构和核特征性改变的恶性上皮细胞肿瘤。

（1）乳头状癌占甲状腺癌的60%～80%，此类癌包括单纯性乳头状癌和混合性甲状腺癌，临床最常见，恶性度最低。

（2）任何年龄均可发病，但以30～50岁者居多，女性多于男性，有些患者儿童时期可有颈部放射治疗史。

（3）为甲状腺癌中生长最慢者，多年可局限在甲状腺内，但可经腺内淋巴管扩散至腺体的其他部位或局部淋巴结。偶可转化为未分化癌，预后极差。

（4）临床上除触及甲状腺结节及局部淋巴结增大外，其他表现极少，有时癌瘤小，位于甲状腺深部而不能触及。

（5）病理改变：乳头状癌指有滤泡细胞分化、具有典型的乳头/滤泡结构和核特征性改变的恶性上皮细胞肿瘤。大体上肿瘤为实性，大小不一，平均2～3cm，可伴有囊性变、纤维化、钙化等。呈浸润性生长，包膜不明显。

镜下可见典型的乳头状结构，乳头呈分支状，中心有纤维血管轴心，表面被覆瘤细胞。瘤细胞核大，异形、排列紊乱，极向消失。有毛玻璃状核（核大、淡染、重叠、核仁不明显）、核内假包涵体和核沟三大特征，具有诊断意义。乳头间质可见砂粒体。癌乳头和细胞团常侵犯周围的甲状腺组织或包膜。甲状腺球蛋白免疫组化染色阳性。

根据组织结构、细胞形态和浸润范围上的差异又可将乳头状癌分为几个亚型，乳头状微小癌（指直径≤1.0m的乳头状癌）、包裹型乳头状癌、滤泡型乳头状癌、弥漫硬化型乳头状癌、嗜酸细胞型乳头状癌、高细胞型乳头状癌。不同亚型对判断预后有影响。

知识点4：甲状腺恶性肿瘤——滤泡细胞癌　　副高：熟练掌握　正高：熟练掌握

滤泡癌是具有滤泡细胞分化，但缺乏乳头状癌诊断特征的恶性上皮性肿瘤。

（1）滤泡癌占甲状腺癌的15%～20%，此类癌可单独存在，多数与乳头状癌混杂以混合型存在。恶性程度不一，但高于乳头状癌。

（2）发病年龄平均较乳头状癌高，多见于中年以上女性，儿童时期常有颈部放疗史。

（3）很少有淋巴转移，但可有血行远处扩散，特别易于扩散至骨骼、肺、肝等脏器。有时治疗剂量的甲状腺激素抑制其扩散有较好的作用。

（4）临床上主要表现为结节性甲状腺肿，单结节多见，体积较大，质硬如石，有包膜，完整或不完整。伴有出血、坏死或囊性变，可累及整叶甲状腺，后期可出现邻近组织的侵袭、疼痛，以及远处转移。滤泡细胞癌及其转移灶有摄碘功能，偶可引起甲亢。

（5）病理改变：大体为单发或多发性结节性肿物，体积较大，平均直径为4～8cm；有包膜，完整或不完整。伴有出血、坏死或囊性变；有血管、局部或广泛浸润。形态学差异较大，有的肿瘤为分化好的滤泡组成，有的肿瘤呈实性生长，有的为分化差的滤泡，或由各种结构混合构成。仅根据肿瘤自身的组织结构和细胞学不能判断肿瘤的良恶性。诊断恶性主要依据肿瘤有无包膜和血管浸润存在。

知识点5：甲状腺恶性肿瘤——未分化癌　　副高：熟练掌握　正高：熟练掌握

未分化癌最少见，恶性度极高，早期即可发生远处转移，死亡率极高。

（1）未分化癌占甲状腺癌的5%～10%，多为60岁左右发病，好发于女性。早期就可出现肺、骨和脑等部位远处转移。多数患者于确诊6个月内死亡。可分若干亚型，但以小细胞癌和巨细胞癌最为重要。

（2）临床上主要表现为甲状腺肿块迅速增大、疼痛。侵袭邻近组织，引起声嘶、呼吸窘迫和吞咽困难。肿块大有压痛，质硬如石，与周围组织粘连固定，局部淋巴结增大，也可远处转移。

（3）病理改变：没有包膜，浸润范围广，使甲状腺形态发生改变。有些地方像石头一样硬，而有些地方则比较柔软或是较脆。邻近结构的浸润如皮肤、肌肉、血管、咽部和食管很常见。迅速发生周围组织浸润和全身转移。病理学大体上呈棕白色，肉质感、个大，有明显的出血和坏死区。显微镜下可见病变部分由不典型细胞组成，细胞内可见许多有丝分裂，形式众多，常以纺锤形细胞和多个核巨形细胞为主，其次为鳞状细胞。

知识点6：甲状腺恶性肿瘤——甲状腺髓样癌　　副高：熟练掌握　正高：熟练掌握

甲状腺髓样癌是发生于C细胞的肿瘤。癌肿多位于双侧甲状腺的上1/3。常有局部或对侧淋巴结转移。

（1）多在50岁以上发病，女性略多于男性。恶性程度高于滤泡细胞癌。

（2）临床上一般先有甲状腺坚硬结节或局部淋巴结增大，也可经血行向远处扩散。可分泌降钙素，但一般血钙正常，不出现低血钙症状；可分泌前列腺素、肾素和血管活性肠肽引起相应症状；也可分泌血清素和ACTH，表现有类癌细胞症状和库欣综合征；100%存在于多发性内分泌肿瘤（MEN）的2型和3型中；20%～30%有腹泻，原因不明。

（3）病理可见细胞形态、排列、分化不一，但无坏死或多核细胞浸润，腺体的其他部位也可见癌性病灶，有血管侵袭。癌肿多位于双侧甲状腺的上1/3，常有局部或对侧淋巴结转移。

知识点7：甲状腺恶性肿瘤——甲状腺淋巴癌　　副高：熟练掌握　正高：熟练掌握

（1）临床罕见甲状腺淋巴癌，多在桥本甲状腺炎的基础上发病，女性多见，是淋巴癌中唯一以女性发病为主的肿瘤。

（2）临床上有桥本甲状腺炎或甲亢患者，如有迅速增大的甲状腺肿块则应考虑本病。

（3）病理上呈间质内异型淋巴细胞弥漫性浸润，淋巴滤泡生发中心萎缩消失，淋巴细胞成堆或环状浸润：甲状腺滤泡上皮在滤泡腔内呈瘤样损害；血管壁浸润，尤其在含肌层的小血管壁有淋巴细胞浸润。

知识点8：甲状腺癌分期标准　　副高：熟练掌握　正高：熟练掌握

甲状腺癌采用TNM分期，同时考虑癌肿的组织类型和年龄对预后的影响。可根据临床表现分期，也可根据手术前活检或是手术中及手术后病理进行分期，病理分期更优。1992年版TNM分期中根据原发于甲状腺肿瘤大小，T分为：T_1，直径≤1cm；T_2，1cm＜直径＜4cm；T_3，直径＞4cm；T_4，侵袭到甲状腺外通过包膜。N_0，没有淋巴结转移；N_1，有淋巴结转移。M_0：无远处转移；M_1：有远处转移。1992年，美国癌症联合会甲状腺癌的分期标准见下表。2002年版肿瘤分期较1992年版细化，但执行中也有争议。

美国癌症联合会甲状腺癌分期标准

分期	乳头状癌（＜45岁）	滤泡状癌（＞45岁）	髓样癌	未分化癌
Ⅰ	M_0	T_1	T_1	－
Ⅱ	M_1	T_2～T_3	T_2～T_4	－
Ⅲ	－	T_4或N_1	N_1	－
Ⅳ	－	M_1	M_1	任何

知识点9：实验室及其他检查 副高：熟练掌握 正高：熟练掌握

（1）甲状腺功能检查：血清甲状腺激素、TSH一般正常，但甲状腺腺瘤增大、释放甲状腺激素过多或少数滤泡细胞癌有过多甲状腺激素形成时，则甲状腺激素增高，TSH降低，TSH对TRH兴奋试验无反应。

（2）甲状腺髓样癌时血清降钙素水平增高。甲状腺淋巴瘤时免疫球蛋白标记为轻链单克隆性。

（3）甲状腺球蛋白测定：在分化良好的甲状腺癌，可作为手术后肿瘤复发的标志。

（4）超声检查：低回声、结节内血供丰富、边缘不规则、结节内微小钙化、晕圈缺如或结节高度超过宽度以及颈部淋巴结浸润病变等提示恶性病变。超声引导下细针穿刺活检是性价比最高、最准确的术前评估方法，一般用于直径>1cm的结节，可疑的直径>5mm的结节也可使用。

（5）甲状腺细针活检和手术切除后病理检查可做出明确诊断。

知识点10：甲状腺核素扫描检查 副高：熟练掌握 正高：熟练掌握

（1）大约90%的良性甲状腺瘤不能浓聚^{99m}Tc或^{131}I，扫描结果为功能丧失或“冷结节”，易误诊为癌，但术后和病理证实为低功能腺瘤、腺瘤出血和甲状腺囊肿。少数腺瘤扫描呈“温结节”；有些腺瘤具有自主性，甲状腺激素释放增加，TSH下降，扫描呈“热结节”，临床上可有甲亢表现，称为高功能自主性腺瘤或毒性腺瘤。

（2）甲状腺癌中只有滤泡细胞癌及其转移病灶有摄碘功能，扫描呈“温结节”或“热结节”外，其他型癌均呈“冷结节”。

知识点11：甲状腺肿瘤的良、恶性鉴别 副高：熟练掌握 正高：熟练掌握

（1）甲状腺癌可发生于任何年龄，但多见于年龄较大者，女性多于男性。

（2）甲状腺癌多见于单个结节性甲状腺肿。

（3）质地较软、光滑、可活动、邻近无颈淋巴结增大的结节，一般为良性。坚硬、不痛、固定、邻近有颈淋巴结增大的结节，恶性的可能性大。

（4）钙化的结节，如能排除髓样癌，则癌的可能性小。但结节内砂粒样钙化常提示乳头状癌。

（5）结节生长快的提示癌肿，但急骤长大伴疼痛的结节性甲状腺肿多系腺瘤内出血或急性甲状腺炎，而非癌肿。

（6）足量甲状腺激素抑制治疗2~4个月，结节无明显缩小或反而增大者，应考虑为癌。

（7）参考实验室及特殊检查，甲状腺细针活检和手术切除病理检查可以鉴别。

知识点12：甲状腺肿瘤手术治疗　　副高：熟练掌握　正高：熟练掌握

明确诊断或高度怀疑甲状腺癌的患者，应及早手术。除甲状腺未分化癌和甲状腺淋巴瘤之外，绝大多数甲状腺癌患者需要首选手术治疗。

（1）确定手术切除范围应考虑的因素：①组织病理类型；②原发病灶的大小；③淋巴结和远处转移的情况；④患者的年龄和危险分层等。手术应尽可能切除原发病灶和受累的淋巴结。

（2）对于分化型甲状腺癌患者，推荐行甲状腺全切或近乎全切。可降低术后复发率，也可提高术后20～30年生存率，降低癌症相关的死亡率，同时有利于术后^{131}I治疗和随诊。

（3）甲状腺微小型乳头状癌，多数没有浸润到甲状腺包膜，没有血管浸润，没有局部和远处转移，死亡率不足0.1%，推荐采用单侧甲状腺切除。

（4）滤泡细胞腺瘤和滤泡癌在手术期间不能区分，推荐先行甲状腺单叶和峡部切除术。如术后病理为良性，不需要做进一步处理；如病理为恶性，需要再次手术行甲状腺全部切除或术后6周内再行甲状腺全切术。

（5）分化型甲状腺癌淋巴结切除：摘除增大淋巴结已被整个区组淋巴结切除取代。推荐乳头状癌应常规行中央区淋巴结清扫。滤泡癌淋巴结转移少见，如果有淋巴结转移证据需做淋巴结切除，否则不常规清扫中央区淋巴结。

（6）髓样癌需要采用甲状腺全切和双侧中央区和颈动脉链淋巴结切除。

（7）未分化癌因肿瘤浸润程度广泛，手术目的是解除肿瘤压迫，联合放疗、化疗及试验治疗。

知识点13：甲状腺肿瘤的^{131}I治疗　　副高：熟练掌握　正高：熟练掌握

术后^{131}I治疗目的是去除残余的甲状腺组织（简称“清甲”），前提是完全切除具有摄碘能力的正常甲状腺组织及肿瘤组织。如残留有少许甲状腺组织，可先消融后再治疗。

一般在行^{131}I治疗前应停服甲状腺激素，改为低碘饮食1～2周，使TSH明显升高后才有效（TSH＞30mU/L）。不能耐受停用甲状腺激素者，或停用甲状腺素后TSH不升者，可在治疗前使用重组TSH（国内目前暂时没有此药）。^{131}I治疗1周后，应行全身^{131}I扫描，以发现新的或转移病灶。

清甲治疗的适应证可根据TNM分期进行推荐，见下表。

根据TNM分期对DTC患者是否^{131}I清甲治疗的推荐表

TNM分期		对于清甲治疗的推荐
T_1	≤1cm，癌灶局限于甲状腺内	不建议^{131}I清甲治疗
	1～2cm，癌灶局限于甲状腺内	不建议也不反对^{131}I清甲治疗
T_2	2～4cm，癌灶局限于甲状腺内	可行^{131}I清甲治疗

续　表

TNM分期		对于清甲治疗的推荐
T_3	＞4cm	
	＜45岁	应行 ^{131}I 清甲治疗
	≥45岁	应行 ^{131}I 清甲治疗
	癌灶有显微镜下的甲状腺外浸润（不考虑癌灶大小和年龄）	不建议也不反对 ^{131}I 清甲治疗
T_4	癌灶有肉眼可见的甲状腺外浸润（不考虑癌灶大小和年龄）	应行 ^{131}I 清甲治疗
Nx，N_0	无淋巴结转移	不建议也不反对 ^{131}I 清甲治疗
N_1	有淋巴结转移	
	＜45岁	可行 ^{131}I 清甲治疗
	≥45岁	可行 ^{131}I 清甲治疗
M_1	有远处转移	应行 ^{131}I 清甲治疗

知识点14：甲状腺肿瘤的TSH抑制治疗　　副高：熟练掌握　正高：熟练掌握

DTC术后TSH抑制治疗是指手术后应用甲状腺激素将TSH抑制在正常低限或低限以下、甚至检测不到的程度，一方面补充DTC患者所缺乏的甲状腺激素，另一方面抑制DTC细胞生长。TSH抑制治疗用药首选L-T_4口服制剂。甲状腺粉片中甲状腺激素的剂量和T_3/T_4的比例不稳定，可能带来TSH波动，因此不建议在长期抑制治疗中作为首选。

TSH抑制水平与DTC的复发、转移和癌症相关死亡的关系密切，特别对高危DTC者，这种关联性更加明确。TSH＞2mU/L时癌症相关死亡和复发增加。高危DTC患者术后TSH抑制至＜0.1mU/L时，肿瘤复发、转移显著降低。低危DTC患者术后TSH抑制于0.1～0.5mU/L即可使总体预后显著改善，而将TSH进一步抑制到＜0.1mU/L时并无额外收益。

长期使用超生理剂量甲状腺激素会造成亚临床甲亢。特别是TSH需长期维持在很低水平（＜0.1mU/L）时，可能影响DTC患者的生存质量，加重心脏负荷和心肌缺血（老年者尤甚），引发或加重心律失常（特别是心房颤动），引起静息心动过速、心肌重量增加、平均动脉压增大、舒张和/或收缩功能失调等，甚至导致患者心血管病相关事件住院和死亡风险增高。减少甲状腺激素剂量后则上述诸多受损情况可逆转。TSH长期抑制带来的另一副作用是增加绝经后妇女骨质疏松症（OP）的发生率，并可能导致其骨折风险增加。

TSH抑制治疗最佳目标值应满足既能降低DTC的复发、转移率和相关死亡率，又能减少外源性亚临床甲亢导致的副作用、提高生活质量。迄今为止，对这一最佳目标值尚无一致意见。

我国指南推荐基于DTC患者的肿瘤复发危险度见下表。

分化型甲状腺癌（DTC）的复发危险度分层表

复发危险度组别	符合条件
低危组	符合以下全部条件者： 无局部或远处转移 所有肉眼可见的肿瘤均被彻底清除 肿瘤没有侵犯周围组织 肿瘤不是侵袭型的组织学亚型，并且没有血管侵犯 如果该患者清甲后行全身碘显像，甲状腺床以外没有发现碘摄取
中危组	符合以下任一条件者： 初次手术后病理检查可在镜下发现肿瘤有甲状腺周围软组织侵犯 有颈淋巴结转移或清甲后行全身^{131}I显像发现有异常放射性摄取 肿瘤为侵袭型的组织学类型，或有血管侵犯
高危组	符合以下任一条件者： 肉眼下可见肿瘤侵犯周围组织或器官 肿瘤未能完整切除，术中有残留 伴有远处转移 全甲状腺切除后，血清Tg水平仍较高 有甲状腺癌家族史

TSH抑制治疗的副作用风险见下表。

TSH抑制治疗的副作用风险分层表

TSH抑制治疗的副作用风险分层	适用人群
低危	符合下述任一情况：①中青年；②无症状；③无心血管疾病；④无心律失常；⑤无肾上腺素能受体激动的症状或体征；⑥无心血管疾病危险因素；⑦无合并疾病；⑧绝经前妇女；⑨骨密度正常；⑩无OP的危险因素
中危	符合下述任一情况：①中年；②高血压；③有肾上腺素能受体激动的症状或体征；④吸烟；⑤存在心血管疾病危险因素或糖尿病；⑥围绝经期妇女；⑦骨量减少；⑧存在OP的危险因素
高危	符合下述任一情况：①临床心脏病；②老年；③绝经后妇女；④伴发其他严重疾病

设立DTC患者术后TSH抑制治疗的个体化目标见下表。

基于双风险评估的DTC患者术后TSH抑制治疗目标（mU/L）

		DTC的复发危险度			
		初治期（术后1年）		随访期	
		高中危	低危	高中危	低危
TSH抑制治疗的副作用风险	高中危*	<0.1	0.5#～1.0	0.1～0.5#	1.0～2.0（5～10年）***
	低危*	<0.1	0.1～0.5#	<0.1	0.5～2.0（5～10年）***

*：TSH抑制治疗的副作用风险为高中危层次者，应个体化抑制TSH至接近达标的最大可耐受程度，予以动态评估，同时预防和治疗心血管和骨骼系统相应病变

**：对DTC的复发危险度为高危层次、同时TSH抑制治疗副作用危险度为低危层次的DTC患者，应定期评价心血管和骨骼系统情况

***：5～10年后如无病生存，可仅进行甲状腺激素替代治疗

#：表格中的0.5mU/L因各实验室的TSH正常参考范围下限不同而异

知识点15：甲状腺肿瘤的放疗　　副高：熟练掌握　正高：熟练掌握

分化型甲状腺癌对放疗不敏感，只适用手术不能完全切除及颈、胸部有肿瘤残存的分化型甲状腺癌患者，特别是不能耐受手术且肿瘤组织不能摄取^{131}I的老年患者。髓样癌患者肿瘤不能完全切除或肿瘤切除后血清降钙素水平仍高而又没有发现远处转移病灶者。未分化癌确诊患者放疗联合化疗以提高生存时间。但甲状腺原发性恶性淋巴瘤首选放疗。

知识点16：甲状腺肿瘤的化疗　　副高：熟练掌握　正高：熟练掌握

分化型甲状腺癌对化疗不敏感，化疗仅适用于不能手术、对^{131}I治疗没有反应、肿瘤呈进展性或有明显症状者；或是对已施行的治疗没有反应的患者。但对于甲状腺淋巴瘤，一经确诊，即应采用化学治疗的方法，如CHOP方案。对于未分化性甲状腺癌，无论是采用手术治疗、放射性^{131}I，还是化疗效果均很差。

知识点17：分化型甲状腺癌（DTC）的随访目的　　副高：熟练掌握　正高：熟练掌握

对DTC而言，尽管大多数DTC患者预后良好、死亡率较低，但是约30%的DTC患者会出现复发或转移，其中2/3发生于手术后的10年内，有术后复发并有远处转移者预后较差。对DTC患者进行长期随访的目的在于：①对临床治愈者进行监控，以便早期发现复发肿瘤和转移；②对DTC复发或带瘤生存者，动态观察病情的进展和治疗效果，调整治疗方案；③监控TSH抑制治疗的效果；④对DTC患者的某些伴发疾病（如心脏疾病、其他恶性肿瘤等）病情进行动态观察。

知识点18：DTC的随访内容和随访频率　　副高：熟练掌握　正高：熟练掌握

（1）甲状腺球蛋白（Tg）：对已清除全部甲状腺的DTC患者，随访血清Tg变化是判别患者是否存在肿瘤残留或复发的重要手段。对血清Tg的长期随访宜从手术和^{131}I清甲治疗后6个月起始，此时应检测基础Tg（TSH抑制状态下）或TSH刺激后（TSH＞30mU/L）的Tg。^{131}I治疗后12个月，宜测定TSH刺激后的Tg。随后，每6～12个月复查基础Tg。如无肿瘤残留或复发迹象，低危DTC患者在随访过程中复查TSH刺激后的Tg的时机和必要性不确定，而复发危险度中、高危者可在清甲治疗后3年内复查TSH刺激后的Tg。随访血清Tg应采用同种检测试剂，每次测定血清Tg时均应同时检测TgAb。对已清除全部甲状腺的DTC患者，基础Tg＞1ng/ml和/或TSH刺激后的Tg＞2ng/ml，需注意肿瘤复发或转移。

（2）颈部超声：评估甲状腺床和颈部中央区、侧颈部的淋巴结状态。超声对早期发现DTC患者的颈部转移具有高度的敏感性。建议DTC随访期间，颈部超声检查的频率为：手术或^{131}I治疗后第1年内每3～6个月1次；此后，无病生存者每6～12个月1次；如发现可疑病灶，检查间隔应酌情缩短。

（3）诊断性全身^{131}I显像（Dx-WBS）：适用于已经清除全部甲状腺的DTC患者。可根据复发危险度，在随访中选择性应用Dx-WBS，最佳的检查间隔不确定。

（4）CT、MRI和18F-FDG PET：不常规用于DTC的随访，当怀疑肿瘤复发或转移时可考虑应用。

（5）其他：DTC的长期随访内容中，应纳入^{131}I治疗的长期安全性、TSH抑制治疗效果和某些伴发疾病（如心脏疾病、其他恶性肿瘤等）的病情变化。随访间隔应根据患者具体情况而定。

知识点19：发现DTC复发或转移后的处理　　副高：熟练掌握　正高：熟练掌握

随访期间发现的复发或转移可能是原先治疗后仍然残留的DTC病灶，也可能是曾治愈的DTC再次出现了病情的进展。局部复发或转移可发生于甲状腺残留组织、颈部软组织和淋巴结，远处转移可发生于肺、骨、脑和骨髓等。针对复发或转移病灶，可选择的治疗方案依次为手术切除（可能通过手术治愈者）、^{131}I治疗（病灶可以摄碘者）、外放射治疗、TSH抑制治疗情况下观察（肿瘤无进展或进展较慢，并且无症状、无重要区域如中枢神经系统等受累者）、化学治疗和新型靶向药物治疗（疾病迅速进展的难治性DTC患者）。特殊情况下，新型靶向药物治疗可在外放射治疗之前。最终采取的治疗方案必须考虑患者的一般状态、合并疾病和既往对治疗的反应。

第七节　产后甲状腺炎

知识点1：产后甲状腺炎的概念　　副高：掌握　正高：熟练掌握

产后甲状腺炎（PPT）是自身免疫性甲状腺炎（AIT）的一个类型。PPT是女性最常见的内分泌疾病之一，患病率为7.5%左右（1.1%～16.7%）。典型的PPT主要发生于产后期，表现为暂时性甲亢之后紧接着暂时性甲减，大约在产后1年甲状腺功能恢复正常。

PPT病因不清，但有证据提示是一种自身免疫性疾病，起病于分娩后1年以内，这期间正处于妊娠免疫抑制后的自身免疫修复阶段。PPT患者甲状腺自身抗体、T细胞异常以及病理学表现一致支持PPT是一种自身免疫性疾病。过量的碘摄入是诱发PPT发生的因素。曾患过PPT的妇女在下一次妊娠过后仍有75%的机会复发。首次妊娠妇女TPOAb或TgAb阳性时产后有33%～50%的概率发展成为PPT；相反，甲状腺自身抗体阴性的妊娠妇女产后发展成为PPT的概率为0.5%。并且甲状腺自身抗体的效价越高，发展成为PPT的可能性越大。对PPT妇女甲状腺活组织检查发现有不同程度的淋巴细胞浸润，不形成生发中心，没有Hürthle细胞，没有甲状腺滤泡的萎缩及纤维化形成。

知识点2：PPT的临床表现　　副高：掌握　正高：熟练掌握

根据PPT患者甲状腺功能异常的类型，可分为3个亚型：①甲亢甲减双相型，占42.9%；②甲亢单相型，占45.7%；③甲减单相型，占11.4%。甲亢甲减双相型是PPT典型的临床过程。

（1）甲亢期：甲亢往往先于甲减出现，并且发生于产后2～6个月。甲减可发生于分娩后3～12个月之间的任何时间段。甲亢期发生在产后1～6个月（通常在3个月），维持1～2个月。表现为心悸、乏力、怕热、情绪激动等症状。辅助检查表现是血清甲状腺激素水平与^{131}I摄取率呈现“双向分离”现象，即血清T_4、T_3水平升高，^{131}I摄取率显著降低。

（2）甲减期：通常发生在产后6个月左右，持续4～6个月。表现为肌肉、关节疼痛和僵硬，疲乏无力、注意力不集中、便秘等症状。血清TSH水平升高、甲状腺激素水平下降，4～6个月后甲状腺激素水平和^{131}I摄取率逐渐恢复至正常。但是有约20%的病例可转为持续性甲减。

PPT患者甲状腺可以轻、中度增大，质地中等，但无触痛。超声显示甲状腺混合性回声或低回声及低回声结节。

知识点3：PPT的检查　　副高：熟练掌握　正高：熟练掌握

（1）血清甲状腺微粒体抗体（TMAb）和甲状腺球蛋白抗体（TgAb）检查：阳性，且大多呈轻度升高。

（2）甲状腺穿刺活检：细针穿刺见有大量淋巴细胞、浆细胞。

（3）甲状腺功能检查：检查结果和无痛性甲状腺炎相似，共有4个时期——甲亢期、甲功正常期、甲减期和甲功正常期。每一期维持1～3个月，多数患者不能见到4个期，临床只能见到一个或两个时期。

知识点4：PPT的诊断　　副高：掌握　正高：熟练掌握

符合以下标准者可诊断为PPT。

（1）产后1年之内发生甲状腺功能异常，可以表现为甲亢甲减双相型、甲亢单相型和甲减单相型三种形式。

（2）产前无甲状腺功能异常病史。

（3）排除产后Graves病。

知识点5：PPT的鉴别诊断 副高：掌握 正高：熟练掌握

（1）产后Graves病复发：主要有以下3个鉴别点。①产后Graves病：常有产前Graves病史或伴有Graves病特征性表现，如浸润性突眼等，甲亢症状较重；② ^{131}I 摄取率：甲亢期PPT减低；产后Graves病增高，但是受哺乳限制患者不能做 ^{131}I 摄取率检查；③TSH受体抗体（TRAb）：产后Graves病阳性，PPT则为阴性。

（2）无痛性甲状腺炎：无痛性甲状腺炎与PPT十分类似，区别在于PPT特指妇女在产后1年内发生的亚急性淋巴细胞性甲状腺炎。

知识点6：PPT的治疗 副高：掌握 正高：熟练掌握

因为PPT系自限性、暂时性疾病，病程仅数月；甲状腺功能亢进期应予以保守治疗，通常只需β受体阻滞剂等对症治疗（如普萘洛尔）。可以改善心悸、心动过速、精神紧张、震颤、多汗等。甲减期血清TSH＜10mU/L时不需要甲状腺激素替代治疗，TSH可以自行恢复。曾患PPT的妇女在产后5～10年内发生永久性甲减的危险性明显增加，建议每年监测TSH。一旦发生甲减应当及时治疗。如果计划再次妊娠，首先要确认甲状腺功能是否正常。妊娠期间也要定期检测甲状腺功能。

第五章 甲状旁腺和矿物质代谢异常疾病

第一节 原发性甲状旁腺功能亢进症

知识点1：甲状旁腺功能亢进症的概念 副高：熟练掌握 正高：熟练掌握

原发性甲状旁腺功能亢进症（PHPT），简称原发性甲旁亢，是指由于甲状旁腺本身病变引起的甲状旁腺素（PTH）过度分泌，以高钙血症、泌尿系结石和骨代谢紊乱为特征的一种全身性疾病。本病在欧美多见，女性更为常见，在大于50岁的人群中，女性和男性之比为3∶1。PHPT是一种相对常见的内分泌疾病，我国区域性中老年人群的流行病学调查显示本病在我国实际并不少见。近年来，研究显示原发性甲旁亢是心血管疾病发病率和死亡率增高的危险因素。

知识点2：PHPT的分类 副高：熟练掌握 正高：熟练掌握

PHPT可分为原发性、继发性、散发性和假性4种。

（1）原发性PHPT：是甲状旁腺本身病变引起的甲状旁腺素合成、分泌过多。

（2）继发性PHPT：是各种原因所致的低钙血症，刺激甲状旁腺，使之增生肥大，分泌过多的PTH，见于肾功能不全、骨质软化症和小肠吸收不良等。

（3）三发性PHPT：是在继发性甲旁亢的基础上，由于腺体受到持久和强烈的刺激，部分增生组织转变为腺瘤，自主地分泌过多的PTH，见于肾脏移植后。

（4）假性PHPT：是由于某些器官，如肺、肾和卵巢等的恶性肿瘤，分泌类似甲状旁腺素的多肽物质，致血钙升高。

知识点3：PHPT的病因 副高：熟练掌握 正高：熟练掌握

PHPT大多是散发的、孤立的甲状旁腺腺瘤引起，占80%～90%，而甲状旁腺癌却极为罕见（$<2\%$）；4个腺体同时增生者亦较少见，占15%～20%。但是其确切病因不明。流行病学研究表明，既往颈部放射治疗后良、恶性甲状旁腺瘤和甲状腺肿瘤发生率为11%～25%。有明显家族发病倾向，尤其是作为家族性多发性内分泌肿瘤病（MEN）的一部分，常分属于MEN1型、MEN2型和家族性低尿钙性高钙血症这3种常染色体显性遗传性疾病。

知识点4：PHPT的病理 副高：熟练掌握 正高：熟练掌握

正常甲状旁腺分上下2对，共4个腺体。在胚胎发育期由第三和第四对腮囊与咽部分离下降而成。第三对腮囊随胸腺下降为下甲状旁腺，第四对腮囊发育为上甲状旁腺。腺体的数量、重量和部位可有不同。每个腺体的重量平均为35～40mg（10～78mg），呈黄色、红色或棕红色。其位置多数在甲状腺背侧，2%～20%异位，见于纵隔，少数包埋在甲状腺内，偶见于心包。

引起甲旁亢的甲状旁腺病理类型有腺瘤、增生和腺癌3种。

（1）腺瘤：近期国内文献报道占78%～92%，大多单个腺体受累，少数有2个或2个以上腺体受累。瘤体一般较小，肿瘤重量0.4～60g不等。

（2）增生：一般4个腺体都增生肥大，也有以一个增大为主，主细胞或水样透明细胞增生，有间质脂肪、细胞内基质的量增多，与正常甲状旁腺组织移行，常保存小叶结构，但公认的区分腺瘤和增生形态的标准暂时没有。

（3）腺癌：少见，国外文献报道不足1%，国内文献报道占3%～6%，一般瘤体较腺瘤大，生长较慢，颈部检查时常可以扪及，切除后可再生长，细胞核大、深染，有核分裂，有包膜和血管的浸润、局部淋巴结和远处转移，转移以肺部最常见，其次为肝和骨骼。有3%～10%的病例系多发性内分泌腺瘤。

知识点5：PHPT的病理生理 副高：熟练掌握 正高：熟练掌握

甲旁亢的主要病理生理改变是甲状旁腺分泌PTH过多，PTH与骨和肾脏的细胞表面受体结合，骨钙溶解释放入血，肾小管重吸收钙的能力增强，并增加肾脏1,25（OH）$_2D_3$——活性维生素D的合成，后者作用于肠道增加饮食钙的吸收，导致血钙升高。当血钙上升超过正常水平时，从肾小球滤过的钙增多，致使尿钙排量增多，尿磷排出增多，血磷水平随之降低。临床上表现为高血钙、高尿钙、低血磷和高尿磷。

PTH过多可加速骨的吸收和破坏，长期进展可发生纤维性囊性骨炎的病理改变，血碱性磷酸酶水平增高。出现以骨吸收、骨溶解增加为主的骨骼病变，也可呈现骨质疏松或同时并有骨软化/佝偻病。由于尿钙和尿磷排出增加，磷酸钙和草酸钙盐沉积而形成肾结石、肾钙化，易有尿路感染、肾功能损害，晚期发展为尿毒症，此时血磷水平升高。血钙过高引起关节痛等症状。高浓度钙离子可刺激胃泌素分泌，胃壁细胞分泌胃酸增加，形成高胃酸性多发性胃十二指肠溃疡；激活胰腺管内胰蛋白酶原，引起自身消化，导致急性胰腺炎。PTH还可促进肾结石的形成，引起高氯性酸中毒，后者可增加骨盐的溶解，加重骨吸收。

知识点6：PHPT高钙血症的临床表现 副高：熟练掌握 正高：熟练掌握

不同病因导致的高钙血症表现基本相似，主要累及胃肠道、肾脏、神经肌肉系统、心血管系统等，但均受到病程长短、血钙升高的程度和速度、个体对高血钙的耐受程度及年龄、种族等多种因素的影响。如疾病发生发展缓慢，患者能够耐受高血钙，但当血钙水平超过

3.5mmol/L时，绝大多数患者都出现相应的临床表现。

血钙水平增高引起的症状可影响多个系统。神经肌肉系统的表现包括淡漠、嗜睡、性格改变、智力发育迟钝、记忆力减退、肌张力减低、易疲劳、四肢肌肉（尤其是近端肌肉）乏力等。消化系统方面，高血钙使神经肌肉兴奋性降低，胃肠道平滑肌张力减低，胃肠蠕动减慢，表现为食欲不振、恶心、呕吐、腹胀腹痛、便秘、反酸等；高血钙刺激胃泌素分泌，胃酸分泌增多，可引起消化性溃疡；高血钙可激活胰蛋白酶，引起急、慢性胰腺炎。

知识点7：急、慢性高钙血症临床表现　　副高：熟练掌握　正高：熟练掌握

急、慢性高钙血症常见的临床表现

	急性高钙血症	慢性高钙血症
胃肠道	食欲减退	消化不良
	恶心	便秘
	呕吐	胰腺炎
肾脏	烦渴	肾结石病
	多饮	肾脏钙盐沉积
神经肌肉系统	抑郁	疲乏无力
	谵妄	嗜睡、精神萎靡
	木僵	抑郁焦虑状态
	昏迷	记忆力减退
		肌张力降低、腱反射减弱或消失
心血管系统	心动过缓	高血压
	Ⅰ度房室传导阻滞	心脏骤停
		洋地黄敏感性增加

知识点8：PHPT骨骼病变的临床表现　　副高：熟练掌握　正高：熟练掌握

过量的PTH可以导致严重的骨量丢失，临床上主要表现为广泛的骨关节疼痛及压痛，多从下肢和腰部开始，逐渐发展至全身，可出现活动受限、卧床不起。骨密度减低，严重者可有骨畸形，如肩关节下垂、驼背、身高变矮、肋骨和骨盆塌陷伴“鸡胸”及骨盆三叶草畸形。可出现颌骨、肋骨、锁骨或四肢长骨的纤维囊性骨炎。

知识点9：PHPT泌尿系统的临床表现　　副高：熟练掌握　正高：熟练掌握

长期高血钙可影响肾小管的浓缩功能，尿钙和尿磷排出增多，患者常可出现多饮、多尿。发生反复的泌尿系结石或肾脏钙化，表现为肾绞痛、血尿、尿砂石等，易合并泌尿系感

染，病程较长不能得到及时正确诊断治疗的患者可发生肾功能不全。

知识点10：PHPT的其他临床表现　　副高：熟练掌握　正高：熟练掌握

（1）软组织钙化影响肌腱、软骨等处，可引起非特异性关节痛，常累及手指关节，有时主要在近端指间关节。

（2）皮肤钙盐沉积可引起皮肤瘙痒。重症患者可出现贫血，可能是PTH介导的骨髓纤维化以及促红细胞生成素合成减少所致。

（3）可有一些神经精神系统、心血管系统等非特征性的表现。近期研究提示，高钙血症及高PTH血症是此类患者心血管疾病发病率和死亡率的独立危险因素，也有多项研究均提示在PHPT患者中糖脂代谢异常、胰岛素抵抗及肥胖的发生率增高，亦为心血管疾病（尤其是缺血性心脏病）的危险因素。

知识点11：PHPT的体格检查　　副高：熟练掌握　正高：熟练掌握

少数患者颈部可触及肿物。骨骼有压痛、畸形、局部隆起，可有身材缩短等。心电图示心动过速，Q-T间期缩短，有时伴心律失常。肾脏受损者可合并继发性高血压。

知识点12：原发性甲旁亢的一些特殊情况　　副高：熟练掌握　正高：熟练掌握

（1）正常血钙性原发性甲旁亢（NPHPT）：患者总血钙或离子钙水平始终正常，没有引起继发性甲旁亢的病因，包括维生素D不足、肾功能不全、药物或钙吸收不良等。大多数NPHPT患者无症状，但有10%～30%的人在发现时已经存在低骨量、脆性骨折或肾结石，随访研究报道40%的患者在病程中进展为高血钙，甚至需手术治疗，因此可将NPHPT视为原发性甲旁亢的早期阶段，需长期密切监测。

（2）无症状性原发性甲旁亢：血清PTH水平升高，血钙水平往往仅轻度升高，不超过正常上限的0.25mmol/L，多数无甲旁亢的相关症状体征。西方国家75%～80%的患者都是无症状性甲旁亢，目前我国无症状PHPT的比例在PHPT中的构成比逐渐增加，部分地区甚至达到一半左右。患者仍可有靶器官损害，如骨密度下降等。

（3）多发性内分泌腺瘤病（MEN）：MEN-1型病变包括甲旁亢、胃肠胰腺神经内分泌肿瘤和垂体腺瘤。MEN-2A型病变包括甲状腺髓样癌、嗜铬细胞瘤和甲旁亢。MEN为常染色体显性遗传，其甲旁亢与散发性甲旁亢相比，骨病变较轻，胃肠道症状较少，血钙、碱性磷酸酶和PTH水平的升高不如散发性PHPT明显，常累及多个甲状旁腺，增生为多见。对其家族成员，不论有无临床表现均应定期进行筛查，以利早期诊断和治疗。手术方式可采取次全切除或全切+自体移植。术后甲旁亢不缓解的发生率为10%～15%，半数的病例可在术后8～12年复发。

（4）家族性原发性甲旁亢：包括家族性低尿钙性高钙血症（FHH）、新生儿重症原发性甲状旁腺功能亢进症（NSPHT）、甲状旁腺功能亢进症-颌骨肿瘤综合征（HPT-JT）、家族性孤立性甲旁亢（FIHPT），确诊需进一步基因检测。

（5）合并佝偻病/骨软化症的原发性甲旁亢：部分原发性甲旁亢患者可合并存在维生素D缺乏，严重者可出现佝偻病/骨软化症的症状及体征，临床需监测25-（OH）D水平，必要时可予适当补充，同时需监测血钙及尿钙水平，避免高血钙、高尿钙加重。

知识点13：PHPT的实验室检查　　副高：熟练掌握　正高：熟练掌握

（1）血清钙：正常人血清总钙值为2.2～2.7mmol/L（8.8～10.9mg/dl），多次超过2.75mmol/L，应疑及此病；超过2.8mmol/L，诊断价值更大。疾病早期因钙呈波动性增高，故应多次连续采血测定；疾病后期至肾功能不全时，因血磷增高，致使血钙的升高不明显。

（2）血清磷：甲旁亢时血磷水平降低，肾功能不全时血清磷水平可正常或增高。

（3）血清碱性磷酸酶：成人正常值为34～120U/L，儿童骨骼生长活跃，其正常值较成人高2～3倍。原发性甲旁亢时，排除肝胆系统病变后，血清碱性磷酸酶增高反映骨骼病变的存在，骨骼病变愈严重，血清碱性磷酸酶水平愈高。

（4）血清甲状旁腺素（PTH）：测定血PTH水平可直接了解甲状旁腺功能，目前多采用测定全分子PTH（1～84）的免疫化学分析法（ICMA）和免疫放射法（IRMA）。原发性甲旁亢患者血PTH水平增高，血PTH升高的程度与血钙浓度、肿瘤大小相平行。

（5）24小时尿钙排量：原发性甲旁亢患者尿钙排出增加，儿童患者24小时尿钙0.1～0.15mmol/kg（4～6mg/kg）。

（6）24小时尿磷排量：增高，但受饮食因素影响较大。

（7）骨转换指标：呈高转换改变，即骨吸收和骨形成均增加，但是骨吸收增加超过骨形成增加。反映骨吸收的血清Ⅰ型胶原羧基末端肽、尿Ⅰ型胶原氨基末端肽、吡啶啉、尿脱氧吡啶啉（D-Pyr）和尿羟脯氨酸（Hop）排泄增多，血浆抗酒石酸酸性磷酸酶（TrAP）升高；反映骨形成的血清标志物——骨特异性碱性磷酸酶（B-ALP）和骨钙素（BGP）水平也升高。

知识点14：PHPT的X线检查　　副高：熟练掌握　正高：熟练掌握

X线检查可以发现患者的全身性骨质疏松、纤维囊性骨炎、病理性骨折、陈旧性骨折、肾脏或尿路结石、肾脏钙化等。具体表现为：

（1）普遍性骨量减少、骨质稀疏，常为全身性，以胸腰椎、扁骨、掌骨和肋骨最常见，显示密度减低，小梁稀疏粗糙。

（2）特征性的骨膜下骨吸收以指骨桡侧最为常见，外侧骨膜下皮质呈不规则锯齿样，可进展为广泛的皮质吸收。

（3）骨囊性变，常为多发，内含棕色浆液或黏液，易发生在掌骨、肋骨骨干的中央髓腔部分或骨盆，可进展并破坏表面的皮质。

（4）“棕色瘤”，由大量多核破骨细胞（巨细胞）混杂基质细胞、基质组成，常发生在颌骨、长骨、肋骨的小梁部分。

（5）病理性骨折。

（6）颅骨影像上可表现为有细小斑点的“砂粒样”改变，内外板界限消失。典型的齿槽相表现为牙槽板由于骨膜下骨吸收而受侵袭或消失，经常发展至邻近的下颌骨。

知识点15：“棕色瘤”的概念　　副高：熟练掌握　正高：熟练掌握

“棕色瘤”是指在甲旁亢时PTH分泌过多，刺激破骨细胞活性增加、大量聚集，广泛骨吸收形成的骨骼肿瘤样改变，其中还包括纤维组织、编织样的新生骨及支持血管，可以合并出血甚至囊性变。因其组织中的多核巨细胞的胞质含有红细胞、含铁血黄素而在病理解剖上呈现棕褐色或棕色，故名“棕色瘤”，其实质是含铁血黄素沉积的溶骨性囊肿。由于其中不含骨基质，X线摄片时呈低密度影。在棕色瘤的形成过程中，由于破骨细胞对骨小梁的过度吸收，导致成骨细胞无法正常修复骨小梁，继而骨吸收的边缘可以不断扩大，改变骨骼的正常形态，甚至可以达到骨膜下，引起骨痛。

知识点16：PHPT的骨密度测定　　副高：熟练掌握　正高：熟练掌握

PHPT是引起继发性骨质疏松的重要原因之一。PTH持续性大量分泌对皮质骨有强的促进骨吸收的作用，如桡骨远端1/3处。当PTH间歇性轻度分泌增多时对于小梁骨为主的部位还有一定的促进合成作用，如腰椎和髋部。所以，在原发性甲旁亢患者中桡骨远端1/3部位的骨密度降低较腰椎和髋部更为明显。部分原发性甲旁亢患者可仅有骨密度的减低。常用的骨密度测量方法有单光子吸收法、双能X线吸收法、定量计算机体层扫描测量法等。

知识点17：PHPT的定位检查　　副高：熟练掌握　正高：熟练掌握

一旦确定PHPT的诊断，就应该选择恰当的影像学检查方法确定病变部位。超过80%的PHPT是单个甲状旁腺腺瘤所致，超声检查可以发现较大的占位，但有时不能区别是来自甲状腺还是甲状旁腺。

（1）颈部超声检查：简便快速，无创伤。

（2）放射性核素检查：采用^{99m}Tc-MIBI（^{99m}Tc甲氧基异丁基异腈）甲状旁腺扫描，可检出直径1cm以上的病变。

（3）颈部和纵隔CT扫描：对甲状旁腺定位意义不大，对手术失败的病例可用于除外纵隔病变。

（4）选择性甲状腺静脉取血测PTH：血PTH峰值点反映病变甲状旁腺的位置，增生和位于纵隔的病变则双侧甲状腺上中下静脉的PTH值常无明显差异。此方法有创伤，费用高，仅在临床高度怀疑、其他定位诊断技术结果阴性才被采用。

知识点18：PHPT的诊断　　副高：熟练掌握　正高：熟练掌握

PHPT的诊断分定性诊断和定位诊断两个步骤。

（1）定性诊断：具有骨骼病变、泌尿系结石、高血钙的临床表现，血钙、PTH及碱性磷酸酶水平升高，血磷水平降低，尿钙和尿磷排出增多，X线片提示骨吸收增加等均支持甲状旁腺功能亢进症的诊断。典型的原发性甲旁亢临床诊断不难，轻型早期病例需测定血清游离钙、钙负荷甲状旁腺功能抑制试验和骨密度等。

（2）定位诊断：定性诊断明确后，可通过超声、放射性核素扫描等有关定位检查了解病变甲状旁腺的部位。

知识点19：PHPT与恶性肿瘤引起的高钙血症的鉴别诊断

副高：熟练掌握　正高：熟练掌握

肺、肝、甲状腺、肾、肾上腺、前列腺、乳腺和卵巢恶性肿瘤可引起高钙血症。恶性肿瘤通过骨转移破坏或分泌体液因素（包括PTH相关蛋白、前列腺素和破骨细胞刺激因子等）引起高血钙，临床上有原发肿瘤的特征性表现，血PTH水平正常或降低。

知识点20：PHPT与多发性骨髓瘤的鉴别诊断　副高：熟练掌握　正高：熟练掌握

多发性骨髓瘤可有局部和全身骨痛、骨质破坏、高钙血症，有特异性的免疫球蛋白增高、血沉增快、血尿轻链增高、尿本周蛋白阳性，骨髓象可找到瘤细胞，血碱性磷酸酶正常或轻度升高，血PTH水平正常或降低。

知识点21：PHPT与结节病的鉴别诊断　副高：熟练掌握　正高：熟练掌握

结节病可有高血钙、高尿钙、低血磷和高碱性磷酸酶，但无普遍性脱钙，有血浆球蛋白增高，血清血管紧张素转换酶水平升高，胸部X线片有相应改变，血PTH水平正常或降低。

知识点22：PHPT与维生素A、维生素D过量的鉴别诊断

副高：熟练掌握　正高：熟练掌握

有明确用药史，皮质醇抑制试验有助于鉴别。

知识点23：PHPT与甲状腺功能亢进的鉴别诊断　副高：熟练掌握　正高：熟练掌握

甲亢时过多的甲状腺激素使骨吸收增加，20%的患者可有轻度高钙血症，尿钙增多，伴骨质疏松。临床上有甲状腺功能亢进的相应表现，血PTH水平正常或降低。

知识点24：PHPT与原发性骨质疏松的鉴别诊断　副高：熟练掌握　正高：熟练掌握

原发性骨质疏松者血清钙、磷及碱性磷酸酶水平正常，X线无甲旁亢特征性的骨吸收增加的改变。

知识点25：PHPT与维生素D缺乏病（佝偻病）的鉴别诊断

副高：熟练掌握 正高：熟练掌握

佝偻病患者血钙、磷正常或降低，血碱性磷酸酶、PTH水平增高，尿钙、磷排量减少。X线在儿童有尺桡骨远端干骺端增宽、杯口状、边缘不齐呈毛刷样改变，成人有椎体双凹变形、假骨折或骨盆变形等特征性表现。

知识点26：PHPT与肾性骨营养不良的鉴别诊断 副高：熟练掌握 正高：熟练掌握

肾性骨营养不良的骨骼病变有纤维性囊性骨炎、骨硬化、骨软化和骨质疏松4种，血钙水平降低或正常，血磷水平增高，尿钙排量减少或正常，有肾功能损害。

知识点27：PHPT的手术治疗 副高：熟练掌握 正高：熟练掌握

治疗PHPT最有效的措施就是手术切除病变甲状旁腺。1990年，美国国立卫生研究院（NIH）提出了甲旁亢的处理与治疗指南，建议有下述表现之一者行甲状旁腺切除术：①有甲状旁腺功能亢进症状；②血钙明显高于正常水平达到10～16mg/dl（2.5～4.0mmol/L）；③有尿路结石；④尿钙排出＞400mg/24h（10mmol/d）；⑤骨量检测Z值评分低于－2.0个标准差；⑥年龄＜50岁；⑦肾功能降低。

研究表明，在仅有轻度高钙血症的PHPT患者中已存在生理或精神心理障碍，可通过甲状旁腺切除术得以纠正；另外，未经治疗甲旁亢患者会因心血管疾病等导致的死亡率增高。因此，有专家建议，PHPT一经诊断，就应实施甲状旁腺切除术。

通常认为术前定位诊断是手术成败的关键。多数学者主张保守性手术，即在探查4个腺体后，一般仅需切除一个增大的腺体，这种术式可治愈大多数患者。手术后出现轻微而短暂的低钙血症是手术成功的标志，一般无须治疗；若持续存在相对的低磷血症则提示“骨饥饿”，并因此继发严重而又持久的低钙血症，常发生于有广泛骨损害的病例，此时可能需要补充钙剂和口服维生素D。

最好于术中开展快速甲状旁腺激素分析（QPTH）以提高手术的成功率。QPTH技术是采用非放射性核素的免疫化学发光法，操作时间仅需10分钟。

知识点28：PHPT术后低钙血症的原因 副高：熟练掌握 正高：熟练掌握

PHPT术后可出现低钙血症，表现为口周和肢体麻木、手足搐搦等，引起低钙血症的原因：①骨饥饿和骨修复；②剩余的甲状旁腺组织由于长期高血钙抑制而功能减退，多为暂时性；③部分骨骼或肾脏对PTH作用抵抗，见于合并肾功能衰竭、维生素D缺乏、肠吸收不良或严重的低镁血症。

低钙血症的症状可开始于术后24小时内，血钙最低值出现在手术后4～20天。对于低钙血症的治疗，需要给予补充钙剂和维生素D或活性维生素D。一般可在出现症状时口服钙剂，如手足搐搦明显也可静脉缓慢推注10%葡萄糖酸钙10～20ml。

知识点29：PHPT的药物治疗　　副高：熟练掌握　正高：熟练掌握

并非所有原发甲旁亢都需要外科手术治疗，一些无症状性或不适宜手术的PHPT患者，可考虑药物治疗。在考虑药物治疗方案的时候，应该给予的基本措施包括使用双膦酸盐保护骨骼以及钙类似物calcimimetics降低血钙水平（国内尚无这类药物）。

（1）双膦酸盐：为骨吸收抑制剂，能够降低骨转换，虽然不直接影响PTH的分泌，但可以降低血清和尿钙的水平。静脉应用双膦酸盐已被成功用于PHPT所致高钙血症的急诊处理。现多用帕米膦酸盐，其常用剂量为每次0.5～1mg/kg，静脉滴注4～6小时，能够有效降低血钙水平。

（2）雌激素：患PHPT的绝经后妇女应用雌激素可将血钙水平降低0.125～0.25mmol/L（0.5～1mg/dl），并可增加腰椎和股骨颈部位的骨密度，不良反应包括增加乳腺癌、血栓栓塞性疾病的危险，应用过程中需考虑风险/益处比值。

（3）选择性雌激素受体调节剂（SERMs）：雷洛昔芬对骨骼的作用与雌激素类似，对于乳腺和子宫有拮抗雌激素的作用。其致乳腺癌的风险显著少于雌激素，血栓栓塞的危险性与之类似。但由于目前研究资料有限，仍需要更进一步的研究证实其对BMD的作用效果。

（4）钙类似物：能通过模拟钙离子的作用影响钙敏感受体，从而减少PTH的分泌，降低血钙水平。尤其适用于不能接受手术而高钙血症的症状明显或血钙明显升高者。应用后1周内即可检测到血钙变化，需在治疗中监测血钙水平，但对骨密度无影响。剂量为30mg，2次/日。因该类药物具有副作用少且降低血钙作用显著等特点，已在多个国家被批准用于原发性或继发性甲旁亢的药物治疗。

（5）口服磷：可将血钙水平降低约0.25mmol/L（1mg/dl），但由于其胃肠道反应、刺激PTH分泌的作用以及长期应用可能引起软组织钙化等不良反应，目前已不再推荐使用。

知识点30：PHPT的预后　　副高：熟练掌握　正高：熟练掌握

手术切除病变的甲状旁腺后，高钙血症及高PTH血症即被纠正。骨吸收指标的水平在手术后迅速下降，而骨形成指标的水平下降较为缓慢。术后1～2周骨痛开始减轻，6～12个月明显改善。术前活动受限者多于术后1～2年可以正常活动并恢复工作。骨密度在术后显著增加，以在术后第一年内增加最为明显。

第二节　甲状旁腺功能减退症

知识点1：甲状旁腺功能减退症的概念　　副高：掌握　正高：熟练掌握

甲状旁腺功能减退症，简称甲旁减，是指甲状旁腺激素（PTH）生成/分泌减少或功能障碍所导致的一组临床综合征。PTH生成/分泌减少是甲状旁腺自身功能发生障碍所致，包括特发性甲旁减和继发性甲旁减等临床疾病。甲旁减的临床表现为手足抽搐、癫痫样发作、低钙血症和高磷血症。临床常见类型有特发性甲旁减、继发性甲旁减、低血镁性甲旁减，少见类型包括假性甲旁减等。治疗目的是消除低钙血症造成的临床症状，并防治软组织钙化和器官功能障碍。治疗甲状旁腺功能减退症的关键是监测、随访和优化治疗方案，以提高患者的生存质量。

知识点2：甲旁减的病因　　副高：掌握　正高：熟练掌握

（1）继发性：较常见。最多见者为甲状腺手术时误将甲状旁腺切除或损伤所致。如腺体大部或全部被切除，可表现为一过性或永久性甲状旁腺功能减退，前者占绝大多数且一般为急性部分性甲旁减，少见慢性完全性的甲旁减。可以发生在手术后1～2天，也可以出现在手术后数年。甲状旁腺增生切除腺体过多也可引起本病。因甲状腺炎症、甲状腺功能亢进症接受放射性碘治疗后或因恶性肿瘤侵及甲状旁腺所致者较少见。

（2）特发性：较少见。系自身免疫性疾病。可以单独发生，也可以是1型自身免疫性多腺体综合征（APS1）的一部分。其典型的三联征包括甲旁减、肾上腺皮质功能减退和皮肤黏膜念珠菌病，三者有其二即可诊断。常可检测出多种自身抗体，其中抗钙敏感受体的抗体可以激活受体而抑制PTH的分泌。

（3）遗传性：可为常染色体显性、常染色体隐性或X连锁遗传，因为甲状旁腺发育与胸腺的发育和功能相关，所以遗传性甲状旁腺功能减退症常与细胞免疫功能连锁，婴幼儿起病。可出现Di George综合征胸腺和甲状旁腺缺如，自身免疫性念珠菌感染–多内分泌腺病–外胚层营养不良症（APECED）可先后出现念珠菌病、甲状旁腺功能减退症、爱迪生（Addison）病，部分患者可出现恶性贫血、性腺功能减退症及自身免疫性甲状腺病。

（4）PTH抵抗性：为假性甲状旁腺功能减退症，靶组织对PTH不敏感综合征。除了具有甲状旁腺功能减退症的症状和体征，典型患者具有骨骼缺陷和发育异常如身材矮小、肥胖、圆脸、短颈、掌骨（跖骨）缩短（常见于第4和第5掌骨），称为Albright遗传性骨营养不良症（AHO）。依据其对PTH的不同反应可进一步分为不同亚型。

知识点3：甲旁减的病理生理　　副高：掌握　正高：熟练掌握

PTH生成和分泌不足造成低血钙、高血磷、尿钙和磷排量降低。PTH不足，破骨作用减弱，骨钙动员和释放减少；PTH不足致1,25-（OH）$_2$D$_3$生成减少；同时肾排磷减少，血磷增高，也使1,25-（OH）$_2$D$_3$生成减少，肠钙吸收下降，肾小管对钙的重吸收减少。通过以上多途径导致低钙血症。因低血钙，故尿钙排量减少。PTH不足，肾小管对磷的重吸收增加，故血磷升高，尿磷减少。低钙血症和碱中毒达到一定程度时，神经肌肉兴奋性增加，出现手足搐搦。病程较长者常伴有视盘水肿、颅压增高、皮肤粗糙、指甲干裂、毛发稀少和心电图异常。

知识点4：甲旁减神经肌肉系统的临床表现　　副高：掌握　正高：熟练掌握

搐搦是自发性强直性肌肉收缩的一种状态。临床上手足搐搦是低钙血症的典型表现之一。搐搦还可发生在其他肌群，包括威胁生命的喉肌痉挛。在肌电图上，搐搦表现为典型的反复性的运动神经元放电。搐搦也可发生在低镁血症和代谢性碱中毒，如通气过度所致的呼吸性碱中毒。

轻度的神经肌肉兴奋产生的隐匿性搐搦，可由面神经叩击征（Chvostek征）和束臂征试验（Trousseau征）引出。面神经叩击征通过轻叩耳前2~3cm处，即颧弓下的面神经分支处引出，阳性反应轻度仅表现为口角抽搐，重度可有半侧面肌痉挛。束臂征通过血压计气囊在收缩压上10mmHg处加压在上臂，持续2~3分钟引出，阳性反应为引发腕部痉挛（助产士手）。低钙血症易导致癫痫局灶性或全身发作。

知识点5：甲旁减低钙血症的临床表现　　副高：掌握　正高：熟练掌握

低钙血症最特征性的临床表现为慢性低钙血症的基础上，呈发作性低钙抽搐。长期低钙血症可有如下临床表现：

（1）精神神经系统：由于神经肌肉兴奋性增高，可引起癫痫样发作、癔症样发作、神经衰弱症状（如头晕、失眠等）、末梢神经肌肉症状（如过敏、疼痛等）、自主神经症状（如腹痛、腹泻等）、中枢神经症状（如颅压增高、精神病样表现等）。

（2）眼部：白内障在慢性低钙血症患者中较常见，常为双侧性，其严重程度和低钙血症的持续时间和血钙水平相关。

（3）心脏：长期低钙血症可引起顽固的心力衰竭、低血压，且对洋地黄和升压药物抵抗，但补充钙剂可使心肌对洋地黄敏感性、血压恢复。

（4）皮肤：皮肤干燥剥脱，指甲脆而易碎。疱疹样脓疱病或脓疱性银屑病的皮炎为低钙血症所特有。

（5）牙齿：可引起牙釉质发育不全和恒牙不出。起病年龄越早、症状与体征越显著。

（6）血液系统：低钙血症使维生素B_{12}与内因子结合欠佳，可发生大细胞性贫血。

知识点6：手足搐搦的鉴别诊断　　副高：熟练掌握　正高：熟练掌握

手足搐搦依据血钙水平可分为低钙血症性和正常血钙性。

低钙血症性手足搐搦见于以下几种情况：

（1）甲状旁腺功能减退症：是指PTH分泌减少或功能障碍的一种临床综合征。除了典型手足搐搦，严重者可出现喉痉挛、惊厥。

（2）维生素D缺乏或代谢障碍性骨软化病：多有骨痛、行动困难、骨畸形等症状，血磷多降低或正常水平，骨X线检查有骨软化症的特征表现。

（3）肾性骨病：多伴有贫血、氮质血症和酸中毒，患者多出现食欲下降、乏力、恶心、呕吐、尿量改变、水肿等症状。且多由于酸血症的存在，维持离子钙浓度接近正常范围，较少发生自发性手足搐搦。

（4）应用特殊药物：如双膦酸盐、降钙素等，特殊时期如骨折恢复期等钙质需要量增多。

正常血钙性手足搐搦多见于呼吸性碱中毒、代谢性碱中毒、神经精神性疾病等。癫痫发作时双眼一侧凝视、瞳孔缩小、意识不清、二便失禁，需要与低钙抽搐进行鉴别。应注意甲状旁腺功能减退症合并异位钙化时，低钙抽搐可与癫痫样发作共存。

知识点7：甲旁减的实验室检查　　副高：掌握　正高：熟练掌握

（1）血钙降低、血磷增高、血ALP正常或稍低；血镁可增高或降低。

（2）尿钙、尿磷均减少。

（3）血PTH：降低（激素缺乏性）；正常或升高（激素抵抗性）。

（4）PTH兴奋试验（Ellsworth-Howard试验）：甲旁减者在静脉滴注PTH后，尿磷/尿肌酐比值明显升高（由于基础值低，增加5倍以上）。假性甲旁减患者无增加或增加值小于1倍。

（5）自身免疫指标、Gs蛋白测定及其基因突变的检查（非常规项目）。

（6）其他：肾功能、肝功能、白蛋白、血25-（OH）D_3多正常，1,25-（OH）$_2D_3$水平降低，血镁低、尿镁高。

知识点8：甲旁减的特殊检查　　副高：掌握　正高：熟练掌握

影像学检查可发现基底节钙化，骨密度常增高或正常。心电图示ST段延长、QT间期延长和T波异常，可出现脑电图异常。

知识点9：手足搐搦诱发试验　　副高：熟练掌握　正高：熟练掌握

（1）Chvostek征：以叩诊锤或手指叩击面神经，在耳前2～3cm处，相当于面神经分支处，或鼻唇沟与耳垂连线的中点（颧弓下方），引起口轮匝肌、眼轮匝肌及鼻翼抽动为阳性反应。仅有口轮匝肌的抽动意义不大，可见于正常人。

（2）Trousseau征：将充气袖带充气加压至收缩压和舒张压之间，持续2～3分钟，若出现手足搐搦则为阳性反应。其机制为压迫处缺血，局部神经的缺钙而兴奋神经。

应仔细观察手足搐搦诱发试验刺激后的反应强度，结合病史及血钙对诊断有重要意义。

知识点10：甲旁减的诊断　　副高：掌握　正高：熟练掌握

手足搐搦反复发作、Chvostek征和Trousseau征阳性患者，实验室检查如有血钙降低、血磷升高，且能排除肾功能不全，诊断基本可确定。如血清PTH测定结果明显降低或不能测得，诊断可以肯定。特发性甲旁减患者，临床常无明显病因，可有家族史。手术后甲旁减常见于甲状腺或甲状旁腺手术后。

知识点11：甲旁减的鉴别诊断　　副高：掌握　正高：熟练掌握

（1）假性甲旁减需与PTH水平正常或增高的低钙血症相鉴别：主要根据病史和PTH兴奋试验进行鉴别。后者常见原因有肾功能不全、肠吸收不良、急性胰腺炎、成骨细胞性转移瘤、维生素D缺乏或抵抗，见下表。

低钙血症实验室鉴别要点

类　型	钙	磷	PTH	25-(OH)D_3	1,25-$(OH)_2D_3$
甲旁减	↓	↑	↓	正常	↓
假性甲旁减	↓	↑	↑	正常	↓/正常
肝脏疾病	↓	↓	↑	↓	↓/正常
肾脏疾病	↓	↑	↑	正常	↓/正常

（2）PTH缺乏性和PTH抵抗性甲旁减的鉴别：低钙血症、高磷血症和肾功能正常时，血PTH低或测不出，则可确诊为PTH缺乏性甲旁减；若血PTH水平增高，则支持PTH抵抗性甲旁减的诊断。此外，病史、体检和PTH兴奋试验有助于二者鉴别。

知识点12：各型甲旁减的鉴别要点　　副高：掌握　正高：熟练掌握

各型甲旁减的鉴别要点

类　型	体态畸形	低血钙、高血磷	血ALP明显增高	血iPTH	对PTH效价的反应
真性甲旁减	无	有	无	减少	有
特发性甲旁减	无	有	无	减少	有
假性甲旁减Ⅰa型	有	有	无	增高	有*
假性甲旁减Ⅰb型	无	有	无	增高	无
假性甲旁减伴亢进	无/有	有	有	增高	无
假-假性甲旁减	有	无	无	正常	有

注：同时予以静脉滴注钙后

知识点13：甲旁减的治疗目的　　副高：掌握　正高：熟练掌握

甲旁减的治疗目的：①控制症状，包括终止手足搐搦发作，使血清钙正常或接近正常；②减少甲旁减并发症的发生；③避免维生素D中毒。

知识点14：甲旁减的治疗原则　　副高：掌握　正高：熟练掌握

（1）暂时性甲旁减可不必治疗。

（2）可逆性甲旁减应给予相应的治疗，如低镁血症可给予镁替代治疗，如50%硫酸镁10ml，溶于5%葡萄糖盐水500ml中，缓慢静脉滴注；或25%硫酸镁深部肌内注射。

（3）伴有其他内分泌疾病者，应给予相应激素替代治疗。

（4）对于永久性甲旁减者，采用口服维生素D和钙剂治疗，使血钙维持在接近于正常的水平，是目前最常用也是最有效的治疗手段。元素钙的用量为0.6～1.2g/d，目前常用口服钙剂有碳酸钙、氨基酸螯合钙和枸橼酸钙等。通常要同时服用维生素D，常需较大剂量维生素D（5万～10万U/d）或给予活性维生素D［1,25-(OH)$_2$D$_3$］，0.25～2.0μg/d。

知识点15：慢性低钙血症的治疗目标　　副高：掌握　正高：熟练掌握

在慢性低钙血症所致疾病中，要根本解决低钙血症需治疗原发病。治疗目标是控制症状，减少并发症。使患者血钙水平维持在2.075～2.3mmol/L（8.5～9.2mg/dl）。更低的血钙水平使患者不仅会产生低血钙的症状，长期还易导致白内障。但当血钙浓度在正常上限时，由于PTH降低尿钙的作用丧失，可有明显的高尿钙，易导致肾结石、肾钙质沉着和慢性肾功能不全。

治疗以钙、维生素D及其衍生物为主。

知识点16：慢性低钙血症的钙剂治疗　　副高：掌握　正高：熟练掌握

对于慢性低钙血症患者以口服钙剂为宜。有胃酸不足的患者首选枸橼酸钙，如果只有碳酸钙的情况下需要摄入富含蛋白质的饮食，以保证钙的吸收，且最好在饭后或饭中嚼碎服用。患者对钙的需要量有个体差异，一般按照元素钙1～1.5g/d的剂量分次口服。

知识点17：慢性低钙血症的维生素D衍生物治疗　　副高：掌握　正高：熟练掌握

各种维生素D衍生物对钙磷代谢的效果强弱，取决于肠的吸收功能、肾的排泄功能及骨的再吸收功能的总和。因每名患者的生理功能不同，故维生素D的治疗剂量需要在治疗中逐渐调整以达到最终的治疗目的。常用的制剂有：

（1）长效制剂：如维生素D$_2$（麦角骨化醇）或维生素D$_3$（胆骨化醇）使用后储存于脂肪组织和肝脏，缓慢释放发挥作用。优点：价廉且容易保持血钙稳定；缺点：会缓慢蓄积产生迟发的维生素D中毒。

（2）双氢速固醇（AT10）：治疗较为方便有效，一般每日0.5～1mg口服，2～3天可见疗效，10天之内血钙应上升至正常水平，以后一般以每日0.2～1mg维持，定期复查血尿钙水平。

（3）维生素D短效制剂：1,25-（OH）$_2D_3$（骨化三醇）、25-（OH）D_3和1α（OH）D_3（阿法骨化醇）均可使用。阿法骨化醇需要在肝脏羟化一次变为有活性的骨化三醇，可在肝功能正常的患者中使用。骨化三醇可直接在体内发挥维生素D活性，所以有肝肾功能异常的患者可使用，且更易发生维生素D中毒。阿法骨化醇的安全性较骨化三醇高。

知识点18：慢性低钙血症的普通维生素D治疗　　副高：掌握　正高：熟练掌握

普通维生素D有胶囊和注射剂两种剂型，与维生素D衍生物相比，普通维生素D能更加平稳的提高血钙。普通维生素D在体内经过两次羟化方能发挥作用，起效较慢，但安全性好，不易发生中毒，适用于肝肾功能正常的患者。患者个体化差异较大，所需剂量相差比较悬殊，因此，用药初期需检测血尿钙，再探索最合适的用法用量。维生素D_3的效果优于维生素D_2。

知识点19：慢性低钙血症的噻嗪类利尿剂治疗　　副高：掌握　正高：熟练掌握

噻嗪类利尿剂有降低尿钙的作用，可增加远端肾小管对钙的重吸收，对胃肠道钙吸收也有一定的促进作用。一般在用药后3～4天起效，因此，用于甲旁减的辅助治疗，可减少维持血钙所需要的维生素D用量。

知识点20：急性低钙血症的治疗　　副高：掌握　正高：熟练掌握

一般来讲，经校正的血钙< 1.9mmol/L为急性干预的阈值。患者发生手足抽搐、喉痉挛、癫痫发作时需要静脉补钙，常用制剂有氯化钙、葡萄糖酸钙。可先缓慢静注葡萄糖酸钙或氯化钙10～20ml，必要时1～2小时后重复给药。同时给予口服钙和维生素D制剂。若抽搐严重难以缓解，可持续静脉滴注补钙，但速度不宜超过元素钙4mg/kg。24小时可静脉输注元素钙400～1000mg，直至口服治疗起效。治疗同时需注意患者有无喘鸣及保持气道通畅，并定期严密监测血清钙水平。接受地高辛治疗的患者需在心电监护下静脉补钙，可同时口服骨化三醇，有条件者可采用PTH替代治疗。

知识点21：甲状旁腺的移植治疗　　副高：熟练掌握　正高：熟练掌握

对于顽固性的特发性甲状旁腺功能减退症患者可以考虑甲状旁腺的异体移植，但因排斥反应的存在而难以长期存活。应用免疫抑制剂或微囊包裹等技术可提高移植存活率。而对于继发于手术的甲状旁腺功能减退症的患者，甲状旁腺自体移植是预防和治疗甲状旁腺功能减退症的重要方法，应该冷冻甲状旁腺组织为日后移植做好准备。

骨质疏松症

第三节 骨质疏松症

知识点1：骨质疏松症的概念 副高：熟练掌握 正高：熟练掌握

骨质疏松症（OP）是一种以骨量减少、骨组织微结构破坏、骨脆性增加和易于骨折为特征的一种全身性代谢性骨骼疾病。骨量减少的特点是骨质绝对量逐渐减少、骨质矿化过程持续正常，即单位体积内骨量减少、骨矿物质和骨有机质比例正常；骨微结构破坏，乃骨吸收所致，表现为骨皮质变薄、海绵状骨小梁数目减少和体积减小，甚至断裂（微骨折），而类骨质带宽度正常。因此，骨强度下降、脆性增加，难以承受日常活动和简单动作，甚至机体重量所产生的应切力，因而极易骨折。最常见的骨折部位有椎体、桡骨远端和股骨近端。

绝经后妇女和老年人是骨质疏松症的高危人群。骨质疏松性骨折患者的致残率和致死率增加、生活质量下降、经济负担沉重。尽早预防和规范治疗可以避免骨质疏松及骨折，或降低再骨折发生率。

知识点2：骨质疏松症的分类 副高：熟练掌握 正高：熟练掌握

OP可分为原发性、继发性两型。

（1）原发性：可分为绝经后骨质疏松症（PMOP，Ⅰ型OP症）、老年性骨质疏松症（SOP，Ⅱ型OP症）和特发性骨质疏松症3种。也有人将Ⅰ型和Ⅱ型OP统称为退行性OP。PMOP是OP的最常见临床类型（80%以上），其发病与雌激素缺乏直接相关。

特发性发生于既往身体健康、青春发育前的儿童，发病年龄2～16岁。特发性骨质疏松症的诊断必须排除各种原因引起的继发性骨质疏松，症状可在青春期后自行缓解。

（2）继发性：继发性骨质疏松症是某些疾病、药物、营养和活动异常造成，临床上以内分泌代谢病、结缔组织病、肾脏疾病、消化道疾病和药物所致者多见。

知识点3：原发性骨质疏松症的特点 副高：熟练掌握 正高：熟练掌握

原发性骨质疏松症的特点

特　点	Ⅰ型OP	Ⅱ型OP
年龄	50～70	＞70
性别比（男∶女）	绝经后女性	1∶2
骨丢失类型	主要为松质骨	松质骨和皮质骨
骨丢失率	加速	不加速
骨折部位	椎体（粉碎性）和桡骨远端	椎体（多楔形）和髋骨
甲状旁腺功能	减低	亢进

续 表

特 点	Ⅰ型OP	Ⅱ型OP
钙吸收	减少	减少
25-(OH)D_3→1,25-(OH)$_2D_3$	减少(继发性)	减少(原发性)
主要原因	与绝经有关	与老龄有关

知识点4：骨质疏松症的病因与病理 副高：熟练掌握 正高：熟练掌握

骨质疏松症的发生取决于个体峰骨量和骨质丢失速率。骨重建（即骨吸收和骨形成）是一个连续不断的过程。正常情况下，30岁以前，骨形成速率大于骨吸收速率，骨质积累，骨密度逐年增加；至30～35岁，骨量达到高峰，是为峰骨量，此时骨吸收和骨形成的速度相对减慢，但二者相等、处于一种动态平衡之中；35岁以后，这种平衡被打破，骨吸收速率超过骨形成速率，骨质丢失，其年丢失率为0.3%～1%，而女性在绝经的最初3～5年，骨质年丢失率可达3%～7%。骨丢失速率与骨转换率快慢有关，骨转换率是指被激活的骨重建单位数的多寡。骨转换率高，骨更新就快；反之，骨更新就慢。若骨形成不足以代偿骨吸收，骨转换率越快，骨丢失率就越高，骨量减少就越明显。因此，凡是降低峰骨量和增加骨丢失速率的任何因素都会导致骨质疏松症发生。

知识点5：骨质疏松症的一般临床表现 副高：熟练掌握 正高：熟练掌握

骨质疏松症常见于中年后期和老年人，尤以绝经后女性多见。轻者无任何不适。较重者有“腰背疼痛”或“全身骨痛”主诉，以腰痛最突出。病情进展缓慢，早期常无明显症状或症状轻微，主要表现为乏力、腰背疼痛或四肢酸痛不适。随着病情的进展，上述症状逐渐加重。脆性骨折是OP的典型表现，常于轻度外伤或日常活动后发生；一般发生一次脆性骨折后，再次骨折的风险明显增加。骨折可见于任何部位，可于无意中或轻微外力时发生，但多发生于承受压力最大的部位，如脊柱胸腰交界处、股骨近端、桡骨远端等。骨骼畸形表现为驼背、脊柱侧弯、胸廓畸形等，严重者影响呼吸运动，可出现胸闷、气短、呼吸困难，极易并发呼吸道感染。

知识点6：椎体压缩性骨折的临床表现 副高：熟练掌握 正高：熟练掌握

椎体压缩性骨折常见于PMOP患者，可单发或多发，有或无诱因；椎体骨折的数量与骨密度相关，骨矿物质丢失越多，椎体压缩骨折发生率越高。身材变矮，上部量（头颅至耻骨联合上缘）小于下部量（耻骨联合上缘至足底）。严重者出现脊柱前屈和驼背，部分出现脊柱后侧凸或胸廓畸形，可伴有胸闷、气短、呼吸困难，甚至发绀，肺活量、肺最大换气量下降，极易并发上呼吸道和肺部感染。胸廓严重畸形使心排血量下降。

知识点7：髋部骨折的临床表现　　副高：熟练掌握　正高：熟练掌握

髋部骨折通常于摔倒或挤压后发生，骨折部位多在股骨颈部（股骨颈骨折）。髋部骨折的特点：

（1）骨折后1年内的死亡率高：一般达50%，幸存者伴活动受限，生活自理能力丧失。长期卧床加重骨质丢失，常因并发感染、心血管病或慢性衰竭而死亡。

（2）骨坏死率及不愈合率高：股骨颈囊内骨折由于解剖学的原因，骨折部位承受的扭转及剪切应力大，影响骨折复位的稳定性，不愈合率高；骨折后易造成股骨头缺血、坏死。

（3）致畸、致残率高：髋部转子间骨折常留有髋内翻、下肢外旋、缩短等畸形，影响下肢功能。

（4）康复缓慢：高龄患者体能恢复差，对康复和护理有较高要求。

知识点8：骨质疏松症的诊断线索　　副高：熟练掌握　正高：熟练掌握

出现下列临床情况时，提示OP可能：

（1）绝经后和双侧卵巢切除后或合并性激素缺乏。

（2）不明原因的慢性腰背疼痛。

（3）低体重。

（4）身材变矮或脊椎畸形。

（5）长期应用某些药物（抗惊厥药、抗酸药、排钙利尿剂、糖皮质激素等）。

（6）脆性骨折史或脆性骨折家族史。

知识点9：X线摄片检查　　副高：熟练掌握　正高：熟练掌握

X线检查可观察骨组织的形态结构，是对骨折进行定性、定位诊断及鉴别的常用方法。摄片部位包括椎体、髋部、腕部、掌骨、跟骨和管状骨等。但用X线摄片法诊断OP的敏感性和准确性低，只有当骨量下降30%以上才能检测出，因而对OP的早期诊断无帮助，但对确定骨折具有诊断价值，通常行胸、腰椎X线检查或其他怀疑骨折部位的X线检查。

早期OP表现为非应力部分的骨小梁变细、减少、稀疏，而承力骨小梁代偿性增粗，与关节面垂直的承力纵向骨小梁更为明显。随后承力骨小梁亦受累，表现为纵向骨小梁数量减少、稀疏，部分区域可见散在分布的点状透光区。骨皮质变薄、分层、疏松化。椎体骨小梁减少多始于椎体的中央区域，随后向椎体四周扩展。

知识点10：骨密度检测　　副高：熟练掌握　正高：熟练掌握

骨密度测定（BMD）的临床对象：①无OP危险因素的65岁以上女性和70岁以上男

性；②伴有一个或多个OP危险因素的65岁以下女性和70岁以下男性；③脆性骨折史或脆性骨折家族史者；④性激素水平低下者；⑤药物疗效监测者；⑥其他需要了解BMD变化者。

双能X线吸收法（DXA）是目前骨质疏松诊断的金标准方法。同时也常采用骨密度测量作为预测骨质疏松性骨折风险、监测骨质疏松症自然病程以及抗骨质疏松干预措施疗效评估的最佳定量指标。而单光子吸收法（SPA）和双光子吸收法（DPA）已少用。定量计算机体层扫描（QCT）和超声发射速率法（UVA）可能有助于骨质量的评价。

知识点11：骨质疏松症的其他影像检查　副高：熟练掌握　正高：熟练掌握

CT、MRI对微细骨折部位、类型、移位方向和程度判断有重要价值。

（1）CT三维成像能显示关节内或关节周围骨折，能准确反映骨骼细微结构的变化，但对结构变化进行量化较为困难，实用性不够。

（2）MRI对鉴别新鲜和陈旧性椎体骨折有较大意义，能够准确反映骨骼与各种软组织细微结构的改变，同时通过对组织含水比例的变化，可判断陈旧骨折与新鲜骨折。

知识点12：根据WHO标准确立诊断　副高：熟练掌握　正高：熟练掌握

非典型OP的诊断需根据BMD测定结果，首先确定是骨量减少（低于同性别正常人群的峰值骨量的1～2.5SD）、OP（低于同性别正常人群的峰值骨量的2.5SD以上）或严重OP（OP伴一处或多处自发性骨折），然后再明确是原发性或继发性OP及其病因。

用双能X线吸收法（DXA）测定的BMD受骨组织退变、损伤、软组织钙化、体位、仪器的精确度及操作的规范程度的影响，因此，要严格质量控制。常用的测量部位是$L_{1\sim4}$和股骨颈。

知识点13：根据BMD评估骨折风险　副高：熟练掌握　正高：熟练掌握

如BMD低于骨峰值平均值1个标准差以上，即可列为高危人群。髋部BMD预测髋部骨折危险的强度最高，而年龄增强其预测性。

知识点14：根据FRAX评估骨折风险　副高：熟练掌握　正高：熟练掌握

为了实施对OP骨折风险的分层干预，WHO提出了骨折风险评估计算法（FRAX），使用风险因素计分法评估10年内的髋部与其他部位骨折发生概率。患者可以在网上下载，根据父母骨折史、年龄、性别、体重指数、种族、吸烟、饮酒、糖皮质激素应用、类风湿关节炎和其他继发性OP（有人建议加入经常摔倒一项）进行自我测算，该系统适用于未治疗的绝经后妇女和40～90岁的男性。

知识点15：根据骨代谢生化标志物评估骨折风险

副高：熟练掌握 正高：熟练掌握

骨代谢生化标志物测定不能用于OP诊断，但对骨转换率的评价十分重要。随着增龄，骨代谢生化标志物与BMD的相关性越来越明显。一般在绝经30年后，骨转换率对BMD的贡献率达50%，骨转换率增加是预测骨折风险的主要指标。血和尿Ⅰ型胶原羧基末端肽（CTX）和尿Ⅰ型胶原氨基末端肽（NTX）可作为判断骨吸收的标志物，而血骨钙素和Ⅰ型胶原前肽（PINP）可作为骨形成的标志物。骨吸收标志物每升高1个标准差，快速骨丢失风险增加2倍，骨丢失较低转换率者快6倍。

知识点16：OP与内分泌、代谢疾病的鉴别诊断

副高：熟练掌握 正高：熟练掌握

内分泌与代谢疾病主要包括：①甲旁亢或甲旁减；②Cushing综合征；③甲亢或甲减；④性腺功能减退症；⑤高PRL血症；⑥糖尿病；⑦GH瘤或GH缺乏；⑧妊娠。甲旁亢者的骨骼改变主要为纤维囊性骨炎，早期可仅有OP表现，测定血PTH1-84/PTH-C比值、血钙、血离子钙和血磷一般可予排除，仍有困难者行特殊影像检查或动态试验。其他内分泌疾病因原发病表现较明显，鉴别不难。

知识点17：OP与血液系统疾病的鉴别诊断 副高：熟练掌握 正高：熟练掌握

多发性骨髓瘤是一种以骨髓中单克隆浆细胞大量增生为特征的恶性疾病。临床症状以贫血、骨骼疼痛或溶骨性骨质破坏、高钙血症和肾功能不全为特征。其他血液系统疾病主要包括系统性肥大细胞增多症、白血病、淋巴瘤、Gaucher病等。局限性骨病变伴骨吸收指标明显升高时，要考虑血液系统疾病的可能。血液系统肿瘤的骨损害有时酷似甲旁亢，此时有赖于检测血PTH及其组分和PTH相关蛋白（PTHrP）、肿瘤特异标志物加以鉴别。

知识点18：OP与结缔组织疾病的鉴别诊断 副高：熟练掌握 正高：熟练掌握

结缔组织疾病包括：①成骨不全；②Ehlers-Danlos综合征；③Marfan综合征；④同型半胱氨酸血症和赖氨酸血症；⑤Menkes综合征。成骨不全的骨损害特征是骨脆性增加，多是Ⅰ型胶原基因缺陷所致，其临床表现依缺陷的类型和程度而异。轻者可仅表现为OP而无明显骨折，必要时要借助生化或分子生物学方法鉴别。此外，患者有蓝色巩膜有重要鉴别意义。

知识点19：OP与其他继发性OP的鉴别诊断 副高：熟练掌握 正高：熟练掌握

肾脏疾病主要包括慢性肾功能不全、肾小管酸中毒、慢性肾衰、肾移植。药物引起的

OP主要包括糖皮质激素、肝素、抗惊厥药物、环孢素、GnRH类、抗肿瘤药物。制动和失用性OP主要包括肢体瘫痪、手术后长期制动、关节功能障碍。营养不良和胃肠疾病主要包括吸收不良综合征、肠外营养、胃切除、肝胆疾病。

知识点20：OP的防治目的 副高：熟练掌握 正高：熟练掌握

骨质疏松症的防治应以早期预防为主，采取综合措施积极治疗，达到有效改善临床症状、增加骨密度、降低骨折发生率的目的。因为一旦发生骨折，生存质量急剧下降，可致残甚至致死。OP的初级预防对象是未发生骨折但有OP危险因素，或已有骨量减少者。预防的目的是避免发生第一次骨折。OP的二级预防和治疗是针对已有OP或已发生过骨折者，其预防和治疗的目的是避免再次骨折。

知识点21：基础用药补充钙剂治疗OP 副高：熟练掌握 正高：熟练掌握

补充钙剂和维生素D是防治OP的基本措施，如进食富含钙、低盐和适量蛋白质的均衡膳食，适当增加户外活动，避免嗜烟、酗酒和慎用影响骨代谢的药物等。采取防止跌倒的各种措施，加强自身和环境的保护等。

钙是骨骼形成所必需的一种无机元素，体内无法自身合成。补充足够钙剂的目的不仅在于纠正骨重建过程中的负钙平衡，还是保证骨量提高的物质基础。因此，OP均应补充适量钙剂。补充钙剂对PMOP和老年性OP尤为重要。中国人饮食钙偏低，防治PMOP时钙剂应作为基础药物。给予维生素D，促进钙吸收。一般可每天口服0.4～0.6g元素钙。碳酸钙（$CaCO_3$）的钙含量为40%，每日补充1～1.5g。钙剂的不良反应少，可见胃肠道不适症状、便秘等。

知识点22：基础用药补充维生素D治疗OP 副高：熟练掌握 正高：熟练掌握

维生素D不但可以促进肠钙吸收与尿钙的重吸收，促进钙盐在骨基质内沉积，同时还能调节神经肌肉组织的协调性。因此，维生素D不但在骨量累积过程中有突出的作用，还有明确的预防跌倒、减少骨折的作用。

骨质疏松症者广泛存在维生素D不足的现象，补充维生素D必不可少。如缺乏阳光照射，每天摄入维生素D 5μg（200U）即可满足生理需要，但预防OP和继发性甲旁亢则应增加用量。如日照充足，皮肤可合成足够（相当于25μg或1000U/d）的维生素D。水下作业者需补充20～50μg/d（800～2000U/d），维持血25-（OH）D_3在100～150nmol/L范围内。钙尔奇-D（caltrate-D）和凯思立D（calcichew D_3）为维生素D-碳酸钙合剂，每日口服1～2片。

知识点23：OP的对症用药治疗 副高：熟练掌握 正高：熟练掌握

（1）镇痛：对疼痛患者应给予适量非甾体类镇痛剂：①阿司匹林（乙酰水杨酸）片，每次0.3～0.6g，每日不超过3次；②吲哚美辛（消炎痛）片，每次25mg，每日3次；③桂美辛（吲哚拉辛）每次150mg，每日3次；④塞来昔布（西乐葆）可特异性抑制COX-2，阻止炎性前列腺素类物质生成，对炎症性OP和OP性疼痛有镇痛作用，每次100～200mg，每日1～2次；⑤顽固性疼痛时，可考虑短期应用降钙素制剂，如鳗鱼降钙素（益盖宁）20U，每周肌注1次，连用3～4周。

（2）改善营养状况：老年人由于蛋白质摄入不足常导致营养不良，补给足够蛋白质有助于治疗。

知识点24：OP的药物治疗原则　　副高：熟练掌握　正高：熟练掌握

（1）不过分强调某一治疗措施而排斥另外的防治方法。

（2）强调早期预防和早期治疗。

（3）治疗方法、疗程的选择应考虑疗效、费用和不良反应等因素，尤其要注意治疗终点（减少骨折发生率）评价。

（4）用药依从性是决定疗效的重要因素，应尽量选择长效制剂，如每周1次、每月1次、每半年1次或每年1次。

知识点25：OP的治疗药物——降钙素　　副高：熟练掌握　正高：熟练掌握

预防骨丢失并增加骨量。

（1）适应证：降钙素为骨吸收抑制剂，主要适用于高转换型OP患者或OP伴或不伴骨折者，其镇痛效果好。

（2）具体用法：①鲑鱼降钙素（密盖息）：每日皮下或肌内注射50～100U，有效后减量。如需长期使用，可每周注射2次，每次50～100U；②鳗鱼降钙素（益盖宁）：每周肌内注射2次，每次20U，可根据病情酌情增减；③鲑鱼降钙素鼻喷剂，100U/d，其疗效与注射剂相同。2012年7月，欧洲药品管理局（EMA）对降钙素的适应证做出了修改，提出在骨质疏松症的患者中不再建议长期应用降钙素，但在中国尚未做相应的修改。

（3）注意事项：应用降钙素制剂前需补充数日钙剂和维生素D。有过敏史者慎用或禁用。降钙素可通过胎盘，孕妇禁用，以防止胎儿低钙血症和继发性甲旁亢。长期应用易发生“脱逸”现象，其原因未明。

知识点26：OP的治疗药物——双膦酸盐　　副高：熟练掌握　正高：熟练掌握

双膦酸盐是目前最受推崇的抗骨质疏松药物，具有广泛的适应证。临床上常用阿仑膦酸钠、利塞膦酸钠和唑来膦酸钠。

（1）适应证：双膦酸盐主要用于治疗骨吸收明显增强的代谢性骨病，如变形性骨炎、多发性骨髓瘤、甲旁亢、肿瘤性高钙血症、骨纤维结构不良症、成骨不全、系统性肥大细胞增多症等；亦可用于治疗原发性和继发性OP，尤其适用于高转换型PMOP又不宜用雌激素治疗者，对糖皮质激素OP也有效。此外，双膦酸盐对防治骨肿瘤性骨折有一定作用。

（2）具体用法：①阿仑膦酸钠：常用量10mg/d，服药期间无需间歇；新的口服制剂为每片70mg，每周1片。需严格遵照正确的用药方法，早晨空腹用200ml清水送服，服药后30分钟内避免平卧和进食；②利塞膦酸钠：每次35mg，每周1次，或每次5mg，每日1次，连续服用；③新型制剂唑来膦酸钠：每年使用1次，每次5mg，静脉滴注至少15分钟以上。

（3）不良反应：主要集中在消化道，如恶心、呕吐、腹痛、腹泻等。对食管溃疡及糜烂、胃食管反流、活动性胃溃疡等患者应慎用或禁用。采用静脉滴注可避免消化道不良反应，但仍可出现发热、乏力、全身酸痛等流感样症状以及过敏反应等。

知识点27：OP的治疗药物——PTH　　副高：熟练掌握　正高：熟练掌握

PTH是当前促进骨形成的代表药物，可升高BMD，降低骨折率。对老年性OP、雌激素缺乏的年轻妇女、男性OP和糖皮质激素所致的OP有治疗作用。PTH可单独或与雌激素、降钙素、双膦酸盐、维生素D联合应用；PTH和降钙素循环治疗也取得良好效果。疗程6～24个月。间歇用药时，为防止皮质骨“偷盗”（总BMD增加，皮质骨BMD下降）现象，必须加用其他药物（如双膦酸盐）。

知识点28：OP的治疗药物——锶盐　　副高：熟练掌握　正高：熟练掌握

锶是人体必需微量元素，参与人体许多生理功能和生化效应。人工合成锶盐雷奈酸锶是新一代抗骨质疏松药，同时作用于成骨细胞和破骨细胞，具有抑制骨吸收和促进骨形成双重作用。中度肝肾损害者无需调整剂量，但不推荐重度肾损害者使用。一般每日2g，睡前口服（最好在进食2小时之后）。不宜与钙、食物同服，以免影响吸收。

不良反应：恶心、腹泻，较轻且短暂。超敏反应罕见，一般发生于治疗开始后3～6周，表现为嗜酸性粒细胞增多和药物疹。出现此种情况必须立即停药，且不能再次使用。

知识点29：OP的雌激素补充治疗　　副高：熟练掌握　正高：熟练掌握

雌激素补充治疗（ERT）适用于早期预防或性激素缺乏者。应视为实现缺乏雌激素女性健康生活方式的一种基本措施。

（1）适应证：建议用于有绝经期症状（潮热、出汗等）及OP或OP危险因素妇女，尤其提倡绝经早期应用。

（2）禁忌证：禁用于雌激素依赖性肿瘤（乳腺癌与子宫内膜癌）患者。不宜或暂不宜使用雌激素制剂的其他情况：①子宫内膜异位症；②不明原因阴道出血；③活动性肝炎或其他肝病伴肝功能明显异常；④系统性红斑狼疮；⑤活动性血栓栓塞性病变。

（3）方法与剂量：建议给予生理剂量或低剂量。①倍美力：0.3～0.625mg/d；②17β-雌二醇或戊酸雌二醇：1～2mg/d；③炔雌醇：10～20μg/d；④利维爱（替勃龙）：1.25～2.5mg/d；

⑤尼尔雌醇（雌三醇衍化物）：每周1～2mg；⑥雌二醇皮贴剂：0.05～0.1mg/d；⑦雌二醇凝胶：2.5g/d（含E_2 60mg/100g，1.5g/2.5g）；⑧E_2皮埋剂：4～6个月埋植1次。

（4）不良反应：主要有乳腺胀痛、腹胀、恶心、呕吐、头痛、体重增加、水肿、子宫出血等。

知识点30：OP的选择性雌激素受体调节药治疗　副高：熟练掌握　正高：熟练掌握

选择性雌激素受体调节药（SERM）是防治OP的有效药物，对骨组织表现为雌激素激动剂，对乳腺和子宫内膜则表现为拮抗雌激素的作用，因此，SERM避免了雌激素对乳腺和子宫内膜的不良作用。

（1）盐酸雷洛昔芬（易维特）：防止绝经后妇女骨丢失，降低椎体骨折发生率，对脂代谢也有良好作用，能降低总胆固醇和LDL-C水平及心血管事件风险。主要适用于治疗无更年期症状、无血栓栓塞性疾病的PMOP患者。

（2）拉索昔芬和巴多昔芬：对骨的作用更强而不良反应更低。

知识点31：老年性OP的治疗　副高：熟练掌握　正高：熟练掌握

老年性OP（SOP）应注重饮食治疗和体力锻炼。

（1）基础药物治疗：应包括补充钙剂和维生素D。药物治疗的原则和方法与绝经后OP基本相同，但用量要低，需严密观察不良反应。不宜长期使用抗骨吸收制剂（如双膦酸盐类），必要时应与PTH合用或单独使用PTH。活性维生素D对增强肌力、提高平衡能力和防止摔倒有一定作用。男性老年性OP伴明显性腺功能减退者应加用雄激素，但可引起前列腺增生，采用经皮制剂或雄激素受体调节剂（SARM）可能有更好的治疗作用。

（2）饮食治疗：低钠、高钾、高钙饮食不但适用于OP的防治，对高血压、冠心病也有益处。

（3）体力锻炼：重点应放在提高耐受力和平衡能力方面。

知识点32：青少年OP的治疗　副高：熟练掌握　正高：熟练掌握

青少年OP是指发生于青少年的不明原因的OP，多数具有自限性特点，少数的病情为进展性，并导致多发性骨折。当骨代谢转换率升高时，首选双膦酸盐治疗，但儿童和少年患者慎用，并严密观察病情变化和该类药物的不良反应。抗炎镇痛剂对青少年型特发性OP有一定作用。

知识点33：男性OP的治疗　副高：熟练掌握　正高：熟练掌握

男性OP治疗主要是恢复肌力和增加BMD，包括加强肌力锻炼，提高耐力和机体抵抗力，降低血压和胰岛素抵抗，消除腹部脂肪和肥胖，减少摔倒和骨折风险。基础药物治疗与绝经后OP相同，双膦酸盐、降钙素、锶盐和选择性雄激素受体调节剂是男性OP的治疗药物，用睾酮和/或脱氢表雄酮（DHEA）维持老年男性骨量、肌肉量和提高生活质量仍有争议。口服雷奈酸锶者注意防治超敏反应。

知识点34：糖皮质激素所致OP的治疗　　副高：熟练掌握　正高：熟练掌握

糖皮质激素所致的OP（GIOP）是常见的继发性OP。如女性患者原有性腺功能减退症，主张早期应用雌激素或SERM。男性患者则应用雄激素制剂，在糖皮质激素应用期间要尽量使性腺激素水平维持在正常范围内。SARM可望应用于男性GIOP伴性腺功能减退的治疗。因为在应用糖皮质激素的极早期即出现骨丢失（骨量丢失急性相），所以早期应用双膦酸盐制剂可起到防止骨丢失作用。双膦酸盐亦可与雌激素、降钙素等联合应用。降钙素可增加椎体BMD。

知识点35：原发性骨质疏松症非药物治疗　　副高：熟练掌握　正高：熟练掌握

（1）增加负重与非负重运动：加强肌肉锻炼，提高肌肉的数量和力量，增加骨骼应力，增加骨的力学性能。

（2）摒弃不良的生活方式：如戒除烟酒嗜好，减少咖啡、可乐或碳酸水等饮品的摄入；合理饮食，增加富钙食品的摄入，平衡膳食中蛋白质、钙、磷三者之间的比例，避免不合理的配餐以及其他影响钙吸收的因素等。

（3）防止骨折发生：提高抗骨折及整体运动能力，防止跌倒。发生骨折后应注意预防再次骨折。

知识点36：OP骨折的复位和固定方法　　副高：熟练掌握　正高：熟练掌握

骨折的复位和固定有手术和非手术两种方法，临床应根据骨折的具体部位、损伤程度及患者的全身状况决定，无论选择哪种治疗方法应以不影响骨折愈合为前提。

老年人骨折的复位和固定应以方法简便、安全、有效为原则，选择创伤小、关节功能影响小，尽早恢复伤前生存质量为目的。不应强求骨折的解剖复位，而应着重于功能恢复和组织修复，降低死亡率，减少并发症及致残率。由于老年人骨折的自身修复能力降低，并存疾病较多，手术耐受性差，增加了手术治疗的风险。应权衡手术与非手术治疗利弊，合理选择。除了防治骨折局部并发症外，对高龄患者还需积极防治下肢深静脉血栓形成、脂肪栓塞综合征、坠积性肺炎、泌尿系感染和压疮等并发症。

知识点37：OP椎体骨折的治疗方法　　副高：熟练掌握　正高：熟练掌握

椎体骨折有手术和非手术两种治疗方法，应根据病情合理选择。

（1）胸腰段脊柱活动度大，又是脊柱应力集中的部位，应根据病情合理选择。

（2）有脊髓、神经根压迫和严重压缩性骨折时，考虑手术减压，并依据骨质量酌情选用内固定术，同时积极抗OP治疗。

（3）脊柱微创-经皮椎体成形术和后凸成形术适用于新鲜而不伴脊髓或神经根症状、疼痛严重的椎体压缩性骨折。手术创伤小，能迅速缓解疼痛症状，患者能够早期、及时恢复正常活动，不但可避免长期卧床或制动所带来的一系列并发症，还对OP的控制提供了有利条件。

知识点38：OP髋部骨折的治疗方法 副高：熟练掌握 正高：熟练掌握

髋部骨折的治疗除骨折本身外，还应针对并发症和伴随疾病进行处理。可根据患者情况，对骨折采取手术治疗或非手术治疗。手术治疗包括内固定、人工关节置换和外固定器等。同时治疗OP。

知识点39：老年人OP性桡尺骨远端骨折的治疗方法 副高：熟练掌握 正高：熟练掌握

老年人OP性桡尺骨远端骨折多为粉碎性骨折，且累及关节面，骨折愈合后易残留畸形，常造成腕关节和手指功能障碍。治疗方法一般采用手法复位，可用夹板或石膏固定，或外固定器固定。对于少数不稳定的骨折可考虑手术处理，包括复位、固定、功能锻炼和抗OP治疗。

知识点40：OP骨折的非手术治疗措施 副高：熟练掌握 正高：熟练掌握

OP骨折的非手术治疗措施应考虑综合性措施。

（1）外科治疗同时积极治疗OP，改善骨质量，防止再次发生骨折，但长骨骨折后1个月内慎用抗骨吸收药物。

（2）如为非急救手术，应在手术前加强营养，合理使用药物，提高BMD和骨质量。一般应针对病因和骨代谢转换率状况选用1～2种药物。但到手术前的1～2周内，应停用抗骨吸收药物，以防对破骨细胞的过度抑制而影响骨痂形成。

（3）OP骨折患者骨科手术后是否立即进行抗骨吸收药物治疗的意见不一，为慎重起见，可在手术1个月后开始治疗。手术后抗OP治疗应是综合性的，在使用药物的同时需特别重视运动和营养、钙剂和维生素D的补充。

知识点41：OP的预防 副高：熟练掌握 正高：熟练掌握

OP的预防应从青少年期就加强运动、保证足够的钙质摄入，同时防止和积极治疗各种疾病，尤其是慢性消耗性疾病与营养不良、吸收不良等，防止各种性腺功能障碍性疾病和生长发育性疾病；避免长期使用影响骨代谢的药物等，可以尽量获得理想的峰值骨量，减少今后发生骨质疏松的风险。

预防骨质疏松的基本措施是成人期补充钙剂，但不能单独作为骨质疏松治疗药物，仅作为基本的辅助药物。成年后的预防主要包括两个方面：

（1）尽量延缓骨量丢失的速率和程度，绝经后妇女应及早补充雌激素或雌、孕激素合剂。

（2）预防骨质疏松患者发生骨折，避免骨折的危险因素可明显降低骨折发生率。

第六章 肾上腺疾病

第一节 皮质醇增多症（Cushing综合征）

知识点1：皮质醇增多症的概念 副高：熟练掌握 正高：熟练掌握

皮质醇增多症即通常所称的库欣综合征（Cushing综合征，CS），是指肾上腺皮质分泌过量糖皮质激素（主要是皮质醇）而出现的一系列临床症状与体征，主要临床表现为向心性肥胖、满月脸、多血质外貌、皮肤紫纹、痤疮、高血压、高血糖、骨质疏松等。临床上通常分为ACTH依赖性和ACTH非依赖性两大类。

库欣综合征女性发病率明显高于男性，各年龄组均可发病，但成人多于儿童，主要见于20～45岁女性，异位ACTH综合征主要见于50岁以后的男性。

对怀疑CS的患者应依据3个步骤作出临床决策：①明确患者是否为CS；②明确CS的病因；③确定CS的治疗方案。特别需要强调的是，在评估之前应首先询问患者详细的病史并进行全身检查，确定有无酒精和外源性糖皮质激素药物应用史。在全面评估的基础上制订治疗与管理方案，尽可能使相关指标达到或接近正常。

知识点2：皮质醇增多症的病因 副高：熟练掌握 正高：熟练掌握

皮质醇增多症的病因可分ACTH依赖性和ACTH非依赖性两大类。

（1）ACTH依赖性：是指垂体或垂体以外的某些肿瘤组织分泌过量ACTH，使双侧肾上腺皮质增生并分泌过量皮质醇，皮质醇的分泌过多是继发的。

（2）ACTH非依赖性：是指肾上腺皮质自主地分泌过量皮质醇，其原因可以是肾上腺皮质腺瘤、肾上腺皮质腺癌，也可以是双侧肾上腺皮质大结节增生症、原发性色素结节性肾上腺皮质病。

知识点3：皮质醇增多症的分类 副高：熟练掌握 正高：熟练掌握

皮质醇增多症病因分类和相对比例

病因	比例（%）
ACTH依赖性	
垂体性库欣综合征（库欣病）	60～70
异位ACTH综合征	10～20

续　表

病　　因	比例（%）
异位促肾上腺皮质激素释放激素（CRH）综合征	罕见
非ACTH依赖性	
肾上腺腺瘤	10～20
肾上腺腺癌	2～3
ACTH非依赖性双侧肾上腺大结节增生症（AIMAH）	1
原发性色素结节性肾上腺皮质病（PPNAD）	罕见
McCune-Albright综合征（MAS）	罕见

知识点4：垂体性库欣综合征　副高：熟练掌握　正高：熟练掌握

垂体分泌ACTH增多所致的库欣综合征是内源性库欣综合征的最常见原因，又称为库欣病。因垂体分泌过量ACTH引起双侧肾上腺皮质弥漫性和/或结节性增生，束状带和网状带明显增宽，皮质醇分泌显著增加。库欣病患者占库欣综合征患者总数的60%～70%。库欣病可发生在任何年龄，以25～45岁为多见。

知识点5：垂体ACTH腺瘤引起垂体过量分泌ACTH

副高：熟练掌握　正高：熟练掌握

有85%～90%的库欣病患者存在垂体ACTH腺瘤。垂体ACTH腺瘤的病因和发病机制仍然不很清楚。垂体ACTH瘤可能存在若干不同类型。垂体ACTH腺瘤中微腺瘤的比例高达90%，而且其中直径≤5mm的占多数，大腺瘤只有大约10%。垂体瘤没有明确的包膜。有的有假包膜，有的连假包膜都没有。垂体ACTH瘤的局部浸润倾向明显大于其他垂体瘤，可以向邻近的海绵窦、蝶窦及鞍上池浸润。

知识点6：垂体ACTH腺癌引起垂体过量分泌ACTH

副高：熟练掌握　正高：熟练掌握

罕见。早期难以与良性的腺瘤鉴别，病理改变也很相似，只有当其向颅内其他部位及远处转移时或显微镜下发现瘤栓时才能肯定。

知识点7：垂体ACTH细胞增生引起垂体过量分泌ACTH

副高：熟练掌握　正高：熟练掌握

垂体ACTH细胞增生可为弥漫性、簇状或形成多个结节，还有一些在增生的基础上形成腺瘤。增生的原因还不清楚。有些可能为下丘脑CRH分泌过多。有报告，艾迪生病（Addison病）可发展为库欣病，但极为罕见。有些垂体ACTH细胞增生是下丘脑以外的肿瘤异位分泌CRH所致。也有很多垂体ACTH细胞增生找不到确切的原因。

知识点8：异位ACTH综合征引起肾上腺分泌过量皮质醇

副高：熟练掌握 正高：熟练掌握

异位ACTH综合征是由于垂体以外的肿瘤组织产生ACTH，刺激肾上腺皮质增生，分泌过量的皮质醇，由此引起的皮质醇增多症为异位ACTH综合征。

异位分泌ACTH的肿瘤可分为显性和隐性两种：①显性肿瘤：瘤体大，恶性程度高，发展快，肿瘤较易发现。常因病程太短，典型皮质醇增多症的临床表现尚未显现患者已死亡；②隐性肿瘤：瘤体小，恶性程度低，发展慢，不易在影像检查时发现，这类患者有足够的时间显现出典型的皮质醇增多症临床表现，临床上难以和垂体性皮质醇增多症相鉴别。

早期报道，临床上引起异位ACTH综合征较多见的是肺癌，尤其是小细胞性肺癌，其次为胸腺癌和胰腺癌，其他尚有起源于神经嵴组织的肿瘤、甲状腺髓样癌等。20世纪80年代以后报道中，类癌比例增大，占异位ACTH综合征的36%～46%。异位CRH分泌所致ACTH依赖性库欣综合征极为罕见，文献报道主要见于支气管类癌、甲状腺髓样癌等肿瘤细胞异位分泌CRH或同时分泌CRH与ACTH，刺激双侧肾上腺皮质增生及功能亢进。

知识点9：肾上腺皮质肿瘤分泌过量皮质醇

副高：熟练掌握 正高：熟练掌握

分泌皮质醇的肾上腺皮质肿瘤有良性的腺瘤和恶性的腺癌之分。国外腺瘤和腺癌的比例相仿，分别占库欣综合征的6%～10%。在中国，腺瘤的比例显著高于腺癌。

（1）原发于肾上腺皮质的腺瘤自主性分泌皮质醇增多而出现高皮质醇血症的临床表现。血皮质醇增高反馈性抑制CRH与ACTH的分泌，垂体ACTH细胞长期受抑制而萎缩。因血ACTH水平低下肾上腺球状带与网状带细胞亦不同程度萎缩。有些肾上腺肿瘤细胞尚可同时分泌其他皮质激素，从而伴有相应的临床症状。

（2）肾上腺皮质腺癌细胞由于其分化程度低，细胞类固醇合成酶的表达减少而不能有效合成皮质醇，故皮质醇合成过程的各种中间代谢产物，如去氢表雄酮、去氧皮质酮、皮质酮等大量堆积。临床上除库欣综合征的特征外，尚有明显的盐皮质激素与雄性激素过多的表现，如高血压伴低钾性碱中毒，女性患者出现多毛、阴蒂肥大、声音低沉等男性化表现。病情进展迅速，患者可有腹痛，甚至腹部可触及巨大的肾上腺包块。

知识点10：肾上腺皮质大结节样增生引起分泌过量皮质醇

副高：熟练掌握 正高：熟练掌握

肾上腺皮质大结节样增生ACTH（AIMAH），是一种少见的库欣综合征。其病理特点为双侧肾上腺明显增大，其内有多个非色素性直径大于5mm的结节，结节周围的肾上腺组织增生肥大。患者血皮质醇水平增高，ACTH水平不高。双侧肾上腺皮质增生的原因可能与其他一些激素受体的过度表达或异位受体的不适当表达等有关，如胃抑肽（GIP）、血管紧张素、血清素等受体在肾上腺皮质的过度表达可能导致肾上腺皮质大结节性增生。AIMAH皮质醇的分泌有很强的自主性，垂体ACTH分泌被严重抑制。

知识点11：原发性色素结节性肾上腺皮质病引起皮质醇分泌过多

副高：熟练掌握 正高：熟练掌握

原发性色素结节性肾上腺病（PPNAD）又称小结节性双侧肾上腺增生，是一种罕见的库欣综合征类型，有家族性与散发性两种类型。前者系常染色体显性遗传性疾病。组织学上肾上腺结节直径为2～4mm，切面呈褐色或黑色。这些增生的结节自主性分泌过多皮质醇，垂体ACTH的分泌受抑制，结节周围的肾上腺组织萎缩。

知识点12：异位肾上腺皮质瘤引起皮质醇分泌过多

副高：熟练掌握 正高：熟练掌握

罕见。肾上腺皮质在胚胎发育时有一个迁徙的过程。少数肾上腺皮质细胞在此过程中会散落在途中，散落的肾上腺皮质细胞有可能发展为肿瘤。这种肿瘤的行为与肾上腺皮质肿瘤相同，但定位很困难。文献上有报告，在盆腔发现分泌皮质醇的肿瘤，临床表现与肾上腺皮质腺瘤相同。

知识点13：McCune-Albright综合征引起皮质醇分泌过多

副高：熟练掌握 正高：熟练掌握

McCune-Albright综合征（MAS）是一种先天性疾病，临床表现为纤维萎缩和皮肤色素沉着，常伴有垂体、甲状腺和性腺功能亢进，所以性早熟和GH分泌过多很常见。MAS合并皮质醇增多症也屡有报告。基因突变后的G蛋白具有ACTH样作用，持续不断地刺激皮质醇的分泌。

知识点14：皮质醇增多症的临床特征

副高：熟练掌握 正高：熟练掌握

皮质醇增多症的临床特征

受累器官/系统	临床特征
全身	向心性肥胖，满月面，面部多血质貌，水牛背，乏力
皮肤	多毛，痤疮，皮肤菲薄，皮肤紫癜，宽大紫纹（＞1cm），可有色素沉着
精神	情绪异常，如烦躁、少言、性格改变，失眠多梦，抑郁
心血管	高血压，易于形成血栓
生殖系统	月经紊乱，性腺功能减退，性欲降低
代谢	糖尿病/糖耐量异常，血脂异常，低钾性碱中毒
感染	易于伴发结核与真菌感染，伤口易于感染
肌肉/骨骼	肌无力，近端肌萎缩，儿童生长迟缓，骨质疏松伴骨折，高钙血症伴肾结石
眼	青光眼，球结膜水肿

知识点15：皮质醇增多症的临床表现类型 副高：熟练掌握 正高：熟练掌握

皮质醇增多症主要是由于皮质醇长期分泌过多引起的蛋白质、脂肪、糖、电解质代谢紊乱，并干扰了多种其他激素的分泌。其临床表现有多种类型：

（1）典型病例：表现为向心性肥胖、满月脸、水牛背、多血质、痤疮、紫纹、血压升高、月经失调、性功能障碍等。多为垂体性库欣病、肾上腺腺瘤、异位ACTH综合征中的缓进型。

（2）重型：表现为体重减轻、摄食减少、血压升高、重度低血钾性碱中毒、水肿、肌无力，多见于迅速进展的异位ACTH综合征、肾上腺癌。

（3）亚临床皮质醇增多症：表现为肥胖，但向心性不够明显，血压稍高，可能合并糖尿病，一般状态较好，尿游离皮质醇正常或稍增高，小剂量地塞米松试验可有一定程度的抑制。部分肾上腺意外瘤为亚临床皮质醇增多症。

（4）年龄较大以并发症为主就诊者：表现为心衰、脑卒中、病理性骨折、精神异常、肺部感染，其库欣综合征本身的症状易被忽视。

（5）特殊类型：成年男性女性化，或女性男性化应怀疑肾上腺癌。

（6）周期性皮质醇增多症：少数皮质醇增多症患者血皮质醇水平及临床表现时轻时重，时好时坏，呈周期性改变。病因尚不清楚，垂体性多见。

知识点16：致体重增加的常见疾病与临床特点 副高：熟练掌握 正高：熟练掌握

致体重增加的常见疾病与临床特点

疾病	临床特点
下丘脑性肥胖	常伴有摄食、睡眠、体温异常及自主神功能紊乱、尿崩症、女性月经紊乱或闭经、男性性功能减退
多囊卵巢综合征	月经稀少或闭经、不孕、多毛、肥胖、痤疮、男性化
胰岛素瘤	发作性空腹低血糖，发作时感软弱无力、出汗、饥饿感、震颤、心悸，或表现为精神症状等，因进食过多而有肥胖
甲状腺功能减低症	体重增加伴水肿，发病女多于男。有怕冷、睡眠增多、反应迟钝、表情淡漠、皮肤粗糙、声音嘶哑、月经过多等表现
药物源性肥胖	有使用特殊药物史，如抗精神分裂症药、糖皮质激素、胰岛素、雌激素等。肥胖由于药物刺激食欲、食量增加所致，多数患者停药后即自然缓解
单纯性肥胖	高血压、糖耐量减低、月经少或闭经，腹部白色条纹

知识点17：皮质醇增多症临床表现——向心性肥胖

副高：熟练掌握 正高：熟练掌握

库欣综合征患者多数为轻至中度肥胖，极少有重度肥胖。有些面部及躯干偏胖，但体重在正常范围。典型的向心性肥胖主要表现为面部及躯干部胖，面如满月，胸、腹、颈、背部脂肪甚厚，而四肢相对瘦小。库欣综合征的特征性临床表现就是满月脸、水牛背、悬垂腹和锁骨上窝脂肪垫。少数患者尤其是儿童可表现为均匀性肥胖。向心性肥胖的原因尚不清楚。

知识点18：皮质醇增多症临床表现——糖尿病和糖耐量低减

副高：熟练掌握　正高：熟练掌握

库欣综合征约有半数患者有糖耐量低减，约20%有显性糖尿病。大量皮质醇抑制糖利用促进糖异生，同时又具有拮抗胰岛素的作用，导致葡萄糖耐量减低，表现为血糖升高，部分患者出现糖尿病症状，临床称为类固醇性糖尿病。如果患者有潜在的糖尿病倾向，则糖尿病更易表现出来，但很少会出现酮症酸中毒。

知识点19：皮质醇增多症临床表现——负氮平衡

副高：熟练掌握　正高：熟练掌握

库欣综合征患者大量皮质醇促进蛋白质分解，抑制蛋白质合成，使机体处于负氮平衡状态，临床上出现蛋白质过度消耗的现象，表现为：①皮肤菲薄，毛细血管脆性增加，轻微损伤即可出现淤斑，腹下侧、臀部、股根部、腋下等处因脂肪沉积，皮肤弹性纤维变细和断裂，而透过菲薄的皮肤可见微血管的红色，一般呈中间宽、两头尖的红色或紫红色，临床上称为紫纹。但不是每名库欣综合征患者都有典型的宽大呈火焰状的紫纹。单纯性肥胖患者常有细小紫纹，在鉴别时应予注意；②病程久者肌肉萎缩、骨质疏松、脊椎压缩性骨折，表现身材变矮，骨折的好发部位是肋骨、胸腰椎；③儿童患者如为癌肿可出现性早熟，多数生长发育受抑制。

知识点20：皮质醇增多症临床表现——高血压和低血钾

副高：熟练掌握　正高：熟练掌握

皮质醇本身有潴钠排钾作用。库欣综合征时高水平的血皮质醇是高血压低血钾的主要原因，加上有时脱氧皮质酮及皮质酮等弱盐皮质激素的分泌增加，使机体总钠量显著增加，血容量扩大，血压上升并有轻度下肢水肿。尿钾排量增加，致低血钾和高尿钾，同时因氢离子的排泄增加致碱中毒。

库欣综合征的高血压一般为轻至中度，低血钾碱中毒的程度也较轻，但异位ACTH综合征及肾上腺皮质癌患者由于皮质醇分泌量的大幅度上升，同时弱盐皮质激素分泌也增加，因而低血钾碱中毒的程度常常比较严重。长期高血压可并发左心室肥大，甚至发生心力衰竭和脑血管意外。

知识点21：皮质醇增多症临床表现——心脑血管并发症

副高：熟练掌握　正高：熟练掌握

高皮质醇血症引起的高血压、低血钾、高血脂和糖尿病等代谢紊乱很容易诱发心脑血管并发症，其发生率比其他病种高很多。心肌梗死和脑血管意外是未经治疗或治疗效果不好的皮质醇增多症患者的主要死因。

知识点22：皮质醇增多症临床表现——生长发育障碍

副高：熟练掌握 正高：熟练掌握

库欣综合征对生长发育有严重影响，是由于过量皮质醇抑制生长激素的分泌及其作用，抑制性腺发育。少年儿童时期发病的库欣综合征患者，生长停滞，青春期迟延。如再有脊椎压缩性骨折，身材变得更矮。

知识点23：皮质醇增多症临床表现——性腺功能紊乱

副高：熟练掌握 正高：熟练掌握

女性患者肾上腺皮质产生过多雄激素和皮质醇，二者共同对垂体促性腺激素的分泌起抑制作用，因此，大多女性患者月经减少，不规则或闭经，轻度多毛，如生少量胡须、发髻降低等，常见痤疮，而明显男性化（乳房萎缩、长须、喉结出现、阴蒂肥大）少见，一旦出现，要警惕肾上腺癌。男性患者可表现为性欲减退，阳痿、阴茎缩小、睾丸变软等，与大量皮质醇抑制垂体促性腺激素分泌有关。

知识点24：皮质醇增多症临床表现——精神症状

副高：熟练掌握 正高：熟练掌握

多数患者有精神症状，但一般较轻，表现为欣快感、失眠、注意力不集中、情绪不稳定等。少数患者会出现类似躁狂抑郁或精神分裂症样的表现。

知识点25：皮质醇增多症临床表现——易有感染

副高：熟练掌握 正高：熟练掌握

库欣综合征患者免疫功能受到抑制，易有各种感染。长期皮质醇分泌增多，可使免疫功能减弱，到达炎症区域的单核细胞减少，巨噬细胞对抗原的固定、吞噬和杀伤能力减弱；中性粒细胞向血管外炎症区域的移行减少，运动能力、吞噬能力减弱，抗体的形成也受到抑制。在长期大量皮质醇的作用下，细胞内溶酶体保持稳定也不利于消灭抗原，患者对感染的抵抗力减弱，因此，患者常发生真菌感染，皮肤化脓性感染不易局限化而发展成蜂窝织炎、菌血症、败血症，且感染后因炎症反应不显著，易于漏诊造成严重后果。

知识点26：皮质醇增多症临床表现——骨矿代谢异常

副高：熟练掌握 正高：熟练掌握

高皮质醇血症时小肠对钙的吸收受影响，骨钙被动员，大量钙离子进入血液后从尿中排出。虽然血钙在正常低限或低于正常，但尿钙排量增加，易出现泌尿系结石。有人报告，库欣综合征患者泌尿系结石的发病率为15%～19%。骨质疏松广泛而严重，容易发生病理性骨折，好发部位是胸腰椎及肋骨，骨折部位常有骨痂形成。股骨头无菌性坏死也时有发生。

知识点27：皮质醇增多症的眼部临床表现 副高：熟练掌握 正高：熟练掌握

库欣综合征患者常有结合膜水肿，有的还可能有轻度突眼。

知识点28：几种特殊情况 副高：熟练掌握 正高：熟练掌握

（1）周期性皮质醇增多症：少数库欣综合征患者的血皮质醇水平及临床表现时轻时重，时好时坏，呈周期性改变，这种被称为周期性皮质醇增多症。病因尚不清楚。可出现在各种类型的皮质醇增多症，以垂体性多见。

（2）亚临床皮质醇增多症：指那些没有皮质醇增多症典型临床表现而皮质醇分泌异常。近年来由于影像技术的快速发展，在进行常规查体或进行非肾上腺疾病的腹部影像检查时，发现肾上腺一侧或双侧有占位性病变，称为肾上腺意外瘤。肾上腺意外瘤多数没有功能，但有的有自主分泌皮质醇的能力，其血皮质醇和24小时UFC可能正常，而过夜地塞米松抑制试验不被抑制。没有典型皮质醇增多症临床表现，但可能有肥胖，可能有高血压和/或糖尿病。垂体性亚临床皮质醇增多症也陆续有报道。

（3）皮质醇增多症和妊娠：妊娠期皮质醇增多症罕见，其中最常见是肾上腺腺瘤。妊娠期高皮质醇血症对母亲和胎儿有很大的威胁，因此早诊早治是非常必要的。妊娠期合并皮质醇增多症的诊断相当困难，因为正常妊娠者也常有高血压、高血糖，妊娠时血ACTH、皮质醇（F）、24小时尿游离皮质醇（uFC）可达到非妊娠皮质醇增多症患者的水平。正常妊娠时血皮质醇升高并不能完全抑制ACTH，所以测定血ACTH并不能完全判断是ACTH依赖性还是非依赖性。影像检查对妊娠期皮质醇增多症的定位诊断有重要价值，妊娠期不能用CT检查，只能用MRI。皮质醇增多症的治疗应选手术，除非妊娠已到末3个月。如妊娠已到末3月，可考虑先生孩子。

（4）假性皮质醇增多症：假性皮质醇增多症是一组疾病，它们常常有类似于皮质醇增多症的临床和生化表现，但却不是真正的皮质醇增多症。比较常见的原因有：长期大量饮酒伴酒精性肝病、精神性厌食、抑郁症、腹型肥胖。其病因和发病机制尚不清楚，可能与下丘脑CRH分泌过多有关。

知识点29：血常规及生化检查 副高：熟练掌握 正高：熟练掌握

（1）血常规：红细胞及血红蛋白增多，白细胞及中性粒细胞增多，嗜酸性粒细胞、淋巴细胞减少。

（2）轻度低血钾、低血氯。

（3）血糖增高，口服糖耐量试验显示糖耐量异常。

知识点30：皮质醇及其代谢产物的测定 副高：熟练掌握 正高：熟练掌握

（1）尿17-羟皮质类固醇（17-OHCS）：55μmol/24h以上（正常范围男性为13.8～41.4μmol/24h，女性为11～28μmol/24h），尤其是≥70μmol/24h，诊断意义更大。

（2）尿游离皮质醇：300nmol/24h以上（正常为55～275nmol/24h），因其反映血中游离皮质醇水平，且较少受其他因素干扰，诊断价值优于17-羟皮质类固醇。推荐至少2次尿液检测，以提高测定结果的可信度。

（3）血皮质醇：通常测上午8时、下午4时及午夜24时（皮质醇的分泌有昼夜规律，上午8时最高，午夜12时最低，下午4时介于二者之间）血皮质醇，上午8时正常范围为140～690nmol/L，下午4时为80～330nmol/L，如浓度增高，节律失调有诊断意义。

（4）小剂量地塞米松抑制试验：目前多采用午夜1mg法，次日上午8时血皮质醇不能被抑制到对照值的50%（或50nmol/L）以下，或尿游离皮质醇不能抑制到55nmol/24h以下，提示为皮质醇分泌增多。

（5）大剂量地塞米松抑制试验：目前多采用8mg 2日法，第3日上午8时血皮质醇不能被抑制到对照值的50%（或50nmol/L）以下，或尿游离皮质醇不能抑制到55nmol/24h以下，提示为肾上腺皮质腺瘤或癌，大部分异位ACTH综合征也不被抑制，否则提示为库欣病。

（6）午夜一次口服大剂量地塞米松抑制试验：次晨血皮质醇下降50%以上者提示为库欣病，否则提示为肾上腺皮质腺瘤或腺癌，大部分异位ACTH综合征也不被抑制。

知识点31：血ACTH测定 副高：熟练掌握 正高：熟练掌握

正常情况下垂体ACTH的分泌昼夜变化很大，晨6时最高，午夜24时最低。正常值上午8时为10～50ng/L。库欣病ACTH增高，异位ACTH综合征患者异常增高，肾上腺疾病引起的库欣综合征血浆ACTH降低甚至测不出。

必要时可行岩下静脉窦采血测定ACTH与外周血ACTH比较协助库欣综合征的病因诊断。通常经双侧股静脉插入导管，经下腔静脉、上腔静脉、颈内静脉至岩下静脉，通过注射造影剂确定导管位置正确后，在双侧岩下静脉及外周静脉共三处同时取血，标本送实验室测定ACTH。库欣病患者岩下窦与外周血ACTH比值常>2.0∶1，异位ACTH综合征患者比值<1.4∶1。

知识点32：特殊检查 副高：熟练掌握 正高：熟练掌握

（1）垂体CT、MRI检查：提示垂体增大、蝶鞍受压、破坏的证据。其中垂体MRI对微腺瘤的检出价值最大。

（2）肾上腺超声或CT、MRI检查：提示肾上腺增大，如为增生则双侧增大；如为腺瘤或癌则一侧增大，对侧会出现萎缩。

（3）岩下窦静脉取血：是ACTH依赖性Cushing综合征中鉴别垂体和非垂体来源的

ACTH最确切的检查。

知识点33：皮质醇增多症的诊断　副高：熟练掌握　正高：熟练掌握

皮质醇增多症的诊断一般分两步：①确定是否为皮质醇增多症；②明确皮质醇增多症的病因，并进行病灶定位。患者若有向心性肥胖、宽大紫纹、多血质、皮肤薄等典型临床表现，则可为皮质醇增多症的诊断提供重要线索。有典型表现的患者约占80%，但有的只有其中的1～2项。有些患者表现不典型，因而皮质醇增多症应与其他疾病（如单纯性肥胖、高血压、糖尿病、多囊卵巢综合征等）相鉴别。有皮质醇增多症典型临床表现者，亦应除外因长期应用糖皮质激素（包括局部应用）的医源性皮质醇增多症或饮用酒精饮料、精神性厌食、抑郁症及腹型肥胖引起的假性皮质醇增多症。

确定皮质醇增多症必须有高皮质醇血症的实验室依据。

知识点34：高皮质醇血症的实验室依据——血皮质醇测定　副高：熟练掌握　正高：熟练掌握

单次血皮质醇测定对诊断本病价值不大。因为皮质醇分泌是脉冲式的，且血皮质醇水平极易受情绪、静脉穿刺是否顺利等影响。血皮质醇昼夜节律的消失比早上单次测定有意义。下午4点血皮质醇测定也有一定价值，但不如零点。

知识点35：高皮质醇血症的实验室依据——24小时尿游离皮质醇测定　副高：熟练掌握　正高：熟练掌握

24小时尿游离皮质醇测定（UFC）可避免血皮质醇的瞬时变化，也可避免血中CBG浓度的影响，对库欣综合征的诊断有较大价值。24小时尿17-羟皮质类固醇（17-OHCS）测定具有和UFC相似的意义，但前者测定方法相当繁琐，灵敏度及重复性均比较差。如果以毫克肌酐尿对测定值加以校正，则可避免皮质醇增多症患者与单纯性肥胖者的结果的重叠。准确留取24小时尿是UFC或17-OHCS测定可靠性的关键。

知识点36：高皮质醇血症的实验室依据——小剂量地塞米松抑制试验　副高：熟练掌握　正高：熟练掌握

小剂量地塞米松抑制试验（LDDST）是确定是否为皮质醇增多症的必需试验。不论是经典的Liddle法（地塞米松0.5mg，q6h，×48h），还是简化的过夜法（地塞米松1mg，0am），其诊断符合率都在90%以上。两法都做，则可极大提高符合率。不少文献报告用过夜法作为筛选试验。

知识点37：高皮质醇血症的实验室依据——胰岛素低血糖试验

副高：熟练掌握　正高：熟练掌握

如应用上述方法仍难以确诊，应进行胰岛素低血糖试验。抑郁症患者血皮质醇及UFC均可高于正常，血皮质醇的昼夜节律消失，小剂量地塞米松抑制试验也可不被抑制，但对胰岛素低血糖试验却是正常反应。皮质醇增多症患者，不论是何种病因，胰岛素诱发的低血糖（＜2.22mmol/L，40mg/dl）应激均不能引起血ACTH及皮质醇水平的显著上升。

知识点38：国际内分泌学会制定的库欣综合征诊断指南

副高：熟练掌握　正高：熟练掌握

应用上述诊断方法，仍有可能漏诊很多病情较轻的皮质醇增多症。2008年，国际内分泌学会制定了库欣综合征诊断指南。其要点：对临床疑诊为库欣综合征者，首先要通过详细询问病史排除外源性糖皮质激素引起的医源性库欣综合征，然后进行筛查试验。筛查试验共四项，选其中一项进行：①UFC≥正常值高限；②过夜地塞米松抑制试验1mg（过夜DST），血F＞1.8μg/dl（50nmol/L）；③11pm唾液F≥145ng/dl（≥4nmol/L）；④经典小剂量地塞米松抑制试验（LDDST），血F＞1.8μg/dl（＞50nmol/L）。

如果筛查试验阳性，要进行确诊试验。确诊试验选用筛查试验的另一项，或做LDDST-CRH联合试验，或0am血F。LDDST-CRH联合试验对鉴别皮质醇增多症和假性皮质醇增多症有重要价值。指南最重要的改变是把区分正常和异常的切点降低，以提高试验的灵敏度，同时强调要进行确诊试验。测定唾液皮质醇有很多优点，值得推广。

知识点39：皮质醇增多症的病因鉴别诊断方法——血ACTH测定

副高：熟练掌握　正高：熟练掌握

ACTH测定方法：测定操作应在冷室或冰浴中进行，先预冷取血试管，试管内预先加入抗凝剂和蛋白分解酶抑制剂，取血后立即离心分离出血浆，-20℃保存。

ACTH测定对于鉴别ACTH依赖性与ACTH非依赖性有重要意义。ACTH非依赖性患者血ACTH水平应低于最小可测值（＜5pg/ml）。ACTH依赖性的库欣病及异位ACTH综合征患者血ACTH水平均有不同程度的升高。异位ACTH综合征患者中，显性肿瘤的ACTH分泌量大，血ACTH常高于300pg/ml，明显高于垂体性皮质醇增多症患者，而隐性肿瘤患者的血ACTH水平与垂体性皮质醇增多症重叠。因此，血ACTH测定对鉴别垂体性还是异位ACTH分泌有价值，但不能完全区分。

知识点40：皮质醇增多症的病因鉴别诊断方法——大剂量地塞米松抑制试验

副高：熟练掌握　正高：熟练掌握

皮质醇增多症病因鉴别诊断的经典方法就是大剂量地塞米松抑制试验（HDDST）。试验方法：地塞米松2mg，q6h，×48h，服药前1天及服药第2天留尿或采血测定皮质醇。垂体性库欣病患者服药第2日尿或血浆皮质醇水平可以被抑制到服药前50%以下，符合率约为80%。肾上腺腺瘤或腺癌患者一般不能被抑制到50%以下。异位ACTH综合征患者约90%不被抑制，某些病例（如支气管类癌患者）可以被抑制。

过夜大剂量地塞米松抑制试验有快速、简便的优点，近年来受到重视。过夜HDDST和过夜LDDST方法相同，但地塞米松的剂量由1mg增加到8mg。

知识点41：皮质醇增多症的病因鉴别诊断方法——甲吡酮试验

副高：熟练掌握　正高：熟练掌握

甲吡酮试验对鉴别垂体性还是肾上腺性皮质醇增多症有肯定的价值（服用甲吡酮后，尿17-OHCS明显升高，提示为肾上腺皮质醇增多症），但对鉴别垂体性还是异位ACTH性皮质醇增多症有不同意见。若试验以ACTH为指标，对二者鉴别可能有帮助。

库欣病患者在服用甲吡酮24小时（750mg，q4h×6次）后，血ACTH水平比服药前显著上升，而异位ACTH综合征者变化不明显。

知识点42：皮质醇增多症的病因鉴别诊断方法——血CRH兴奋试验

副高：熟练掌握　正高：熟练掌握

库欣病患者在静脉推注CRH1-41 100μg或1μg/kg后血ACTH及皮质醇水平均显著上升。上升幅度比正常人还高，而多数异位ACTH综合征患者无反应。因此，血CRH兴奋试验对这两种ACTH依赖性库欣综合征的鉴别诊断有重要价值。

知识点43：皮质醇增多症的病因鉴别诊断方法——岩下静脉窦取血测ACTH

副高：熟练掌握　正高：熟练掌握

岩下静脉窦取血测ACTH（IPSS）目前被认为是ACTH依赖性皮质醇增多症两种病因鉴别诊断的最重要方法。

试验方法：将导管插入垂体的引流静脉——双侧岩下静脉，双侧同时取血或静注CRH后双侧同时取血测ACTH，并同时取外周静脉血测ACTH，对异位ACTH综合征和库欣病的鉴别及对异位ACTH分泌瘤的定位有意义。在基础情况下，岩下窦与外周血ACTH比值≥2提示库欣综合征可能性大，如该比值<2提示异位ACTH综合征。加用CRH兴奋试验时，这一比值切点提高到3，IPSS对确定垂体ACTH瘤在左侧还是右侧也有一定意义。

知识点44：皮质醇增多症的影像检查　副高：熟练掌握　正高：熟练掌握

（1）首先应确定肾上腺是否有肿瘤：目前，肾上腺CT及B型超声检查已为首选，MRI检查也很常用。CT和MRI的灵敏度很高，只要用薄层扫描，直径1cm以上的肿瘤一般不会漏诊。肾上腺腺瘤直径多数在2cm，圆形或椭圆形。腺癌要大得多，形态不规则，分叶状，中间密度不均。肾上腺大结节增生患者，结节巨大，常为双侧性，多个融合在一起。PPNAD双侧肾上腺大小正常，有些可见很小的结节。肾上腺B型超声可以发现大多数肾上腺肿瘤，在无条件做CT的地区很有用处。肾上腺同位素^{131}I-胆固醇扫描对区别双侧肾上腺增生还是单侧肾上腺肿瘤有益。若双侧肾上腺区同位素都有显像，则应检查是否有垂体瘤或垂体以外的异位ACTH分泌瘤。有人报告用同位素扫描的方法对肾上腺意外瘤中发现亚临床型库欣综合征是最敏感的方法。

（2）由于垂体ACTH瘤的80%～90%为微腺瘤，蝶鞍CT的发现率很低。蝶鞍磁共振（MRI）检查优于CT，应列为首选，尤其对垂体微腺瘤。MRI薄层加强化的发现率仅50%～60%，动态强化能达到60%以上。为发现异位ACTH分泌瘤，胸片应列入常规。如有可疑，应进一步做胸部CT。位于胸部的异位ACTH分泌瘤约占异位ACTH综合征的60%。其他应注意的部位是胰腺、肝、肾上腺、性腺等，但异位ACTH瘤的原发部位远不止这些，应结合临床决定检查部位。生长抑素受体显像（SRS）已广泛用于异位ACTH分泌瘤的定位。正电子发射体层摄影（PET）也有益。为了解患者骨质疏松的情况，应做腰椎和肋骨等X线检查。如为恶性的肾上腺肿瘤或异位ACTH分泌瘤，还应注意是否有其他脏器的转移。

知识点45：库欣综合征的手术治疗　　副高：熟练掌握　正高：熟练掌握

库欣综合征的治疗目的是尽快安全地将血皮质醇水平降至正常范围，去除影响患者健康的任何肿瘤，尽可能避免永久性的药物治疗或激素替代治疗。另外，还需治疗并发症。根据其病因采用不同的治疗方案。

（1）单侧肾上腺腺瘤：推荐采用经腹腔镜单侧肾上腺切除术，术后罕有复发。但术后对侧受抑制的肾上腺皮质功能约需数月至1年时间方能恢复，因此，术后应予以亚生理剂量的糖皮质激素替代治疗，如泼尼松3.75mg，或地塞米松0.5mg清晨顿服。

（2）肾上腺腺癌：早期可行手术切除，术后长期服用米托坦等药物以阻滞肾上腺皮质激素合成，肿瘤切除后5年生存率为40%；已有远处转移者可手术切除原发肿瘤，联合类固醇合成抑制剂治疗，也可配合其他化疗与放疗，但预后差，多数在诊断后1年内死亡。

（3）垂体ACTH腺瘤：微腺瘤的直径＜1cm，多采用经蝶窦手术切除，治愈率65%～90%。而对于已向鞍上或海绵窦浸润的大腺瘤需行开颅手术切除，术后复发率较高。术后所有患者同样需要亚生理剂量的糖皮质激素替代治疗数月至1年方能停药。

（4）异位ACTH综合征：尽可能寻找并治疗异位分泌ACTH的肿瘤，其预后取决于原发肿瘤的性质以及能否手术切除。如能去除原发肿瘤则可获缓解。对于已无法根治的恶性肿瘤可使用类固醇合成抑制剂或（和）神经调节剂治疗以暂时缓解高皮质醇血症。

知识点46：CS围术期激素补充要点　　副高：熟练掌握　正高：熟练掌握

（1）术前6～12小时开始静脉滴注氢化可的松50～100mg。手术时给予氢化可的松

100～200mg，加入5%葡萄糖盐水500～1000ml中缓慢静脉滴注，手术切除肿瘤或结节以后加速静注。术后第1天静脉滴注氢化可的松200～300mg，有休克者可增加至300～500mg。术后第2天和第3天静脉滴注氢化可的松100～200mg，术后第4天和第5天静脉滴注氢化可的松50～100mg，手术后第6天以后改为口服泼尼松5mg，每日2～3次。最好按照生理性激素分泌昼夜节律给药，清晨睡醒时服用全天量的2/3，下午4时前服用余下的1/3。以后根据病情逐渐减量。

（2）术中静脉滴注氢化可的松100mg，继之50mg，每6小时1次，直至48小时。术后第1天每晨口服泼尼松5mg，连续5～6天，以后改为每晨口服地塞米松0.5mg，连续3～4天，至第10～12天晨。距末次服用地塞米松48小时，采血测定皮质醇进行评估。

（3）手术前12小时、2小时肌内注射醋酸可的松50mg，术中肌内注射醋酸可的松50～100mg，术后第1天肌内注射醋酸可的松50mg，每6小时1次；术后第2天和第3天肌内注射醋酸可的松50mg，每8小时1次；术后第4天和第5天肌内注射醋酸可的松50mg，每12小时1次。手术后第6天以后改为口服激素。

（4）无明显应激者可不必补充激素，在手术时及手术后48小时内进行严密的连续观察，及时应对患者的状态，避免肾上腺危象的发生。

距末次服用糖皮质激素48小时，采血测定皮质醇，如果血皮质醇低于138nmol/L（5μg/dl）即可视为手术成功、病情缓解、预后较好、复发机会较少。根据病情可将口服激素的剂量递减，如患者自我感觉良好、早晨血清皮质醇浓度恢复正常即可停药。

知识点47：库欣综合征病情缓解标准 副高：熟练掌握 正高：熟练掌握

库欣综合征病情缓解标准：术后2周血皮质醇水平持续＜50nmol/L，可认为病情缓解，且具有较低的复发率（术后10年复发率约为10%）。如果术后6周内血皮质醇水平持续＞140nmol/L，则需进一步评估，患者复发率较高；术后血皮质醇水平介于50～140nmol/L之间需定期随访观察。

测定24小时尿游离皮质醇水平（UFC）有助于判断病情是否缓解，当UFC＜55nmol/24h提示病情缓解，而UFC值高于正常范围则提示可能复发。对地塞米松抑制试验反应正常（1mg或2mg地塞米松），也表明病情缓解。

知识点48：库欣综合征术后复发治疗 副高：熟练掌握 正高：熟练掌握

库欣综合征术后复发：垂体ACTH腺瘤如果术中未能完全切除，术后可能复发。

（1）对复发病例如无禁忌证首选再次经蝶窦手术，但手术成功率低于第一次手术，术后可能出现垂体前叶功能低下。

（2）对不能行再次手术或不愿再行手术的患者可选择垂体放射治疗，如γ-刀等。放射治疗后3～5年约60%的患者血皮质醇水平可恢复正常，但常伴发垂体前叶功能低下。

（3）对上述两种方法仍不能控制的高皮质醇血症可考虑行双侧肾上腺切除术，术后长期服用糖皮质激素（如泼尼松5mg/d）与盐皮质激素替代治疗。但应定期行垂体MRI检查，以便早期发现迅速增大的垂体肿瘤（Nelson综合征）。

知识点49：库欣病的垂体放疗 副高：熟练掌握 正高：熟练掌握

垂体放疗是治疗库欣病的一种重要的辅助手段。^{60}Co或直线加速器都有一定的效果。有50%～80%的患者可出现缓解，在放疗后6个月至数年时间内出现疗效，大多数在2年之内。如果放射治疗时设计一种特制的头部模型，使定位更为准确，改2个放射野为3个放射野，可明显改善垂体瘤放疗效果。用γ-刀或X-刀治疗垂体瘤，称立体定位放射手术，其疗效和常规放疗相似，优点是起效较快，不良反应较少。

垂体放疗的前提是治疗前必须确定肾上腺无肿瘤。多数病例疗效差且易复发，一般不作首选。

知识点50：库欣综合征的药物治疗 副高：熟练掌握 正高：熟练掌握

药物也是治疗库欣综合征的一种重要的辅助手段，主要用于手术前的准备及放疗后疗效尚未出现时。手术后疗效不满意时用药物可达到暂时的病情缓解。药物有两类：一类针对肾上腺皮质，通过对皮质醇生物合成中若干酶的抑制以减少皮质醇的合成。另一类针对下丘脑–垂体。

（1）皮质醇合成抑制剂

1）美替拉酮（甲吡酮）：为吡啶衍生物，对皮质醇合成的多种酶有抑制作用，主要阻滞11β-羟化酶，可抑制11-去氧皮质醇转化为皮质醇、11-去氧皮质酮转化为皮质酮，从而使皮质醇合成减少，减轻症状。适用于术前准备、危重患者无法手术者。每日1～4g，分3～4次口服。对异位ACTH综合征可增至6g。起效迅速，在服用后2小时即可奏效，肾上腺病变所致库欣综合征的临床表现及高皮质醇分泌皆可好转。副作用为轻度头痛、头昏，部分患者有消化道症状、皮疹等。

2）酮康唑：为咪唑衍生物，抑制线粒体细胞色素P450依赖酶包括胆固醇碳链酶、11β-羟化酶，从而阻断了皮质醇及醛固酮合成。剂量0.2～1.8g/d，从小剂量开始，分次口服，维持量为0.2～0.8g/d。副作用有消化道症状，恶心、发热、肝功能受损等，在治疗中需定期检查肝功能。避免服用H_2拮抗剂，以免胃酸分解代谢其活性复合物。

3）米托坦（双氯苯二氯乙烷，O,P'DDD）：是一种毒性较小的DDD异构体，其活性比DDD大20倍。该药除抑制皮质醇合成的多种酶以外，还直接作用于肾上腺，可使肾上腺皮质网状带和束状带细胞坏死，醛固酮、雄激素等排泄量减少，适用于已转移和无法根治的功能性或无功能性的皮质癌以及术后辅助治疗。开始每日2～6g，分3～4次服用，必要时可增至每日8～10g，直至临床缓解或达到最大耐受量，以后再减少至无明显不良反应的维持量。副作用包括严重的胃肠道和神经系统损害。

4）氨鲁米特（氨基导眠能）：为3β-羟脱氢酶及11β-羟化酶阻滞剂，可抑制胆固醇合成孕烯醇酮。每日0.5～1.0g，分次口服。副作用有食欲减退、发热、皮疹、嗜睡。氨鲁米特为3β-羟脱氢酶及11β-羟化酶阻滞剂，可阻滞碘代谢，故不能长期使用。

5）米非司酮（RU486）：为糖皮质激素受体拮抗剂，可拮抗糖皮质激素，还可抑制21-羟化酶活性。适用于无法手术患者，可以缓解Cushing综合征的一些症状（如精神分裂症、抑郁症），对垂体、肾上腺病变无作用或作用很小。每天5～25mg/kg。由于米非司酮具有拮抗雄激素的作用，男性患者还可以出现勃起功能障碍、乳腺发育，减少服药量或补充雄激素可以消除。

6）曲洛司坦：为雄烷-碳腈衍生物，选择性抑制3β-类固醇脱氢酶，并加强2型11β-类固醇脱氢酶活性，从而升高皮质素/皮质醇比值。效果一般，每日980mg也很难使病情缓解。不良反应包括腹部不适、腹泻、感觉异常等。

7）依托咪酯：为咪唑衍生物，显著抑制11β-羟化酶，并轻度抑制17α-羟化酶、17，20-裂合酶及侧链裂解酶，显著抑制肾上腺皮质细胞的增殖：适用于口服药物难以快速奏效的重症库欣综合征患者以及并发感染，需做外科手术治疗的患者。仅静脉给药有效，首剂缓慢静推0.03mg/kg，继之静脉输注0.1mg/（kg·h），疗程可达数日甚至数周。不良反应为镇静、催眠作用。

（2）影响神经递质和神经调质作用的药物

1）赛庚啶是血清素的竞争剂，而血清素可兴奋下丘脑-垂体轴而释放ACTH，故赛庚啶可抑制垂体分泌ACTH。每日6～12mg，副作用为嗜睡、头晕、食欲增加、口干、排尿困难等。

2）甲麦角林：多巴胺受体激动剂、血清素拮抗剂，作用于中枢，每日8～12mg，副作用为嗜睡、头晕、食欲增加、口干、排尿困难等。

3）丙戊酸钠：γ-氨基丁酸氨基转移酶抑制剂，作用于中枢，每日0.4～1.2g，副作用为脱发、凝血障碍、肝脏或胰腺损害等。

4）利血平：去甲肾上腺素再摄取阻滞剂，作用于中枢，每日0.5～2mg，副作用为低血压、抑郁等。

5）多巴胺受体激动剂，作用于垂体前叶，每日5～30mg，副作用为恶心、呕吐、头痛、低血压等。

6）奥曲肽：生长抑素类似物，作用于垂体前叶，每日皮下注射300μg，副作用为恶心、腹泻、血糖升高等。

知识点51：CS药物治疗要点 副高：熟练掌握 正高：熟练掌握

（1）药物治疗适用于术前准备、放疗起效前的治疗、无法手术患者或联合治疗。通常美替拉酮作为一线用药，但少年儿童宜选酮康唑，因其不增加肾上腺代谢产物。

（2）用药剂量应根据皮质醇测定曲线逐渐增加，以达到皮质醇平均水平150～300nmol/L的目标，接近生理产生率。

（3）对于病情严重、代谢障碍明显者，为降低围术期风险，可使用类固醇合成抑制剂治疗4～6周，使高皮质醇状态得到控制，纠正代谢异常以后再行手术治疗。对于一般可经蝶手术的ACTH微腺瘤和稍大的肿瘤，不必常规使用类固醇合成抑制剂。

（4）类固醇合成抑制剂起效以后常出现肾上腺皮质功能低下，应密切观察病情变化并监测皮质醇分泌状态，根据病情变化和化验结果适时补充小剂量的糖皮质激素和盐皮质激素。此时宜测定尿游离皮质醇或尿17-羟皮质类固醇排量，因米托坦可使CBG升高从而导致血清总皮质醇升高。

（5）ACTH依赖性库欣综合征患者行双侧肾上腺切除后，如未进行垂体放射治疗易发生Nelson综合征。可用卡麦角林（长效D_2受体激动剂）治疗，每周1次口服1mg，共用6个月；如血清ACTH仍升高，则应改为2mg，每周1次，再使用6个月，并复查ACTH、垂体MRI等。

（6）5-羟色胺拮抗剂等影响神经递质和神经调质作用的药物对轻症库欣综合征有效，尤其在双侧肾上腺全切除或次全切除术后皮质功能不足的情况下，一方面补充皮质激素，一方面服用赛庚啶能减少垂体瘤的发生机会；但对重症库欣综合征效果欠佳。

知识点52：异位ACTH综合征的治疗　　副高：熟练掌握　正高：熟练掌握

异位ACTH综合征治疗的前提是诊断明确、肿瘤定位清晰。首选方法是手术切除异位分泌ACTH的肿瘤。凡体积小、恶性程度低的异位ACTH瘤，如支气管类癌手术切除可获得治愈。肿瘤大也可手术治疗，即使局部有淋巴结转移。切除肿瘤及周围淋巴结，必要时加局部放疗，疗效仍良好。若肿瘤较大，和周围粘连紧密，也应将原发肿瘤尽量切除，术后加局部放疗，可获得库欣综合征的暂时缓解，延长患者寿命。如肿瘤已无法切除，或已有远处转移，或虽高度怀疑异位ACTH综合征，但找不到ACTH分泌瘤，则应考虑作肾上腺切除术，以缓解严重威胁患者生命的高皮质醇血症。针对皮质醇合成的药物治疗对降低皮质醇也有帮助。

知识点53：肾上腺皮质腺瘤的治疗　　副高：熟练掌握　正高：熟练掌握

肾上腺皮质腺瘤的治疗方法是摘除腺瘤，并保留已经萎缩的腺瘤外肾上腺，即可达到治愈的目的。手术一般采用腰部切口入路。采用腹腔镜方法创伤小，术后恢复快，但技术要求比较高。腔镜可经腹腔或经腹膜后两种办法。凡有腹部手术史或心肺功能差者，腹膜后腹腔镜更适合。肾上腺皮质腺瘤一般为单侧，尚未见术后有复发的病例。腺瘤摘除后患者会有一过性的肾上腺皮质功能低下，需补充小量糖皮质激素。糖皮质激素要慢慢减量，0.5～1年后可逐渐停药。由于肾上腺皮质激素水平突然下降，即使已补充生理量的糖皮质激素，患者在头几个月内仍然有乏力、食欲不振、恶心、关节肌肉疼痛等不适。应注意，极个别患者双侧都有肾上腺腺瘤。

知识点54：肾上腺皮质腺癌的治疗　　副高：熟练掌握　正高：熟练掌握

肾上腺皮质腺癌的治疗方法是早期诊断，争取在远处转移前将肿瘤切除。如已有远处转移，手术切除原发肿瘤的效果显然不佳。药物治疗首选密妥坦（米托坦）（双氯苯二氯乙烷）。肾上腺皮质腺癌恶性程度较高，肿瘤体积大，周围浸润比较严重，常常在早期即有重要脏器（如肝、肺、脑）转移，因而总的预后不好。

知识点55：肾上腺大结节增生的治疗 副高：熟练掌握 正高：熟练掌握

治疗肾上腺大结节增生，一般应作双侧肾上腺切除术，术后长期用糖皮质激素替代治疗。对于临床表现较轻者也可切除一侧肾上腺后观察疗效，如有必要，再切除另一侧。

知识点56：CS的随访 副高：熟练掌握 正高：熟练掌握

距患者末次服用糖皮质激素48小时采血测定皮质醇，如果血皮质醇低于138nmol/L即可视为手术成功，病情可获缓解、预后较好、复发机会较少。

许多不适症状可在术后1个月逐渐改善，应尽早将超生理替代剂量递减至生理剂量。大多数患者在术后第1年下丘脑－垂体－肾上腺轴功能可恢复，因此可将氢化可的松的剂量递减，如患者自我感觉良好、早晨血清皮质醇浓度恢复正常即可停药。

知识点57：皮质醇增多症的预后 副高：熟练掌握 正高：熟练掌握

库欣综合征多数是可治性疾病，很少能自行缓解。对肾上腺腺瘤以及垂体ACTH腺瘤患者，如果手术能切除肿瘤，术后数月至1年内其库欣综合征的临床症状可逐渐缓解，高血压与高血糖可减轻或消失。经补钙等治疗后骨质疏松症在数年内可缓慢改善。

库欣综合征患者如未能得到及时诊断、治疗，5年内死亡率高达50%。肾上腺癌早期患者在肿瘤切除后5年生存率为40%；晚期患者预后差，多数在诊断后1年内死亡。

如果治疗不及时，即使经治疗皮质醇分泌降至正常，但有些临床表现已不能逆转。皮质醇增多症死亡的直接原因多因严重的低血钾、感染和心脑血管并发症。生长发育期儿童患皮质醇增多症，会严重影响身高和导致骨骼畸形，严重影响性腺发育和心理健康。所以，皮质醇增多症应早发现、早诊断、早治疗。

第二节 原发性醛固酮增多症

知识点1：原发性醛固酮增多症的概述 副高：熟练掌握 正高：熟练掌握

原发性醛固酮增多症（PA），简称原醛症，是指体内重要的盐皮质激素——醛固酮分泌增多而使肾素－血管紧张素系统（RAS）受抑制、但不受钠负荷调节的疾病，是一种以高血压、正常血钾或低血钾、低血浆肾素活性（PRA）及高血浆醛固酮水平为主要特征的临床综合征，因1955年由Conn首先报道，故又称Conn综合征。原醛症是临床上可控制或可治愈的一种继发性高血压。该病的发病年龄高峰为30～50岁，女性多于男性。近年来，随着检验技术与影像技术的发展，原醛症的诊出率不断上升，已成为内分泌高血压最常见的病因。

知识点2：原醛症的常见亚型 副高：熟练掌握 正高：熟练掌握

原醛症的具体病因尚不明确，目前认为主要分为以下几个亚型见下表。

疾 病	特 点
醛固酮分泌腺瘤（APA）	肾上腺的单侧腺瘤、双侧腺瘤，异位的腺瘤罕见
原发性肾上腺增生症（PAH）	病理形态表现为肾上腺增生，生化改变与腺瘤相似，单侧或部分肾上腺切除后预后较好
特发性醛固酮增多症（IHA）	为肾上腺皮质球状带增生，占PA的60%～70%
醛固酮分泌癌（APC）	少见类型，易广泛转移，肿瘤除分泌醛固酮外还可分泌其他皮质类固醇
家族性醛固酮增多症（FH）	
糖皮质激素可调节性醛固酮增多症（GRA）	即家族性醛固酮增多症Ⅰ型（FH-Ⅰ），为常染色体显性遗传，有家族发病倾向，肾上腺增生以束状带及网状带明显，特点为糖皮质激素可抑制醛固酮过量分泌，且长期治疗能维持抑制效应
家族性醛固酮增多症Ⅱ型（FH-Ⅱ）	FH-Ⅱ型为常染色体显性遗传，家族发病倾向，在同一家族中可分别表现为APA、IHA或二者皆有，醛固酮水平不被糖皮质激素抑制
家族性醛固酮增多症Ⅲ型（FH-Ⅲ）	FH-Ⅲ型为常染色体显性遗传，是编码钾离子通道KCNJ5基因突变引起醛固酮分泌增多，罕见

知识点3：原醛症的筛查对象 副高：熟练掌握 正高：熟练掌握

（1）JNC7定义的2期（≥160～170/100～109mmHg）、3期（≥180/110mmHg）高血压。

（2）药物抵抗性高血压。

（3）高血压伴有持续性或利尿药引起的低钾血症。

（4）高血压伴有肾上腺意外瘤。

（5）有早发高血压或40岁以前发生脑血管意外家族史的高血压病患者。

（6）PA患者所有有高血压的一级亲属。

知识点4：病因——肾上腺皮质醛固酮分泌腺瘤 副高：熟练掌握 正高：熟练掌握

肾上腺皮质醛固酮分泌腺瘤（APA）原来认为是原醛症的主要病因，现在报告约占原醛症的35%，APA瘤多为单一腺瘤，左侧多见，大多数直径<2cm，仅1%左右为双侧或一侧有两个腺瘤，而70%的腺瘤又多见于女性患者。

知识点5：病因——特发性醛固酮增多症（IHA） 副高：熟练掌握 正高：熟练掌握

特发性醛固酮增多症（IHA）为双侧肾上腺皮质球状带增生，患者对肾素-血管紧张素的反应增强，醛固酮分泌不呈自主性。IHA实际上可能比APA要更常见，现认为是原醛症的常见病因。也有学者认为，IHA可能就是低肾素性原发性高血压（LREH）中的一部分。IHA患者大多数为肾上腺球状带细胞弥漫性增生，少数为局灶性或结节性增生；这些结节含大量类脂细胞，在电镜下具有正常束状带的亮细胞特征；也有极少数原醛症患者无肾上腺组织学的明显异常变化。

知识点6：病因——糖皮质激素可调节性醛固酮增多症（GRA或GSH）

副高：熟练掌握 正高：熟练掌握

糖皮质激素可调节性醛固酮增多症（GRA或GSH）是一种特殊类型的原醛症，较罕见，约占1%，又称为地塞米松可抑制性醛固酮增多症（DSH），或ACTH依赖性醛固酮增多症。GRA有显著的家族发病倾向，为常染色体显性遗传，与醛固酮合成酶基因的异位表达有关，故有高水平的杂合类固醇，如18-羟皮质醇和18-氧皮质醇。GRA的双侧肾上腺皮质增生以束状带及网状带明显。

知识点7：病因——肾上腺皮质醛固酮分泌腺癌 副高：熟练掌握 正高：熟练掌握

肾上腺皮质醛固酮分泌腺癌是原醛症一种很少见的病因，约占1%，其肿瘤比较大，易广泛转移，肿瘤除分泌醛固酮外，还可分泌其他皮质激素，如醛固酮合成的前身物、糖皮质激素或性激素等。

知识点8：病因——异位醛固酮分泌腺瘤或癌 副高：熟练掌握 正高：熟练掌握

异位醛固酮分泌腺瘤或癌很罕见，可发生在肾内或卵巢内的肾上腺残余组织。

知识点9：病因——原发性肾上腺增生症（PAH）

副高：熟练掌握 正高：熟练掌握

原发性肾上腺增生症（PAH）介于APA和IHA之间，其病理形态表现为肾上腺皮质增生，生化改变与腺瘤相似，血浆18-羟皮质酮浓度明显增高，单侧或部分肾上腺切除术后可使高血压、低血钾得到完全控制与恢复，而IHA患者即使切除双侧肾上腺高血压也难以控制。

知识点10：病因——对肾素有反应的醛固酮分泌腺瘤（APR）

副高：熟练掌握 正高：熟练掌握

对肾素有反应的醛固酮分泌腺瘤（APRA）又称为血管紧张素Ⅱ反应性腺瘤（AⅡ-RAPA），其病理形态表现为腺瘤，但其组织学变化与一般APA不同，体位变化对肾素-血管紧张素-醛固酮系统的影响与IHA相似，但APA的大多数腺瘤对ACTH有反应，只有少数腺瘤才对肾素有反应。

知识点11：病因——家族性醛固酮增多症（FH） 副高：熟练掌握 正高：熟练掌握

家族性醛固酮增多症（FH）分为1型和2型，GRA为FH1型，而FH2型最早是由Stowasser等在1992年报告，在同一个家族中分别表现为APA、IHA或二者均有。

知识点12：原醛症的主要临床表现 副高：熟练掌握 正高：熟练掌握

原醛症由于肾上腺皮质增生或肿瘤而自主分泌过多醛固酮，患者临床表现为高血压、钠潴留，因排钾增多而导致低钾血症，也有部分患者血K^+浓度正常，但进高钠饮食或服用含利尿剂的降压药物后可诱发低钾血症；醛固酮增多及（或）所致的血钾降低可抑制胰岛素分泌或致胰岛素抵抗而使患者出现糖调节受损，如葡萄糖耐量减低甚至发生糖尿病，并产生心、脑、肾血管损害。

知识点13：原醛症的高血压表现 副高：熟练掌握 正高：熟练掌握

高血压是原发性醛固酮增多症患者最早且最常见的表现，也可能是唯一表现。原发性醛固酮增多症患者血压呈中度至重度升高，少数患者血压可高于200/130mmHg，但极少数患者血压可正常。

水、钠潴留导致容量负荷增加，因此，其高血压的特点是以舒张压升高为主。由于“钠逃逸”，患者很少出现恶性高血压。通常，醛固酮瘤的患者血压升高较特发性醛固酮增多症患者更为明显。用一般降压药常无明显疗效，表现为药物抵抗性高血压。病程长者可出现高血压的心、脑、肾损害，但其眼底改变常与高血压程度不平行。

知识点14：原醛症的低钾血症表现 副高：熟练掌握 正高：熟练掌握

大约37%原发性醛固酮增多症患者合并低钾血症，约50%醛固酮瘤和17%特发性醛固酮增生症的患者血钾低于3.5mmol/L。所以，低钾血症并非诊断原发性醛固酮增多症的必备条件。可能只存在于较严重的病例中，其敏感性、特异性和诊断阳性率均很低。低钾血症的临床表现：

（1）神经肌肉功能障碍：肌肉症状通常与血钾降低程度呈正相关。血钾低于3.5mmol/L时，患者自觉双下肢乏力、阵发性肌无力；通常血钾低于2.5mmol/L时，可出现从下肢开始逐渐向上肢蔓延的对称性、迟缓性瘫痪，严重时可累及呼吸肌，出现呼吸肌麻痹，导致窒息，威胁生命。这种低钾性周期性麻痹无固定发作时间和发作频率，部分患者清晨起床时发现双下肢甚至四肢无法活动，且可能为首发症状，补钾后立即缓解。

（2）心律失常：由于低血钾对心脏的影响，可出现心律失常，以期前收缩和阵发性室上性心动过速常见，严重时可出现室性心动过速或者室颤而死亡。心电图表现为Q-T间期延长，T波低平、增宽或者倒置，U波出现，T-U波融合成双峰。

知识点15：醛固酮增多对肾的影响　　副高：熟练掌握　正高：熟练掌握

（1）患者一般有夜尿增多，可伴烦渴、多饮、多尿，是长期尿钾排泄增多，引起肾小管上皮细胞空泡样变性，肾小管浓缩功能障碍引起。

（2）由于醛固酮分泌增多，引起肾近曲小管对钠的重吸收以及肾小球内压力均增加，通过激活肾小管－肾小球反馈，增加肾小球滤过率和肾灌注压，从而增加尿白蛋白排泄率。

（3）8%～24%的原发性醛固酮增多症患者存在临床蛋白尿。

（4）研究证实，醛固酮瘤的患者去除腺瘤后，肾功能性改变可以得到改善，甚至恢复。

（5）醛固酮可以损伤内皮功能，损害肾中小血管。因此，一旦患者长期暴露于高浓度醛固酮，肾改变从最初的功能性适应将转变为结构改变，其肾损害很难逆转。

知识点16：醛固酮增多对心脏的影响　　副高：熟练掌握　正高：熟练掌握

（1）因心肌细胞存在特异性盐皮质激素受体，醛固酮可直接作用于心脏，促进心肌细胞和成纤维细胞增生，引起心肌肥大、心肌细胞纤维化。

（2）研究显示，相对于年龄、性别、血压配对的原发性高血压患者，原发性醛固酮增多症患者存在独立于血压、由醛固酮诱导的心脏损害，其心血管事件（如心肌梗死、慢性心功能不全、心律失常）发生率和死亡率更高，左室壁相对厚度及颈动脉内中膜厚度增加，左室舒张功能及血流介导的内皮舒张功能降低。

（3）醛固酮阻滞剂或者患侧肾上腺切除术可明显降低心肌损伤，抑制心肌纤维化，改善或者逆转左室肥厚。

知识点17：其他电解质紊乱及酸碱失衡表现　　副高：熟练掌握　正高：熟练掌握

（1）醛固酮增多使肾小管保钠排钾作用增强，对钙、镁离子排泄也增加，再由于盐皮质激素的“逃逸”现象，使血钠通常在正常高限水平或者轻度升高、血钙血镁可轻度降低。

（2）因肾远曲小管钠－氢交换无明显增加，故尿液通常为中性或者偏碱性。但由于细胞外液钾离子减少，钠－钾交换和氢－钾交换增加，大量钠离子和氢离子进入细胞内，从而引起细胞外液氢离子减少，血pH上升，引起碱血症。

（3）代谢性碱中毒可进一步降低循环中离子钙水平，故少数原发性醛固酮增多症患者可出现手足搐搦和肌肉痉挛。

知识点18：血、尿电解质测定　　副高：熟练掌握　正高：熟练掌握

（1）绝大多数原醛症患者在发现低血钾数年或10多年前即有高血压，因此，低钾血症常出现在高血压之后。

（2）化验检查示血清（浆）K^+浓度降低，尿K^+排量明显增多，血清（浆）Na^+浓度正常或略高于正常，血氯化物浓度正常或偏低。如血$K^+ < 3.5$mmol/L，尿$K^+ > 25$mmol/24h；血$K^+ < 3.0$mmol/L，尿$K^+ > 20$mmol/24h，说明肾小管排钾过多，注意在血、尿电解质浓度测定前至少应停服利尿剂2～4周。

知识点19：血、尿酸碱度测定 副高：熟练掌握 正高：熟练掌握

血气分析往往显示血pH呈碱性，二氧化碳结合力处于正常值或高于正常，而提示代谢性碱中毒，当病程长并伴有肾功能损害时常被代偿。尿pH一般多呈中性或碱性。

知识点20：血浆醛固酮、肾素活性、血管紧张素测定 副高：熟练掌握 正高：熟练掌握

当血浆醛固酮水平及尿醛固酮排量明显增加，同时血浆肾素活性及血管紧张素水平受到严重抑制时，有助于原醛症的确诊。某些药物（如利尿剂、血管紧张素转换酶抑制剂、长压定等）可增加肾素的分泌，而β受体阻滞剂却明显抑制肾素的释放，因此，测定肾素活性及醛固酮前，在保证患者安全的情况下，应尽可能地停用上述相关药物2～3周，同时患者应进正常钠、钾含量的饮食。

目前国内实验室大多测定血浆肾素活性（PRA），已逐渐开展直接肾素测定。

知识点21：尿游离皮质醇（UFC）测定 副高：熟练掌握 正高：熟练掌握

原醛症患者24小时UFC浓度正常。

知识点22：醛固酮抑制试验内容 副高：熟练掌握 正高：熟练掌握

醛固酮抑制试验是原醛症的确诊试验，分为钠负荷醛固酮抑制试验和卡托普利醛固酮抑制试验。钠负荷试验又分为口服钠负荷试验和静脉盐水输注试验。

知识点23：口服钠负荷醛固酮抑制试验 副高：熟练掌握 正高：熟练掌握

口服钠负荷醛固酮抑制试验方法：患者每日钠摄取量＞200mmol/d（约6g/d），共3天，通过24小时尿钠检测确定钠摄取量达到标准。患者口服氯化钾缓释片保持血钾正常范围，收集24小时尿（第3～4天），检测尿醛固酮。

结果判断：如果尿醛固酮排泄量增高，＞12μg/24h（33.3nmol/d），则原醛症的可能性很大；如果尿醛固酮＜10μg/24h（27.7nmol/d），且无肾脏疾病，原醛症的可能性很小。

有严重的未控制高血压、肾功能不全、心功能不全、心律失常以及严重的低钾血症者不

能做此项检查。

知识点24：静脉盐水输注负荷醛固酮抑制试验　　副高：熟练掌握　正高：熟练掌握

静脉盐水输注负荷醛固酮抑制试验方法：患者卧位，4小时输注0.9%氯化钠溶液2L，通常8am开始，不迟于9:30am，输注前后1小时也应保持卧位。基线（0时）及4小时时采血检测肾素活性、醛固酮、皮质醇以及血浆钾浓度，并在检查过程中监测血压和心率。

结果判断：血醛固酮＜138.5pmol/L（5ng/dl），原醛症诊断可能性小：＞277pmol/L（10ng/dl），原醛症可能性大；介于138.5～277pmol/L（5～10ng/dl）之间，则诊断可疑。

有严重未控制的高血压、肾功能不全、心功能不全、心律失常以及严重低钾血症等不能做此检查。

知识点25：卡托普利醛固酮抑制试验　　副高：熟练掌握　正高：熟练掌握

卡托普利是一种血管紧张素转换酶抑制剂，像正常人滴注盐水抑制肾素-醛固酮分泌一样，卡托普利可抑制正常人的血管紧张素Ⅰ向Ⅱ转换，从而减少醛固酮的分泌，降低血压。

卡托普利醛固酮抑制试验方法：患者坐位或立位至少1小时后，口服25～50mg卡托普利，在基线（0时）、服药后1小时、2小时采血检测肾素、醛固酮、皮质醇，试验过程中患者应保持坐位。

结果判断：正常人血醛固酮水平被卡托普利抑制（＞30%）。在原醛症患者，血醛固酮保持高水平，肾素活性仍处于抑制状态。但有些特醛症患者醛固酮可能也会下降。

知识点26：螺内酯（安体舒通）试验　　副高：熟练掌握　正高：熟练掌握

螺内酯只能用于鉴别有无醛固酮分泌增多，而不能区分病因是原发性还是继发性醛固酮增多症。

方法：固定钠（150mmol/d）、钾（50mmol/d）摄入量，饮蒸馏水，不用牙膏刷牙，前三天为对照日，第四天起服螺内酯300mg/d，服药7～10天，原醛症患者在服药1周后，血钾上升、尿钾减少、血浆CO_2结合力下降；肌无力、麻木症状改善，夜尿减少，约半数患者血压有下降趋势。继续服药2～3周，多数患者血压可以下降、血钾水平基本恢复正常、碱中毒纠正，但对合并严重肾损害的原醛症患者，血压下降可不明显。

知识点27：肾上腺CT检查　　副高：熟练掌握　正高：熟练掌握

由于醛固酮瘤通常较小，CT的准确性有限，不能有效地鉴别正常的肾上腺、肾上腺增生或腺瘤。如果患者计划选择手术治疗，CT检查结果不确定，则推荐采用肾上腺静脉插管采血行激素测定。

知识点28：肾上腺静脉插管采血（AVS） 副高：熟练掌握 正高：熟练掌握

对于年龄在40岁以上高度怀疑有醛固酮瘤的原醛症患者，如计划采用手术治疗建议做AVS。采用肾上腺静脉导管术采集双侧肾上腺静脉血测醛固酮/皮质醇比值，可鉴别醛固酮过度分泌是单侧来源还是双侧来源，但AVS为有创性检查，且费用昂贵。目前推荐的方法是在静脉输注人工合成ACTH的同时采血，即优势侧与对侧的比值如≥4∶1，提示优势侧为醛固酮瘤或单侧增生，如<3∶1，则无优势侧。若无ACTH输注，≥2∶1有优势分泌。

知识点29：原醛症的诊断——筛选试验 副高：熟练掌握 正高：熟练掌握

（1）2008年，原醛症指南推荐，应在高度怀疑为原醛症患者中进行检测，包括JNC7定义的1期（160～179/100～109mmHg）高血压、2期（血压>180/110mmHg）高血压、药物抵抗性高血压、高血压伴有持续性或利尿剂引起的低钾血症、高血压伴有肾上腺意外瘤、有早发高血压或40岁以前发生脑血管意外家族史的高血压患者；同时也推荐在原醛症患者一级亲属的所有高血压患者中进行筛查。

（2）原醛症指南推荐，首先应测定并运用血浆醛固酮（PAC）与肾素（PRA）的比值（ARR）筛查原醛症患者，其方法简便而迅速。直立位时，ARR>30需考虑原醛症。该检查结合血浆醛固酮浓度>20ng/dl，对诊断原醛症的敏感性和特异性分别为90%、91%。另外，约20%的原发性高血压患者血浆肾素水平会降低，可导致假阳性结果；而低血钾会降低血浆醛固酮水平，因此，需在试验前摄取足够的钾以避免假阴性结果。

（3）许多药物，如螺内酯、钙离子通道阻滞剂、血管紧张素转化酶抑制剂及血管紧张素Ⅱ受体阻滞剂等会干扰肾素和醛固酮的测定，因此，应在保证患者安全的前提下，在检查前停用上述药物2～4周。

知识点30：原醛症的诊断——激素测定 副高：熟练掌握 正高：熟练掌握

（1）血浆肾素活性（PRA）：低PRA水平及不因低钠、脱水或站立体位刺激而增高，也可做为诊断原醛症的筛选试验，但有一定的局限性，有些原醛症患者在上述刺激时PRA水平可升高，而有些原发性高血压患者PRA也可被抑制，上述刺激时PRA仍低。

（2）血浆醛固酮水平：ARR可用于鉴别原发性高血压和原醛症，为避免醛固酮测定的波动，除多次进行测定外，还应在盐负荷的条件下测定。诊断原醛症最好的单次试验是在盐负荷时测定24小时尿醛固酮水平，大多数患者可与原发性高血压进行鉴别，仅7%的原醛症患者尿醛固酮测定值与原发性高血压患者重叠，而39%的原醛症患者的血浆醛固酮水平可在原发性高血压患者的测定范围内。如果同时运用ARR>30，PAC>20ng/dl的标准，其诊断原醛症的灵敏度为90%，特异性为91%。此外，最好在低血钾纠正后再测定醛固酮。

知识点31：原醛症的定性诊断　　副高：熟练掌握　正高：熟练掌握

1969年Conn曾提出诊断原醛症的三项标准：

（1）高醛固酮：醛固酮分泌增多而不被高钠负荷引起的血容量增加所抑制。

（2）低肾素：肾素分泌受抑制而不因立位及低钠刺激而分泌增加。

（3）正常皮质醇：尿17-羟皮质类固醇水平正常（或血皮质醇水平正常）。

Conn认为，不论有无低血钾，凡符合上述条件均可诊断，符合率达94%。

指南推荐在ARR增高的患者中，再选择下述四种试验之一，并根据结果作为确诊或排除原醛症的依据：①口服钠负荷试验；②盐水输注试验；③氟氢可的松抑制试验；④卡托普利试验。

知识点32：原醛症的定位诊断　　副高：熟练掌握　正高：熟练掌握

原醛症的定性诊断明确后，需进一步鉴别其两种主要类型，即APA或IHA，因为二者的治疗方法截然不同，APA需手术治疗，IHA则用药物治疗。因此，对所有定性诊断为原醛症的患者均应做肾上腺定位检查以鉴别其亚型分类及定位，并除外较大肿物的肾上腺皮质癌。

美国内分泌学会指南推荐肾上腺CT扫描为首选的无创性定位方法，应采用高分辨CT连续薄层及造影剂对比增强扫描，并行冠状位及矢状位三维重建显像，可发现几毫米大小的肿瘤，并提高肾上腺腺瘤的诊断阳性率。不推荐首选MRI检查。小剂量地塞米松抑制试验及基因检测是诊断糖皮质激素可调节性醛固酮增多症（GRA）的主要依据。

原醛症确诊后，患者同意选择手术治疗时，需进一步鉴别是单侧或双侧肾上腺病变，即鉴别是肾上腺腺瘤或肾上腺增生，因二者治疗原则不同。应用选择性肾上腺静脉插管取血留取标本（AVS）分别测定两侧肾上腺静脉血浆醛固酮和皮质醇水平以确诊为腺瘤或增生，可极大提高原醛症的诊断符合率。如确诊原醛症患者的年龄<20岁、有原醛症或有年轻人卒中的家族史，则应做基因检测，以确诊或排除遗传缺陷所导致的GRA的诊断。

知识点33：与继发性醛固酮增多症的鉴别诊断　　副高：熟练掌握　正高：熟练掌握

高醛固酮血症伴高肾素活性是继发性醛固酮增多症的特点，血浆肾素活性或者浓度是鉴别原发性和继发性醛固酮增多症的关键。一般来说，肾动脉狭窄时患者高血压病程进展较快、眼底改变较明显、腹部可闻到血管杂音，恶性高血压者常有心、脑、肾并发症，测定血浆醛固酮及肾素水平均增高。因此，从病史、体征及肾功能化验，血浆醛固酮水平、肾素活性等测定亦不难予以鉴别。此外，肾血流图、肾血管多普勒超声、卡托普利肾图，必要时可行肾动脉造影等以帮助确诊肾动脉狭窄。

知识点34：与原发性高血压的鉴别诊断　　副高：熟练掌握　正高：熟练掌握

由于目前小剂量利尿剂作为一线降压药，导致使用排钾型利尿剂（如氢氯噻嗪、呋塞米等）或者含有排钾型利尿剂的降压药（如复方降压片、吲达帕胺等）的患者出现低钾血症。对这些使用小剂量利尿剂诱发低钾血症的患者应对其进行原发性醛固酮增多症的筛查。

应详细询问病史、高血压家族史，行醛固酮、肾素活性测定（ARR）、卡托普利试验、肾上腺CT扫描等对鉴别原醛症与原发性高血压均有较大帮助。

知识点35：与肾脏疾病的鉴别诊断　　副高：熟练掌握　正高：熟练掌握

（1）低钾性肾病：如低钾性间质性肾炎、肾小管酸中毒、Fanconi综合征等，因多有明显的肾功能改变及血pH值的变化，且为继发性醛固酮增多，不难鉴别。

（2）Liddle综合征：又称假性醛固酮增多症，其表现酷似原发性醛固酮增多症。患者表现为肾脏贮钠过多症候群。临床表现为高血压、低血钾、碱中毒、尿钾排泄增多，但醛固酮分泌正常或稍低于正常，口服醛固酮阻滞剂螺内酯不能纠正低钾血症，仅有肾小管钠离子转运抑制剂氨苯蝶啶才可使尿排钠增加，排钾减少，血压恢复正常。故可用上述两种药物的治疗效果来进行鉴别，目前可用基因检测诊断Liddle综合征。

（3）肾素分泌瘤：是一种因肾脏产生分泌肾素的肿瘤而致高肾素、高醛固酮的继发性醛固酮增多症，多见于青少年。测定血浆醛固酮水平及肾素活性，行肾脏影像学检查等可确诊。

知识点36：与皮质醇增多症的鉴别诊断　　副高：熟练掌握　正高：熟练掌握

因肾上腺肿瘤或增生而分泌大量皮质醇，临床上也可出现高血压、低血钾，但此症有典型的向心性肥胖及其他高皮质醇血症的体征，且血、尿皮质醇水平增高，故可与原醛症进行鉴别。

知识点37：与异位ACTH综合征的鉴别诊断　　副高：熟练掌握　正高：熟练掌握

常见于支气管燕麦细胞癌、类癌、小细胞肺癌、胸腺类癌等恶性肿瘤患者，由于肿瘤组织产生ACTH样物质刺激肾上腺，引起肾上腺皮质增生，临床上出现高血压、低钾血症，但此类患者一般有原发病的症状和体征，故不难予以鉴别。

知识点38：与CAH的鉴别诊断　　副高：熟练掌握　正高：熟练掌握

先天性肾上腺皮质增生（CAH）患者在临床上出现盐皮质激素增多所致的高血压、低血钾等症状，但因同时也存在性激素合成障碍而表现为性腺发育异常，如原发闭经、假两性畸形等。因此，从病史、体征，染色体及实验室检查等可予以鉴别。

知识点39：与DOC分泌瘤的鉴别诊断 副高：熟练掌握 正高：熟练掌握

肾上腺去氧皮质酮（DOC）分泌瘤患者临床表现为高血压、低血钾，但此肿瘤瘤体通常较大并多为恶性，有的可分泌雄激素或雌激素，在女性出现多毛、在男性出现女性化表现，但皮质醇的分泌正常，有的患者可有水肿。由于DOC水平明显升高，血浆肾素活性及醛固酮水平可受抑制，CT扫描可提示肾上腺肿瘤。

知识点40：与雌激素及口避孕药所致高血压的鉴别诊断 副高：熟练掌握 正高：熟练掌握

因雌激素可通过激活肾素-血管紧张素系统而刺激醛固酮分泌，引起高血压、低血钾，故主要依据病史、服药史以及停药后上述改变可恢复正常来进行鉴别诊断。

知识点41：原醛症的手术治疗 副高：熟练掌握 正高：熟练掌握

指南推荐，如确诊为单侧肾上腺醛固酮分泌瘤（APA）或单侧肾上腺增生（PAH），应采用微创手术腹腔镜行单侧肾上腺手术切除术。术前宜用低盐饮食，口服螺内酯，以纠正低血钾、降低高血压，待血钾正常，血压下降后减至维持量60～80mg/d，即可进行手术。术前尚需应用醋酸可的松100mg肌内注射，术中静脉滴注氢化可的松100～300mg，术后递减，1周后可停药。腺瘤效果较好，电解质紊乱可纠正，多尿、多饮症状消失，大部分患者血压可降至正常，高血压持续过久或合并有动脉硬化者则难以恢复正常，可加用卡托普利等进一步治疗。

指南建议，术后3个月复查氟氢可的松抑制试验，以确定原醛症是否治愈。

35%～60%的患者术后血压可降至140/90mmHg以下，血钾可恢复正常，而不需要药物辅助治疗。

知识点42：原醛症的药物治疗 副高：熟练掌握 正高：熟练掌握

（1）盐皮质激素受体拮抗剂（MRA）

1）螺内酯：根据2008年的指南，建议螺内酯的起始剂量为12.5～25mg，每日1次，可以依据需要缓慢、小量增加至100mg/d。治疗目标为：在不需要口服补充氯化钾的情况下，血钾能维持在正常高值，即按血钾滴定，以最低剂量长期服用。螺内酯长期使用的副作用包括男性乳房发育、女性乳房胀痛、月经失调、性功能障碍等。

2）依普利酮：为选择性的MRA，可减少抗雄激素及孕激素样的不良反应，但其费用较高，且拮抗盐皮质激素受体的作用仅为螺内酯的60%，因此推荐为螺内酯不能耐受时的药物选择，初始剂量为25mg每日1次或2次。由于MRA可引起高钾血症，因此，对于肾功能评价为CKD 3期（CFR＜60ml/min）的患者慎用，对于CKD 4期（GFR＜30ml/min）及以上的患者禁用。

（2）糖皮质激素：为CRA患者的一线用药，推荐使用作用时间较长的地塞米松或泼尼松，并使用最低有效剂量长期维持治疗。指南推荐地塞米松的起始剂量为0.125～0.25mg每日1次或泼尼松2.5～5mg每日1次，睡前服用。当单用糖皮质激素血压控制不佳时，可考虑加用MRA。

（3）其他药物：MRA或糖皮质激素单药使用效果不理想或不能耐受时，可考虑加用阿米洛利、氨苯蝶啶、钙离子通道阻断剂（CCB）、血管紧张素转换酶抑制剂（ACEI）或血管紧张素受体阻断剂（ARB）等药物。同时应注意定期监测血钾及肾功能。

知识点43：原醛症的预后　　副高：熟练掌握　正高：熟练掌握

（1）手术切除肾上腺分泌醛固酮的腺瘤后，可很快纠正低钾血症，大多数患者术后病情可全部缓解达到治愈，但有较严重的心、脑、肾血管并发症的患者除外。

（2）病程长，且有较严重的并发症患者，手术后高血压及其他症状也可达到部分缓解，血钾可恢复正常。大多数患者手术后，可较快纠正电解质紊乱，肾素-血管紧张素-醛固酮系统约在6个月内恢复到正常。但高血压可能要持续一段时间，大部分患者血压在术后数月可下降至正常或接近正常，其余患者的血压也较术前有不同程度的下降，且服用一般降压药物的降压效果也较术前明显，也有少数患者的血压需要数年才能恢复正常。

（3）如果手术后血压无变化需寻找原因，是否遗留有高功能的肾上腺组织或由于长期高血压造成明显的肾脏、心血管损害所致。

（4）IHA及GSH患者，均需长期服用药物治疗以纠正高血压、低血钾，故需监测血压、血钾的变化，并注意药物的不良反应。

第三节　肾上腺皮质功能减退症

知识点1：肾上腺皮质功能减退症的概念　　副高：熟练掌握　正高：熟练掌握

肾上腺皮质激素是维持生命的基本要素，在肾上腺皮质激素中最重要的是皮质醇、醛固酮和雄性皮质激素。当两侧肾上腺绝大部分被破坏，出现种种皮质激素不足的表现，称肾上腺皮质功能减退症（ACI）。

ACI多见于成年人，男性多于女性，自身免疫所致者，女性多于男性。临床表现以虚弱乏力、体重减轻、色素沉着、血压下降等为特征。按病程可分为急性和慢性，按病因可分为原发性和继发性。本病发病率不高，我国尚无确切的流行病资料。继发性肾上腺皮质功能减退症少见，但继发于皮质激素治疗后的下丘脑-垂体-肾上腺轴抑制常见。

知识点2：ACI的分类　　副高：熟练掌握　正高：熟练掌握

ACI按病因分为原发性及继发性两类。原发性又称Addison病（艾迪生病），是由肾上腺本身的病变导致肾上腺糖皮质激素及盐皮质激素等分泌不足、血浆ACTH水平反馈性增高的一种内分泌疾病。继发性肾上腺皮质功能减退症是指垂体、下丘脑等病变引起ACTH、促肾上腺皮质释放激素（CRH）分泌不足，以致肾上腺皮质萎缩，皮质激素分泌相应降低。在继发性肾上腺皮质功能减退症，ACTH缺乏时主要导致糖皮质激素缺乏，醛固酮分泌较少受到影响。

ACI按病程还可分为急性和慢性两种，急性肾上腺皮质功能减退症多继发于Sheehan病、垂体炎，或在原有慢性肾上腺皮质功能不全的基础上合并感染、应激、手术、创伤、重大精神因素等情况而诱发。慢性肾上腺皮质功能减退症多见于中年人，老年和幼年者较少见，自身免疫病因所致者以女性多见。

知识点3：Addison病的病因及相关特征 副高：熟练掌握 正高：熟练掌握

任何原因导致肾上腺组织结构破坏、肾上腺皮质发育异常或肾上腺类固醇合成障碍均可引起原发性肾上腺皮质功能减退症，见下表。

原发性肾上腺皮质功能减退症的病因及相关特征

病　因	相关特征
自身免疫性	
自身免疫性肾上腺疾病	多见于女性
自身免疫性多内分泌腺病综合征Ⅰ型	伴甲状旁腺功能减退症、黏膜皮肤念珠菌病、其他自身免疫性疾病，AIRE-1基因突变
自身免疫性多内分泌腺病综合征Ⅱ型	伴自身免疫性甲状腺疾病、自身免疫性糖尿病、其他自身免疫性疾病
感染性	
结核	肾上腺钙化，通常无结核活跃的临床表现
真菌	组织胞浆菌病、隐球菌病、球孢子菌病、常伴免疫功能缺陷
艾滋病	常伴巨细胞病毒肾上腺炎
基因缺陷	
肾上腺脑白质营养不良	神经功能缺损，老年痴呆症，睾丸衰竭。血浆长链脂肪酸水平升高。X-连锁隐性遗传，ABCD1基因突变
先天性肾上腺增生症	外生殖器发育异常，可伴高血压，或失钠，常染色体隐性遗传，CYP21基因缺陷是最常见类型
先天性肾上腺发育不全	促性腺激素缺乏性性腺功能低下，X-连锁隐性遗传，DAX-1基因关键区域突变
家族性糖皮质激素缺乏症	糖皮质激素缺乏而盐皮质激素正常，Ⅰ型：高身材，MC2R基因突变；Ⅱ型：正常身高，MRAP基因突变
IMAGe综合征	宫内发育迟缓，骨干骺端发育不良，生殖器异常，尚不知何种基因异常
3A综合征（Allgrove综合征）	贲门失弛缓症，干眼症，智力低下，耳聋，常染色体隐性遗传，AAAS基因突变

续 表

病 因	相关特征
Kearns-Sayre综合征	眼肌麻痹，视网膜变性，肌肉无力，心肌病，乳酸性酸中毒，感觉性耳聋，线粒体DNA缺失
其他	
浸润性病变	恶性肿瘤转移，淋巴瘤，淀粉样变，血色病或结节病
出血	脑膜炎双球菌败血症，抗凝治疗
梗死	抗磷脂综合征
医源性	双侧肾上腺切除，使用某些药物，如酮康唑、依托咪酯、氨鲁米特、米托坦等

原发性肾上腺皮质功能减退症的病因主要有特发性占65%，包括自身免疫性和多内分泌腺功能减退综合征，其中自身免疫性损伤是其主因；其次为结核，约占20%，其他病因占15%。慢性肾上腺皮质功能减退症多见于中年，老年和幼年者较少见。结核病因者男多于女，自身免疫所致者女多于男。

知识点4：继发性ACI的病理生理　　副高：熟练掌握　正高：熟练掌握

继发性肾上腺皮质功能减退症与原发性的病理生理改变有所不同。因为生理情况下醛固酮主要受肾素－血管紧张素的调节，在继发性肾上腺皮质功能减退症ACTH缺乏时主要导致糖皮质激素缺乏，醛固酮分泌较少受到影响。所以尽管继发性肾上腺皮质功能减退症皮质醇对儿茶酚胺“允许”作用缺失，使血压下降、血管加压素（AVP）分泌增多造成稀释性低钠血症，但水盐代谢紊乱和低血压比原发性轻，而同时存在的生长激素和甲状腺激素缺乏，使严重乏力和低血糖倾向更加明显。最重要的特点是由于ACTH和黑色素细胞刺激素（MSH）分泌不足，患者无皮肤黏膜色素沉着。

知识点5：原发性、继发性ACI共有的表现　　副高：熟练掌握　正高：熟练掌握

原发性和继发性ACI共有的表现：①乏力、虚弱和抑郁；②食欲不振和体重减轻；③头晕和直立性低血压；④恶心、呕吐和腹泻；⑤低钠血症；⑥轻度正细胞贫血、淋巴细胞和嗜酸性粒细胞增多。

原发性ACI特有的表现：皮肤黏膜色素沉着、高血钾、皮肤白斑以及其他自身免疫性疾病的表现。

继发性ACI特有的表现：无明显贫血，但肤色苍白、女性闭经、腋阴毛稀少，男性阳痿和睾丸小。同时出现其他垂体激素缺乏的表现，如继发性甲状腺功能减退、青春期延迟、尿崩症、视力视野改变等。

知识点6：原发性ACI特征性表现皮肤黏膜色素沉着的原因

副高：熟练掌握　正高：熟练掌握

原发性肾上腺皮质功能减退症者的特征性表现是皮肤黏膜色素沉着，是因为肾上腺皮质功能受损，糖皮质激素分泌减少，减弱了对ACTH及其前体物POMC（含有ACTH；黑素细胞刺激素，MSH；促脂素，LPH）负反馈抑制作用而分泌过多所致。色素为棕褐色，有光泽，不高出皮面，色素分布是全身性的，但以暴露及易摩擦部位更明显，如脸、手、掌纹、乳晕、甲床、足背、瘢痕和束腰带等部位；在色素沉着部位间的皮肤反而会出现白斑点。但继发者非但无色素沉着，反而表现为肤色苍白。

知识点7：Addison病的临床表现——乏力

副高：熟练掌握　正高：熟练掌握

乏力是Addison病的主要症状，早期可偶尔出现，逐渐加重，应激时更明显，乏力程度与病情轻重程度相平行，乏力表现为晨轻晚重，轻者可勉强坚持工作，重者需卧床休息。乏力主要是皮质醇和醛固酮减少造成蛋白质代谢紊乱、水盐代谢紊乱以及血糖降低、糖的利用不足等引起。

知识点8：Addison病的临床表现——色素沉着

副高：熟练掌握　正高：熟练掌握

色素沉着是Addison病最具特征性的临床表现。几乎见于所有原发性ACI患者。棕褐色色素分布全身，尤以暴露处、摩擦处、乳晕、瘢痕等处明显，如颜面、手、掌纹、乳晕、甲床、足背、瘢痕和束腰带等部位；齿龈、舌表面和颊黏膜、阴道、外阴、肛门也常有明显的色素沉着。患者皮肤色素加深的原因是垂体ACTH、黑素细胞刺激素（MSH）、促脂素（LPH）（三者皆来源一共同的前体）分泌增多所致。一些患者在色素沉着的皮肤间可出现白斑（白癜风），少数患者无皮肤色素加深。

知识点9：Addison病的胃肠道症状

副高：熟练掌握　正高：熟练掌握

胃肠道症状是Addison病患者就诊的常见原因。轻症患者表现为厌食伴体重下降，重症患者恶心、呕吐、腹痛、腹泻。如果患者出现明显胃肠道症状，往往提示病情已属较晚期，患者近期如果出现频繁的呕吐伴腹痛常常是肾上腺危象的先兆，胃肠道放射学检查除胃排空减慢外，并无特征性改变。胃肠道症状产生的原因不明，部分症状可能是小肠黏膜酶的活力减低所致。

知识点10：Addison病低血压表现

副高：熟练掌握　正高：熟练掌握

Addison病低血压表现比较常见，由于皮质醇缺乏，对儿茶酚胺的升压反应减弱，患者缺钠、脱水、血容量降低，变换体位时常感头晕不适，心率减慢，心音低钝。初期往往表现为直立性低血压，严重病例，如急性危象可出现卧位低血压甚至休克。高血压患者可表现为血压正常。

知识点11：Addison病低血糖表现 副高：熟练掌握 正高：熟练掌握

Addison病低血糖表现多见于婴幼儿患者，成人患者在合并感染、发热、或饮酒后可出现低血糖症。患者症状不明显，仅有饥饿感、头痛、软弱、不安。严重者可出现震颤、视物模糊、复视、精神失常，甚至抽搐、昏迷。本病对胰岛素特别敏感，即使注射很小剂量也可以引起严重的低血糖反应。如果伴发1型糖尿病，因缺乏糖皮质激素等升糖激素，故对胰岛素的敏感性增加，低血糖风险增加。

原发性肾上腺皮质功能减退症低血糖患者有下列特点：

（1）成人中低血糖可于空腹时间延长或高碳水化合物进食后数小时出现。

（2）儿童与婴儿患者中低血糖发生率较高。

（3）患者对低血糖的耐受性较强，往往不表现出低血糖症状。

（4）急性感染、创伤、饥饿等情况诱发低血糖。

知识点12：Addison病消瘦的临床表现 副高：熟练掌握 正高：熟练掌握

由于食欲差，胃肠功能紊乱，肌肉和脂肪组织的消耗和失水，Addison病患者几乎均有体重减轻，迅速而进行性体重减轻往往预示危象可能。

原发性Addison出现危象时病情危重，常有高热、恶心、呕吐、腹痛或腹泻、脱水、血压下降、心动过速、四肢厥冷、虚脱、极度虚弱无力、反应淡漠或嗜睡甚至昏迷，但也可表现为烦躁不安、谵妄、惊厥。伴肾上腺皮质出血者还可出现腹部和胸背部疼痛，低血糖昏迷。

知识点13：Addison病精神异常表现 副高：熟练掌握 正高：熟练掌握

重症患者或长期未得到治疗的患者可出现精神异常的表现：①记忆力下降，甚至神志模糊、精神错乱、昏迷；②20%～40%患者有抑郁障碍，表现为淡漠、思维迟钝、缺乏活力等；③20%～40%患者有精神病症状，表现为社会退缩、易激惹、违拗、判断力差、躁动、幻觉、妄想等。

知识点14：Addison病性功能改变的表现 副高：熟练掌握 正高：熟练掌握

女性约50%的雄性激素来源于肾上腺，故女性患者因雄性激素不足出现阴毛及腋毛脱落，性欲下降。约1/4患者因营养不良或合并其他自身免疫性疾病等原因出现闭经。男性仅10%的雄性激素来源于肾上腺，故男性患者临床上一般无性激素低下的表现。

知识点15：Addison病的其他临床表现　　副高：熟练掌握　正高：熟练掌握

一些患者可出现弥漫性肌痛或关节痛、脾大及淋巴组织增生、嗜酸性粒细胞增多、高钙血症等。如果其病因系结核且病灶活跃或伴有其他脏器活动性结核，患者可有低热、盗汗等症状，体质虚弱，消瘦更严重；如伴有其他自身免疫性疾病，则还有相应疾病的临床表现。

知识点16：继发性ACI的临床表现　　副高：熟练掌握　正高：熟练掌握

继发性ACI的临床表现与Addison病相类似，但有两点不同：

（1）肤色苍白，无色素沉着，是鉴别原发性肾上腺皮质功能减退的要点之一。原因系ACTH和其他POMC多肽（如β-LPH）水平降低，即缺乏黑色素细胞刺激素。

（2）单纯性ACTH缺乏，主要表现为糖皮质激素生成障碍，而盐皮质激素分泌基本正常。因此，临床主要为糖皮质激素缺乏的表现，如软弱无力、易疲劳、淡漠、食欲不振等，而无低血压、脱水、电解质紊乱等盐皮质激素缺乏的表现。

有的患者是以低血糖为突出表现。有些患者还有下丘脑、垂体肿瘤和其他病变的局部和全身表现。患者可表现甲状腺和性腺功能的减退，怕冷、便秘、闭经、腋阴毛稀少、性欲下降、阳痿和小睾丸。在青少年患者常表现生长延缓和青春期延迟。下丘脑或垂体占位可表现头痛、尿崩症、视力下降和视野缺陷。注意询问有无长期服用肾上腺皮质激素史等其他证据。

知识点17：肾上腺危象的临床表现　　副高：熟练掌握　正高：熟练掌握

急性肾上腺皮质功能减退或Addison危象是一种临床急症，主要表现：

（1）肾上腺危象的突出表现是低血容量性休克，并伴随其他一些非特异性症状，如极度厌食、恶心、呕吐、腹痛、极度虚弱乏力、发热、神志模糊或昏迷。

（2）既往已存在慢性原发性肾上腺皮质功能低下的患者危象发生时皮肤色素明显加深，常伴腹痛、体温升高，易误诊为急腹症。

（3）因双侧肾上腺出血或梗死而发生肾上腺危象的临床表现：低血容量性休克、腹部及腰背部疼痛（少数患者甚至有腹肌紧张及反跳痛）、发热、厌食、恶心、呕吐以及神经精神症状（如神志模糊、定向力障碍等）。因起病较急，患者多无皮肤色素加深症状。鉴于上述症状缺乏特异性，因此，对高危患者（脑膜炎双球菌败血症、正在使用抗凝治疗者、凝血功能障碍者、腰背部手术或创伤者）如果有出血征象并伴发上述症状时，需警惕肾上腺危象的可能性。

原发性Addison出现危象时病情危重。大多数患者有感染而发热，体温可达40℃以上。体位性低血压（卧位的血压通常是正常的，但是几乎毫无例外的是站立位血压会下降），低血容量休克，心动过速、四肢厥冷。极度虚弱无力、萎靡淡漠和嗜睡甚至昏迷，也可表现为烦躁不安和谵妄惊厥。消化功能障碍，厌食、恶心、呕吐和腹泻。伴腹痛时可被误诊为急腹症，尽管可有肌紧张和深部压痛，但多缺乏特异性定位体征。两侧肾上腺梗塞或广泛出血引起的急性肾上腺危象可表现为突然发生的低血压或休克、腹部两侧或背部、下胸部疼痛、发热或低血糖以及精神神经症状。

继发性Addison由于肾素－血管紧张素－醛固酮系统相对正常，低血容量少见，一般很少引发危象。出现低血糖昏迷较原发性肾上腺皮质功能减退者更常见，可有低钠血症。患者常伴其他垂体前叶激素缺乏的症状。若为垂体肿瘤致垂体卒中，患者有剧烈的头痛，可有急剧的视力下降和视野缺损。如ACTH急剧下降，合并感染、创伤、手术等诱因，亦可出现低血压和休克。

知识点18：应警惕肾上腺皮质危象的临床和实验室检查表现

副高：熟练掌握　正高：熟练掌握

具有以下临床和实验室检查表现时应警惕肾上腺皮质危象：

（1）与当前疾病的严重程度难以匹配的脱水、低血压或休克。

（2）体重下降和厌食的基础上出现恶心、呕吐、腹痛或急腹症。

（3）难以解释的低血糖。

（4）难以解释的发热。

（5）难以解释的低钠血症、高钾血症、氮质血症、高钙血症或嗜酸性粒细胞增多。

（6）色素过度沉着或白癜风。

（7）其他自身免疫性内分泌腺功能减退，如甲状腺功能减退或性腺功能减退。

知识点19：ACI的激素水平测定

副高：熟练掌握　正高：熟练掌握

（1）血清皮质醇：一般于早晨8时和下午4时采血测定，必要时午夜加测1次。正常人的血皮质醇上午最高，午夜最低，男女无显著性差异。ACI皮质醇水平多明显降低，而且昼夜节律消失。一般认为，血皮质醇基础值≤3μg/dl可诊断为肾上腺皮质功能减退症；≥20μg/dl可排除本症。但对于急性危重患者，基础血皮质醇在正常范围尚不能排除肾上腺皮质功能减退。

（2）24小时尿游离皮质醇：常低于正常。

（3）血浆ACTH基础值测定：Addison病患者血浆ACTH明显增高，多超过55pmol/L（250pg/ml），常介于88～440pmol/L（200～400pg/ml）之间。而继发性ACI患者血浆ACTH浓度较低。ACTH正常可排除Addison病，但不能排除轻度的继发性ACI。

（4）血或尿醛固酮：血或尿醛固酮水平依据肾上腺皮质病变破坏的部位及范围而异，如果肾上腺皮质球状带破坏严重，则其含量可低于正常，如仅以束状带破坏为主者，检测结果可正常或接近正常。在Addison病血或尿醛固酮水平一般为低值或正常低限，而血浆肾素活性（PRA）或浓度则升高。继发性肾上腺皮质功能减退则血或尿醛固酮水平正常。

（5）尿17-羟皮质类固醇（17-OHCS）和17-酮皮质类固醇（17KS）：排出量低于正常，其减低程度与肾上腺皮质功能呈平行关系。

知识点20：ACI的ACTH兴奋试验原理 副高：熟练掌握 正高：熟练掌握

ACTH兴奋试验最具诊断价值。利用外源性ACTH对肾上腺皮质的兴奋作用，测定肾上腺皮质的最大反应能力（即储备功能）。鉴别原发性与继发性肾上腺皮质功能减退。原理：正常人腺垂体每日分泌正常量的ACTH，以维持肾上腺皮质功能正常。若外源的或内生的ACTH增加，则肾上腺皮质醇的分泌亦相应增加；反之，若内生的ACTH减少或肾上腺皮质本身对ACTH刺激缺乏反应，则皮质醇的分泌减少。

知识21：ACI的快速$ACTH_4$兴奋试验 副高：熟练掌握 正高：熟练掌握

清晨空腹采血测定基础状态下的血皮质醇后，立即静脉注射人工合成的ACTH 25U（250μg），注射后30分钟和60分钟分别采血测定皮质醇水平。正常人注射ACTH后30～60分钟血皮质醇水平＞500nmol/L，几乎全部原发性肾上腺皮质功能减退症以及大部分继发性肾上腺皮质功能减退症患者ACTH刺激后血皮质醇水平＜500nmol/L。

知识点22：ACI的延长ACTH兴奋试验 副高：熟练掌握 正高：熟练掌握

对已诊断为肾上腺皮质功能减退症患者，如果ACTH水平正常可行连续2天8小时ACTH刺激试验，以鉴别系原发性还是继发性（或三发性）ACI。

具体方法：清晨8时采血测定血皮质醇后，将ACTH 25U（250μg）溶于500ml生理盐水中静脉滴注8小时，共2天，在第2天静脉滴注结束后再次采血测定血皮质醇。如果经2天ACTH刺激后血皮质醇水平＞690nmol/L，提示多系继发性或三发性肾上腺皮质功能减退，反之则为原发性。

知识点23：ACI的胰岛素低血糖试验 副高：熟练掌握 正高：熟练掌握

胰岛素低血糖试验主要用于垂体功能的评价，也可了解ACTH的储备功能。

试验方法：上午10时，静脉注射常规胰岛素0.1U/kg后；分别于0、15、30、45、60、90和120分钟时抽取血标本，同时测定ACTH和皮质醇。正常人血糖降低时（2.8mmol/L）刺激皮质醇分泌，正常反应为兴奋后血皮质醇≥20μg/dl（550nmol/L）。

本试验不做常规使用，因存在较高风险，并且不能用于缺血性心脏病（实验前通常检查ECG）、癫痫或严重的垂体功能减退患者。

知识点24：ACI的甲吡酮试验 副高：熟练掌握 正高：熟练掌握

甲吡酮试验用于某些疑难的病例。

试验方法：上午8时测定血皮质醇和ACTH，当日午夜口服美替拉酮（甲吡酮）30mg/kg，次日上午8时测定血皮质醇和ACTH。以明确肾上腺皮质激素合成是否被抑制。正常反应为兴奋后（服药后）血皮质醇上升≥7μg/dl，一般ACTH＞150pg/ml，而继发性ACI血皮质醇和ACTH不上升。

知识点25：ACI的CRH兴奋试验 副高：熟练掌握 正高：熟练掌握

CRH刺激试验用于诊断ACI是原发性还是继发性。原发性ACI患者ACTH水平很高，CRH刺激后还会进一步增高。相反，继发性ACI患者（垂体疾病）ACTH水平很低，不会对CRH有反应。下丘脑疾病的患者在CRH刺激后ACTH水平会稳步增高。静脉注射1U/kg或100μg CRH后，分别于0、15、30、45、60、90和120分钟抽取血标本，同时测定ACTH和皮质醇。正常反应为刺激后ACTH和皮质醇峰值≥原基础值100%，继发性ACI患者刺激后ACTH和皮质醇上升不明显或上升不足。

知识点26：ACI的血电解质改变 副高：熟练掌握 正高：熟练掌握

ACI患者多有电解质紊乱表现，一般以低血钠和高血钾为主，血清Na^+/K^+比值下降（＜30）。发生危象时可出现明显电解质紊乱，为醛固酮缺乏所致。由于血管加压素升高引起自由水清除障碍造成低血钠，少数患者可有轻度或中度高血钙（糖皮质激素有促进肾、肠排钙作用），如有低血钙和低血磷则提示合并甲状旁腺功能减退症。因脱水、心排量减少可致肾前性氮质血症，BUN增高，可造成轻度高氯性酸中毒。

知识点27：ACI的糖代谢改变 副高：熟练掌握 正高：熟练掌握

Addison病患者空腹血糖多正常，但口服葡萄糖耐量试验多呈低平曲线。部分患者服糖后或饭后3小时血糖低于正常。继发性肾上腺皮质功能减退患者，空腹血糖偏低的多见。

知识点28：ACI的血细胞分析 副高：熟练掌握 正高：熟练掌握

ACI患者常有轻度至中度的嗜酸性粒细胞增多，淋巴细胞相对增多及轻度正细胞正色素性贫血。部分患者还有缺铁性贫血。

知识点29：ACI的肾上腺自身抗体测定 副高：熟练掌握 正高：熟练掌握

采用放射标记的重组人21-羟化酶简单结合分析法测定肾上腺自身抗体其敏感性和特异性均较高。

知识点30：ACI的心电图检查 副高：熟练掌握 正高：熟练掌握

心电图异常往往有3种情况，与缺乏糖皮质激素有关的主要表现为T波低平或倒置，Q-T

间期延长，QRS低电压。还可出现高血钾的心电图改变，如T波高尖。

知识点31：ACI的病因检查　　副高：熟练掌握　正高：熟练掌握

（1）结核性者在肾上腺区X线片中可看到肾上腺内的钙化灶或者有其他组织和器官的结核病灶。如果怀疑结核病灶，应进行X线胸片检查、结核菌素试验和晨尿培养结核分枝杆菌检查。

（2）CT扫描可能显示肾上腺肥大或钙化，提示结核、其他感染、出血或恶性疾病的诊断。

（3）自身免疫性肾上腺皮质破坏的患者血清中可能测到肾上腺皮质抗体，患者经常伴有其他自身免疫性疾病及内分泌腺功能低下。

（4）CT引导下肾上腺活检术在怀疑肾上腺恶性疾病的患者中有助于明确诊断。转移性肾上腺癌肿患者，可能发现原发性癌灶。

知识点32：ACI的临床诊断　　副高：熟练掌握　正高：熟练掌握

以下情况应考虑Addison病的可能：①临床出现明显乏力且呈进行性加重；②伴有皮肤和黏膜广泛的色素沉着，尤其出现某些特征性部位色素沉着的典型表现；③伴随有低血压、消化系统等症状。如果几种表现同时存在，更应高度怀疑，并进一步给予实验室检查以明确诊断。

知识点33：ACI与黄褐斑的鉴别诊断　　副高：熟练掌握　正高：熟练掌握

黄褐斑较常见，多见于女性。患者面部呈对称性黄褐色或褐色斑，边界清楚或模糊，大小不一，不突出皮肤，多数分布于额部、两颊（可呈蝶形分布）、唇周、鼻背等处，日晒常可使之加重。有时乳晕及外生殖器色素也可加深。但黏膜无色素沉着。

知识点34：ACI与瑞尔黑变病的鉴别诊断　　副高：熟练掌握　正高：熟练掌握

瑞尔黑变病色素位于额、面、耳后及颈部，不累及口腔黏膜。呈褐色或黑褐色，越近面部中心色素越少，这是本病的特点之一。色素沉着有时也可见于两前臂、手背、腋窝、脐周等处。色素斑中心可有点状或网状色素脱失。

知识点35：ACI与焦煤黑变病的鉴别诊断　　副高：熟练掌握　正高：熟练掌握

焦煤黑变病一般见于焦油作业时间较长者。患者手背及前臂伸侧首先发生色素沉着，随后逐渐扩至上臂、颈部、躯干及全身，色素斑点呈黑褐色，大小不一，直径3～5mm，在黑褐斑中常杂有散在分布的色素脱落及皮肤萎缩斑。

知识点36：ACI与血色病的鉴别诊断　　副高：熟练掌握　正高：熟练掌握

血色病是体内铁质代谢障碍所致，皮肤色素沉着为其主要特征之一。患者皮肤呈灰棕色或古铜色，初期常出现于颜面、颈部、前臂等暴露部位，腋窝、乳头、脐周、外生殖器等处色素较深，晚期可遍及全身，但黏膜多不受累。此外，尚可有肝大、糖尿病及性功能减退。皮肤活检，血清铁及含铁血黄素检查有助诊断。

知识点37：ACI与黑色素斑－胃肠息肉病的鉴别诊断　　副高：熟练掌握　正高：熟练掌握

黑色素斑－胃肠息肉病特点是局限性黏膜、皮肤色素沉着和胃肠多发性息肉。色素沉着多分布于口周、上下唇与颊黏膜等处，为圆形、卵圆形或不规则的棕色至黑色斑点，直径为1～5mm或更大。同样的色素沉着也可发生于鼻腔或眼眶周围。胃肠道息肉可作胃镜和纤维结肠镜检查以助诊断。原发性与继发性（垂体性与下丘脑性）肾上腺皮质功能减退的鉴别，除截然不同的皮肤特征之外，主要依靠肾上腺皮质激素测定、兴奋试验和病因检查来确诊。慢性肾上腺皮质功能减退症较易识别，但是有些患者存在有限的贮备功能，外表健康，当受到应激时出现急性肾上腺皮质功能不足，休克和发热可以是唯一症状。诊断完全明确之前，治疗应立即开始。

知识点38：肾上腺皮质危象诊断　　副高：熟练掌握　正高：熟练掌握

有下列情况的急症患者，应考虑肾上腺危象：

（1）所患疾病不太重，却有严重的循环系统改变，如脱水、休克、衰竭。

（2）不明原因的发热以及低血糖、难以解释的恶心、呕吐、腹泻，有时甚至腹痛。

（3）查体时发现色素沉着、白斑、体毛稀少。

（4）原有体质衰弱，慢性消耗现象者。

可以给予含糖盐水和糖皮质激素，待病情好转后再作检查。肾上腺出血的急诊患者通常表现为低血压、腹部、肋腹或下胸部疼痛、厌食以及呕吐。这种情况很难诊断，对有潜在出血的证据（血红蛋白快速下降）、进行性的高钾血症以及休克等表现时，临床医师应警惕肾上腺皮质功能衰竭的存在。

知识点39：ACI的治疗方法及一般治疗　　副高：熟练掌握　正高：熟练掌握

ACI的治疗包括应激危象时的紧急治疗、激素的替代治疗以及病因治疗。Addison病患者应进食高碳水化合物、高蛋白、富含维生素易消化吸收的饮食。每日至少摄取食盐10g左右，若有腹泻、大汗等情况应适当增加。注意休息，避免过度劳累，预防感染或肾上腺危象的发生。糖皮质激素替代治疗以氢化可的松最符合生理要求。醋酸可的松、泼尼松需经肝脏转化后发挥作用。

知识点40：补充皮质激素治疗肾上腺皮质危象

副高：熟练掌握　正高：熟练掌握

急性肾上腺危象是危及生命的急症，不应等到确诊后才开始治疗。当临床高度怀疑急性肾上腺皮质危象时，在取血标本送检ACTH和皮质醇后应立即开始治疗。包括静脉给予大剂量糖皮质激素，纠正低血容量和电解质紊乱，全身支持疗法和去除诱因。

补充皮质激素方法：先静脉注射氢化可的松100mg，然后氢化可的松50～100mg加入生理盐水或5%葡萄糖盐水静脉滴注，每6小时1次，第一日总量为300～400mg。多数患者病情24小时内得到控制。第2、3天可将氢化可的松减至300mg，分次静滴。如病情好转，继续减至每日200mg，继而100mg。若有严重疾病同时存在仍应静脉点滴给药，直至病情稳定后逐渐减量。呕吐停止，可进食者，改为口服。开始口服氢化可的松片剂20～40mg或泼尼松5～10mg，每日3～4次。病情稳定者在第4～7天后减至维持量。当氢化可的松用量在50mg/24h以下时需要盐皮质激素，可口服9α-氟氢可的松0.05～0.2mg/24h。不主张肌内注射醋酸可的松。

知识点41：纠正脱水和电解质紊乱治疗肾上腺皮质危象

副高：熟练掌握　正高：熟练掌握

肾上腺危象时脱水一般很少超过总体液量的10%，补液量应根据脱水程度、患者的年龄和心脏情况而定。第一天内静脉补充葡萄糖生理盐水2000～3000ml。如有明显低血压可适当补充低分子右旋糖酐500～1000ml，或辅用升压药。注意观察电解质和血气分析情况，高血钾可在利尿扩容后纠正。补液多者应注意防止发生低血钾，且同时注意预防和纠正低血糖。

知识点42：肾上腺皮质危象的消除诱因和支持疗法

副高：熟练掌握　正高：熟练掌握

应积极控制感染及其他诱因。病情控制不满意者多半因为诱因未消除或伴有严重的脏器功能衰竭，或肾上腺皮质危象诊断不确切。应给予全身性的支持疗法。

知识点43：慢性ACI的替代治疗原则

副高：熟练掌握　正高：熟练掌握

绝大多数患者必须终身进行皮质激素替代治疗。平日补充适当的生理需要量，当发生并发症或施行手术等应激状态时，必须增量3～5倍或更高剂量。替代治疗应遵循的原则：①长期坚持；②为达到缓解症状为目的，应尽量替代个体化合适的激素用量，避免过度增重以及骨质疏松等激素不良反应；③对原发性ACI患者必要时补充盐皮质激素；④应激时应增加激素剂量，有恶心、呕吐不能进食时应静脉给药。生理剂量替代治疗时，补充激素应模拟其昼夜分泌的生理规律。

知识点44：氢化可的松或泼尼松口服替代治疗 副高：熟练掌握 正高：熟练掌握

常用量氢化可的松每日20~30mg（可的松25~37.5mg/d），早晨服全日量的2/3，下午服1/3。重者需和盐皮质激素合用，若补充适量食盐疗效更佳。

日常生理替代用泼尼松为5~7.5mg/d，即上午8时前服5mg，下午3时前服2.5mg。儿童患者用量不足时易发生危象，用量过大则引起发育延迟。一般开始量为每日20mg/m^2，并按疗效加以调整。

知识点45：常用糖皮质激素的作用比较 副高：熟练掌握 正高：熟练掌握

常用糖皮质激素的作用比较

	每片剂量相当药效（mg）	临床效果比值	正常人半衰期（h）	作用时间	给药次数（次/日）	理糖作用活性	潴钠作用活性	抑制ACTH时间（h）
氢化可的松	20	1.0	1.5	短效	2~4	1.0	++	24~36
可的松	25	0.8	0.5	短效	2~4	0.8	++	24~36
泼尼松	5	4.0	1.0	中效	3~4	4.0	+	24~36
泼尼松龙	5	4.0	3~4	中效	3~4	4.0	+	24~36
甲基泼尼松龙	4	5.0	3~3.5	中效	4	5.0	0	24~36
曲安西龙	4	5.0	3~5	中效	1~3	5.0	0	48
倍他米松	0.6	30.0	5.0	长效	3~4	25.0	0	>48
地塞米松	0.75	30~50	5.0	长效	2~4	30.0	0	>48

知识点46：判断替代剂量治疗是否适当 副高：熟练掌握 正高：熟练掌握

通常依靠患者的症状和体征来判断替代剂量治疗是否适当。过量时常表现为体重过度增加，剂量不足则表现乏力、皮肤色素沉着。血ACTH水平不能作为剂量合适的唯一指标，当与利福平和巴比妥类药物合用时，可出现氢化可的松不足的表现。正常血压、血钾和血浆肾素活性提示盐皮质激素替代适量。过量则引起高血压和低血钾，剂量不足则表现为倦怠、直立性低血压、低血钠、高血钾。

知识点47：Addison病合并其他情况时糖皮质激素替代剂量的调整

副高：熟练掌握 正高：熟练掌握

Addison病患者伴有其他情况时需及时调整替代药物的剂量见下表。

Addison病合并其他情况时糖皮质激素替代剂量的调整

合并的情况	糖皮质激素剂量调整
伴发其他疾病	
轻度的发热性疾病（如上呼吸道感染）	基础剂量加倍，2～3天后减量至基础剂量
持续性呕吐和/或腹泻（如急性胃肠炎）	立即入院，静脉输注氢化可的松
严重疾病（如败血症、心肌梗死、胰腺炎、重度创伤）	氢化可的松持续静脉滴注150mg/24h，或50mg静脉推注，q8h
手术	
小手术或侵入性检查（如拔牙、胃镜检查、肠镜检查）	当日基础剂量加倍
大手术（如开腹手术、心胸外科手术）	氢化可的松150mg/24h持续静脉滴注，或50mg静脉推注，q8h，2～3天后减量至基础剂量
妊娠	一般无需调整剂量，分娩时基础剂量加倍

知识点48：盐皮质激素的替代治疗

副高：熟练掌握 正高：熟练掌握

若已服适量糖皮质激素并充分摄取食盐，患者还不能获得满意疗效，仍有头晕、乏力、血压偏低等症状，则需加用盐皮质激素。常用方法：

（1）9α-氟氢可的松：每天上午8时口服0.05～0.15mg。

（2）醋酸去氧皮质酮（DOCA）油剂：每日1～2mg或隔日2.5～5.0mg肌内注射，适用于不能口服的患者，根据疗效调整剂量。

（3）去氧皮质酮缓释锭剂：埋藏于腹壁皮下，潴钠作用持续8个月至1年。

（4）去氧皮质酮三甲基酸：每次25～50mg肌内注射，潴钠作用持续3～4周。

（5）中药甘草流浸膏：每日20～40ml，稀释后口服，无上述药物或病情较轻者可试用以此替代。

若盐皮质激素过量，患者可出现水肿、高血压，甚至发生心力衰竭。故肾炎、高血压、肝硬化和性功能不全者慎用。继发性肾上腺皮质功能不全者一般不需要盐皮质激素替代。

知识点49：雄激素的替代治疗

副高：熟练掌握 正高：熟练掌握

雄激素有蛋白质同化作用，可改善周身倦怠、食欲不振和体重减轻等症状。目前临床常用：

（1）苯丙酸诺龙：10～25mg，每周2～3次，肌内注射。

（2）甲睾酮：5.0mg，每日2～3次，舌下含服。

孕妇、充血性心力衰竭患者慎用。

知识点50：外科手术时的皮质激素治疗　　副高：熟练掌握　正高：熟练掌握

Addison病患者须外科手术时应检查评估肾上腺皮质功能，并根据手术大小给予不同处理。局麻下的小手术无须调整皮质激素的用量。大手术时可于手术麻醉前静脉注射100mg氢化可的松，8小时后再给同样剂量，手术第一天一般需200～300mg，次日剂量减半，第3日剂量再减半，逐渐恢复口服用药。

知识点51：ACI的病因治疗　　副高：熟练掌握　正高：熟练掌握

明确了ACI的病因，则应该进行病因治疗。

（1）因肾上腺结核所致的Addison病需要抗结核治疗。肾上腺结核可以是陈旧的，也可以是活动的，而且一般都伴有其他部位的结核病灶。特别是在皮质激素治疗后可能使旧结核病灶活动或使活动结核扩散。故在Addison病伴有结核，尽管无活动结核证据，也主张抗结核治疗半年。

（2）自身免疫性肾上腺炎引起的Addison病如合并其他内分泌腺体或脏器受累，应予以相应的治疗。

（3）继发性ACI常同时伴有其他腺垂体功能减退，如性功能和甲状腺功能减退，应予以相应的治疗。

（4）为避免甲状腺素加重皮质醇缺乏而诱发肾上腺危象，甲状腺素的替代治疗应至少在糖皮质激素治疗1～2周后开始。

第四节　先天性肾上腺皮质增生症

知识点1：先天性肾上腺皮质增生症的概述　　副高：熟练掌握　正高：熟练掌握

先天性肾上腺皮质增生症（CAH）是一组常染色体隐性遗传性疾病，是肾上腺糖皮质激素合成障碍所致。其主要病变是在肾上腺皮质激素生物合成过程中，由于某种必需酶的缺乏，导致正常的类固醇激素，主要是皮质醇的合成不足，并继发垂体促肾上腺皮质激素（ACTH）代偿性分泌增多，造成肾上腺皮质增生，导致雄激素和盐皮质激素分泌失调。临床上出现不同程度的肾上腺皮质功能减退及性分化发育异常，表现为女性出现男性化，男性则表现为性早熟，或因酶的缺陷同时影响雄激素和雌激素的合成，以致性不发育。

知识点2：CAH不同类型酶缺乏的病理生理特征

副高：熟练掌握 正高：熟练掌握

CAH不同类型酶缺乏的病理生理特征

特 征	21-羟化酶缺乏	11β-羟化酶缺乏	17α-羟化酶缺乏	3β类固醇脱氢酶缺乏	类脂组织增生	醛固酮合成障碍
受损基因	CYP21	CYP11B1	CYP17	HSD3B2	StAR	CYP11B2
染色体位点	6p21.3	8q24.3	10q24.3	1p13.1	8p11.2	8q24.3
生殖器模糊	+（女性）	+（女性）	+（男性） 无青春期发育（女性）	+（男性） 女性轻度	+（男性） 无青春期发育（女性）	无
急性肾上腺功能不全	+	罕见	无	+	++	仅见于失盐型
发病率	1∶15000	1∶100000	罕见	罕见	罕见	罕见
糖皮质激素	降低	降低	降低	皮质酮正常	降低	正常
盐皮质激素	降低	降低	升高	降低	降低	降低
雄性激素	升高	升高	降低	降低（男性） 升高（女性）	降低	正常
升高的代谢产物	17羟孕酮	去氧皮质酮 11-去氧皮质醇	皮质酮 去氧皮质酮	脱氢表雄酮 17-羟孕烯醇酮	无	18-羟皮质酮
血压、盐平衡	降低	升高	升高	升高	降低	降低
血钾	升高	降低	降低	降低	升高	升高

知识点3：21-羟化酶缺陷症概述

副高：熟练掌握 正高：熟练掌握

21-羟化酶缺陷症（21-OHD）是CAH中最常见的类型，约占95%，在人群中的患病率约为1/1万，男女相等，近亲婚配所生子女患病率增高。由于21-羟化酶缺乏，使糖皮质激素及盐皮质激素合成均受阻，而合成代谢停留在黄体酮和17-羟孕酮水平，当糖皮质激素减少反馈抑制减弱时，垂体ACTH分泌增多，在ACTH的作用下黄体酮及17-羟黄体酮转化为大量的雄烯二酮与睾酮。根据缺乏程度及轻重程度临床可分为经典型和非经典型，其中经典型又包括单纯男性化型和失盐型。按照病情的严重程度依次递减分别为失盐型、单纯男性化型和非经典型。

知识点4：21-OHD单纯男性化型　　副高：熟练掌握　正高：熟练掌握

见于21-羟化酶不完全缺乏。

如为女性患儿，常有如下表现：

（1）女性假两性畸形，有女性的内生殖腺而外生殖器类似男性，如女性胎儿在5个月前发病至出生时外生殖器异常明显，阴蒂增大似男性阴茎，阴道与尿道相通，呈尿道阴道瘘，易被误诊为尿道下裂、隐睾症。

（2）1～2岁后生长明显加速，身长、体重均超过同龄婴儿，肌肉发达，音调低沉，出现痤疮，阴毛、腋毛生长，行为、举止似男童。

（3）至发育年龄不出现女性青春期变化，如无月经、乳房发育不良等。

如为男性患儿，常有表现：胎儿期发病者出生时阴茎明显增大，1～2岁后外生殖器过度发育，可达成人大小，阴茎易勃起，阴毛生长等，但睾丸相对较小、无精液（由于雄激素增多抑制垂体促性腺激素分泌），肌肉发达如成年男性，呈性早熟表现。

不论男女，患者骨骺融合均较早，青春期前虽一度快速生长，但最终身材均矮于常人。成年期起病者主要表现为女性男性化（男性女性化极罕见），女性患者多表现为性变态、性心理及性生理转变为男性，对男性不感兴趣，性器官萎缩，月经减少或闭经，肌肉逐渐发达，出现喉结，音调低沉，体毛增多，皮肤粗糙伴色素加深，甚至长胡须、阴蒂肥大等。实验室检查可表现ACTH、17-羟孕酮、睾酮、雄烯二酮、尿17-KS等增多。

知识点5：21-OHD失盐型　　副高：熟练掌握　正高：熟练掌握

是临床表现最重的一型。75%的患者除了出生后表现为皮质醇缺乏症候群、女性新生儿的外生殖器男性化以外，还伴有失盐症候群。新生儿可在出生后1周内表现为肾上腺危象，拒食、昏睡、呕吐、腹泻、脱水、低血压、体重锐减等，可有高尿钠、低血钠、高血钾和代谢性酸中毒等临床表现，严重时可出现低血糖和低血容量性休克，亦称作失盐危象，多于出生后2周内出现。另一方面，醛固酮（ALD）缺乏可随年龄的增长而逐渐好转，肾保钠能力增强，血钠逐渐升高，但仍低于正常。这提示临床医生应该对男性婴儿的诊断提高警惕，但往往这类患者被延误诊断，是新生儿死亡的重要原因之一。失盐主要是由于醛固酮分泌减少，其潴钠作用减弱。此外，21-羟化酶缺陷所致的大量分泌的具有对抗盐皮质激素作用的皮质醇前体物质和17α-OHP也是发生失盐的原因之一。

知识点6：21-OHD非经典型　　副高：熟练掌握　正高：熟练掌握

此型临床症状轻微，易于漏诊或误诊。因非经典型21-OHD其21-羟化酶的活性下降仅20%～50%，对皮质激素合成的影响不大，醛固酮和皮质醇可以满足生理需要，故其患者的血皮质醇和醛固酮常维持在正常水平。多在幼儿期以后甚至成年期发病，主要表现为雄性激素过多的临床征象，患者出生时外生殖器可正常，学龄期儿童出现青春期提前，骨龄大于实际年龄。青少年期或成年期起病者女性出现多毛、痤疮、月经紊乱、不孕等，一些患者可无任何症状。男性患者症状较轻或无症状，可出现青春期发育提前、阴毛早现、痤疮、生长轻度加速，但成年后身材变矮。

知识点7：21-羟化酶杂合型缺陷　副高：熟练掌握　正高：熟练掌握

经典型、单纯男性化型和非经典型均是由于人21-羟化酶基因（CYP21A2）的纯合型或复合杂合型突变所致，而在基因突变的携带者仅有一个等位基因发生突变，所以他们的临床表现复杂，可能并不危害患者的生育能力，仅表现为雄性激素过多的症状见下表。

21-羟化酶缺陷症的临床分型特点

表　型	经典失盐型	单纯男性化型	非经典型
诊断年龄	出生至6个月	出生至2岁（女性） 2～4岁（男性）	儿童期至成人
外生殖器	正常男性	女性	正常女性
发病率	1∶20000	1∶60000	1∶1000
激素水平			
醛固酮	降低	正常	正常
肾素	增高	正常或增高	正常
皮质醇	降低	降低	正常
17-羟孕酮	＞5000nmol/L	2500～5000nmol/L	500～2500nmol/L （ACTH stimulation）
睾酮	增高	增高	增高或不定
身高	−2～3SD	−1～2SD	或许正常
21-羟化酶活性	0%	1%	20%～50%

知识点8：21-OHD筛查及诊断　副高：熟练掌握　正高：熟练掌握

如临床出现以下情况，新生儿出现失盐表现（如脱水、休克等）、外生殖器难以辨别性别、女性新生儿有假两性畸形、“男性”患儿有双侧隐睾，儿童期生长加速并有女性男性化或男性假性性早熟表现，以及青春期或成年女性出现男性化、多毛、痤疮、月经不规律、不育等症状时，均需考虑21-OHD的可能，并做进一步检查以明确诊断。

（1）血17-羟孕酮（17-OHP）：是筛查、诊断21-OHD及评价疗效的重要指标。应抽取清晨（上午8点以前）的血标本。经典型21-OHD患者血17-OHP明显升高（＞242nmol/L），伴失盐的患者升高更显著。11β-羟化酶缺陷症和P450氧化还原酶缺陷症患者17-羟孕酮水平也升高。

（2）促肾上腺皮质激素（ACTH）兴奋试验：是目前公认诊断21-OHD的金标准，刺激后血17-OHP水平与疾病严重程度有关，以失盐型最高（＞3000nmol/L），其次是单纯男性型

（300～1000nmol/L），非经典型最低（50～300nmol/L）。11β-羟化酶缺陷症患者ACTH兴奋试验也能升高17-OHP水平。血中其他激素，如黄体酮（P）、雄烯二酮（AD）和睾酮（T）等也常升高。为了与其他羟化酶缺乏症相鉴别，有必要在刺激试验后测定皮质醇、去氧皮质酮、11-脱氧皮质醇、17-羟孕烯醇酮、去氢表雄酮（DHEA）和雄烯二酮。

（3）基因诊断：有助于疾病的确诊。仅在患者进行了ACTH兴奋试验或需要遗传咨询时才考虑进行基因分型，对CYP21B基因进行测试。但基因分型并不能完全确定其蛋白表达最终导致失盐型还是单纯男性化或者非经典型的临床表现。

知识点9：21-OHD的特殊检查　　副高：熟练掌握　正高：熟练掌握

肾上腺影像学检查在诊断中占有很重要的地位，包括B超、CT、MRI和^{131}I标记胆固醇肾上腺皮质扫描检查，以鉴别肾上腺增生与肿瘤。

（1）B超检查：对肾上腺肿瘤有定位诊断价值，未发现结节也不能排除肾上腺病变。CAH患者B超一般不能检测到双侧肾上腺增生，若发现双侧肾上腺回声增强、增宽，则应进一步行CT、MRI检查。

（2）CT和MRI检查：CAH患者表现为双侧肾上腺普遍增大，边缘略呈结节状，但仍保持其大体形态，结构正常。

（3）^{131}I标记胆固醇肾上腺皮质扫描：CAH患者ACTH代偿性分泌增加，肾上腺皮质细胞摄取血液中的胆固醇增加。CAH双侧肾上腺皮质增生，^{131}I标记胆固醇可浓集于双侧肾上腺皮质区，核素扫描呈双侧肾上腺影像对称增强，但不可用于判断肾上腺皮质功能高低。扫描检查如果^{131}I标记胆固醇浓集于一侧肾上腺皮质区提示为肾上腺皮质肿瘤，而且有功能；如果CT或MRI确定一侧肾上腺有肿瘤，而^{131}I标记胆固醇扫描不摄取胆固醇，则多为无功能的肿瘤或转移癌。

知识点10：21-OHD的鉴别诊断　　副高：熟练掌握　正高：熟练掌握

21-OHD与CAH中其他雄激素分泌增加类型，如11β-羟化酶缺陷症的鉴别见下表。

CAH各类型的临床表现鉴别

	失盐症候群	高血压	女性男性化（雄激素过多症候群）	男性女性化
CYP21缺陷症	3/4典型者有，1/4无，轻度者无	无	几乎所有典型女性患者出生时即有，生长加速，青春期提前，多毛；轻型者无月经紊乱	无
3β-HSD缺陷症	部分典型者有	无	女性出生时较轻或无，青春期提前；生长加速，多毛；非失盐型典型者有月经紊乱	典型男性（46XY）

续　表

	失盐症候群	高血压	女性男性化（雄激素过多症候群）	男性女性化
CYP11B缺陷症	几乎无	几乎所有典型者有，某些典型者或轻度者无	所有典型女性出生时即有；青春期提前，多毛；轻型者有月经紊乱	无
CYP17缺陷症	无	有	无	男性（46XY）
StAR缺陷症	均有	无	无	男性（46XY）

（1）男性患儿，21-OHD还需与真性性早熟及睾丸间质细胞肿瘤相鉴别。在真性性早熟的患儿，可发现睾丸有发育，血睾酮水平增高，但一般不超过正常成年男性水平，FSH和LH升高，而17-OHP不增多。如果系肿瘤所致的真性性早熟，影像学检查也可发现。至于睾丸间质细胞肿瘤，临床上也有雄激素过多的症状，但睾丸肿瘤容易被触及，加上影像学检查，鉴别诊断应不困难。

（2）女性患者，21-OHD需与雄激素分泌增加的其他疾病相鉴别，如肾上腺或卵巢分泌雄激素的肿瘤等，这些疾病在CT或MRI等影像学检查中可见占位性病变。此外，还需与女性真两性畸形和男性假两性畸形有尿道下裂和隐睾者相鉴别，染色体检查和激素检查（如17-OHP测定）可帮助进行鉴别。失盐型患者还应该与其他各种原因引起的潴钠激素缺乏性疾病相鉴别。

知识点11：21-OHD的治疗目标　　副高：熟练掌握　正高：熟练掌握

由于21-OHD患者的年龄不同，治疗目标也不同。

（1）儿童期患者的治疗目标：通过糖皮质激素和盐皮质激素的替代治疗，预防失盐危象，抑制肾上腺雄激素的分泌从而获得正常的生长和骨骼的成熟。如替代治疗过度，糖皮质激素会抑制生长；替代治疗不充足将导致骨骺早闭合所致的开始时线性生长加速但终身高不足。通过生长速度、骨龄以及血尿生化指标（如17-OHP、DHEA等）可进行治疗过程的监测。

（2）儿童后期和成年期患者的治疗目标：适当的替代治疗。过度替代治疗可导致肥胖和青春期延迟，而不充足的替代治疗将导致性早熟。因此，必须特别注意青少年患者服药的顺应性问题。

知识点12：21-OHD的糖皮质激素替代治疗　　副高：熟练掌握　正高：熟练掌握

目前，糖皮质激素已经成为各种类型CAH的主要治疗手段。糖皮质激素的剂量因人而异，其治疗目的是用最小剂量的外源性糖皮质激素抑制垂体ACTH的分泌，同时抑制由于21-羟化酶缺乏导致雄激素的过度产生。但是糖皮质激素治疗有时很难同时纠正皮质醇不足和高雄激素血症。若糖皮质激素剂量不足，则有发生肾上腺危象的风险；且肾上腺来源雄激素分泌持续增加，女性男性化表现进行性加重，骨骼生长加速，骨骼早闭，最终导致身材矮小。而过度治疗，同样可抑制生长，引起医源性Cushing综合征。

对于所有类型的CAH，临床上以选用氢化可的松口服最佳。剂量存在个体化差异，维持量一般为氢化可的松20～40mg/d，分2次口服。醋酸可的松与氢化可的松类似。如果常用剂量的氢化可的松疗效不佳，可每日用醋酸可的松20～30mg/m^2，也可选用泼尼松或地塞米松（DXM）等合成的糖皮质激素类似物，但在生长活跃的儿童中不宜应用。在应激情况下，可酌情将糖皮质激素增加至维持量的2～3倍，几天后减至维持量；严重应激，如外科手术，可于第一个24小时内将糖皮质激素加至维持量的5～10倍。

知识点13：21-OHD的盐皮质激素替代治疗　　副高：熟练掌握　正高：熟练掌握

对于失盐型CYP21缺陷症患者，除糖皮质激素外，还需要适当补充盐皮质激素进行替代治疗，同时要每日增加食盐的摄入量。

婴幼儿可口服食盐1～2g/d，比较常用的盐皮质激素为9α-氟氢可的松（9α-FF），其常用替代剂量为0.05～0.15mg/d，可不考虑患者的体重和年龄。因婴幼儿对盐皮质激素相对不敏感，其需要量甚至超过成人（替代剂量可为0.15～0.30mg/d）。严重失盐者可每日静脉输入氢化可的松（100mg/m^2）和生理盐水来进行盐皮质激素替代治疗，或肌内注射醋酸去氧皮质酮（DOCA）。单纯男性化型21-OHD患者在婴幼儿期及儿童期也应给予盐皮质激素，抑制PRA。绝大多数失盐型CAH患者在成年后可以停止盐皮质激素替代治疗和补盐。

知识点14：21-OHD疗效评估及剂量调整　　副高：熟练掌握　正高：熟练掌握

可将17-羟孕酮、雄烯二酮和睾酮作为糖皮质激素剂量是否足够的监测指标；通常每6～12个月监测1次。若17-羟孕酮等皮质激素水平在正常范围内，则预示糖皮质激素剂量过大；适量的糖皮质激素治疗后17-羟孕酮水平轻度升高。

血压、血浆肾素活性和血醛固酮浓度/血浆肾素活性比值（ARR）可用于监测盐皮质激素替代剂量是否足够。如果患者持续存在低血压、低钠血症、高钾血症以及高肾素活性，则表明剂量不足。

21-OHD的疗效评估并非仅仅基于17-羟孕酮浓度等实验室指标，必须结合患者临床特征。如患者身高增加明显、出现明显男性化体征，则提示糖皮质激素治疗剂量不足。因此，应记录患儿生长速率，每2年测定1次骨龄。

知识点15：非经典型21-OHD的治疗原则　　副高：熟练掌握　正高：熟练掌握

非经典型21-OHD的儿童和成人的治疗方案不同。治疗原则：

（1）儿童：①无症状者不需治疗；②出现青春期提前、骨龄超前影响身高、严重痤疮或者其他明显男性化表现者，可考虑治疗；③药物最好选择可的松或者氢化可的松；④经过治疗，症状缓解，治疗即应停止；⑤通常青春期女性月经不规则或者有痤疮，糖皮质激素治疗3个月，即可缓解；而对于多毛，单用糖皮质激素疗效欠佳，通常需要加用口服避孕药或者抗雄激素药物。

（2）青春期或者成年女性：①患者如有多毛或痤疮等，可行抗雄激素治疗，如乙酰环丙孕酮（达因35），或选择口服避孕药治疗。从长期治疗的角度看，抗雄性激素治疗的不良反应低于糖皮质激素；②对月经稀少并且无生育要求的女性，可使用口服避孕药以保持月经规律；③对有生育要求者可首选地塞米松治疗，可帮助恢复排卵，必要时可加用克罗米芬辅助排卵。

（3）男性：①一般无需治疗；②如果男性出现睾丸包块或因精子数量不足而不育时，可试用地塞米松，但疗效不肯定。地塞米松的剂量一般为0.25～0.75mg/d，可根据患者个体情况选择能控制症状的最小剂量。需注意其不良反应（库欣综合征），并定期作骨密度测定了解有无骨量减少。

知识点16：CAH的其他类型——11β-羟化酶缺陷症

副高：熟练掌握　正高：熟练掌握

由于11β-羟化酶缺失，皮质醇和醛固酮合成受阻，分别停留在11-去氧皮质醇和11-去氧皮质酮阶段，皮质醇及皮质酮减少，使ACTH增加，肾上腺增生合成雄激素增多（脱氢表雄酮的水平升高，因脱氢表雄酮不需11-羟化）。表现为：①女性患者男性化（多毛和痤疮），男性假性性早熟等表现；②慢性肾上腺皮质功能减退的表现；③高血压（是本症的一个特征性临床表现，与21-OHD相区别）、低血钾（因去氧皮质酮及去氧皮质醇具有潴钠排钾的作用）；④ACTH、尿17-OHCS（17-羟皮质类固醇）及孕三醇增多；去氧皮质酮、11-去氧皮质醇及雄激素（DHEA和DHEA-S）的水平升高。糖皮质激素治疗能使激素的水平和高血压水平恢复正常。

知识点17：CAH的其他类型——17α-羟化酶缺陷症

副高：熟练掌握　正高：熟练掌握

17α-羟化酶缺乏使雄激素、雌激素、皮质醇的合成受阻。而17-去氧皮质酮、皮质酮分泌增多。皮质醇减少使ACTH分泌增多；雄激素和雌激素的合成受阻而黄体酮及孕烯醇酮增多，其代谢物孕二醇增多，而孕三醇则减少；尿17-OHCS、17-KS（17-酮类固醇）均低。其临床表现有：①男性与女性的性分化均差，男性表现为假两性畸形（外生殖器可呈女性型）或女性化，而女性则有原发性闭经、第二性征缺如，致使青春期后才引起患者的关注而就医。患者表现有高血压和/或低血钾；②生化检查发现肾上腺分泌的雄激素，如雄烯二酮和脱氢表雄酮（DHEA、DHEA-S），17-OHP以及皮质醇的水平下降；血中的去氧皮质酮、皮质酮及18-羟皮质酮的水平升高。肾素的水平受抑制。表现为慢性肾上腺皮质功能不足综合征；③治疗：采用糖皮质激素治疗能使激素的水平和高血压水平恢复正常。

知识点18：外生殖器重建手术 副高：熟练掌握 正高：熟练掌握

对有外生殖器畸形者需做矫形手术，对有尿道下裂等宜做修补术；对阴蒂肥大而激素治疗无效者，宜做手术切除。

现在推荐在1岁以内进行一步性完全重建手术，并避免损伤敏感的阴蒂组织（阴蒂成形术）。因为接受手术的患者还很年轻，新型外科手术的结果尚未完全评价。

目前，对CAH患者的治疗目标是在考虑生殖能力的同时获得最佳心理治疗结果。

第五节 嗜铬细胞瘤

知识点1：嗜铬细胞瘤的概述 副高：熟练掌握 正高：熟练掌握

嗜铬细胞瘤（PHEO）是嗜铬细胞起源的分泌儿茶酚胺的肿瘤。因用含铬盐的固定液固定标本时，胞质内呈现出黄褐色的嗜铬颗粒而命名。典型的PHEO临床上引起高血压伴有“头痛、心悸、出汗”三联症，诊断不难。但其临床表现存在许多不典型的表现，如腹痛、呕吐、气促、心功能衰竭、低血压甚至猝死，若不及时诊断，贻误治疗，可造成严重的心、脑、肾血管损害，治疗棘手，预后差，最终多可致残、致死。

PHEO确切的发病率尚不清楚，约占高血压患者病因的1%（儿童高血压中比例增高），可发生于任何年龄，以20～50岁多见，男女相差无几，女性略多于男性，但在儿童，男孩占2/3。少数患者有家族史。

PHEO是内分泌性高血压的重要原因，在众多高血压人群中占有相当的比例，是可治愈的继发性高血压之一，但常常被忽视。临床诊断关键在于要考虑到其可能性，早期发现、正确诊断、及时治疗。

知识点2：嗜铬细胞瘤的病因 副高：熟练掌握 正高：熟练掌握

遗传因素：与大多数肿瘤一样，散发型嗜铬细胞瘤的病因仍不明确，家族型嗜铬细胞瘤则与遗传有关。根据对MEN-2多个家族进行连锁分析，以确定MEN-2综合征的突变基因位于10号常染色体的长臂上。此外，嗜铬细胞瘤和副神经节瘤具有共同的染色体缺陷。

知识点3：PHEO的高血压临床表现 副高：熟练掌握 正高：熟练掌握

阵发性或持续性高血压伴“头痛、心悸、多汗”三联征是典型PHEO的临床特征。可表现为阵发性高血压、持续性高血压、直立性低血压以及高血压与低血压相互交替等。

（1）阵发性高血压：发作性血压骤升伴儿茶酚胺分泌亢进综合征是典型PHEO的临床特征。发作时收缩压可高达26.7～30.0kPa，舒张压可高达17.0～24.0kPa，同时伴剧烈头痛，呈紧箍样疼痛，面色苍白，大汗淋漓，心动过速和/或心律不齐，心前区及上腹部紧压感和/或心前区疼痛、恶心、呕吐、震颤等，甚至有濒死感或晕厥。发作时间不一，短者仅数秒，长者可达数小时。发作终止后血压下降至正常，患者感疲乏无力，衰弱。发作可数月一次或一日数次，常随病程延长而发作频数增加。必须警惕的是，极少数阵发性发作患者可因血管强烈收缩而使血压假性下降甚至测不出，致使误诊为休克，静脉强烈收缩可致手臂静脉不能察见。

（2）持续性高血压：约占半数，且是儿童嗜铬细胞瘤高血压的最常见表现。症状较轻，酷似原发性高血压，因而易被忽略。此型患者可一开始呈持续性，也可由阵发性发展至持续性。但多数患者由于血循环中儿茶酚胺浓度的变化而使血压有较大的波动，若血压波动大；或阵发性加剧；或出现直立性低血压；拟诊“原发性高血压”，而眼底检查有Ⅲ或Ⅳ级视网膜病变；儿童高血压；有嗜铬细胞瘤家族史者，均应考虑为本病。由于长期儿茶酚胺作用，嗜铬细胞瘤患者可出现扩张性心肌病，肿瘤切除后可恢复。有报道嗜铬细胞瘤合并心肌炎，病理表现为炎症细胞浸润，尤其是血管旁以及收缩带坏死。心电图异常可有左室肥厚、窦性心动过速、T波倒置等。

（3）直立性低血压：常见于儿童及青少年，患者由卧位转立位时血压下降4.0/2.67kPa以上，或血压低于12.0/8.0kPa，或测不出，同时伴晕厥、虚脱等症状，平卧后则症状缓解。

（4）低血压、休克或高血压、低血压相交替。

知识点4：以下情况高血压应考虑嗜铬细胞瘤的诊断

副高：熟练掌握　正高：熟练掌握

以下情况的高血压尤其应考虑嗜铬细胞瘤的诊断：

（1）血压波动幅度大，尤其是阵发性高血压与低血压交替出现（可能由于血压极度升高后反射性兴奋迷走中枢；或者嗜铬细胞瘤释放多巴胺，消除去甲肾上腺素的升压作用；或以结合型多巴胺为主，后者与血压呈反相关）。

（2）伴抽搐，或直立性低血压，或原因不明的休克。个别嗜铬细胞瘤瘤体出血坏死，常表现为剧烈腹痛、血压急剧升高，继而因儿茶酚胺突然释放减少而发生难治性休克，此类患者多诱发于用抗凝剂后。

（3）未经治疗的高血压患者出现直立性低血压，尤其伴心动过缓（可能因立位儿茶酚胺大量释放抑制交感神经反射，或过量儿茶酚胺使肾上腺素能受体敏感性降低，或血浆容量减少，或去甲肾上腺素代谢产物的假性神经递质作用，或肿瘤生成的扩血管物质）。

（4）发作时伴一过性高血糖、白细胞计数及中性粒细胞增高以及发热等高代谢状态。

（5）急进性高血压，伴视力及心功能减退。

（6）短期内高血压频频发作，迅速恶化，并常并发心、脑、肾器官损害及昏迷甚至死亡，称急性嗜铬细胞瘤儿茶酚胺危象。多需急诊手术抢救。

（7）按摩或挤压腹部，特殊姿势，腹压增高（如用力排便、分娩或性交），运动，精神刺激，某些药物（如拟交感神经药、组胺、单胺氧化酶抑制剂、胰高糖素、酪胺、吗啡、纳洛酮、箭毒类、甲氧氯普胺（胃复安）、三环类抗抑郁剂、某些降压药、吩噻嗪等），以上情况诱发的严重阵发性高血压。

（8）手术、创伤、插管、麻醉、分娩、血管造影时血压骤升或出现休克。

（9）对一般降压药（如β肾上腺素能阻滞剂、胼屈嗪等）效果不佳，特别是出现反常性血压升高。

知识点5：PHEO代谢综合征临床表现　　副高：熟练掌握　正高：熟练掌握

（1）因代谢加速、氧耗增加，患者有多汗、心悸、低热等类似甲亢的症状。

（2）糖代谢紊乱，可出现糖尿病的"三多一少"症状。

（3）由于肌肉及脂肪组织分解代谢加速，患者可出现消瘦、软弱无力等。

（4）由于儿茶酚胺促进钾离子进入细胞内和促进肾素与醛固酮分泌，可导致低钾血症。

知识点6：PHEO消化系统的临床表现　　副高：熟练掌握　正高：熟练掌握

儿茶酚胺使肠蠕动减弱及张力降低，胆囊收缩减弱，引起便秘、腹胀甚至肠扩张，以及胆汁潴留、胆石症。儿茶酚胺可使胃肠壁血管发生增殖性及闭塞性动脉内膜炎，造成肠坏死、出血、穿孔，临床表现为腹部剧痛、胃肠出血、休克等急腹症表现。

知识点7：PHEO泌尿系统的临床表现　　副高：熟练掌握　正高：熟练掌握

儿茶酚胺可使肾血流量和肾小球滤过率减低。病程长、病情严重者可发生肾梗死、肾功能减退或尿毒症。膀胱嗜铬细胞瘤患者排尿时或排尿后可致高血压发作，排尿晕厥，约5%可有无痛性血尿。

知识点8：PHEO血液系统的临床表现　　副高：熟练掌握　正高：熟练掌握

周围血中白细胞增多，有时红细胞增多，血沉增快。

知识点9：PHEO神经系统的临床表现　　副高：熟练掌握　正高：熟练掌握

常有头痛、失眠、烦躁、焦虑，可有视物模糊、腱反射亢进、肌肉震颤、意识障碍或癫痫样大发作等，重者可发生脑血管意外。

知识点10：PHEO的体征　　副高：熟练掌握　正高：熟练掌握

（1）长期高血压或有儿茶酚胺心肌病者可出现心律失常、心界扩大、心功能不全等体征。

（2）眼底改变可有动脉变细、动静脉交叉压迹、出血或渗出，甚至视盘水肿或视神经萎缩。

（3）$<5\%$的患者可能在腹部扪及肿块，一般在左或右侧中、上腹部，包块大小不一，

质地中等硬度。

（4）PHEO可作为多发性内分泌腺瘤病2型的组成部分之一，因此，应注意观察皮肤有无结节、色素改变，并检查甲状腺有无肿大或包块。

（5）少数嗜铬细胞瘤可与皮质醇增多症并存，应注意有无向心性肥胖、满月脸、水牛背、紫纹等体征。

（6）恶性嗜铬细胞瘤转移至肝、肺、骨时，可引起肝大、疼痛，肺部啰音、叩浊、呼吸音降低以及骨骼压痛等体征。

知识点11：PHEO患者的常见症状和体征　副高：熟练掌握　正高：熟练掌握

PHEO患者的常见症状和体征

体　征	发生频率	症　状	发生频率
高血压	++++	头痛	++++
持续性高血压	++	心悸	++++
阵发性高血压	++	焦虑、紧张	+++
直立性低血压	+	发抖	++
心动过速或反射性心动过缓	+++	乏力，疲倦	++
大量出汗	++++	恶心、呕吐	+
苍白	++	胸痛、腹痛	+
潮红	+	眩晕或昏晕	+
体重下降	+	感觉异常	+
空腹血糖升高	++	便秘（偶有腹泻）	+
胃肠活动减弱	+	视物异常	+
呼吸频率增加	+		

注：发生频率：最常见++++，较少见+

知识点12：PHEO特殊的临床表现——肾上腺髓质增生　副高：熟练掌握　正高：熟练掌握

肾上腺髓质增生（AMH）即临床上有嗜铬细胞瘤的典型表现，而影像学检查未发现有肿瘤，仅表现为肾上腺体积增大，是一种极为罕见的疾病。临床又分为两种类型，即单纯性AMH及合并有多发性内分泌腺病2型的AMH。前者70%～80%以上为双侧肾上腺髓质增生，后者仅40%表现为双侧增生。

目前，国内报告仅为单纯的AMH病例报告，尚无MEN2A病例报告，而国外多见作为MEN2组成部分的AMH，偶有单纯的AMH报告。目前普遍将AMH看作一个独立的疾病。

知识点13：PHEO特殊的临床表现——嗜铬细胞瘤危象

副高：熟练掌握 正高：熟练掌握

嗜铬细胞瘤危象是在嗜铬细胞瘤未被诊断或虽已诊断但未良好控制，加上一些诱发因素导致多种具特征性的危急综合征，如不及时进行处理，病死率极高。嗜铬细胞瘤危象包括高血压危象、高血压与低血压交替、发作性低血压与休克、急性左心功能不全、上消化道大出血、糖尿病酮症酸中毒及低血糖危象等。

知识点14：PHEO特殊的临床表现——异源性激素分泌增多综合征

副高：熟练掌握 正高：熟练掌握

异源性激素分泌增多综合征是由于嗜铬细胞瘤为神经内分泌源性，可同时分泌其他激素，导致异位激素分泌过多的临床综合征。①如分泌生长激素释放激素（GHRH）过多，则临床上表现为巨人症；②如分泌CRH或ACTH过多，则表现为库欣综合征；③如分泌甲状旁腺激素相关蛋白（PTHrP）过多，临床上出现高钙血症的症状和体征；④分泌抗利尿激素增多，临床上出现抗利尿激素不适当分泌综合征的表现；⑤分泌血管活性肠肽（VIP）过多，导致分泌性腹泻的发生。

知识点15：尿儿茶酚胺测定

副高：熟练掌握 正高：熟练掌握

反映儿茶酚胺的释放量，用荧光计测定。正常尿排量以去甲肾上腺素计＜885nmol/24h（150μg/24h），以肾上腺素计＜273nmol/24h（50μg/24h），以多巴胺计＜2500nmol/24h（440μg/24h）。非嗜铬细胞瘤的高血压患者大多正常或仅轻度增高。PHEO持续性高血压型及阵发性高血压发作期常成倍增高，超过正常值2倍以上有诊断意义。尿儿茶酚胺反映整个留尿期的儿茶酚胺释放量，因此，阵发性高血压型非发作期可以正常。

测定尿儿茶酚胺时，需避免一些因素的影响，不宜进食有荧光反应的物质，如香蕉、咖啡、巧克力、四环素、氯丙嗪、奎宁、水杨酸、B族维生素等；不要服用L-多巴、甲基多巴、吗啡、氯压定、拉贝洛尔等药物；另外，过度紧张、精神刺激、肝功能不全、颅压增高等也会影响测定结果。

知识点16：尿香草扁桃酸（VMA）测定

副高：熟练掌握 正高：熟练掌握

VMA是儿茶酚胺的最终代谢产物，包括肿瘤内进行代谢的儿茶酚胺，用分光光度计测定。正常尿排量为15～35μmol/24h（3～7mg/24h）。PHEO患者常显著增高。但VMA受很多因素干扰，有较高的假阳性与假阴性。影响尿儿茶酚胺假阳性的药物大多也可造成VMA的假阳性，大量芬氟拉明及乙醇可使之呈假阴性。单胺氧化酶抑制剂可使儿茶酚胺及3-甲氧去甲肾上腺素增高，而VMA降低。

知识点17：血浆儿茶酚胺测定 副高：熟练掌握 正高：熟练掌握

血浆儿茶酚胺反映瞬间的血浆浓度，对于嗜铬细胞瘤阵发性发作时及激发试验血压升高时有很高的诊断价值。临床上多用放射酶法测定总儿茶酚胺，敏感性高。高效液相色谱法可区分肾上腺素及去甲肾上腺素，但敏感性不高。正常基础值为100～500pg/ml，500～1500pg/ml为可疑诊断，＞2000pg/ml或基础状态偏高而发作时明显增高，有高度诊断意义。

应当指出，血浆儿茶酚胺水平与嗜铬细胞瘤的高血压程度未必平行，个别患者多次测定仅在正常范围的高限或轻度增高，对此类可疑患者宜作氯压定抑制试验。影响因素：对该方法产生干扰的药物有醋氨酚、三环抗抑郁剂、X射线照相对比剂等，检查前应停用；急性运动和充血性心力衰竭、严重抑郁和惊恐障碍等也会导致假阳性，因此，最好在植入留置针或导管针后仰卧休息30分钟再采血测定血浆肾上腺素及去甲肾上腺素。

知识点18：血浆甲氧基肾上腺素和甲氧基去甲肾上腺素测定 副高：熟练掌握 正高：熟练掌握

血浆甲氧基肾上腺素（MN）和甲氧基去甲肾上腺素（NMN）是儿茶酚胺激素的中间代谢产物，与其他儿茶酚胺激素相比较，半衰期更长。MN具有更大的诊断价值。血MN测定排除了24小时尿标本留取正确与否的干扰和尿肌酐排泄率的影响，更为客观和准确。在进行MN检测的采血过程中，患者应处于平卧状态，以免出现假阳性结果。在嗜铬细胞瘤的诊断中，若MN水平高于正常参考值4倍以上100%的患者能明确诊断。

知识点19：激发试验和抑制试验 副高：熟练掌握 正高：熟练掌握

（1）可乐定抑制试验：可乐定在正常情况下可抑制神经元所释放的儿茶酚胺，但不能抑制嗜铬细胞瘤分泌儿茶酚胺，故通常用于儿茶酚胺及代谢产物水平升高的患者以鉴别嗜铬细胞瘤或假阳性结果。

试验方法：口服可乐定0.3mg，在服药前及服药后3小时采血测定儿茶酚胺或甲氧基肾上腺素水平。非嗜铬细胞瘤患者服药后血儿茶酚胺水平降低（肾上腺素+去甲肾上腺素＜500pg/ml，或去甲肾上腺素较基线降低50%以上），甲氧基肾上腺素较基线降低50%以上，嗜铬细胞瘤患者服药前后血儿茶酚胺水平无明显变化。有报道，可乐定抑制试验的诊断准确度为92%。对于尿儿茶酚胺水平正常的患者不建议进行该试验，因为与儿茶酚胺水平升高的嗜铬细胞瘤患者相比，儿茶酚胺水平正常的患者可乐定抑制试验的假阳性率高达5倍。

（2）其他：如胰高糖素试验、酚妥拉明试验、组胺试验等，由于诊断敏感性较差，目前已较少使用。

知识点20：CT或MRI定位诊断 副高：熟练掌握 正高：熟练掌握

因95%的嗜铬细胞瘤位于腹腔和盆腔，故初次检查选择腹部和盆腔的横断层面成像。如果结果未发现异常，随后进行头颈部的扫描。CT和MRI具有相似的诊断敏感性，对于肾上腺嗜铬细胞瘤的敏感性高达98%～100%，腹部CT是目前首选的定位检查手段，对于空间分辨率在1cm或以上的肾上腺包块的检查准确度为85%～95%，当病灶小于1cm时，其检查准确度明显降低。PHEO/PGL是脉管肿瘤，常包含坏死、囊性变和/或出血区域。对于肾上腺外嗜铬细胞瘤，MRI优于CT扫描，在大约70%的患者，因为嗜铬细胞瘤含水量高，所以嗜铬细胞瘤在T2加权像上显示典型的高信号图像。MRI诊断嗜铬细胞瘤的敏感性及特异性与CT相似，其优势在于是三维成像，有利于观察肿瘤与周围器官与血管的解剖关系。

知识点21：^{131}I标记间碘苄胍（^{131}I-MIBG）扫描进行定位诊断 副高：熟练掌握 正高：熟练掌握

MIBG作为一种去甲肾上腺素前体复合物，可聚集在高分泌性的肾上腺组织，当通过生化检查明确PHEO诊断但CT或MRI扫描未发现肿瘤的患者，应当采用^{131}I-MIBG扫描。

在MIBG扫描前，患者不宜服用可降低MIBG摄取的药物，如钙离子通道阻滞剂和拉贝洛尔等。对于评估转移性PHEO，^{123}I-MIBG优于^{131}I-MIBG闪烁扫描术，但^{123}I-MIBG在临床上不易得到。这两种扫描检查的特异性均约为95%，但^{123}I-MIBG的敏感性更高。

知识点22：其他核素闪烁扫描进行定位诊断 副高：熟练掌握 正高：熟练掌握

因MIBG试验敏感性达不到100%，故应考虑其他的核素显像模式，如应用^{111}In标记的二乙烯三胺五乙酸奥曲肽、^{123}I标记的酪氨酸3二乙烯三胺五乙酸奥曲肽生长抑素受体闪烁扫描术、^{18}F氟二羟苯丙氨酸（^{18}F-DOPA）正电子发射计算机体层摄片（PET）、^{18}F氟多巴胺（^{18}F-FDA）PET、^{18}F氟脱氧葡萄糖（^{18}F-FDG）PET、^{11}C肾上腺素PET或^{11}C对羟麻黄碱PET等，用于使不浓聚MIBG的PHEO（隐匿性PHEO）显影，对于检查和定位PHEO具有重要的价值。

知识点23：PHEO的其他检查定位诊断 副高：熟练掌握 正高：熟练掌握

一旦PHEO诊断确立，还应该进行其他检查，以便排除诸如MEN2A和MEN2B的家族性综合征：①检查血清甲状旁腺激素水平和同步的血清钙离子水平，用以排除原发性甲状旁腺功能亢进症；②有条件，对于具有家族性综合征病史的患者或为了鉴别散发性嗜铬细胞瘤和家族性嗜铬细胞瘤进行基因突变筛查。

知识点24：PHEO的诊断要点 副高：熟练掌握 正高：熟练掌握

临床PHEO的诊断要点：

（1）中青年患者若出现阵发性高血压，或在持续性高血压的基础上阵发性加剧，伴有头痛、大汗、面色苍白、手抖、胸闷等交感神经兴奋表现，应考虑嗜铬细胞瘤的可能。

（2）发作时行有关血、尿儿茶酚胺及甲氧基肾上腺素水平测定显示儿茶酚胺及其代谢产物水平升高。

（3）影像学检查，如B超、CT及MRI检查发现肾上腺增粗或肿块。

（4）^{131}I间碘苄胍扫描呈阳性显像，对嗜铬细胞瘤可同时进行定性和定位诊断。

对少见类型，如主要表现为弛张型高热或不典型部位的PHEO，如膀胱、胸腔、盆腔、颅内或颈交感神经节处PHEO，有发作时头痛、出汗、血压升高或晕厥、面色苍白等交感神经兴奋表现应作相应的检查，以明确诊断。

知识点25：PHEO的鉴别诊断　　副高：熟练掌握　正高：熟练掌握

临床应注意与PHEO相混淆的疾病相鉴别：

（1）原发性高血压：部分患者也可能出现血压波动或头痛、心悸、胸闷等症状。急进型高血压患者常有剧烈头痛、心悸、视物模糊等症状。经过测定血、尿儿茶酚胺及其代谢产物、阻滞试验、影像学检查以及对常规降压药物的治疗反应等可资鉴别。

（2）各种原因所致的继发性高血压：如肾动脉狭窄、肾性高血压、皮质醇增多症以及原发性醛固酮增多症均可引起高血压，但这些疾病所致的高血压常缺乏波动性特征。经检查尿常规、血清电解质、皮质醇、醛固酮和血浆肾素活性等，或做肾动脉造影，可与PHEO相鉴别。

（3）甲状腺功能亢进症：甲亢常有代谢增高症状，如消瘦、心悸、汗多等，且多表现为紧张、焦虑。经测定甲状腺功能即可明确诊断。

（4）糖尿病：糖尿病合并高血压及自主神经功能紊乱者，有时需与嗜铬细胞瘤相鉴别。经测定儿茶酚胺及其代谢产物后即可鉴别。

（5）不典型心绞痛：不典型心绞痛患者发作时，可出现胸闷、心悸、面色苍白、濒死感等症状，有的患者发作心绞痛时血压可短暂升高。通过发作时心电图检查及测定发作时血、尿儿茶酚胺及其代谢产物即可鉴别。

（6）颅内疾病：在颅内疾病合并有高颅压时，可以出现类似嗜铬细胞瘤的剧烈头痛等症状。患者通常会有其他神经系统损害的体征来支持原发病。但也应警惕嗜铬细胞瘤并发脑出血等情况。

（7）癫痫：癫痫发作时也类似嗜铬细胞瘤，有时血儿茶酚胺也可升高，但尿儿茶酚胺是正常的。癫痫发作前有先兆，脑电图异常，抗癫痫治疗有效等以助除外嗜铬细胞瘤。

（8）绝经综合征：处于绝经过渡期的妇女会出现多种雌激素缺乏导致的症状，如潮热、出汗、急躁、情绪波动难以控制等，类似于嗜铬细胞瘤发作，通过了解月经史进行性激素及儿茶酚胺的测定可有助于鉴别。

（9）其他：甲亢时呈现高代谢症状，伴有高血压。但是舒张压正常，且儿茶酚胺不会增高。冠心病心绞痛发作、急性心肌梗死等均需与嗜铬细胞瘤鉴别。一般根据发作时心电图改变、改善心肌供血治疗有效等可以与之区别。最关键的还是尿儿茶酚胺的测定。

知识点26：PHEO内科治疗药——酚苄明 副高：熟练掌握 正高：熟练掌握

内科治疗适用于控制高血压症状、术前准备、手术不耐受、不能摘除及恶性PHEO术后复发者。

酚苄明为非选择性α受体阻滞剂，半衰期长，是长期治疗和术前准备的首选，已广泛应用于PHEO的治疗。初始剂量10mg，每天2次，以后根据治疗反应逐渐加量，一般每日30～40mg分次口服，即可获得满意控制。术前应用酚苄明一般应在2周以上，且宜用至手术前1天为止。不良反应有直立性低血压、鼻塞、瞳孔缩小、恶心、流涎以及心动过速。

知识点27：PHEO内科治疗药——选择性α_1受体阻滞剂 副高：熟练掌握 正高：熟练掌握

哌唑嗪、特拉唑嗪、多沙唑嗪均为选择性α_1受体阻滞剂，可避免全部α受体阻滞引起的不良反应。对PHEO非常敏感，药物作用时间短，能够更快地调整剂量并减少术后发生低血压。有研究显示，多沙唑嗪较酚苄明能获得更好的术前舒张压水平和术中心率。

知识点28：PHEO内科治疗药——α-甲基-L-酪氨酸 副高：熟练掌握 正高：熟练掌握

α-甲基-L-酪氨酸对儿茶酚胺的生物合成有限速作用，能降低儿茶酚胺合成的速率。用药后3天左右作用最大，可明显减少但不完全耗竭儿茶酚胺储备。通常用于控制高血压，特别是对肿瘤有广泛转移者，或在术前用于肿瘤生化功能活跃的患者。与其他肾上腺素受体阻滞剂联合使用效果更好。初始治疗剂量为每8～12小时口服250mg，以后每2～3天增加250～500mg，或根据需要增加，直至总量达到1.5～2.0g/d。但其明显的嗜睡、焦虑等锥体外系不良反应，限制了其治疗剂量和疗程。

知识点29：PHEO内科治疗药——钙离子通道阻滞剂 副高：熟练掌握 正高：熟练掌握

钙离子通道阻滞剂在患者血压正常时不引起低血压或直立性低血压，并可预防儿茶酚胺引起的冠状动脉痉挛。

推荐剂量：氨氯地平10～20mg/d；尼卡地平60～90mg/d；硝苯地平30～90mg/d；维拉帕米180～540mg/d。

知识点30：PHEO内科治疗药——β受体阻滞剂 副高：熟练掌握 正高：熟练掌握

β受体阻滞剂适用于有心动过速、心律不齐者。目前推荐使用阿替洛尔12.5～25mg，

2～3次/天；美托洛尔25～50mg，3～4次/天；也可用普萘洛尔20～80mg，1～3次/天。单用β受体阻滞剂可引起α肾上腺素能兴奋致血压过高，并有诱发心力衰竭和肺水肿的危险，故使用前需予以α受体阻滞剂使血压下降。

知识点31：PHEO内科治疗药——拉贝洛尔　　副高：熟练掌握　正高：熟练掌握

拉贝洛尔兼有阻滞α和β受体的作用，可口服或静脉注射，但可导致反常的血压升高甚至高血压危象发作，因此，不能将此药作为首选治疗。此外，拉贝洛尔明显减少^{131}I-间碘变胍（MIBG）的摄取，在^{131}I-MIBG扫描前2周应停药。

知识点32：PHEO内科治疗药——血管紧张素转换酶抑制剂
副高：熟练掌握　正高：熟练掌握

有少数患者对卡托普利有效，可能与血管紧张素介导交感神经末梢儿茶酚胺的释放有关。此类药物适用于PHEO并发左心功能不全者，可单用或与α受体阻滞剂交替使用。

知识点33：PHEO发作期的处理　　副高：熟练掌握　正高：熟练掌握

（1）即刻吸入亚硝酸异戊酯。

（2）吸氧。

（3）即刻静脉注射速效α受体阻滞剂苄胺唑啉1～5mg，继以苄胺唑啉20～40mg于5%葡萄糖500ml中持续滴注，1～2分钟无效者可根据血压反复推注苄胺唑啉1～5mg，直至血压下降，危象控制。也有人主张静脉滴注硝普钠，一般用量为硝普钠100mg溶于5%葡萄糖水250～500ml中，持续静脉滴注，以维持降压，但有肾功能损害者要警惕氰化物中毒及精神病。

（4）心律失常者按其性质选用适当药物，最多为心动过速及频发期前收缩，可在用α受体阻滞剂的基础上给以β受体阻滞剂，严重者常用普萘洛尔1～5mg缓慢推注（每分钟推注0.5～1mg）。血压波动大者，可改用阿替洛尔或美托洛尔。若系室性心律失常用β受体阻滞剂无效，可加用或改用利多卡因50～100mg静脉注射，继以1～4mg/min的速率维持。

（5）低血压及休克大多由于血管过度收缩及血容量不足，一般采用滴注苄胺唑啉，并补充复方乳酸钠（林格液）以扩容，必要时可输血。

（6）频繁发作的急性PHEO，在迅速控制症状后，争取急症手术摘除肿瘤。

（7）严密观察有否急性心力衰竭、高血压脑病、脑血管意外及肺部感染等并发症，及时对症处理。

知识点34：PHEO的术前准备　　副高：熟练掌握　正高：熟练掌握

PHEO患者术前准备的主要目的：①使血压、心率和其他器官功能恢复正常；②纠正血容量不足；③防止患者出现手术诱发的儿茶酚胺阵发性大量释放及其对心血管系统的影响。

术前准备的目标：①坐位时血压130/80mmHg或更低，立位时收缩压为100mmHg左右（不低于80/45mmHg）；②坐位时心率60～70次/分，立位时心率70～80次/分。手术常因麻醉、术中按摩肿瘤引起高血压危象及心律失常，或血容量补充不足及术后容易引起低血压休克，故术前准备需应用α受体阻滞剂。

知识点35：PHEO的手术治疗　　副高：熟练掌握　正高：熟练掌握

手术时宜作中心静脉压、动脉血压及心电图监护。插管及手术时必需备用苄胺唑啉和/或硝普钠以控制高血压危象，用普萘洛尔和/或利多卡因以控制心律失常。

手术宜取腹正中切口，便于探查及按摩腹部各区域。若按摩后发生血压增高，则提示该部位有肿瘤，切除肿瘤后血压应立即下降。良性腺瘤摘除后可获根治。恶性肿瘤尽可能争取手术切除。双侧增生应切除一侧肾上腺，另一侧作次全切除。多发性内分泌腺瘤病，尽管少数病例为一侧肾上腺肿瘤或增生，但一般仍宜切除双侧肾上腺。

术前及术中纠正血容量不足是预防术后低血压的关键。术中及术后如血压骤降一般不用血管加压剂，而宜补充血容量，常用输血及（或）复方乳酸钠（林格液）使收缩压升至80～100mmHg，一般情况良好，尿量正常。个别患者术后可发生低血糖昏迷，可能由于胰岛素释放增多，尤见于接受β受体阻滞剂治疗的患者，为此，术后宜持续24小时滴注葡萄糖液。

知识点36：PHEO手术疗效的评估　　副高：熟练掌握　正高：熟练掌握

有效者大多于术后1个月内高血压及代谢紊乱等症状完全消失，仅少数患者可因持久高血压引起心血管并发症而不能完全恢复。

知识点37：PHEO的术后处理　　副高：熟练掌握　正高：熟练掌握

（1）住院期间常规进行24～48小时持续心电、动脉压、中心静脉压监测，及时发现并处理可能的心血管和代谢相关并发症。术后高血压、低血压、低血糖较常见，应常规适量扩容和补充5%葡萄糖液，维持正平衡。

（2）术后随访：①推荐术后10～14天复查血尿生化指标，判断肿瘤是否残留、有无转移等；②散发病例单侧肾上腺切除患者每年复查1次，至少连续10年；③高危群体，如线粒体琥珀酸脱氢酶B（SDHB）基因突变、PGL、肿瘤体积巨大以及遗传性PHEO/PGL，每6～12个月复查1次临床和生化指标，终生随访。

知识点38：恶性PHEO的化疗　　副高：熟练掌握　正高：熟练掌握

恶性PHEO是指出现远处转移的PHEO。由于目前尚无有效的治疗方法，恶性患者5年生存率不足50%。化疗、动脉栓塞治疗等方法可以控制患者血压、缓解肿瘤负荷、延长生存期。

化疗始终是恶性嗜铬细胞瘤的一线治疗方法。目前常用的化疗方案为环磷酰胺、长春新碱、达卡巴嗪（CVD）联合化疗方案。具体用药方案：第1天：环磷酰胺750mg/m^2、长春新碱1.4mg/m^2、达卡巴嗪600mg/m^2；第2天重复达卡巴嗪600mg/m^2；以静脉推注方式给药，21天为1个周期，根据患者情况调整用药周期。CVD联合化疗方案是一种可行性强的治疗方法，且短期疗效肯定，不良反应轻。

知识点39：PHEO的靶向药物治疗　　副高：熟练掌握　正高：熟练掌握

用于恶性嗜铬细胞瘤的靶向治疗药物还处于研究之中。目前已知，热休克蛋白（HSP）是生物体中普遍存在的高度保守的蛋白质，起分子伴侣作用，维持蛋白的折叠和构造。这些蛋白调节细胞信号传导通路，引起细胞增生、细胞周期延长和细胞凋亡，在疾病的恶性表型，如浸润、血管生成和转移等的发生中起重要作用。

17-烯丙胺基-17-脱甲基格尔德霉素（17-AAG）是HSP90抑制剂，也是第一个进入临床试验的HSP90抑制剂，初步研究结果对恶性肿瘤的治疗具有很高的价值，其具有抑制肿瘤血管生成活性作用，可对内皮细胞产生直接作用。

17-AAG的治疗方案：在第1、8、15天，给予17-AAG静脉滴注，维持1～2小时，每个疗程28天，共3个疗程。在3个疗程后评估治疗反应。

知识点40：PHEO经导管动脉栓塞术（TAE）　　副高：熟练掌握　正高：熟练掌握

当巨大PHEO无法手术切除、非手术疗法无法控制肿瘤生长、药物难以控制血压升高时，可采用经导管动脉栓塞术（TAE），可有减轻症状、降低血压、缩小瘤体及促进肿瘤坏死的作用，且创伤小、并发症少、术后恢复快。

近年来，TAE已广泛应用于肝癌的介入治疗。对于肝脏转移的恶性PHEO患者，同样可以选择TAE治疗。但由于肝脏转移的恶性PHEO发生率低，目前尚缺乏大宗病例报道。多数学者认为对于无法手术的肝脏转移性PHEO，若^{131}I-MIBG摄取率低或化疗无效，TAE治疗是唯一有效的治疗方法。但要求术前将血压控制在适当水平，并预先制定好抗高血压危象等应急措施，术中、术后密切监测患者的一般情况及血压等变化。

第七章 性腺疾病

第一节 性 早 熟

知识点1：青春期发育 副高：掌握 正高：熟练掌握

青春期是儿童发育的第二个高峰，是性成熟和机体生长完善并具有生殖能力的人体发育阶段，平均持续5~6年，以第一性征（性腺和生殖器）和第二性征（阴腋毛、女性乳房发育和男性变声等）迅速发育以及体格发育的加速为其主要特征，并伴有心理和行为等诸方面的相应变化。

青春期的发育有一定秩序，根据Tanner标准分为Ⅰ～Ⅴ期。95%的正常女童第二性征出现（如乳房增大）于8~13岁，95%的正常男童第二性征出现（如睾丸增大）于9~13.5岁。女童通常乳房最先开始发育，约1年后出现阴毛，再过1.5~2年月经来潮，从乳房增大到月经初潮平均历时2~2.5年。男童的青春期较女童迟1年左右，一般先有睾丸、阴茎增大，继之阴囊皮肤皱褶增加伴色素加深，接着阴毛开始出现。腋毛和胡须在阴毛生长2年后出现。晨起时，阴茎勃起次数增加，甚至有精子生成，男童从睾丸增大到出现遗精平均历时3年。

女性青春期发育的首要标志是乳房发育（Tanner 2期），男性青春期发育的首要标志是睾丸增大（容积>4ml或长径>25mm）。女童青春期生长加速在青春发育早期时发动，而男童青春期生长加速在青春发育中期时最明显。女童在青春期平均长高25~27cm，男童长高28~30cm，各种性征从开始出现至发育成熟一般需2~4年。性早熟儿童体格发育虽然发生巨大变化，但心理、认知能力和社会心理仍处在儿童期。

知识点2：性早熟的定义 副高：掌握 正高：熟练掌握

性早熟是指任何一个性征出现的年龄比正常人群的平均年龄要早2个标准差的现象。目前一般认为，女童在8岁前出现第二性征发育或10岁前月经来潮，男童在9岁前开始青春期发育，可诊断为性早熟。

性发育的年龄受地域、环境、种族和遗传的影响。近年来，随着人们生活水平的提高和现代化进程的加速，性早熟的发病率越来越高，是儿科内分泌系统的常见发育异常，已成为威胁儿童身心健康的一大类疾病。

知识点3：性早熟的主要危害 副高：掌握 正高：熟练掌握

性早熟的主要危害在于其过早发育带来的社会心理负担和成年终身高降低。其病因复杂，遗传、环境、肿瘤、炎症、外伤、药物和基因突变等均可导致性早熟的发生。了解性早熟的病因、分类、临床表现才能及时做出正确的诊断、分类和对预后进行判断，从而采取有效的干预措施或决定是否进行干预。

知识点4：性早熟根据发病机制的分类 副高：掌握 正高：熟练掌握

根据发病机制的不同，性早熟一般可分为两类。

（1）GnRH依赖性性早熟：又称真性性早熟或中枢性性早熟。是下丘脑促性腺激素释放激素（GnRH）提前释放，导致垂体促性腺激素（LH、FSH）过早分泌，性腺（睾丸和卵巢）体积增大、体内性激素增高，而引起的第二性征提前出现。

（2）非GnRH依赖性性早熟：又称假性性早熟或外周性性早熟。由其他非GnRH依赖性原因引起体内性激素水平增高，而性腺轴本身未发育导致的第二性征过早出现。

知识点5：性早熟根据表现与性别是否一致的分类 副高：掌握 正高：熟练掌握

根据患者性早熟的表现与其性别是否一致可分为两类。

（1）同性性早熟：是指女性患者出现女性性早熟的表现或男性患者出现男性性早熟的表现。

（2）异性性早熟：是指女性患者出现男性化表现或男性患者出现女性化表现，异性性早熟以前者多见。

知识点6：性早熟根据第二性征的分类 副高：掌握 正高：熟练掌握

根据第二性征是否完全充分发育，性早熟可分为完全性性早熟和部分性性早熟，后者仅表现为单独乳腺早发育、单独阴毛早现或单独阴道出血，部分性性早熟多自行恢复。

知识点7：性早熟的病因及分类 副高：掌握 正高：熟练掌握

性早熟的病因及分类

1．GnRH依赖性性早熟（真性、中枢性）	2．非GnRH依赖性性早熟（假性、外周性）
1.1 特发性中枢性性早熟	2.1 男性
1.2 中枢神经系统器质性病变	2.1.1 先天性肾上腺皮质增生症（21α、11β-羟化酶缺乏）
1.2.1 下丘脑错构瘤	2.1.2 肿瘤（男性化肾上腺肿瘤、睾丸间质细胞瘤等）
1.2.2 下丘脑其他肿瘤（神经胶质瘤、星形细胞瘤、室管膜瘤、松果体瘤、生殖细胞瘤等）	2.1.3 分泌hCG的肿瘤（生殖细胞瘤、畸胎瘤等）
	2.1.4 家族性高睾酮血症
1.2.3 中枢神经系统损伤（如手术、感染、脑外伤、脑照射、脑缺血缺氧等）	2.2 女性
	2.2.1 自律性卵巢囊肿
1.2.4 其他（大脑畸形、脑积水、鞍膈发育异常、脊髓脊膜突出、蛛网膜囊肿）	2.2.2 卵巢肿瘤（颗粒细胞瘤、卵泡膜细胞瘤、卵巢癌等）
	2.2.3 女性化肾上腺肿瘤
1.3 性发育相关基因突变	2.3 两性
1.4 外周性性早熟转化而来	2.3.1 McCune-Albright综合征
	2.3.2 原发性甲状腺功能减低
	2.3.3 医源性或外源性性早熟

知识点8：GnRH依赖性性早熟的发病机制　副高：掌握　正高：熟练掌握

GnRH依赖性性早熟发病机制在于下丘脑–垂体–性腺轴过早激活，提前增加了GnRH的分泌和释放量，出现垂体LH、FSH升高，并有脉冲分泌，导致性腺发育并分泌性激素，使内、外生殖器发育以及第二性征出现。其过程呈进行性发展，直至生殖系统发育成熟。各种颅内下丘脑区域的疾病或损伤均有可能激活上述连锁反应链条，在男性性早熟中多数存在器质性病变，而女性性早熟中多数为特发性性早熟。

知识点9：GnRH依赖性性早熟的临床表现　副高：掌握　正高：熟练掌握

患儿常表现为生长加速，骨龄提前，除出现第二性征的发育外，还有卵巢或睾丸的发育。此性发育的过程和正常青春期发育的顺序一致，只是年龄提前。

（1）女性表现：乳房发育，小阴唇变大，阴道黏膜细胞的雌激素依赖性改变，子宫、卵巢增大，阴毛出现，月经初潮。

（2）男性表现：睾丸容积>4ml或长径>25mm、阴茎增大、阴毛出现、肌肉发达、声音变粗。

男女性均存在生长加速、骨成熟加速、身高高于同龄儿童，但由于骨骺提前愈合，最终可导致终身高低于靶身高，未治患者最终身高一般低于155cm。

知识点10：特发性性早熟发病机制和临床表现　副高：掌握　正高：熟练掌握

（1）发病机制：不明，可能由于某些因素导致下丘脑对性腺发育的抑制失去控制。近年来发现，GRP54（R386P）激活型杂合突变和kisspeptin编码基因Kiss1的激活型突变（P74S）是某些中枢性性早熟的发病机制。对患儿全面检查未能发现任何导致青春发育提前的器质性病变。

（2）临床表现：多见于4～8岁，女性多见，约占女童中枢性性早熟的80%以上，男童仅为40%左右。一般为散发性，少数呈家族性。

知识点11：特发性性早熟女童发育的早期征象　副高：掌握　正高：熟练掌握

（1）身高加速增长和骨盆发育。

（2）乳房下有硬结，胀痛。

（3）乳晕乳房增大、隆起、着色。

（4）大阴唇、腋窝着色和出现色素较浅的长毛。

（5）阴道分泌物增多、内裤上有少许分泌物、阴部痛痒等。

（6）皮下脂肪增多。

知识点12：特发性性早熟男童发育的早期征象　　副高：掌握　正高：熟练掌握

（1）睾丸、阴囊增大，着色。
（2）腋窝、上唇、阴部出现细长、色浅的毛发。
（3）声音变粗、出现喉结。
（4）身高增长加速。
（5）乳晕着色、增大。
（6）乳头出现硬结和胀痛。

知识点13：中枢神经系统疾病所致性早熟　　副高：掌握　正高：熟练掌握

中枢神经系统疾病所致性早熟多继发于中枢神经系统疾病：①肿瘤或占位性病变：下丘脑错构瘤、囊肿、肉芽肿等；②中枢神经系统感染；③获得性损伤：外伤、术后放疗或化疗；④发育异常：脑积水、视中隔发育不全等。肿瘤会破坏抑制GnRH分泌的神经通道，使GnRH分泌增加，也有些肿瘤本身可有释放GnRH的细胞。

患儿以性早熟为首发症状，以后会伴有肿瘤压迫所致症状，如头痛、呕吐、视力改变、癫痫或视野缺损等。另外，脑炎、结核、头部损伤或先天畸形（如脑发育不全、小头畸形、脑积水）均可破坏下丘脑与脑垂体通道或下丘脑失去更高中枢控制而活性增加，诱发性早熟。

知识点14：非GnRH依赖性性早熟的发病机制　　副高：掌握　正高：熟练掌握

非GnRH依赖性性早熟（假性性早熟）发病与下丘脑－垂体－性腺轴的激活无关，不是中枢GnRH脉冲发生器激活的结果，而是下丘脑GnRH和垂体LH、FSH以外的因素导致体内内源性或者外源性性激素水平增高所致。例如，hCG分泌性肿瘤引起性腺分泌雄激素，睾丸、卵巢或肾上腺产生性激素增加，以及外源性摄入性激素等。

知识点15：非GnRH依赖性性早熟的临床表现　　副高：掌握　正高：熟练掌握

非GnRH依赖性性早熟的临床表现与GnRH依赖性性早熟相似，只是女性乳晕和小阴唇色素沉着明显，男性睾丸体积不大，但在家族性高睾酮血症、睾丸肿瘤、肾上腺睾丸异位等时，睾丸体积可以增大。非GnRH依赖性性早熟常有一些原发病表现。

知识点16：分泌hCG肿瘤引起的性早熟　　副高：掌握　正高：熟练掌握

中枢神经系统的生殖细胞瘤或畸胎瘤及位于外周的肝母细胞瘤、畸胎瘤、绒癌均能分泌hCG引起性早熟。其发病机制是由于肿瘤分泌的hCG使血睾酮水平升高，引发周围性性早熟。男性明显多于女性，实验室检查表现为血、脑脊液和尿中hCG水平显著升高，血睾酮水平显著升高，伴有血LH水平的反馈性降低，血睾酮水平和甲胎蛋白升高产生男性性早熟。分泌hCG的颅内生殖细胞瘤既可引起男性外周性性早熟，也可导致中枢性性早熟。

知识点17：CAH引起的性早熟 副高：掌握 正高：熟练掌握

先天性肾上腺皮质增生症（CAH）是一组以肾上腺皮质激素合成酶缺陷为特征的先天性代谢异常性疾病。21α-羟化酶缺乏症是最常见的CAH，患儿皮质醇分泌不足，使ACTH负反馈升高，中间代谢产物（前体）合成增多并堆积，包括孕酮、17-羟基孕酮（17-OHP）和雄烯二酮等，雄烯二酮可转化为睾酮以及雌二醇。循环中各类雄激素以及孕酮增多，经下丘脑-垂体的负反馈作用，使促性腺激素，尤其是LH分泌紊乱。

幼年开始的高雄激素血症，使雄激素受体发生降调节，儿童期呈外周性性早熟，男性出现同性性早熟，阴茎增大，但成年期阴茎反而短小；女性出现异性性早熟，生长加速、阴蒂肥大、逐渐出现喉结、肌肉发达、声音低沉、阴毛呈菱形分布等。经过肾上腺皮质激素治疗的患者有可能转为中枢性性早熟。

知识点18：性腺、肾上腺肿瘤引起的性早熟 副高：掌握 正高：熟练掌握

在男、女两性引起假性性早熟的主要原因之一是睾丸间质细胞瘤、卵巢肿瘤（颗粒细胞瘤、卵泡膜细胞瘤、卵巢癌等）。通过分泌雄激素或雌激素可导致女性乳晕及阴唇色素加深，睾丸的间质细胞瘤往往表现为单侧性睾丸增大，而在先天性肾上腺皮质增生症或肾上腺肿瘤引起的男性性早熟常引起双侧睾丸增大。

盆腔B超是诊断卵巢肿瘤和睾丸肿瘤的重要手段。分泌雄激素为主的肾上腺皮质肿瘤（腺瘤、癌）生长减速是其与其他性早熟的不同点。确定病灶应依赖肾上腺的影像学检查。

知识点19：家族性高睾酮血症引起的性早熟 副高：掌握 正高：熟练掌握

家族性高睾酮血症，又称睾酮中毒症，多为家族性，散发少见。发病机制是由于编码LH/hCG受体基因发生活化性突变，使细胞膜上LH受体处于持续激活状态，造成Leydig细胞和生殖细胞长期过度刺激，而被刺激的Leydig细胞合成分泌大量的雄激素，因而发生性早熟。

患儿的血睾酮水平可达青春期或成人水平，但LH的分泌方式和GnRH兴奋试验的LH反应呈青春期前反应，表现为双侧睾丸增大，生长加速和骨成熟加速。睾丸活检可见间质细胞成熟和曲细精管发育。

知识点20：McCune-Albright综合征引起的性早熟 副高：掌握 正高：熟练掌握

McCune-Albright综合征典型的临床表现为皮肤出现牛奶咖啡斑、多发性囊性纤维性骨

发育不良和外周性性早熟。皮肤牛奶咖啡斑分布常不超过中线，位于有骨病变的同侧躯体。多发性囊性纤维性骨发育不良呈慢性渐进性，骨病变常累及四肢长骨、骨盆、颅骨，可有假性囊肿、变形和骨折。

女童发病率较男童高，还可伴甲状腺、肾上腺、垂体和甲状旁腺功能亢进等，表现为结节性甲状腺肿、甲亢、肾上腺结节性增生、生长激素分泌过多产生巨人症或肢端肥大症等。

知识点21：原发性甲状腺功能减低引起的性早熟　　副高：掌握　正高：熟练掌握

甲状腺功能减低患儿未经甲状腺素及时替代治疗时可伴发性早熟，属于性早熟的特殊类型。其发生机制源于垂体负反馈激素的重叠性分泌，LH、PRL和TSH具有共同的调控机制，TSH与LH、FSH具有相同的α亚单位，循环中α亚单位和LH、FSH增多而诱发性早熟。

身材矮小是其重要特征。患儿常有高泌乳素血症，还可有多囊卵巢和阴毛早生，生长迟缓，智能情况视甲减程度而异。早期患儿的血LH基础值升高，但在GnRH激发后不升高，病程较长后才转化为真正的CPP。

知识点22：医源性或外源性性早熟　　副高：掌握　正高：熟练掌握

食物、药物、美容用品等含有性激素成分也可引起性早熟，应该仔细询问病史，注意患儿有无意外接触或摄入避孕药。误服避孕药可引起乳房增大、阴道出血，乳晕可呈显著的色素沉着。

知识点23：性激素测定　　副高：掌握　正高：熟练掌握

血清性腺激素和促性腺激素基础值测定（E_2、T、FSH、LH），必要时测定血皮质醇和ACTH、肾上腺雄性激素（A2，DHEAS）、17-羟孕酮（17-OHP）以及β-hCG浓度。

GnRH依赖性性早熟患儿T和E_2处于青春期水平（T＞10μg/dl，E_2＞10ng/ml，但E_2变异较大），LH处于青春期水平（LH浓度＞0.3U/L，化学发光法）。

非GnRH依赖性性早熟患儿T和E_2明显升高，而LH处于青春期前水平（LH浓度＜0.1U/L，化学发光法）。先天性肾上腺皮质增生患儿皮质醇低下、ACTH升高、17-OHP升高、DHEAS和A2升高。肾上腺肿瘤患儿DHEAS和A2升高。生殖细胞肿瘤（颅内和颅外）患儿血β-hCG升高，颅内生殖细胞肿瘤则脑脊液β-hCG也升高。有甲减临床表现者应测定甲状腺激素和TSH。

知识点24：GnRH兴奋试验　　副高：掌握　正高：熟练掌握

GnRH兴奋试验又称黄体生成素释放激素（LHRH）刺激试验，是判断中枢性性早熟的“金”标准。GnRH刺激试验后的FSH、LH峰值，对判断垂体功能和中枢性性早熟有重要帮助。

试验方法：静脉注射GnRH（戈那瑞林）100μg，于注射前（基础值）和注射后30、60、90、120分钟分别采血测定血清LH和FSH。GnRH刺激后中枢性性早熟LH及FSH水平均迅速升高，以LH明显，大多于30分钟达到峰值，并于90分钟内持续维持在较高水平，而假性性早熟患儿对LHRH刺激反应同青春期前。

知识点25：性早熟的特殊检查　　副高：掌握　正高：熟练掌握

（1）左腕部X线片测骨龄：骨龄代表骨骼发育成熟度，是目前评价生物年龄或成熟状况的可靠而操作简便的方法。骨龄超过实际年龄1岁以上可视为提前，超过2岁则视为明显提前，发育越早，则骨龄超前越多。骨龄是预测月经初潮的较准确指标，另外，还可以根据骨龄、现身高和实际年龄预测终身高。可根据手和腕部X线片评定骨龄，判断骨骼发育是否超前。性早熟患儿一般骨龄超过实际年龄。

（2）脑CT、MRI：确诊中枢性性早熟的年龄较小的女童和所有男童应做CT或者MRI检查，以排除颅内占位性病变。中枢性性早熟可由中枢器质性病变所引起，未能发现原发病变者称特发性性早熟。由于颅内肿瘤是男孩中枢性性早熟的重要原因，因此对中枢性性早熟的男孩应该常规做下丘脑、垂体区CT或者MRI检查。肿瘤一般见于下丘脑后部、松果体、正中隆起、第三脑室底部。颅内肿瘤所致中枢性性早熟比特发性性早熟开始青春发育年龄早，常有较高的LH值和FSH值。

（3）盆腔B超：子宫、卵巢及睾丸B超可观察子宫卵巢大小、卵巢内卵泡数目和大小、卵巢有无囊肿及肿瘤、睾丸有无肿瘤。选择盆腔B超检查女孩卵巢、子宫的发育情况，而男孩应注意睾丸、肾上腺皮质等部位。

中枢性性早熟时卵巢容积增大，若卵巢内有多个≥4mm的卵泡，则提示性腺轴已进入青春发动。卵泡大小比卵巢容积更能反映卵巢的发育情况，最大卵泡直径与血LH、雌二醇显著相关。卵泡大小对中枢性性早熟有诊断意义，同时也是性早熟治疗监测的有意义指标。子宫是雌二醇的靶器官，其发育呈显著的雌激素依赖性。发育前子宫呈管状，受雌激素作用时可出现子宫体积增大和内膜增厚。若宫体长度>3.5cm可认为子宫已进入发育状态。子宫和卵巢同时发育提示中枢性性早熟，但仅有子宫增大、卵巢无发育则提示外周性性早熟。

疑有肾上腺或卵巢肿瘤者，可行相应部位的B超、CT或MRI检查。

根据患儿的临床表现可进一步选择其他检查，如怀疑甲状腺功能低下可测定FT_3、FT_4和sTSH。先天性肾上腺皮质增生症（CAH）的患儿，血17-羟孕酮（17-OHP）、硫酸脱氢表雄酮明显增高。

知识点26：性早熟的诊断　　副高：掌握　正高：熟练掌握

诊断方法包括详细病史询问、体格检查、影像学检查、骨龄检查和内分泌检查等多个方面。

（1）应确定是否存在性早熟。当女孩在8周岁以前，男孩在9周岁以前呈现第二性征发育时，应做相关体格检查，并测定性激素水平和骨龄，明确是否存在性早熟。

（2）应明确是GnRH依赖性（中枢性性早熟）还是非GnRH依赖性（外周性性早熟）。性早熟的患者若出现以下特征，应考虑中枢性性早熟：①性腺增大（女童在B超下见卵巢容积＞1ml，并可见多个直径＞4mm的卵泡；男童睾丸容积≥4ml，并随病程延长呈进行性增大）；②线性生长加速；③骨龄超越年龄1年或1年以上；④血清性激素水平（雌激素或雄激素）升高至青春期水平；⑤GnRH兴奋试验结果：LH水平（ICMA）峰值＞5.0U/L、LH峰/FSH峰＞0.6。

（3）应明确是特发性还是病理性，并进行定位诊断。只有在排除所有明确的病理因素后才可诊断特发性性早熟。首先应详细了解有无雌激素类食品药物接触史、脑部有无创伤炎症史、类似家族史等；体格检查注意身高、体重及第二性征发育情况。头部CT和MRI可以排除中枢神经系统肿瘤及其他异常。观察是否有皮肤牛奶咖啡斑、测定甲状腺功能等。

知识点27：性早熟与单纯性乳房早发育的鉴别诊断

副高：掌握　正高：熟练掌握

8岁前只有单侧或双侧乳房发育而无其他第二性征，如阴毛、子宫大小和小阴唇的改变等出现，即为单纯性乳房早发育。机制可能是下丘脑垂体性腺轴功能部分激活，GnRH刺激后以分泌FSH为主，而LH分泌处于青春期前水平。乳腺组织雌激素受体活跃，对正常量雌激素过敏感，或一过性卵巢分泌雌激素、外源性食物污染等。常见于2岁内，4岁后较少发生，少数可持续时间较长。血中雌激素水平可正常或轻度升高，血中性激素结合球蛋白（SHBG）常升高，但无FSH升高。GnRH激发后FSH明显升高，其反应大于正常对照者（正常青春前期女性激发后也会升高），但LH升高不明显（多数＜5U/L）。

单纯性乳房早发育多为良性过程，但因开始时不易与真性性早熟，相区别，而且在无任何临床先兆表现的情况下13.5%～18.4%患者可转化为真性性早熟（中枢性性早熟）。因此，诊断单纯性乳房早发育后需定期随访，尤其是对乳房反复增大或持续不退者，必要时应重复激发试验。

知识点28：性早熟与单纯性阴毛早发育的鉴别诊断

副高：掌握　正高：熟练掌握

单纯性阴毛早发育可见于两性，大多数在6岁左右出现阴毛或者伴有腋毛，但无下丘脑-垂体-性腺轴的发动，亦无其他任何第二性征发育表现。部分患儿可有轻度的生长加速和骨龄提前，血脱氢表雄酮、17-羟孕酮、17-羟孕烯醇酮、雄烯二酮水平可达正常儿童阴毛Tanner Ⅱ期时水平。ACTH激发后脱氢表雄酮可升高，但17-羟孕酮、17-羟孕烯醇酮升高程度不如先天性肾上腺皮质增生症明显。病程呈非进行性，真正的青春发动在正常年龄开始。本类疾病需与引起儿童期雄激素分泌增多的其他病变相区别。

知识点29：性早熟与单纯性早初潮的鉴别诊断 副高：掌握 正高：熟练掌握

单纯性早初潮是指女童在8岁以前出现阴道出血而无其他青春期征象或骨龄提前。更易发生在冬季，不呈周期性。LH和雌激素水平处于正常青春期前水平。需要详细询问病史并进行外生殖器检查以排除外伤或人为因素。

知识点30：性早熟的治疗目标 副高：掌握 正高：熟练掌握

性早熟的治疗目标是最大限度地缩小与同龄人的差异、改善终身高、控制和减缓第二性征成熟程度和速度、预防初潮出现和减少心理行为的影响。

知识点31：性早熟的治疗原则 副高：掌握 正高：熟练掌握

（1）有明确病因者，最主要的治疗是去除病因。

（2）药物治疗主要用于真性性早熟，包括特发性真性性早熟和中枢神经系统肿瘤所致的性早熟。中枢神经系统肿瘤所致的性早熟很难通过切除肿瘤来治疗。目前用于治疗性早熟的药物主要有GnRH激动剂类似物、孕激素制剂和抗雄激素制剂。

知识点32：GnRH依赖性性早熟的治疗目的 副高：掌握 正高：熟练掌握

GnRH依赖性性早熟的治疗目的是以改善患儿的成年期身高为核心，对性早熟进行药物干预，抑制性发育并使已发育的第二性征消退，防止初潮发生，同时应注意防止早熟和早初潮所带来的心理问题。对中枢神经系统器质性病变者进行病因治疗，如颅内肿瘤的手术、放疗等。

知识点33：GnRH依赖性性早熟的药物治疗指征 副高：掌握 正高：熟练掌握

目前，治疗GnRH依赖性性早熟的首选药物是GnRH类似物（GnRHa）。治疗指征为女童<7岁和男童<8.5岁，同时生长潜能明显受损但又存在潜能的患儿，前提是LH激发峰值达到青春期水平，骨龄提前2岁或以上，女童骨龄≤11.5岁，男童≤12.5岁，女童预测成年期身高≤150cm，男童≤160cm，或低于其遗传靶身高负2个SD者，性发育进程迅速，骨龄增长/年龄增长>1。需强调的是，治疗与否需要综合判断。

对6岁前的性早熟治疗是必要的，但6～8岁需权衡，如骨龄提前2年，但其原基础身高较高，按骨龄判断的身高标准差并不低下，在靶身高范围内，可以不立即治疗，建议随访观察。但骨龄虽未提前2年，而基础身高差，则需治疗。以下情况应酌情慎用：①开始治疗时骨龄女童>11.5岁，男童>12.5岁；②遗传靶身高低于正常参考值2个标准差者，应考虑其他导致矮身材原因。不宜应用的指征为：单独应用GnRHa治疗对改善成年期身高效果不显著，女童骨龄≥11.5岁，男童≥13.5岁，女童初潮后或男童遗精后1年。对于缓慢进展型无明显身高受损者可临床观察，无需治疗。

知识点34：GnRH依赖性性早熟的药物治疗　　副高：掌握　正高：熟练掌握

GnRHa应用方法：首剂80～100μg/kg，2周后加强1次，以后每4周1次（不超过5周），剂量60～80μg/kg，治疗剂量需个体化，应根据性腺轴功能抑制情况（包括性征、性激素水平和骨龄进展）予以调整，抑制差者可参照首剂量，最大量为每次3.75mg。

治疗过程中每2～3个月检查患儿的第二性征发育情况，并测量身高。首剂3个月末应复查GnRH激发试验，若LH激发值在青春前期值则表示剂量合适。此后，对女童只需定期复查基础血清雌二醇（E_2）浓度或阴道涂片（成熟指数），男童则复查血清睾酮基础水平以判断性腺轴功能的抑制状况。每6～12个月复查骨龄1次，女童同时复查子宫、卵巢B超。

为改善成年期身高，GnRHa的疗程一般至少需要2年，女童在骨龄12.0～12.5岁时宜停止治疗，此时如延长疗程常难以继续改善成年期身高。对年龄较小即开始治疗者，如其年龄已追赶上骨龄，且骨龄已达正常青春期启动年龄（≥8岁），预测身高可达到遗传靶身高时可以停药，使其性腺轴功能重新启动，应定期追踪。治疗结束后应每半年复查身高、体重和第二性征以及性腺轴功能恢复状况。

使用GnRH激动剂类似物治疗特发性性早熟患儿能有效抑制下丘脑-垂体-性腺轴，显著降低患儿血清促性腺激素基础值、刺激后峰值和性激素水平以抑制早发育的第二性征。

GnRH激动剂类似物可有效抑制骨骼成熟速度，有效延缓生长，从而使最终身高提高。开始治疗时的预测身高和最终身高的差值可认为是治疗获得的身高，各家报道在3.5～6.5cm，这些差异受开始治疗时骨龄的大小、患者的生长潜能和治疗疗程长短的影响，开始治疗时间早，疗程长，效果好。对开始治疗时骨龄已达到12岁者疗效较差。治疗的终止时间应在骨龄12岁左右。对那些进展缓慢型的特发性性早熟，应在进行密切随访的基础上进一步决定是否需要治疗。

GnRHa治疗中会出现生长减速。GnRHa治疗头半年的生长速度与治疗前对比改变不明显，半年后由于对性激素的抑制作用，一般可回落至青春前期的生长速率（5cm/年左右），部分患儿在治疗1～2年后生长速度＜4cm/年，此时GnRHa继续治疗将难以改善其成年期身高，尤其是骨龄已≥12.0岁（女）或13.5岁（男）时。减少GnRHa治疗剂量并不能使生长改善，反会有加速骨龄增长的风险。近年国际上多采用GnRHa和基因重组人生长激素（rhGH）联用以克服生长减速，但应注意的是对骨龄≥13.5岁（女）或15岁（男）或骨骺闭合的患儿不建议生长激素，因骨生长板的生长潜能已耗竭，即使加用生长激素，生长改善仍不显著。使用生长激素应严格遵循应用指征，一般仅在患儿的预测成年期身高不能达到其靶身高且生长速度<每年4cm时使用。生长激素采用药理治疗量为0.15～0.20U/（kg·d），应用过程中需密切监测不良反应。

停药后大多患儿能开始正常的青春发育，且不影响生育功能。女童一般在停止治疗后2年内呈现初潮。研究显示GnRH激动剂类似物治疗3个月时促性腺激素LH和FSH已明显受抑，一直持续到治疗结束，停止治疗后半年LH和FSH水平已明显恢复。

GnRH激动剂类似物总体上是安全的，但也有些会出现不良反应。如过敏、轻度绝经期症状等。开始给药时由于激动剂对GnRH受体的激活作用，患儿注射头一二天会有血雌激素短暂升高，24小时后垂体出现去敏感，雌激素分泌随即下降，因此少数患儿会在起始治疗数日后出现“撤退性”阴道出血，以后随着药物产生的持续性垂体性腺轴抑制作用，阴道出血现象消失。20世纪90年代初开发应用的GnRH拮抗型类似物不会产生对性腺的暂时性刺激现象，目前尚未应用于临床。

知识点35：非GnRH依赖性性早熟的治疗 副高：掌握 正高：熟练掌握

非GnRH依赖性性早熟除了外源性激素摄入外，一般都具有器质性病因，因此，治疗的目的在于去除病因，改善性早熟状态，GnRHa治疗无效，但周围性性早熟转化为中枢性性早熟时加用GnRHa治疗有效。

由外源药物或食物引起者应及时停用。性腺、肾上腺肿瘤需切除肿瘤，恶性者辅以放疗、化疗等。先天性肾上腺皮质增生症应使用糖皮质激素治疗，必要时行矫形手术切除肥大的阴蒂。原发性甲状腺功能减低者需进行甲状腺激素的替代治疗。McCune-Albright综合征和家族性高睾酮血症引起的性早熟治疗可选用抑制甾体激素合成的药物或拮抗其作用的药物。

（1）达那唑：可抑制雌激素合成和卵巢滤泡发育，与孕酮受体结合，加速孕酮清除率，有强的抗性腺激素和弱的雄激素作用，直接抑制GnRH的分泌。每晚口服1次，每次3～7mg/（kg·d）。不良反应有皮肤过敏、体重增加、转氨酶升高、血尿、头痛，应定期复检肝功能、尿常规。服用螺内酯可减轻达那唑的弱雄激素的不良反应。

（2）环丙孕酮（色普龙）：有较强的抗雄激素作用，也有孕激素的活性，能抑制促性腺激素的分泌。剂量为100mg/d，分2～3次口服。甲羟孕酮（安宫黄体酮）已不再用于治疗性早熟。

（3）酮康唑：能抑制性激素合成。剂量4～8mg/（kg·d），分2次口服。不良反应呈剂量依赖性，治疗中应监测肝功能、肾上腺皮质功能。

第二节 多囊卵巢综合征

知识点1：多囊卵巢综合征的概念 副高：掌握 正高：熟练掌握

多囊卵巢综合征（PCOS）是育龄妇女常见的内分泌代谢异常综合征，以雄激素过多及长期无排卵为特征，常伴有高血脂、糖尿病、心血管疾病和心理障碍。此外，由于长期受雌激素刺激而无孕酮的周期性调节，PCOS妇女的子宫内膜高度增生，内膜癌变的概率较正常妇女高出4倍以上。因此，PCOS已经成为影响妇女身心健康和生命质量的最常见和最重要的疾病之一。POCS可能源于胚胎时期宫内发育迟缓或过期妊娠，出生后长期伴随着妇女，因此需要长期甚至终生医疗和保健。PCOS的病因尚未阐明，随着基础研究和临床实践的深入，目前认为POCS是一种多基因遗传性疾病，并受多种环境因素的影响而临床表现多样化，且趋于复杂化。

POCS存在多种近远期健康风险，涉及生育、内分泌和代谢失调、心血管疾病风险、慢性炎症、肿瘤防控以及心理健康调整等多学科问题，对社会经济发展影响很大。

知识点2：PCOS的病理生理 副高：掌握 正高：熟练掌握

病因未明，主要特点是存在不同程度的生殖障碍（雄激素过多症和无排卵）和代谢异常（胰岛素抵抗和肥胖）。患者可能存在下丘脑GnRH脉冲频率的增加，造成LH脉冲分泌的频率和幅度均增加，使颗粒细胞的分化提前，卵泡发育障碍以及卵巢膜细胞雄激素的产生增加，从而出现雄激素过多、雌二醇水平可以正常或降低、雌酮水平升高。高雄激素和由于无排卵周期造成低孕酮水平对下丘脑的反馈刺激，使GnRH的脉冲分泌进一步增加，从而造成恶性循环。肾上腺合成的雄激素也可能增加。高胰岛素血症会进一步促进LH所促进的卵巢膜细胞雄激素的产生。胰岛素还能减少肝脏性激素结合球蛋白（SHBG）合成，由于SHBG水平的下降使游离睾酮水平升高从而增加雄激素的生物利用度。

知识点3：PCOS的临床特征 副高：掌握 正高：熟练掌握

PCOS是一种异质性疾病，可有一系列临床及生化特征的综合表现。多数症状在月经初潮不久后出现，到了围绝经期PCOS的许多症状都能自发改善。典型的临床表现有：月经稀发或闭经占51%～92%，以继发闭经为主；肥胖（BMI＞25）占40%～60%；不孕占19%～30%；多毛占47%～90%。但最近有人提出，PCOS的状态可以持续妇女的一生，不同年龄段有不同表现。

（1）月经紊乱：月经稀发、经期延长、不规则出血以及慢性闭经是PCOS患者的显著特征。50%～90%的PCOS妇女月经周期＞35天，这就有可能发生无排卵。此外，伴有高雄激素血症（HA）的PCOS妇女，即便有正常的月经周期也可能出现无排卵。因此，PCOS患者多合并不孕症。PCOS患者常有初潮，以后逐渐出现月经稀少、闭经或不孕时才就医。1990年NIH的听证会上提出62%的PCOS发病于初潮时。因此对青春期月经正常而有高雄激素现象者，应及早了解是否有排卵异常，从而考虑患有PCOS可能。

（2）多毛、痤疮、脂溢性皮炎和脱发：与具有正常卵巢的妇女相比，PCO患者上述皮肤损害的发生率提高，多毛可出现在周身各部位，但多毛的程度与雄激素水平不成比例。多毛症是雄激素过高的最主要临床表现，但下列几点应引起重视：目前缺乏大样本人群的正常参照值；多毛症的评估相对主观化；在实际工作中，临床内科医生很少使用标准评分方案；在接受全面的内分泌评估之前，许多患者的多毛症状已经过治疗；青春期患者多毛症的表现率明显偏低。而痤疮、脂溢性皮炎、脱发能否作为PCOS的特征性表现仍存在分歧，因为目前尚缺乏上述表型在雄激素过高患者的确切发生率。然而从总体而言，具有雄激素过高的临床证据是PCOS患者的一个重要特征。

（3）多囊卵巢：经阴道或直肠B型超声检查是PCO形态学诊断的金标准。目前对PCO的诊断看法仍不一致。最常用的标准是：卵巢包膜外观异常，周边散在分布10个以上直径＜10mm的囊性卵泡，卵巢体积＞5.5cm^3。有报道表明，常规腹腔镜取卵巢皮质活检，发现无排卵的PCO妇女小的窦前卵泡密度值为卵巢正常妇女的6倍，初级卵泡数量明显增多，原始卵泡比例相应减少。组织学研究表明，PCO卵泡周围的膜细胞数目增多导致生成过量的雄激素，如睾酮与雄烯二酮。PCOS患者循环中的胰岛素与LH水平升高，将对膜细胞形成过度刺激。这种高雄激素、雌激素、胰岛素及LH的状态促成PCOS患者的典型表现：多毛、无排卵、不规则出血以及糖代谢异常。

（4）生化特征：与月经周期正常的妇女相比，PCOS患者常伴有血清雄激素（睾酮或雄烯二酮）水平升高。肥胖患者因体内SHBG水平下降，从而导致游离雄激素指数（FAI）增大。由于测定循环雄激素水平的实验方法的不精确性与可变性，HA的生化定义尚存在局限性，主要表现为：血清中存在多种形式的雄激素，未能全面评估；正常人群的雄激素水平变异较大，缺乏正常参考值，尤其青春期少女及老年妇女的相关数据很缺乏；定义雄激素正常水平时应考虑年龄、体重指数等因素；激素治疗对雄激素的抑制作用较其他临床特征显著，因此在停止治疗后的一定时期内雄激素仍可处于正常水平，从而影响PCOS的诊断。

（5）代谢症候群：肥胖在PCOS妇女中很常见（40%～60%），而IR和HI占有更大比例（40%～80%）。IR不仅是绝大多数肥胖PCOS患者的特征，体型较瘦的患者同样可有这一表现。

（6）其他：由于子宫内膜组织长期受到雌激素刺激，而缺乏孕激素对增殖的抑制，PCOS患者子宫内膜增生和内膜癌症的发生率增高。卵巢癌和乳腺癌的发生率也可能增加。

知识点4：女性各期的PCOS临床演变　　副高：掌握　正高：熟练掌握

（1）胎儿期和儿童期：胎儿卵巢的发育始于妊娠中期，此时卵巢充满了始基卵泡。此后，卵泡迅速发育、成熟，逐步形成初级卵泡、次级卵泡和窦状卵泡，但不能继续发育至成熟。在新生儿和儿童期，一直维持着卵泡活动的这种模式。一些有卵巢多囊性改变的女孩可有PCOS的临床表现。胎儿期的一些因素可能使以后发生PCOS的危险增加。如胚胎期暴露于过多雄激素环境可能使一些个体将来易于出现PCOS的临床表现。胎儿生长受限（FGR）的女孩在青春期前肾上腺来源雄激素水平增高，在青春期后排卵率远较胎儿期生长正常的女孩低。FGR影响青春期女孩的卵泡发育，稀发排卵和无排卵率较高。研究还发现，有FGR的女孩在青春期存在相对的HI、HA和FSH分泌增加（卵巢对FSH反应性降低）。胎儿期发育会影响肾上腺功能的初现，有FGR的患者在青春期前或青春期早期肾上腺功能初现效应放大，脱氢表雄酮分泌增多，由此扩大的雄激素池可能参与启动一系列生理学变化。儿童期体重增加过快对PCOS发生的影响与FGR相似。

（2）青春期前：青春期前是PCOS患者开始显现其特征的阶段。阴毛早现是可发现的第一个临床征象。肾上腺功能初现是指肾上腺皮质青春期发育的启动，肾上腺来源的雄激素随之增加，包括脱氢表雄酮和雄烯二酮，促进阴毛初现。阴毛早现通常定义是8岁以前出现阴毛，是肾上腺功能初现提早的临床表现。这时肾上腺来源的雄激素相对于生理年龄增多，但与身高年龄和阴毛的分期相应。阴毛早现的女孩，一般情况下并不伴有性早熟，青春期的所有事件似乎都正常，最终身高也不受影响。因此，曾认为阴毛早现没有临床意义，无需特殊处理。但有研究表明，存在阴毛早现的女孩在青春期后，约45%有PCOS的临床特征和其激素特征。

（3）青春期：青春期是PCOS发展较明显的阶段。PCOS起病隐匿，其改变常与正常青春期发育相伴随，PCOS在青春期的临床表现大部分可能会被认为是青春发育过程中的正常表现。轻度的多毛和无排卵可在青春期持续数年，也常被视为正常发育过程的一部分。临床上大部分PCOS患者常追述其症状起源于青春期早期，提示PCOS可能与启动和调节青春期的某些因素异常表达或反应有关。PCOS患者无排卵月经失调大部分始于初潮，平均初潮年龄与正常对照者相仿。初潮后无排卵与PCOS的长期无排卵是否具有相同的机制，目前尚不清楚。但从临床上无法区分PCOS与初潮后的不规则出血，因此不建议对年轻的女孩仅依据月经异常诊断PCOS。PCOS患者的脐部毛发可过度生长，类似男性盾状分布。上唇小须或轻度多毛并不一定意味着高雄激素血症，但毛发持续存在或进行性生长应视为雄激素过度产生的一个证据。痤疮是一种慢性毛囊皮脂腺炎症，在中国妇女中连续3个月出现多处痤疮，即反映雄激素水平增高。但也有作者认为，痤疮作为一种单独的症状，尚不能作为PCOS的一个体征。雄激素性脱发是一个公认的PCOS体征，但其在PCOS中的患病率尚不清楚。

资料表明，大约75%临床诊断为PCOS的妇女通过经阴道或直肠超声检查可以发现其卵巢有多囊性改变。需注意到有10%～30%的PCOS妇女经阴道或直肠超声检查不符合PCO；另一方面，超声检查显示正常妇女8%～25%有典型的PCO改变，服用避孕药妇女中也有14%妇女呈现PCO的超声图像。

此外，还需要关注肥胖问题。PCOS妇女中20%～50%有肥胖。与同样肥胖但无PCOS者相比，PCOS患者的脂肪更呈向心性分布、腰臀比增加即男性型分布。肥胖可能促进或放大与PCOS有关的功能异常。青春期女孩中，超重者HA明显多于体重正常者，这种现象在青春早期更明显。有阴毛早现史、PCOS家族史的肥胖女孩是发生PCOS的高危人群，值得严密观察。

PCOS内分泌异常的核心是卵巢产生过多的雄激素。拟诊为PCOS的青少年中普遍存在游离睾酮升高、SHBG降低、总睾酮可能正常。值得一提的是，与成年患者相似，青春期PCOS有高雄激素者，也可对糖负荷表现出胰岛素的异常反应，对其进行24小时胰岛素分泌模式的评估显示，其释放水平高于正常少女。这些有高雄激素血症的少女，其血脂谱显示低密度脂蛋白胆固醇与高密度脂蛋白胆固醇的比值增高。结果提示，这些少女在其生殖活动的早期就已存在长期健康危险因素。多毛是PCOS妇女最显著的临床征象，但女性发生多毛的原因很复杂。多毛与否不仅与雄激素种类、代谢清除率、SHBG的含量有关，还与个体毛囊对雄激素的敏感性及受雄激素影响时间的长短等有关。因此，有雄激素水平升高者可能无多毛，雄激素水平并不高者亦可能有多毛。多毛还与种族及遗传因素有关。一般来说，我国妇女体毛较少。单独根据多毛一项尚不足以诊断PCOS。PCOS女性面部多毛可以发生在脸颊、唇上和颏下延伸到颈部的区域，而阴毛常常向脐部过度生长，形成类似男性的菱形分布。

（4）育龄期：除上述特征仍持续外，还增加了对生殖的影响，表现为生育力低。PCOS患者自然流产率高，总体上生育力较低，但是这些患者的不孕相对比较容易治疗。一项研究发现，虽然PCOS患者中70%曾因不孕问题就诊，但其中仅24%的患者最终无子女。无排卵是PCOS女性不能妊娠的主要原因，自然流产率高也是影响生育的一个重要因素。自然流产率高的机制目前仍然不清楚，可能与HI和卵巢的多囊性改变有关。此外，多项研究提示PCOS妇女发生妊娠期糖尿病（GDM）的比例较非PCOS者高。PCOS与GDM的影响是双方面的，在有GDM史的妇女中发生PCOS比例亦高。2006年对PCOS妊娠结局的荟萃分析显示：与正常妇女相比，PCOS患者的GDM发生率增加。总之，PCOS妇女出现妊娠并发症和新生儿并发症的危险升高，需要在孕前、产前和产时加强监护以降低这些危险。

（5）围绝经期和绝经后：针对PCOS妇女在围绝经期及绝经后其临床演变的研究，文献报道较少。瑞典学者曾报道，很多PCOS患者在年龄增长过程中月经周期自然地接近正常。值得关注的是月经周期发展为正常者中90%与体重降低无关。有研究人员对未做过手术的PCOS患者进行研究，发现这些妇女的年龄与月经周期长度呈负相关。以上研究提示，自然状态和手术干预后的月经有随着年龄的增加而自然演变为正常的相同趋势。PCOS妇女在年龄增长过程中，尤其是到生育晚期时开始出现规律排卵，其原因尚不清楚。

知识点5：PCOS的体检表现　　副高：掌握　正高：熟练掌握

（1）主要的临床特点在青春期就开始出现，可以从开始的多毛发展到无排卵，最终出现不孕。不孕常常是患者就诊的主诉。

（2）大多数患者有超重。

（3）有多毛（表现在上唇、下巴、乳晕和下腹部）、痤疮、男性型斑秃和黑色棘皮。

（4）要检测血压、腰臀围及心血管的危险因素。若腰围>100cm、腰臀比>0.85，则因心血管疾病导致的死亡率增加。

知识点6：PCOS的实验室检查　　副高：掌握　正高：熟练掌握

（1）测定睾酮和脱氢表雄酮（DHEA-S），排除其他疾病；在导致女性男性化的肾上腺和卵巢肿瘤中二者的水平明显升高，可以分别>200ng/dl和>600μg/dl。LH通常正常和轻度升高。随机测定的17-羟孕酮<200ng/dl可以排除不典型的先天性肾上腺皮质增生。小剂量地塞米松抑制试验可以排除Cushing综合征。测定PRL和TSH可以排除高泌乳素血症和甲减。

（2）在PCOS患者中出现水平异常的激素：①总睾酮和游离睾酮的水平可以正常或达到正常上线2倍；②DHEA-S会轻度升高；③LH和FSH水平升高，LH/FSH比值会升高；LH水平可以作为诊断PCOS指标，尤其在偏瘦的闭经患者中；④血清的雌酮水平可以升高，而雌二醇的水平正常或下降；⑤PRL可以轻度升高；⑥部分患者有糖耐量异常和血胰岛素水平的升高；⑦可有vLDL和LDL升高，HDL下降。

（3）内分泌功能试验：主要有地塞米松抑制试验、人绒毛膜促性腺激素（hCG）兴奋试验和ACTH兴奋试验。前者的方法为口服0.5mg，每6小时1次，共4次，如服药后血清DHEAS或尿17-KS被抑制至正常水平，可排除肾上腺增生或肿瘤。hCG兴奋试验原理为注射hCG可诱导卵巢合成雄激素，注射后血清雄激素可升高。ACTH兴奋试验则可促使肾上源性雄激素、DHEAS和尿17-KS增高，而病变在卵巢者无反应。

（4）阴道脱落细胞检查：主要评价细胞成熟指数，可初步了解患者体内性激素状况。涂片出现三层细胞同时存在的片型，往往表示睾酮过多。当睾酮明显升高时，患者的三层细胞数可几乎相等。

（5）卵巢检查：常用的是B超检查，此类患者超声显示卵巢增大，多≥10ml，卵泡直径2～9mm，每个平面至少有12个以上的卵泡，多数位于皮质周边，少数见于间质中。有研究人员认为超声检测指标对PCOS的诊断具有基础性价值，特别是卵巢截断面髓质面积，总面积（截断值0.34）可能是诊断PCOS的金指标，其灵敏度为96.3%、特异度为97%。腹腔镜检查可见卵巢表面灰白，有时可于表面见到囊状卵泡、包膜增厚，有的患者可见包膜下的毛细血管网。必要时可行卵巢活检。

知识点7：PCOS的影像学检查　　副高：掌握　正高：熟练掌握

多囊卵巢的定义要包括3个方面的特点：卵巢的大小和体积、卵巢基质的体积、卵泡的大小和数目。Rotterdam的标准提出：①存在≥12个直径在2～9mm的卵泡；②至少有一侧卵巢的体积>10ml，并伴有基质增加。只要一侧卵巢满足上述条件即可诊断为多囊卵巢。

因为口服避孕药物可以影响卵巢的形态，上述标准在服用口服避孕药的患者中不适用，如果存在优势卵泡（>10mm）应在下一个月经周期再次检查。

知识点8：PCOS的诊断——病史　　副高：掌握　正高：熟练掌握

青春期女性已经有性征发育而表现为原发闭经，或初潮2～3年后月经仍无规律且伴有明显的高雄激素的症状和体征时应考虑PCOS。成年后，长期无排卵、月经不规则伴HA，尤其可追溯至青春期者也应考虑PCOS。

知识点9：美国国立卫生研究院（NIH）诊断标准　　副高：掌握　正高：熟练掌握

1990年NIH在马里兰召开了PCOS的会议，对PCOS的诊断等未达成完全一致意见。但在诊断标准及相关疾病等方面有共识，建议PCOS的诊断标准为：

（1）月经异常和无排卵。

（2）临床或生化显示HA。

（3）无高PRL血症或甲状腺疾病。

（4）无迟发的先天性肾上腺增生症（非典型CAH）。

（5）无库欣综合征，而且必须鉴别相关疾病：先天性多毛，有过多的毛发生长，无生化显示的HA；PCO：超声上显示PCO，即卵巢周边有≥10个的小囊泡且每个直径<1cm，伴有基质增生卵巢囊性增大，没有月经异常或化妆品综合征。

知识点10：人类生殖与胚胎学会（ESHRE）和美国生殖医学学会（ASRM）诊断标准　　副高：掌握　正高：熟练掌握

NIH诊断标准未将超声显示PCO列入标准，毕竟PCOS妇女很大部分有卵巢呈多囊形态且很客观，这引起了很大的争议。为此又出现了ESHRE/ASRM诊断标准。2003年4月一些专家在荷兰鹿特丹举行有关PCOS会议，制定了诊断标准称为ESHRE/ASRM诊断标准。会议认为患者如有以下3项中的二项即可诊断为PCOS：超声上显示PCO；临床或生化有HA；月经紊乱伴无排卵。另外，强调代谢因素不作为诊断PCOS的必要条件。与NIH比较，ESHRE/ASRM多了以下情况：HA和PCO，但有正常的排卵功能，有人称之为轻微的PCOS；排卵失调和PCO，但无HA的临床或生化证据。

2006年美国雄激素学会（AES）重新制定了诊断标准，强调临床或生化的高雄激素特征是必需的，不排卵/月经稀发和多囊卵巢两者有一即可诊断PCOS。

目前我国的学者多建议采用ESHRE/ASRM诊断标准。

知识点11：PCOS诊断标准的比较　　副高：掌握　正高：熟练掌握

PCOS诊断方法的比较见下表。

PCOS诊断标准的比较表

1. NIH标准，需同时具备2项：
（1）月经异常或无排卵
（2）有临床和/或生化的高雄激素血症，并且排除高泌乳素血症、甲状腺疾病、非经典型/迟发型先天性肾上腺增生以及库欣综合征
2. ESHRE/ASRM标准，3项中需具备2项：
（1）月经紊乱伴随少排卵或无排卵
（2）临床或生化的雄激素过高症
（3）超声观察到多囊卵巢［一侧或双侧卵巢有12个以上直径为2～9mm的卵泡，和/或卵巢体积>10ml］，并且排除其他病因（先天性肾上腺增生、分泌雄激素的肿瘤、库欣综合征、高泌乳素血症等）
3. AES标准：（1）必须，（2）和（3）具备1项即可
（1）临床或生化的雄激素过高症
（2）月经紊乱伴随少排卵或无排卵
（3）超声观察到多囊卵巢
同时排除其他病因（先天性肾上腺增生、分泌雄激素的肿瘤、库欣综合征、高泌乳血症等）

知识点12：PCOS的鉴别诊断　　副高：掌握　正高：熟练掌握

（1）库欣综合征：各种原因导致肾上腺皮质功能亢进。典型表现有满月脸，水牛背，向心性肥胖，皮肤紫纹，多毛，痤疮，高血压以及骨质疏松，糖耐量异常，皮肤色素沉着，多伴有男性化表现。实验室检查显示血浆皮质醇正常的昼夜节律消失，尿游离皮质醇增高。筛选本病的简单方法是过夜小剂量地塞米松抑制试验，如用药后皮质醇下降50%，可排除库欣综合征，如皮质醇>390nmol/L，又无引起假阳性的因素存在，则可能是库欣综合征。

（2）先天性肾上腺皮质增生（CAH）：属常染色体隐性遗传病。最多见的为先天性

21-羟化酶及11β-羟化酶缺乏症。此类患者不能合成糖皮质激素，垂体ACTH失去抑制，肾上腺皮质增生，造成酶前代谢产物——17α-羟孕酮、17α-羟孕烯醇酮及其代谢产物孕三醇堆积，雄激素分泌增多。患者染色体46,XX，性腺为卵巢，内生殖器有子宫及输卵管，但在过多雄激素的作用下外生殖器和第二性征有不同程度的男性化表现，因胎儿期已受过多雄激素影响，故出生时已出现生殖器发育的异常。少数患者为迟发性肾上腺皮质增生，临床表现多延迟到青春期后出现，可表现为缓慢性进行性多毛、月经稀发、无明显生殖器畸形。实验室检查显示血清T和A水平升高（T＞2.8nmol/L，A＞9.5nmol/L），血清皮质醇水平多正常，17α-羟孕酮升高（＞9.1nmol/L），迟发性患者17α-羟孕酮的基础水平可在正常范围内，但ACTH兴奋试验后其水平显著高于正常，最具诊断价值。

（3）卵巢男性化肿瘤：此类肿瘤包括睾丸母细胞瘤、门细胞瘤、类脂质细胞瘤、颗粒细胞瘤及卵泡膜细胞瘤。多发生于30～50岁。患者发病前月经及生育能力正常，发病后出现明显的男性化表现、闭经和不孕。实验室检查雄激素水平升高，主要是T和A升高（T＞7nmol/L，A＞21nmol/L），且大多数肿瘤分泌雄激素既不受ACTH的调节，也不受促性腺激素的调节。B超是检查此病的较好方法，CT或MRI也可协助诊断。

（4）肾上腺肿瘤：肾上腺皮质的良性和恶性肿瘤均可导致雄激素增多，肿瘤的生长和分泌功能为自主性，不受垂体ACTH的控制，也不受外源性糖皮质激素的抑制。对于外源性ACTH的刺激，肾上腺癌一般不反应，腺瘤有时可反应。患者多毛及其男性化表现发展迅速，并伴有糖皮质激素或盐皮质激素分泌过多所致的周身代谢异常。CT或MRI对肾上腺肿瘤很敏感，可定位并显示对侧肾上腺萎缩。

（5）卵泡膜细胞增生症：这种病变类似于PCOS，但有所区别。在卵巢间质中，有弥散性的黄素化卵泡膜细胞小岛，分泌过多的雄激素。卵巢卵泡少，原始卵泡由于脂肪性变而退化，故数目较PCOS少。间质增生显著，卵巢更为实性。

（6）高泌乳素血症：有研究发现肾上腺细胞膜上有泌乳素受体，泌乳素可刺激肾上腺雄激素的分泌，泌乳素水平升高通常伴有血清DHEA及DHEA-S升高，此症患者肥胖通常是弥漫性肥胖，下半身肥胖多明显。另外约20%的垂体泌乳素腺瘤妇女有多毛症和痤疮。

（7）药物因素：主要是雄激素，其次是糖皮质激素或孕激素的长期或大量应用。可出现多毛，表现为女性出现胡须、体毛增多，甚至其他男性化表现。非激素类药物，如苯妥英钠、二氮唑、合成甾体类、达那唑等也可诱发，特点是停药后症状逐渐消失，用药史是诊断的主要依据。

（8）中枢神经性因素：某些脑炎、颅外伤、多发性脑脊髓硬化症或松果体肿瘤等疾病，可促使雄激素分泌增多，而出现多毛，通常无其他男性化表现。

（9）应激因素：应激时下丘脑的促肾上腺激素释放激素（CRH）增加，使垂体分泌ACTH增加，对肾上腺皮质产生过度刺激，可出现雄激素增加。

（10）妊娠期高雄激素表现：妊娠期大量的绒毛膜促性腺激素可使卵巢有极度的黄素化或刺激门细胞，产生雄激素增加，引起多毛。

（11）异位ACTH肿瘤：临床上较少见，是由于肾上腺以外的癌瘤产生有生物活性的ACTH，刺激肾上腺皮质增生。最常见的是肺燕麦细胞癌（约占50%），其次为胸腺瘤和胰腺瘤（各约占10%），其他还有起源于神经脊组织的瘤、甲状腺髓样癌等。

知识点13：PCOS的治疗目的 副高：掌握 正高：熟练掌握

目前，国内没有统一的PCOS的治疗策略和治疗方案。PCOS的治疗主要依据患者年龄、病变程度及就诊目的不同而采取不同的治疗措施。因此，应将预防与治疗相结合，提倡综合化、个体化和系统性的治疗。

PCOS的治疗目的：达到正常体重，降低雄激素水平，对生育者诱发排卵，降低心血管疾病发生的风险，避免高胰岛素血症引起严重后果；保护子宫内膜。在PCOS的治疗上因缺乏明确的发病机制主张对症治疗。

知识点14：PCOS的口服避孕药治疗 副高：掌握 正高：熟练掌握

口服避孕药是不准备妊娠患者的标准治疗方案，能打断高雄激素和月经稀少的循环，恢复正常的月经周期从而减少雌激素对子宫内膜的长期刺激。能降低雄激素水平并减轻多毛和痤疮，但有可能加重胰岛素抵抗。一般是联合应用炔雌醇和雄激素样作用较小的孕激素（炔诺酮或去氧孕烯）。

（1）屈螺酮：具有抗盐皮质激素和雄激素作用，可显著改善皮肤的痤疮和多毛。例如，优思明（屈螺酮炔雌醇片），每天1片，连续服用21天后，停7天，然后继续下个周期的服用。

（2）环丙孕酮：可有效对抗雄激素，抑制内源性雄激素与受体结合及5α还原酶的活性，抑制毛囊雄激素受体表达而减少毛发生长。目前临床上有达英-35，每日1片，连服21天。停药7天后开始下个周期的服用，其间通常发生撤退性出血，一般是在该周期最后一片药服完后2～3天开始出血，而在开始下个周期时出血可能尚未结束。但是，环丙孕酮的缺点是易导致体重增加及恶化组织的胰岛素敏感性。

（3）对于不愿意（或不能）使用口服避孕药的患者可以间断使用孕激素，即每1～3个月使用甲羟孕酮（安宫黄体酮），7～10天，每天6mg。这种治疗方法仅能防止子宫内膜过度增生，但不能减轻高雄激素所致的多毛和痤疮。

知识点15：PCOS的改善胰岛素抵抗治疗 副高：掌握 正高：熟练掌握

使用胰岛素增敏剂纠正胰岛素抵抗，降低血液胰岛素水平，对治疗肥胖或有胰岛素抵抗的PCOS患者，不但可纠正糖代谢异常，还能纠正甾体激素代谢异常，平衡内分泌，使月经规则，恢复排卵。目前治疗PCOS常使用的胰岛素增敏剂有以下几种：

（1）二甲双胍（MET）：治疗PCOS多毛及恢复月经周期的一线药物，可改善组织对胰岛素的敏感性，从而降低HI、高血糖、HA，纠正PCOS患者的多毛、痤疮症状，恢复排卵，体重及BMI可明显下降。单用MET即可取得较好的促排卵效果，与CC联用可明显提高排卵率和妊娠率。MET的促排卵作用与其对卵巢的直接作用有关，而与其全身的作用关系不明显。MET尚能有效减少PCOS患者早孕期自然流产的发生，且无致畸作用。用法一般为

1.5～2.5g/d。本药有胃肠道反应，肾功能受损者慎用。

（2）噻唑烷二酮类药物（TZD）：过氧化酶增殖体活化受体γ（PPARγ）是其作用的靶受体。TZD药物通过与PPARγ结合而激活PPARγ，从而激发PPARγ下游的一系列重要生理过程。激活后的PPARγ，调节胰岛素应答基因转录，使胰岛素受体底物1（IRS1）的酪氨酸磷酸化，从而提高肝脏及外周组织的胰岛素敏感性。TZD主要包括罗格列酮和吡格列酮，能升高SHBG，改善PCOS患者的HI和HA，在改善胰岛素抵抗的作用方面优于MET，然而在纠正患者性激素异常方面的作用低于MET，对于有生殖要求的PCOS患者可同时服用TZD和CC，以提高患者的排卵率。用法为罗格列酮4～8mg/d口服，吡格列酮15～30mg/g口服。

（3）纳曲酮：属于阿片受体拮抗剂，能促进胰岛素清除，从而降低胰岛素水平。纳曲酮不能降低LH和雄激素水平，但促进自发排卵或促进氯米芬诱导排卵作用很明显，并能提高妊娠率。

知识点16：PCOS的抗雄激素药物治疗　　副高：掌握　正高：熟练掌握

抗雄激素药物与避孕药联用能增强对多毛的治疗效果。

（1）螺内酯（安体舒通）：是很好的抗雄激素受体药物，比CPA更好，能通过抑制5α-还原酶的活性减少肾上腺和卵巢的雄激素合成，并阻断雄激素受体。单独应用降低雄激素的作用弱，与口服避孕药合用对降低雄激素水平和减少其作用有协同抑制效应。不良反应为月经过多、月经不规则、乳痛、头痛、性欲减退，可引起男胎畸形，应用后4个月内应避孕。螺内酯还可能导致低血压、多尿、血钾过多等，一般用于无生育要求的PCOS患者。用法为100～200mg/d，分2次口服，使用2～6个月后减量，以日剂量25～50mg长期维持。

（2）氟他胺：非甾体的抗雄激素制剂，是雄激素受体抑制剂，抑制5α-还原酶，减少睾酮向双氢睾酮转化，从而抑制雄激素合成，降低游离雄激素和总雄激素水平，纠正PCOS患者的严重多毛，调节月经，但不能改善糖代谢和胰岛素抵抗。体内无激素作用（即使长期使用）。剂量5mg/d，疗程6个月以上。它可使多毛症状明显减退、血脂水平改善，可能使男婴畸胎，对肝功能也可能有不利影响。

（3）其他：酮康唑可降低女性血清中睾酮、脱氢表雄酮、雄烯二醇和LH水平，作用机制是抑制类固醇激素的合成，但动物实验证明其可能导致畸形，须慎用。非那雄胺是5α-还原酶抑制剂，能减轻PCOS患者的男性化表现。

知识点17：PCOS的减重治疗　　副高：掌握　正高：熟练掌握

研究表明，对于肥胖性PCOS患者，仅单纯的体重减轻就可明显改善PCOS者的内分泌和代谢指标，50%的PCOS患者可以自行恢复排卵和受孕。因此，超重和肥胖的PCOS患者控制体重十分必要。一级预防主要包括生活方式的调整，如建立规律的生活节奏、合理的饮食结构及热能摄入、积极控制体重、参加体育锻炼、避免长期精神紧张等。还可通过各级卫生保健系统，以科普宣传、现场指导、网络咨询等方式对患者进行知识普及和行为干预。健康的生活方式不仅有助于控制体重，而且可增加胰岛素的敏感性，从而降低血液中胰岛素水平，改善过多的胰岛素导致的促性腺激素分泌功能亢进，从而使患者雄激素代谢正常。此外，这些生活方式的改变，能够提高血液中雄激素结合蛋白水平，使胰岛素样生长因子和瘦素水平正常，改善多毛症状和排卵功能障碍。总之，生活方式的改变，可改善患者下丘脑-垂体-卵巢轴的亢进状况，提高患者的生育能力，并可改善与PCOS密切相关的低密度和高密度脂蛋白及甘油三酯水平。健康的生活方式是预防和治疗PCOS的基础。

知识点18：PCOS的促排卵治疗　副高：掌握　正高：熟练掌握

（1）克罗米芬（CC）：是PCOS患者促排卵的首选药物，其作用于下丘脑-垂体水平，通过竞争雌激素受体阻断内源性雌激素的负反馈作用，促进促性腺激素释放激素释放，刺激卵泡发育。CC的妊娠率30%～50%。CC亦有抗雌激素作用，可致宫颈黏液稠厚，影响子宫内膜发育，不利于胚胎着床。而且使用该药后，未破裂卵泡明显黄素化，这也是致PCOS患者排卵率增高而妊娠率不高的原因之一。此外，CC有导致卵巢过度刺激综合征（OHSS）的可能性，但发生率较使用促性腺激素治疗低。一般50mg/d，自月经周期或子宫撤药性出血的第5天开始服用，连续5次为一个疗程。若3个周期治疗仍无排卵，剂量可增加至100～150mg/d。

（2）促性腺激素：对CC有抵抗的PCOS无排卵不育患者可采用促性腺激素治疗，如hCG、人绝经期促性腺激素（HMG）、高纯度卵泡刺激素（hFSH，uFSH）和基因重组卵泡刺激素（rFSH）。其中，rFSH特别适用于PCOS患者。hCG和HMG联合使用效果更好。但促性腺激素的使用易导致多胎妊娠和OHSS的发生，应慎用。此外，有学者建议，对CC有抵抗的PCOS排卵不育患者应先使用二甲双胍治疗和/或二甲双胍联合治疗，若治疗失败再使用促性腺激素，并且促性腺激素不能长期使用。

（3）促性腺激素释放激素类似物：GnRHa可以拮抗促性腺激素释放激素（GnRH）的作用，也称为GnRH拮抗剂。GnRHa与内源性GnRH竞争垂体细胞上的受体，但又不具有GnRH的促性腺激素释放功能，从而抑制内源性促性腺激素（如LH及FSH）的释放。GnRHa早期用于避免过多的卵泡发育和防止OHSS的发生，它为PCOS患者提供了一种新的治疗方法，可有效防止LH峰的早现，有助于恢复正常排卵，尤其在进行控制性超排卵时可选择使用。GnRHa对于下丘脑因素引起的闭经效果尤为明显，但由于治疗费昂贵，且对骨骼系统有不良作用，故该药只在很严重的PCOS中才使用。近期有报道，促性腺激素释放激素抑制剂可能增加体外受孕的PCOS患者早产与死胎的危险，应引起注意。

（4）糖皮质激素：糖皮质激素类药物如地塞米松，不仅可抑制肾上腺雄激素分泌，还可影响LH的活性和卵巢甾体激素合成，明显改善PCOS患者的排卵功能。对于单用CC效果不佳的PCOS雄激素升高患者，加用地塞米松效果明显。但地塞米松可加重向心性肥胖，对PCOS肥胖患者应慎用。

（5）来曲唑：是特异的、可逆的、非甾体类芳香化酶抑制剂，最初用于乳腺癌的治疗，近年来用于促排卵，获得了良好的排卵率和妊娠率。可与FSH联合使用，以降低FSH的用量。来曲唑对全身各系统及靶器官没有潜在的毒性，具有耐受性好、药理作用强的特点，对子宫内膜无负面影响。用法：2.5mg/d口服。

知识点19：PCOS的微创治疗　　副高：掌握　正高：熟练掌握

5%～10%PCOS对克罗米芬或克罗米芬十二甲双胍无效，可选用外科治疗。早在1939年，就有学者发现卵巢部分切除后可改善PCOS患者不排卵状况，恢复月经周期，且使妊娠率增高。然而，由于该术式需开腹，风险较大，且可能导致粘连，经典的卵巢楔形切除术已被临床放弃。目前普遍采用的有以下技术：腹腔镜下卵巢穿孔术（LOD），排卵率70%～90%，妊娠率60%；LOD电凝或激光打孔术，两者的排卵率无区别，92%患者卵巢可恢复正常，58%的女性能够怀孕。这些方法的优点是创伤小，但其远期并发症，如盆腔粘连、卵巢功能损伤等越来越受到重视，提倡只用于难治性PCOS患者。超声引导下未成熟卵泡穿刺术作为新型有效的微创治疗技术已经开始用于临床实践，并收到了较好疗效。外科手术的效果虽然比药物治疗的效果慢，但较药物疗效更持久。虽然外科手术治疗PCOS的历史悠久，但其机制迄今尚不十分明确，可能的解释有：外科手术使卵巢体积减小，从而雄激素分泌减少，减弱雄激素对卵泡发育的抑制；雄激素减少后，雌激素分泌量也随之减少，降低了雌激素对下丘脑-垂体的反馈，从而恢复促性腺激素的正常分泌。

知识点20：PCOS的辅助生殖技术治疗　　副高：掌握　正高：熟练掌握

体外授精-胚胎移植（IVF-ET）和未成熟卵母细胞的体外成熟（IVM）技术常作为PCOS不孕患者的最后选择方案。IVF-ET技术可出现卵巢过度刺激综合征（OHSS）、多胎妊娠、高危妊娠、盆腔感染和出血等并发症，IVM技术的多胎妊娠、早产、低出生体重儿发生率较高，因此这些新辅助生殖技术的安全性及对子代的长远影响有待大量临床实践的验证。

知识点21：PCOS的其他治疗　　副高：掌握　正高：熟练掌握

最近的研究显示，阿伐他汀和辛伐他汀对改善PCOS的高雄激素、炎症、氧化应激、代谢异常等方面均有作用，可降低空腹胰岛素水平，提高胰岛素敏感性。另有报道α-硫辛酸控缓释制剂对非肥胖无糖尿病的PCOS患者临床表型有改善作用，作用机制可能独立于抗氧化应激作用。此外，中医治疗与中西医结合治疗对PCOS也有积极意义。中西医结合将祖国的中医学与现代西方医学有机结合，针对不同病症，中西药同时使用，对PCOS的治疗已取得很大发展。

知识点22：PCOS远期并发症的防治　　副高：掌握　正高：熟练掌握

PCOS的各种远期并发症是不可忽视的，包括2型糖尿病、高血压、高脂血症、心血管疾病、妊娠糖尿病、妊娠期高血压疾病和一些恶性病变，如子宫内膜癌等。并发症的预防和干预措施的实施是一个长期的过程，包括行为方式的干预、早期药物治疗、长期的随访观察等。PCOS的尽早诊断、及时进行合适的治疗，配合宣传教育、控制体重、调整生活方式以及定期随访等，对预防远期并发症的发生具有重要意义，是当今治疗PCOS的综合策略之一。

第三节 男性乳腺增生症

知识点1：男性乳腺增生症的概念　　副高：掌握　正高：熟练掌握

男性乳腺增生症是指男性乳腺腺体增大，往往两侧不对称或单侧增生并伴触痛。临床上以生理性乳腺增生为多见，尤其多见于11～14岁青少年男性。

知识点2：男性乳腺增生症的病因及发病机制　　副高：掌握　正高：熟练掌握

（1）生理性乳腺增生：可发生于新生儿期、青春期及中老年，但多见于青春期，发生于13～14岁，平均18个月后自行消退，17岁后罕见。病因不清，可能是乳腺对雌激素敏感性增高或青春期早期雌激素与雄激素比例失调所致。

（2）病理性乳腺增生：见于：①各种原因导致的男性性腺功能低下；②各种原因导致的雌激素水平增加；③系统性疾病，如甲状腺功能亢进时雄激素转化为雌激素增多，且性激素结合球蛋白多，导致乳腺增生等；④药物，如促卵泡成熟素、异烟肼、氯丙嗪、西咪替丁、螺内酯及洋地黄等药物均可引起男性乳腺增生；⑤特发性。

知识点3：男性乳腺增生症的临床表现　　副高：掌握　正高：熟练掌握

男性乳腺增生症是一种较常见病，可以发生于任何年龄，往往两侧不对称或单侧增生，可在乳晕下构成盘状硬结，体积小、活动性好、界限清楚，与邻近组织无粘连，可有肿痛或触痛，极少数患者乳头可有白色分泌物。

知识点4：男性乳腺增生症的诊断　　副高：掌握　正高：熟练掌握

依据乳房出现肿块，伴有胀痛或压痛，诊断多无困难。

知识点5：男性乳腺增生症的鉴别诊断　　副高：掌握　正高：熟练掌握

应与男性乳腺增生症相鉴别的疾病：

（1）男性乳腺癌：多为单侧性，乳腺呈孤立性结节，硬结不规则，边界不清楚，可与皮肤粘连，活动度受限，扪查时坚硬无压痛，可伴有同侧腋窝淋巴结增大。可行乳房彩超、乳房X线钼靶摄片和乳腺包块穿刺等明确诊断，必要时应行手术病理学检查以鉴别。

（2）脂肪组织增生：患者肥胖，皮下脂肪组织饱满，双侧乳腺组织显示丰满，B超检查无腺体组织增生，称为假性乳腺肥大。

（3）乳腺纤维腺瘤：多为单侧性，边界清楚，活动度良好，与周围组织无粘连，可行乳腺包块穿刺细胞学检查明确诊断。

知识点6：男性乳腺增生症的治疗 副高：掌握 正高：熟练掌握

（1）生理性男性乳腺增生者：①一般不需特殊治疗，1~2年可自行消退；②观察1年以上无好转者，特别是伴疼痛和触痛者可考虑给予选择性雌激素受体调节剂，如他莫昔芬20mg/d，或雷诺昔芬60mg/d；③对经久不退、药物治疗无效或疑癌变者应行手术治疗。

（2）病理性男性乳腺增生者：以治疗原发病为主。

第四节 Klinefelter综合征

知识点1：Klinefelter综合征概述 副高：掌握 正高：熟练掌握

Klinefelter综合征又称克氏征，亦称先天性曲细精管发育不全、先天性睾丸发育不全综合征（以下简称克氏征）。该疾病是原发性睾丸功能减退症中最常见的疾病，也是引起男性不育最常见的遗传性疾病。克氏征主要表现为性染色体数目异常引起的以睾丸生精小管发育不良及间质细胞功能减退为主的综合征。

由于克氏征临床表现轻重不一以及临床医师对疾病的认识不足，目前仍有较高比例的病例未能确诊。早期诊断以及早期开始替代治疗能够在很大程度上改善克氏征患者的生活质量，并能预防雄激素缺乏可能产生的严重不良后果。虽然替代治疗能够改善患者雄激素缺乏的症状，但对不育无作用。随着近年来卵胞浆内单精子注射术（ICSI）的开展，即便患者精液中无精子也可获得生育的机会。因此，克氏征患者的不育不再无法逆转，妊娠、分娩都可实现。

克氏征患者精子的性染色体多倍体和常染色体非整倍体的发生率较健康人群高，因此患者的染色体异常有可能遗传给后代。因此，对克氏征患者夫妇的遗传咨询是必不可少的，包括精子植入前和产前的遗传评估。

知识点2：Klinefelter综合征的病因 副高：掌握 正高：熟练掌握

克氏征的病因是性染色体异常，即患者具有两条或两条以上X染色体，包括标准核型、变异型等。

克氏征染色体数目异常主要是由于生殖细胞发育时，减数分裂性染色体不分离或合子有丝分裂性染色体不分离导致，减数分裂不分离为47,XXY形成的主要原因。另外，常染色体的非整倍体在克氏征中也较常见。目前认为，导致染色体异常的主要致病原因与父母生育时高龄有关，遗传因素对性染色体不分离可能也发挥重要作用，而放射照射和病毒感染等是否有致病作用目前尚不确定。

知识点3：Klinefelter综合征的病理解剖 副高：掌握 正高：熟练掌握

睾丸的组织学改变随年龄增长而进行性加重，并且具有促性腺激素依赖性。

婴儿期睾丸无异常或仅表现为精原细胞数目减少，随后精原细胞开始丧失并进行性加重。在高促性腺激素的作用下，成人期睾丸的生精小管逐渐表现为广泛的透明变性和纤维化，管周的弹力纤维缺如或明显减少，睾丸间质Leydig细胞呈假瘤样增生，缺少或严重缺乏精子生成。随后，睾丸发育逐渐停滞，触之小而坚实。到老年期，生精小管的纤维化更加明显，最终难以辨认形态。

知识点4：克氏征特殊性临床表现 副高：掌握 正高：熟练掌握

克氏征最重要的临床特点为小而质韧的睾丸和雄激素缺乏症的不同表现。患者因就诊年龄不一，伴有不同的其他临床表现（下表）。

克氏征的特征性临床表现

1. 不育（无精症或少精症）
2. 小而坚实的睾丸
3. 高促性腺激素性性腺功能减退
4. 男性乳房发育
5. 身材瘦长，上部量小于下部量
6. 骨质疏松（青年或中年患者）
7. 肌肉运动迟缓或功能不全
8. 言语、语言困难
9. 注意力不集中
10. 学习能力低
11. 诵读困难或阅读不能
12. 心理社会问题或行为异常

（1）青春期前期：患者可能只表现为个别孤立的体征，例如睾丸容积较正常略小或不成比例的下肢长度增加。性发育在青春期早期可以正常，即存在正常青春期的启动和正常的垂体-性腺轴功能，此时患者性腺功能减退的体征较难与正常青春期前的儿童区分。

（2）青春期中后期：小而质韧的睾丸和不同程度雄激素缺乏的表现。据一项国外回顾性研究报道，克氏征患者B超检测双侧睾丸的平均容积为5.5ml，其中63%的患者有性腺功能减退的表现（定义为睾酮浓度低于12nmol/L），睾丸下降不良也占一定比例。

克氏征患者精液精子的平均密度为0.1百万个/ml，无精症患病率高达92%，导致不育。青春期生殖细胞移行到原始非整倍体睾丸组织后开始逐渐死亡，而正常情况下生殖细胞应在此增殖，生殖细胞的大量死亡导致严重的精子发生缺陷。

（3）青春期的骨骼发育：一般能达到人群平均身高或更高，高身材与下肢长度增加有关，在青春期前出现下肢长度增加说明它并非继发于雄激素缺乏，很有可能与染色体异常有关。克氏征与经典无睾症高大的身材相比，前者的指距很少超过身高。患者双侧肩峰的距离变窄，可能与血清睾酮偏低有关。近一半患者此时有不同程度的无痛性双侧乳房发育。

（4）25岁以后：约70%的患者出现性欲和性能力的进行性下降，仅有约15%的患者存在正常的胡须生长。雄激素缺乏可导致骨质疏松、肌力下降。近1/3的患者常伴有静脉曲张、静脉回流障碍导致的溃疡、血栓栓塞疾病的表现。性腺功能减退患者血栓栓塞风险的增高与雄激素缺乏导致的血浆纤维蛋白原减少有关，因此睾酮替代治疗有利于纤溶酶原的作用。患者还可有肥胖、糖耐量减退、糖尿病的表现，且糖尿病导致的死亡风险明显增高。

（5）易发生生殖腺外的恶性生殖细胞肿瘤：克氏征患者易发生生殖腺外的恶性生殖细胞肿瘤（如纵隔恶性非精原细胞瘤和中枢神经系统生殖细胞瘤），患者发病年龄早，常小于30岁，肿瘤分泌的hCG可导致性早熟。另外，白血病、淋巴瘤等血液系统恶性疾病的发病率也增高。

（6）认知方面：患者认知方面的异常并非智力水平的整体下降，而是特殊领域的缺陷，尤其是语言和执行能力（包括概念形成、解决问题、任务切换、反应速度和计划能力）。患者精神紊乱、犯罪行为、智力发育迟缓的风险增高。根据1999年报道的目前唯一一项克氏征的前瞻性追踪研究（该研究在出生时即确诊并随访至成人期），几乎所有的患儿都存在大量身心健康问题或社会问题。

知识点5：克氏征的核型分类及临床特点　　副高：掌握　正高：熟练掌握

克氏征染色体核型种类较多，根据不同的核型有不同的临床特点：

（1）标准核型：克氏征的标准核型为47,XXY，男性表型，约占克氏征的80%。患者身材一般高于同龄人（平均终身高约175cm），上部量小于下部量，指距小于身高。肌肉发育欠佳，体毛、胡须、阴毛稀少，常伴男性乳房发育。睾丸小，容积<4ml或长径<2cm。智力轻度低下，主要为语言和学习能力缺陷。患者可伴有多种精神症状，甚至癫痫样发作。

（2）变异型：克氏征染色体的变异型包括46,XY/47,XXY嵌合型以及具有多条X和Y染色体的核型（如48,XXYY、48,XXXY等）。此型的发病率仅次于标准核型，约占克氏征的20%。

嵌合型患者的临床表现与累及的细胞数目及其所在组织有关，由于正常的细胞系可在一定程度上影响47,XXY的细胞系，故患者临床表现较轻，其睾丸容积可以正常，雄激素缺乏的症状也较轻，乳房发育与无精症的发病率也较低。

多X或Y染色体的克氏征患者，随着染色体数目的增多，患者的临床表现随之增多，患者体细胞异常的频率也增高，更易发生智力发育落后和其他发育异常如桡骨骨性结合、腭裂等畸形。

（3）46,XX男性：男性表型，具有男性心理倾向。临床表现、内分泌改变与47,XXY相似，故有人将46,XX男性归为克氏征的一种，但其发病机制与克氏征的性染色体不分离不完全相同，故也有主张将其归类于克氏征之外。约10%的46,XX男性患者有尿道下裂，身高较标准核型矮，但比正常女性高（平均终身高约168cm），上下部量、臂展与身高的比例正常，智力发育正常，约1/3的患者出现乳房发育。

知识点6：克氏征的辅助检查　　副高：掌握　正高：熟练掌握

（1）激素测定：患者青春期前的LH（黄体生成素）、FSH（卵泡刺激素）、T（睾酮）的基础水平以及LH对GnRH兴奋试验的反应与同龄儿童相比无差异。青春期开始后，患者T开始升高。15岁左右，由于Leydig细胞出现功能障碍，T开始逐渐下降，约80%标准核型患者成人期T低于正常水平。患者血清性激素结合球蛋白（SHBG）水平较高，并导致具有生物学活性的游离睾酮进一步降低。随着Leydig细胞功能障碍和T水平的下降，患者LH和FSH水平升高，此时GnRH兴奋试验可见促激素反应增强。FSH能更好地反映生精小管病损的程度，特异性较高。由于LH水平增高，患者雄激素敏感度指数（LH浓度×睾酮浓度）也增高。患者雌激素的水平正常或升高。患者B抑质素的水平在青春期前常处于正常水平，但青春期后期由于所有的生殖细胞和大多数Sertoli细胞的丧失，B抑质素水平显著下降。

患者可伴有甲状腺功能异常，TRH兴奋试验的反应减低，但一般无甲状腺功能减退的临床表现。约20%的患者伴有糖耐量减低，8%的患者有糖尿病。

（2）巴尔小体筛查：颊黏膜拭子分析性染色质巴尔小体可成为快速、可靠的筛查手段，该分析手段具有较高的敏感性（82%）和特异性（95%），但不能代替染色体核型分析。

（3）染色体核型分析：血淋巴细胞的染色体核型分析可明确诊断。罕见外周血淋巴细胞结果为正常或为标准核型，但睾丸组织为嵌合型，进一步皮肤成纤维细胞或睾丸活检组织的核型分析可明确。

（4）睾丸B超：睾丸容积可通过触诊并与睾丸测量计（Prader睾丸测量计）比较获得，准确的容积可通过睾丸B超确定。

（5）精液分析：几乎所有47,XXY核型患者的精液分析结果都为无精症，但也有罕见的病例报道克氏征患者可自行生育。部分患者睾丸组织内残余的精子生成区可有正常的精子发生，据报道仍有约8.4%的患者在精液中可观察到精子。

（6）睾丸活检：显示典型的生精小管玻璃样变性、精原细胞丧失、睾丸间质Leydig细胞假瘤样增生。睾丸活检可行睾丸组织染色体核型分析，并可寻找睾丸组织中残余的精子生成区，行睾丸精子抽提术（TESE）。

（7）产前诊断：辅助生殖术后患者子代染色体数目异常，特别是21、18、13三体综合征、克氏征的发生率增高，产前诊断可明确胎儿的染色体核型。传统产前的诊断方法是对经羊膜腔穿刺获得的羊水细胞或绒毛抽吸获得的绒毛细胞进行培养，费时费力。随着分子诊断学技术的进步，染色体特异性DNA探针的荧光原位杂交技术（FISH）和使用染色体特异性短重复序列标记物的实时荧光定量聚合酶链反应技术（FQ-PCR），这两种技术统称为快速检测染色体异常技术（RAD），可在1～2天内予以诊断，并已为许多大规模的临床研究所应用。但与核型分析不同的是，这些技术只用于特异的染色体数目异常（21、18、13号常染色体和X、Y性染色体异常）的检出。

（8）INSL3：胰岛素样因子3（INSL3），是Leydig细胞分泌的特异性激素以及男性青春期发育的新标志物，它的合成和分泌受LH的调节。据报道，血INSL3在青春期发育不同阶段的正常参考值分别是：青春期发育启动时从0.06ng/ml±0.01ng/ml增至Tanner 2期的0.32ng/ml±0.16ng/ml，成年期（13～14岁）为≥0.55ng/ml。克氏征患者的血INSL水平青春期启动时升高，但青春期中期开始下降。

知识点7：克氏征的诊断 副高：掌握 正高：熟练掌握

（1）患者由于青春期前缺乏特异的临床表现，且青春期早期有正常青春期启动，故往往未能及早诊断。多数患者由于青春期后期性腺发育减退或婚后不育就诊。一旦经有经验的医生诊治，其诊断率较高。据国外报道，约28%的患者是通过染色体核型分析确诊。根据大体特点和临床表现，睾丸容积是评估患者是否为克氏征患者最敏感的指标，任何检测手段发现睾丸容积＜4ml都应考虑疾病的诊断，但因男性性腺不像女性性腺为常规体检项目，大多数男性一生未行性腺检查导致低诊断率。

（2）诊断依据：①睾丸小，少精症或无精症，血清睾酮降低或正常；②促性腺激素升高；③GnRH兴奋试验提示促性腺激素过度反应，hCG兴奋试验睾酮无反应；④染色体核型为47,XXY或其他变异型。

知识点8：克氏征的鉴别诊断 副高：掌握 正高：熟练掌握

本病应与低促性腺激素性性腺功能减退症鉴别，后者也具有睾丸小、血清睾酮明显减低的特点，但低LH、FSH及染色体核型分析可予以鉴别。本病患者的体征与类无睾症患者相似，但后者臂展大于身高、促性腺激素水平正常，进一步检查可能找到异位的性腺组织。

知识点9：克氏征的雄激素替代治疗 副高：掌握 正高：熟练掌握

当患者血清睾酮水平低于正常时即可开始雄激素替代治疗。2006年雄激素替代治疗指南推荐根据多次检测晨起血清总睾酮或SHBG、游离睾酮的结果来明确低血清睾酮水平。治疗目标为血睾酮达到正常中等水平。替代治疗应该尽早开始并持续终生，以避免出现雄激素缺乏的症状和后遗症。

克氏征的早诊断早治疗可以明显地改善患者的生活质量并避免严重的并发症：促进、维持男性化性征，改善性功能，增加肌肉的体积和力量、骨密度、体毛，并对情绪和行为的控制具有积极作用，替代治疗还可以提高意识性思考能力和自我尊重程度，减轻疲劳感和易激惹。性腺功能减退导致的轻度贫血也可通过替代治疗得到改善。合并慢性稳定型心绞痛和慢性心功能不全的类无睾症和性腺功能减退患者，替代治疗对其心血管系统具有有益的作用。

目前国外睾酮制剂包括肌内注射剂（庚酸睾酮和环戊烷丙酸睾酮）、口服十一酸睾酮、睾酮含剂、皮下睾酮埋置剂和经皮吸收剂。2004年美国获得批准的长效十一酸睾酮可间隔3个月注射1次，尤其适用于年轻患者。

国内制剂包括肌内注射制剂和口服制剂。庚酸睾酮、十一酸睾酮肌内注射每次200～250mg，每2～4周注射一次。注射期间血睾酮水平升至正常较快，但血LH下降需要较长时间，FSH则不能降至正常。十一酸睾酮疗程为4个月，停药后应再观察4个月。肌内注射药物的频繁注射可导致药物吸收不良，不宜长期使用。安雄、安特儿等口服制剂，口服后经淋巴系统吸收，不通过肝脏代谢，适于长期服用。起始剂量120～160mg/d，连续使用2～3周，之后改为维持剂量40～120mg/d，可分早晚两次，餐时或餐后服用。治疗过程中如出现痛性阴茎勃起、水钠潴留、高血压等副作用应减少剂量。其他口服的甲睾酮通过肝脏代谢，疗效不稳定，长期服用易导致肝损害、肝脏肿瘤。

知识点10：雄激素替代治疗的禁忌证　　副高：掌握　正高：熟练掌握

雄激素替代治疗的禁忌证：①伴乳腺癌或前列腺癌；②前列腺可触及结节或质地坚硬，或前列腺特异性抗原PSA＞3ng/ml而未行进一步泌尿外科检查；③红细胞增多症（红细胞比容＞50%）；④高黏血症；⑤未经治疗的睡眠呼吸阻塞综合征；⑥严重下尿路症状，国际前列腺症状评分（IPSS）＞19；⑦NYHA心功能分级Ⅲ～Ⅳ级。

知识点11：克氏征的生育治疗　　副高：掌握　正高：熟练掌握

克氏征患者精子发生的比率很低，报道的自然生育病例非常罕见，而雄激素替代治疗对患者的生育能力无任何改变。随着现代辅助生殖技术的开展，克氏征的不育已被攻克。据报道，睾丸容积、基础睾酮浓度、睾酮对hCG兴奋试验的反应都是预测患者生育可能性的指标。

（1）卵胞浆内单精子注射术（ICSI）：在开展ICSI前克氏征患者的生育前景基本无望，ICSI让患者获得了生育的机会。即使患者精液中无精子，只要睾丸中存在残余的精子生成区即有机会生育。睾丸活检来源的精子、精液来源的精子行ICSI技术都可成功生育。某些患者接受人绒毛膜促性腺激素（hCG）注射后血清睾酮水平有一定提高，意味着这些患者尚存在部分睾丸组织功能。因此，有人建议这些患者应在TESE前行hCG治疗促进部分睾丸功能的恢复，但该方法尚未需经对照研究确认。

（2）显微外科TEST术：普通外科TESE寻找存在精子发生的较厚的生精小管，成功率仅为30%，近来运用显微外科TESE术获得具有生育能力精子的可能提高到了70%，即70%的克氏征患者可成功生育。一旦获得精子，生育和妊娠的结果与TESE/ICSI一致。显微外科TESE还可减少并发症的发生。

（3）冷冻技术：克氏征患者精子有以下3个特点：约半数患者从睾丸组织中可获得精子；少数患者精液中可存在精子；患者出生时存在精子发生，但青春期早期生精上皮开始丧失。患者生殖细胞的丧失即使在儿童期的睾丸中也十分明显，这种丧失呈快速进行性加重。因此，即使年轻患者目前尚不存在生育问题，精液样本的冷冻技术也能为这些年轻患者保留未来生育的机会。患儿可在青春期早期行冷冻技术保存精液样本或保留少量的精子细胞。患者的睾丸组织也可以成功通过冷冻技术保存，对生育和精子的植入成功率不会有明显的损害。

（4）生育技术对子代的影响：大多数患者精子染色体正常的比例较高，故他们通过ICSI技术生育的婴儿染色体核型正常。但其异常染色体发生的概率远高于正常人群，嵌合型性染色体超倍体的发生率0.9%～2.5%，标准核型的发生率2.5%～21.6%。患者通过辅助生殖所得的儿童核型为47,XXY或47,XXX等超倍体的不在少数，这已经引起重视。

另外，对于标准核型克氏征患者，有报道他们精子常染色体非整倍体的发生率也增高，患者子代第13、18、21条常染色体二倍体的发生率与正常男性相比具有显著性差异。尽管许多研究发现，染色体核型正常的少精症或精子无力症患者，其精子常染色体非整倍体的发生率也增高，但克氏征患者或少精无力症与某些常染色体二倍体发生率增高的关系仍尚未阐明。

迄今为止，克氏征患者精子的染色体遗传不平衡的高发生率有两种可能的解释：其一，47,XXY的精子在减数分裂过程中产生了超倍体的精子；其二，因为存在正常的XY生殖细胞，47,XXY患者精子很少发生突破点修复，但由于复杂的睾丸环境，这些细胞可发生异常的减数分裂。

知识点12：克氏征男性乳腺发育的治疗　　副高：掌握　正高：熟练掌握

男性乳房发育不会因为雄激素替代治疗而消退。口服他莫西芬10mg，每天3次，可使乳腺明显缩小。它莫西芬是雌激素受体拮抗剂，其作用机制被认为主要是与雌激素竞争下丘脑细胞胞质内的雌激素受体，占据了正常内源性雌激素结合位点，因而造成雌激素不足的错觉。若患者心理负担较重，可由有经验的外科医师行乳腺整形术。此外，由于本病乳腺组织恶变的概率较正常人高，故有人主张尽早手术。

第五节 Turner综合征

知识点1：Turner综合征概述　　副高：掌握　正高：熟练掌握

Turner综合征（特纳综合征）又称先天性卵巢发育不全症，是由于X染色体部分或者完全缺失以及结构异常所致的一种疾病。在女性中，Turner综合征是最为常见的染色体疾病，其发生率在存活女婴中占1/5000～1/2500。典型Turner综合征的染色体核型为45,XO，患者临床表现为身材矮小、原发性闭经、第二性征发育不全以及小下颌、高腭弓、颈蹼、盾状胸、肘外翻等躯体畸形和先天性内脏发育畸形等。

早在1768年，西方医学家就已经开始关注到一些存在身材矮小合并性腺发育不全和肘外翻、颈蹼等躯体畸形综合征的女性患者。1938年，美国内分泌学家Henty Turner总结了7例存在上述典型临床表现的患者特点后命名该病，并第一次提出采用雌激素治疗该疾病的观点。1959年，Frod对罹患该综合征的患者进行染色体检查，发现这类患者的染色体核型是45,XO。之后，随着研究的不断深入，又有多种导致该疾病的异常染色体核型（包括数目和结构的异常）被发现。

在女性胎儿中Turner综合征者占到大约3%，但绝大多数都在胚胎期发生自然流产，只有大约1%染色体核型为45,XO的胎儿能够存活下来。调查发现，自发性流产的死胎中，大约有10%染色体核型为45,XO。存活下来的Turner患者在生长发育过程中将面临诸多问题，如身材矮小和第二性征不发育、原发性闭经以及躯体畸形，会严重影响患者的社会适应能力；而一些严重的心脏畸形，比如主动脉根部扩张等，甚至会对患者的生命产生严重威胁。

因此，对于Turner综合征应当早期诊断，包括产前检查时对存在发育畸形的胎儿通过绒毛膜活检和羊水穿刺进行染色体检查。从新生儿期到成年后，都要在多学科协作下进行严密观察和合理治疗，以改善患者的生活质量和远期预后。

知识点2：Turner综合征的病理学 副高：掌握 正高：熟练掌握

条索状性腺为Turner综合征的主要特征之一。由于X染色体部分或者完全缺失，导致在胚胎时期生殖细胞就开始迅速退化和卵泡间质迅速纤维化。青春期后主要病理改变是双侧卵巢不发育或无卵泡的条索样性腺。约有30%嵌合型染色体的患者会存在不同程度的卵巢发育。患者的输卵管一般细狭；子宫呈幼稚型，子宫内膜萎缩或者不发育；阴道短小，外阴呈幼稚型。

知识点3：Turner综合征的临床表现 副高：掌握 正高：熟练掌握

Turner综合征患者的临床表现差别很大，典型者表现为身材矮小、性腺发育不全、淋巴水肿和躯体内脏畸形，轻型者仅表现为最终身高略矮、卵巢早衰等。典型的面容表现为多发黑痣、眼睑下垂、鱼形嘴、斜视。躯体畸形表现为身材矮小（未经治疗一般<140cm）、颈粗而短、颈蹼、盾形胸、肘外翻等；后发际低至颈部。第二性征发育不全，无乳房发育，无阴、腋毛生长，外生殖器为女性幼稚型。部分患者存在弱视和色觉缺失、传导性或同时合并感音性耳聋等。

（1）身材矮小：身材矮小是Turner综合征中最为常见的临床问题。至少在95%的患者中存在身材矮小。其中，所有45,XO核型、多数（96%）嵌合体核型以及X染色体结构异常核型的患者均存在身材矮小。未经治疗者身高通常比正常女性低21cm。导致身材矮小的原因包括胎儿期宫内生长延迟、新生儿期生长缓慢、青春期无身高骤长在内的多方面的因素。部分嵌合型染色体的患者，比如45,XO/46,XX，身高受到的影响相对较轻。不恰当的治疗，比如过早应用蛋白同化激素等会使患者的终身高更低。

（2）性腺发育和第二性征发育：由于卵巢不发育或者发育差，绝大多数患者均不能自行出现青春期发育，即到达青春期发育年龄后无乳房发育和其他第二性征的出现；外生殖器仍然处于幼稚状态；18岁时仍无月经初潮。

但是，在部分染色体嵌合型患者中，可以有自发性青春期发育，这主要是与染色体数目异常和结构缺失的部位和严重程度有关。与单体45,XO相比，在染色体嵌合型的患者中青春期自行发育的比例达到40%。总的说来，Turner综合征患者中，10%~20%有自发性青春期发育；2%~5%有自发性月经来潮，但是这部分患者极少能自然受孕。在嵌合型染色体核型患者中，自然受孕的比例<5%，但是其中的40%怀孕后会出现自发性流产和死胎。在存活的子代中，发生先天遗传性疾病以及心血管和神经管发育畸形的比例明显增高，甚至达到30%。

（3）躯体畸形和骨质疏松：多数Turner综合征患者存在躯体畸形。头面部骨骼发育畸形会导致小下颌症、高腭弓和低位耳等。颈椎发育不良会导致短颈。10%的患者存在脊柱侧弯，主要与脊柱发育不良有关。尺骨小头发育不良导致肘外翻。胫骨和股骨发育不良导致膝外翻。患者下肢较短，上部量与下部量比值不正常。尽管存在骨骼发育畸形，一般不会致残，患者的日常生活受影响较轻。

本病患者骨量一般会较正常同龄人低，骨折发生率是正常人群的3倍。

（4）先天性内脏畸形：Turner综合征患者中，先天性心脏病的发生率大约为30%。其中左心发育不全、流出道受阻（特别是二叶式主动脉瓣）为30%~50%；主动脉缩窄约为30%；主动脉根部扩张最少，约为5%，但是一旦发生主动脉内膜破裂，可以出现主动脉夹层，有致死的危险。高血压的患病率是正常人群的3倍，在儿童中为7%~17%，在成人中为24%~40%。高血压的成因与主动脉缩窄等先天性心血管畸形有关。

先天性肾脏畸形在本病中的发生率约为30%，这一数值是正常人群的9倍。常见的肾脏发育畸形包括马蹄肾、单侧盆腔游离肾、肾脏旋转畸形、部分或者完全集合管重复等。存在肾脏发育畸形的患者高血压的风险增加，并且尿路感染、肾积水等发生率高。

（5）内分泌代谢异常：在Turner综合征中，22.2%患者甲状腺自身抗体阳性，其中27%存在甲减。自身免疫性甲状腺疾病的患病率随着年龄的增加而增高，不过甲亢发生风险并没有明显增加。自身免疫性甲状腺疾病在46,Xi（Xq）染色体核型中的发生率更高，这提示甲状腺的自身免疫异常可能与X染色体长臂的某个基因有关。

（6）淋巴性水肿：是由于在体内淋巴管发育异常所致。四肢淋巴水肿在出生时明显，出生后会逐渐自行缓解。头面部异常，比如上睑下垂、后发际低、颈蹼等都与胎儿期的淋巴水肿有关。

（7）精神、神经系统发育：一般来讲，Turner综合征患者的智能可以正常，也可以有较严重的低下。在核型为45,XO以及部分染色体嵌合体中（比如环形X染色体）患者存在不同程度的智力障碍，比如理解力、记忆力、运动协调能力、计算能力低等。

本病患者在青春期时身材矮小和第二性征不发育会影响心理过程的健康成长，形成特殊的心理个性特征，患者表现为自卑感更明显、社会适应能力更差，精神性疾病的患病率也较高。

知识点4：Turner综合征的辅助检查 副高：掌握 正高：熟练掌握

（1）细胞遗传学分析：染色体核型分析是确诊Turner综合征的直接依据。方法是：取外周血淋巴细胞培养，常规制备染色体标本，G显带。计数100个中期分裂象，分析10个核型。根据国际人类染色体命名系统（ISCN）1995分析标准确定染色体核型。

（2）内分泌功能评价：①性腺功能：由于卵巢发育不全，患者基本上不产生或只产生少量雌激素和孕激素。低浓度的性腺激素减弱甚至解除对垂体促性腺激素细胞的负反馈抑制作用，导致促性腺激素如FSH和LH浓度明显高于正常女性。②生长激素分泌：患者均存在不同程度的生长激素缺乏，可以采用生长激素兴奋试验来评价生长激素的分泌能力。常用的GH兴奋试验包括胰岛素低血糖试验、精氨酸兴奋试验、左旋多巴激发试验、可乐定试验等。兴奋试验中，生长激素峰值>10g/L为正常反应，5~10g/L为部分缺乏，<5g/L为严重缺乏。

（3）影像学检查：确诊为Turner综合征的患者必须进行系统的影像学检查，比如心血管超声以及其他内脏超声检查，来明确是否存在先天性畸形。对于不适于超声检查或者超声检查结果可疑者应当进行CT或者磁共振检查进一步明确。对于明确存在先天性畸形的患者，及时制订合理的治疗和监测方案。

知识点5：Turner综合征的诊断　　副高：掌握　正高：熟练掌握

Turner综合征患者一般就诊均较晚，很多患者确诊时常常已经延误了治疗的最佳时机，因此应提高对本病的认识。凡是女孩在儿童期生长缓慢、青春期无月经来潮，尤其是存在多种先天性躯体和内脏畸形者，应考虑到本病的可能，并及时进行性激素测定和染色体核型分析以明确诊断。部分染色体嵌合型的患者，尽管能够有自发性青春期启动和月经来潮，但是闭经时间早、婚后不孕。对于这部分患者也应当及时进行染色体核型分析。产前诊断时常常会偶然发现罹患Turner综合征的胎儿。超声检查发现颈部如颈后囊性淋巴瘤以及全身水肿、浆膜腔积液、全身水肿以及主动脉缩窄、左心发育畸形等，提示有Turner综合征的可能。对于这种情况必须进行绒毛膜活检或者羊水穿刺细胞学染色体核型分析来明确。但是，必须强调，产前检查发现的部分染色体嵌合体Turner综合征胎儿（45,XO/46,XX；45,XO/46,XXiq），其在宫内的发育情况可能与正常无异。对于这种情况，必须向患者家属讲明胎儿出生后存在出现身材矮小和卵巢发育不全的风险。

知识点6：Turner综合征的鉴别诊断　　副高：掌握　正高：熟练掌握

（1）垂体性侏儒症是指因为下丘脑-垂体-胰岛素样生长因子生长轴功能障碍所导致的生长缓慢、身材矮小。与Turner综合征的区别在于该病患者一般躯体体型匀称无畸形，且无内脏先天性畸形。患者可为单一性生长激素缺乏，也可伴其他腺垂体激素的缺乏。垂体性腺轴功能评价和染色体核型分析有助于鉴别。

（2）呆小症：是母体妊娠期间患甲状腺功能减退或胎儿甲状腺发育和激素合成障碍，导致胎儿神经系统发育障碍而引起的疾病。患儿除身材矮小外，常伴甲状腺功能减退表现及智力低下。患儿体格、智力发育迟缓、表情呆钝，发音低哑、颜面苍白、眶周水肿、眼距增宽、鼻梁扁塌、唇厚流涎、四肢粗短、出牙和换牙延迟、行走晚且呈鸭步、性器官发育延迟。甲状腺功能、性腺功能检查和染色体检查有助于鉴别诊断。

（3）体质性青春期延迟：是指到达正常青春期发育年龄仍然无性发育的现象。该病往往有家族遗传倾向，其母亲和姐姐初潮年龄常常偏大。该病患者的生长发育较同龄儿童延迟，智力正常，无内分泌系统或慢性疾病依据；并且一旦出现青春期启动，骨骼生长迅速，性成熟良好，最终身高可达正常人标准。该病患者青春期时检查生长激素分泌正常、性腺功能评价显示为促性腺激素和性腺激素水平仍呈青春期前水平。

知识点7：Turner综合征的身材矮小治疗 副高：掌握 正高：熟练掌握

（1）生长激素治疗：1985年生长激素开始试用于Turner综合征的治疗，至1989年被正式批准应用。多年以来，大量的临床研究和临床实践证实了其在改善终身高方面的价值。生长激素治疗能够使大多数患者的终身高提高5～10cm，在西方国家中甚至可以达到15cm。

1）开始治疗年龄：Turner综合征的患者都存在不同程度的生长激素分泌缺乏。目前没有研究证实，Turner综合征治疗越早身高生长幅度越高。根据治疗经验一般建议，如果患儿身高矮小明显，落后于的正常生长曲线的第5百分位数时，学龄前（4～5岁）就应当开始治疗。治疗期间应在儿科内分泌医生的指导下进行。总之，在青春期前开始治疗，预期治疗效果会好于青春期后才开始治疗。由于确诊时间的延误，我国患者多数在青春期年龄或后才开始生长激素治疗。

2）剂量选择：目前生长激素的常用方法是每晚睡前皮下注射。关于理想的治疗剂量这一问题，目前推荐的剂量是垂体性侏儒治疗剂量的1.5倍，即需要达到0.15U/(kg·d)。有研究证据显示，这样的剂量治疗能够最大限度地增加终身高，并且副作用没有明显增加。

3）监测：应用生长激素治疗期间，应当每4～6个月测定一次身高增长速度，以评价治疗的依从性和治疗反应，从而适当调整剂量。当患者身高增长速度<2cm/年或者达终身高时，可以停止应用。这一时间段一般在15～16岁。

（2）蛋白同化激素治疗：关于应用蛋白同化激素的治疗目前仍然存在争议。最近有研究比较生长激素联合蛋白同化激素治疗与单纯生长激素治疗的效果，发现联合治疗能够使生长速度加快，使终身高提高3.4 cm，并且副作用并没有明显增加。如果开始治疗时年龄稍大（9～12岁），并且身材矮小明显（<5%分位数），可以同时考虑合并应用蛋白同化激素（氧甲氢龙）。剂量一般不能超过0.05mg/(kg·d)。必须注意，这种药物不能单独应用来加速身高生长。还有，蛋白同化激素剂量过大、应用时间过长，会导致患者出现男性化表现（比如阴蒂肥大）和骨骺提前闭合。因此，在8岁以下儿童中不能应用。联合治疗同样是在身高增长速度<2cm/y时或达终身高时停止。

知识点8：Turner综合征的性激素替代治疗 副高：掌握 正高：熟练掌握

Turner综合征的患者中只有极少数有自发性青春期发育，其余都需要采用雌激素治疗诱导青春期启动。青春期结束、患者达到终身高后，可以停止应用生长激素（或者联合蛋白同化激素）治疗，但还需要继续应用雌、孕激素模拟人工周期治疗。

（1）青春期治疗：Turner综合征患者中90%以上存在性腺发育不全；10%～20%的女孩能够自发性青春期启动，2%～5%的患者有自发性月经来潮，并且在没有药物治疗的情况下能够自然受孕。即使是有青春期发育，多数时间也会滞后，并且卵巢功能会出现进行性衰退。

采用雌激素治疗诱导青春期启动的时间一般是在15岁开始。如果患者在12岁时促生长治疗身高不再继续增长并且确认骨骺已经闭合，也可以开始青春期诱导。不可过早应用雌激素治疗，以免影响患者终身高的增长。当然，青春期诱导的起始时间太晚，容易使患者因为第二性征不发育、无月经来潮而产生自卑感，不能很好地融入社会活动。

目前最常用的雌激素治疗方案是口服炔雌醇。起始剂量一般偏小，为正常成人剂量的1/6～1/4，3～6个月后根据治疗反应逐渐加量。雌激素治疗后观察的指标包括乳房、子宫发育等，雌激素治疗的目标是2～3年中使患者的第二性征能够发育到接近正常人水平。黄体酮（常用的是甲羟孕酮）的联合应用时间一般是在出现第一次阴道出血后，或者雌激素治疗12～24个月之后，以维持正常月经周期。

（2）成年后的治疗：通常在18岁左右，采用人工周期治疗可以诱导第二性征发育不全和子宫成熟。此后应定期进行体格检查、化验甲状腺功能和评价骨密度以及心血管疾病风险。

人工周期治疗，不仅可以维持第二性征和子宫良好发育、提高患者受孕概率，对于减轻骨质疏松、降低骨折风险以及降低缺血性心脏病的发生同样有益。

（3）生殖与受孕：绝大多数Turner综合征患者无生育能力，自发性受孕的概率＜5%，主要原因是死胎率高。在部分嵌合体染色体核型的个体中（比如45,XO/46,XX），46,XX细胞系占的比例较大者常有生育能力，不过仍明显低于正常人。此外，45,XO/47,XXX嵌合体患者卵巢功能较好，有自发性月经周期并能自然受孕。总的来说，Turner综合征患者自然受孕或者采用人工辅助生育技术怀孕后，发生流产、死胎、畸胎的比率明显较高。

卵巢功能尚可、有自发性月经周期的患者仍有卵巢早衰的风险，因此应把握受孕时机，婚后应当及早受孕。妊娠期间，应进行绒毛膜活检和羊水穿刺细胞学染色体分析以及超声检查，及早发现胎儿有无染色体畸形和发育畸形。对于存在心血管畸形者（比如主动脉根部扩张）的患者妊娠期间必须定期心脏科随诊，以避免妊娠期间发生主动脉夹层破裂。对于无卵巢功能者，在人工周期治疗子宫发育理想时（子宫内膜厚度达7mm），可以考虑采用人工辅助生育技术妊娠。对于Turner综合征的患者来讲，无论有无卵巢功能，从优生优育的角度目前提倡采用正常供者卵母细胞进行人工辅助生育。

知识点9：Turner综合征的先天性心脏病治疗　　副高：掌握　正高：熟练掌握

先天性心血管畸形的发生率可达30%。其中在新生儿期主动脉缩窄的症状就会出现，此种情况需要及早手术治疗。患者存在先天性主动脉根部扩张时，主动脉壁夹层形成和破裂的风险增加，此种情况会严重威及患者生命，因此必须重视定期超声心动图检查对先天性心血管畸形进行追踪观察。如果血压超过一定范围就应及时治疗。

知识点10：Turner综合征的骨质疏松治疗　　副高：掌握　正高：熟练掌握

有自发性青春期启动者，骨量的减少相对较轻。对于其他患者，如前所述，都存在不同程度的骨量减少、骨质疏松。生长激素和雌激素治疗能够明显提高骨密度，增加骨量，降低骨折的风险。此外还有常规钙剂（1.2g/d）补充治疗。关于磷酸盐治疗是否能够改善患者的骨质疏松，目前尚无太多报道。

知识点11：Turner综合征的内分泌代谢异常治疗　　副高：掌握　正高：熟练掌握

对于自身甲状腺抗体阳性者需要密切监测甲状腺功能。对于确诊甲状腺功能减退者，需要给予适量的甲状腺激素替代补充治疗以改善相关症状，计划妊娠者要求促甲状腺激素水平控制在2～3mU/L之内，避免因为甲状腺功能减退而导致呆小症患儿的出生。生长激素治疗期间患者可能会出现胰岛素抵抗和糖耐量减低，因此需要定期测定血糖。

知识点12：Turner综合征的智能发育治疗　　副高：掌握　正高：熟练掌握

很多的研究证实，Turner综合征患者采用雌激素治疗后，部分神经生理学方面的异常能够得到一定的恢复。恰当适时的心理治疗尤为重要。应当指导患者使之正确认识自身生理异常，增加和提高其心理防御能力。心理治疗应当从儿童期就开始，合理的治疗可以减少精神障碍的发生，使患者更好地适应社会角色。

第八章 多发性内分泌腺瘤病

知识点1：多发性内分泌腺瘤病概述 副高：掌握 正高：熟练掌握

多发性内分泌腺瘤病（MEN）是一类常染色体显性遗传性疾病，常同时或先后有2个或2个以上的内分泌腺发生肿瘤或增生，既可以是散发也可以是家族倾向的遗传性疾病。根据病变的不同组合，可将MEN分为两种类型，即多发性内分泌腺瘤病1型（MEN1）及多发性内分泌腺瘤病2型（MEN2），MEN2又分为2种亚型，即MEN2A和MEN2B。在MEN2中以MEN2A为多见，其次是MEN2B，另外，还包括有家族性甲状腺髓样癌。MEN1基因突变导致肿瘤抑制基因功能缺失，而MEN2的基因突变导致原癌基因被激活。

知识点2：MEN的分类 副高：掌握 正高：熟练掌握

根据病变的不同组合，可将MEN分为MEN1、MEN2及MEN混合型，也有人建议将MAS归入MEN中。MEN1又称Wermer综合征，以甲状旁腺、消化道胰腺及垂体的内分泌肿瘤为特征。MEN2以同一个患者出现MTC、嗜铬细胞瘤以及其他内分泌组织的增生和/或肿瘤为特征。根据临床表现、病理特点及分子遗传学的不同，MEN2可分为3种亚型：MEN2A、MEN2A变异型及MEN2B。MEN2A又称Sipple综合征，以MTC、嗜铬细胞瘤及甲旁亢为特征。MEN2A变异型包括家族性MTC（FMTC）、MEN2A伴皮肤淀粉样苔藓、MEN2A或FMTC伴Hirschsprung病。MEN2B，旧称MEN3型或黏膜神经瘤综合征，以黏膜神经瘤、MTC、嗜铬细胞瘤及类马凡体型为特征。MEN混合型包括重叠综合征、家族性的两个或两个以上内分泌腺瘤病（VHL病、NF-1及CNC）。重叠综合征包括MEN2合并胃泌素瘤、MEN2A合并催乳素瘤、MEN1合并垂体后叶肿瘤、MEN1合并嗜铬细胞瘤、MEN1或MEN2B伴结肠腺瘤样息肉等。

知识点3：MEN的病因及发病机制 副高：掌握 正高：熟练掌握

MEN有明显的家族发病倾向，为常染色体显性遗传性疾病，男女患病率无明显差别，不同类型的MEN有不同的基因缺陷。

（1）MEN1为抑癌基因，定位于第11号染色体长臂上（11q13），有10个外显子，编码610个氨基酸的蛋白质，称Menin蛋白。MEN1基因缺失或突变，导致Menin蛋白被截短而丧失功能，使神经内分泌细胞过度增生从而形成肿瘤。因MEN1基因突变与基因外显率不一致，故通过基因筛查来诊断和预测该病较困难。

（2）MEN2为RET基因的特异性突变所致，RET基因定位于10号染色体长臂上（10q11-12），包含21个外显子，编码酪氨酸激酶，80%～98%的MEN2是由于RET基因第10、11号外显子发生点突变，导致酪氨酸激酶异常激活，诱导细胞增殖及肿瘤发生。与MEN1基因不同的是，MEN2基因突变与基因外显率高度一致，使基因筛查与早期治疗成为可能。

知识点4：MEN1和MEN2的基因特点　　副高：掌握　正高：熟练掌握

MEN1和MEN2的基因特点

	MEN1	MEN2
发病率	（1～20）/10万	（1～10）/10万
遗传	常染色体显性遗传	常染色体显性遗传
基因	MEN1基因	RET基因
基因产物	Menin蛋白（核蛋白）	RET（跨膜酪氨酸激酶）
基因定位	染色体11q13	染色体10q11-12
基因功能	抑癌基因	原癌基因
基因外显率	不一致	一致
基因诊断与防治	不可行	可行

第一节　多发性内分泌腺瘤病1型

知识点1：MEN1的概念　　副高：掌握　正高：熟练掌握

MEN1又称Wermer综合征，是常染色体显性遗传疾病。发病率为（1～20）/10万。MEN1临床表现多种多样，通常在20岁以后发病，以甲状旁腺功能亢进症、肠胰内分泌肿瘤以及垂体的内分泌肿瘤为特征，以上3种主要肿瘤有2个或2个以上即可诊断MEN1。

MEN1可有家族史，在诊断MEN1的基础上若一级亲属中1人患有上述3种主要内分泌肿瘤中的1个就可诊断为家族性MEN1。在甲状旁腺功能亢进者中，MEN1的检出率为1%～18%；在胃泌素瘤中，MEN1的检出率为16%～38%；在垂体瘤中，MEN1的检出率＜3%；在胰岛B细胞瘤中，MEN1的检出率＜5%。

知识点2：MEN1的病理　　副高：掌握　正高：熟练掌握

在MEN1中，甲状旁腺是最常见的病变部位，通常4个甲状旁腺均受累，早期多为增生，诊断较晚者可为腺瘤或腺瘤样增生，几乎不会进展为甲状旁腺癌。消化道胰腺内分泌肿瘤是第二常见的病变部位，常为多发性腺瘤或腺癌，极少数为增生。垂体瘤也是常见的病变组分，大多数是单个腺瘤，仅少数为增生。

知识点3：MEN1甲状旁腺功能亢进症的临床表现　　副高：掌握　正高：熟练掌握

甲状旁腺功能亢进症是MEN1最早和最常见的症状，高钙血症可在青少年时期出现，而大多数患者到40岁才被发现，50岁以上95%都有甲旁亢表现，常累及3～4个甲状旁腺，初为增生，后为腺瘤，一般不发生癌变。大多数的患者无症状，但有一部分患者可表现有典型的甲旁亢症状（多尿、肌痛、无力及泌尿系结石），实验室检查示高钙、血PTH升高。由于PTH增高，可有骨痛、病理性骨折等。

MEN1的甲状旁腺功能亢进症与散发性甲状旁腺功能亢进症存在一些不同。

（1）流行病学不同：MEN1的甲旁亢较散发性甲旁亢发病年龄早（25～55岁），且没有性别差异（男女比例1∶1～3∶1）。

（2）甲状旁腺病理学不同：对MEN1患者进行甲状旁腺探查时发现多个甲状旁腺增大，而且其增大的程度极其不均匀。散发性病例通常为单个的甲状旁腺瘤。

（3）甲状旁腺手术后的结局不同：MEN1患者首次手术中要探查每一个甲状旁腺，这会导致术后甲状旁腺功能减退症发生率增加。成功进行甲状旁腺次全切手术的MEN1患者，在术后随访10年中，约一半的患者甲旁亢会复发。散发性甲旁亢患者术后复发很罕见。

知识点4：MEN1胃泌素瘤的临床表现　　副高：掌握　正高：熟练掌握

消化道胰腺内分泌肿瘤是MEN1第二位最常见的表现，胃泌素瘤占MEN1患者肠胰内分泌肿瘤的一半，故一旦诊断有胃泌素瘤，即提示MEN1存在的可能。胃泌素瘤是MEN1的主要死亡原因，其有1/3发生于胰腺，2/3发生于十二指肠壁，大多数为多灶性，体积小，多为恶性。50%的肿瘤在发现时已发生转移，是造成患者死亡的主要原因之一。确诊依据是血清胃泌素升高，伴有基础胃酸分泌增加。临床表现为多发性顽固性胃十二指肠和空肠上段溃疡、腹泻、恶病质及腹痛（Zollinger-Ellison综合征）。

MEN1的胃泌素瘤还有两个相对特异性的特征：

（1）发病较散发性者早，平均提早10年。

（2）肿瘤呈多发性，常位于十二指肠黏膜下层的小结节（<1cm），而在胰腺中则较少见。

知识点5：MEN1胰岛B细胞瘤的临床表现　　副高：掌握　正高：熟练掌握

胰岛B细胞瘤占MEN1患者肠胰内分泌肿瘤的10%，很少是MEN1的首发症状。可发生在胰腺的多个部位，尽管临床表现为典型的空腹低血糖，血浆胰岛素、胰岛素原和C肽水平升高，胰岛素/血糖比值>0.3。但由于肿瘤小，定位诊断困难，常常需在手术中行B超检查。腺瘤切除后易复发。90%胰岛B细胞瘤为良性，少数为恶性，恶变者可发生肝转移。

确诊依据为低血糖发作时血清胰岛素、C-肽及胰岛素原浓度反而升高。

知识点6：MEN1胰高糖素瘤的临床表现　　副高：掌握　正高：熟练掌握

胰高糖素瘤少见，表现为移行性坏死性皮炎、糖尿病、体重下降和贫血等，血清胰高糖

素水平 > 1000ng/L时即可诊断胰高糖素瘤。当出现临床症状时，胰高糖素瘤通常体积较大，并已发生转移。

知识点7：MEN1血管活性肠肽瘤的临床表现　　副高：掌握　正高：熟练掌握

血管活性肠肽瘤又称Verner-Morrison综合征，罕见，表现为水样腹泻、低钾综合征，即胰性霍乱。因大量钾盐和HCO_3^-从粪便中丢失，常有严重低血钾和酸中毒。若腹泻引起低血镁，则虽有高血钙，仍可有手足搐搦。血管活性肠肽（VIP）有扩张血管作用，可导致低血压和面部潮红。此外，约50%患者有高血钙，可能与肿瘤组织分泌PTH相关蛋白（PTHrP）有关。空腹血管活性肠肽（VIP）水平 > 200ng/L时可确诊，且恶性倾向明显。出现临床症状时，VIP瘤通常体积较大，并已发生转移。

知识点8：MEN1胰多肽瘤的临床表现　　副高：掌握　正高：熟练掌握

胰多肽瘤极罕见，虽有血清胰多肽升高，但常无特殊临床表现。甲旁亢患者可见胰多肽水平升高，其他胰腺内分泌肿瘤也可分泌胰多肽。因此，血清胰多肽升高虽不能代表胰多肽瘤的存在，却可能作为早期发现MEN1中存在胰腺内分泌肿瘤的标志物。

知识点9：MEN1垂体肿瘤的临床表现　　副高：掌握　正高：熟练掌握

垂体肿瘤占MEN1第3位，见于约1/3的MEN1患者，多为良性。大多数是单个腺瘤，仅少数为增生。

（1）60%为泌乳素瘤，女性患者表现为闭经、泌乳；男性患者表现为阳痿。

（2）25%为生长激素瘤，表现为肢端肥大症。

（3）2%～6%可为垂体ACTH瘤，表现为Cushing病。

（4）大腺瘤可出现局部压迫症状，如头痛、视力障碍、视野缺损、垂体功能减退等。

也可有垂体无功能瘤。诊断和治疗同一般垂体瘤。

知识点10：MEN1类癌的临床表现　　副高：掌握　正高：熟练掌握

类癌见于约14%的MEN1患者。与散发性者不同，MEN1相关的类癌主要起源于前肠器官，如胸腺、支气管、胃、胰腺、十二指肠等。其中胸腺类癌多见于男性，而支气管类癌多见于女性。MEN1类癌的平均发现年龄是45岁，晚于MEN1的其他肿瘤。70%胸腺类癌可有局部浸润或转移，高于支气管类癌的20%。MEN1的胸腺类癌和支气管类癌很少过多分泌ACTH、降钙素或GHRH，同样也很少过多分泌5-羟色胺或组胺，因此，表现为潮红、腹泻、腹痛、支气管痉挛等典型的类癌综合征的表现罕见。胃肠道类癌常在发生肝转移后才出现潮红等上述症状。

知识点11：MEN1肾上腺皮质肿瘤的临床表现 副高：掌握 正高：熟练掌握

肾上腺皮质肿瘤在MEN1中可高达40%。大多数为无功能性腺瘤，极少数为功能性腺瘤，可引起皮质醇增多症、原发性醛固酮增多症或嗜铬细胞瘤的临床表现。此外，尚可见弥漫性或结节性增生，腺癌少见。

知识点12：MEN1面部血管纤维瘤的临床表现 副高：掌握 正高：熟练掌握

85%的MEN1患者出现多发性面部血管纤维瘤。半数MEN1患者有5个或5个以上。

知识点13：MEN1胶原瘤的临床表现 副高：掌握 正高：熟练掌握

胶原瘤见于70%的MEN1患者，在躯干部分呈现发白的斑点样病变，不累及面部和颈部。

知识点14：MEN1脂肪瘤的临床表现 副高：掌握 正高：熟练掌握

见于30%的MEN1患者，通常是位于皮下的小脂肪瘤，有时呈多发性。

在MEN1的脂肪瘤、血管纤维瘤及胶原瘤中，均存在11q13拷贝的缺失，提示可能是由于第2个MEN1基因的拷贝被失活所致。

知识点15：MEN1的辅助检查 副高：掌握 正高：熟练掌握

（1）甲状旁腺功能亢进症：可测定白蛋白校正或游离的血清钙和PTH水平。患者血清钙和PTH水平升高。对于散发性甲旁亢，通常仅需进行单侧或更局限的颈部探查术，为了提高检出率，甲状旁腺手术前需要进行无创性影像学检查，包括超声波、^{99m}Tc sestamibi显像或CT扫描。对于MEN1的甲旁亢则不然，初次手术前无需进行这些检查，因为术中必须探查全部腺体。对于需要再次手术的MEN1患者，可以进行上述无创性检查，必要时还可选择有创性检查，如超声波引导下细针穿刺抽吸活检用于PTH分析、选择性动脉造影、选择性静脉取血测定PTH等。

（2）消化道胰腺内分泌肿瘤：在MEN1的各种消化道胰腺内分泌肿瘤中，血清嗜铬粒蛋白A检测的真阳性率最高。在影像学方法所检出的这类肿瘤中，血清嗜铬粒蛋白A水平均明显升高。

胃泌素瘤通常出现空腹血清胃泌素水平升高（>171pmol/L），伴有基础胃酸分泌增加。血清胃泌素轻度升高时，应行静脉滴钙或静注促胰液素激发试验，如胃泌素升高幅度>114pmol/L，可除外其他原因所致的高胃泌素血症。内镜和内镜超声检查可发现消化性溃疡和十二指肠胃泌素瘤。

在胰岛素瘤中可表现为空腹低血糖。在出现低血糖症状时血清胰岛素、C-肽及胰岛素原水平反而升高。若诊断有困难，可行饥饿试验或胰高血糖素激发试验。大的胰岛素瘤可被CT扫描所发现。虽然利用内镜超声或生长抑素受体放射显像技术难以对胰岛素瘤进行定位，但术中超声波检查却能取得满意的定位效果，最高能达到90%。对于术前显像技术未能发现的肿瘤，选择性胰腺动脉插管输注钙剂并收集肝静脉血检测胰岛素（ASVS）可进行有效的定位。

（3）垂体瘤：催乳素瘤患者空腹血清催乳素水平明显升高，血清催乳素水平＞200μg/L可以诊断催乳素瘤，但需除外可导致假阳性结果的情况，如妊娠、哺乳、服用多巴胺受体拮抗剂等。只有在出现更加明确的指征时才需要评估其他垂体激素的水平。就垂体病变而言，最敏感的影像学检测方法是MRI。

（4）类癌：尚无足够敏感的生化指标。CT可用于筛查纵隔或支气管类癌，胃或十二指肠类癌可通过内镜或内镜超声检查发现。此外，必要时也可以采用生长抑素受体放射显像技术来发现类癌。

知识点16：MEN1的特殊检查　　副高：掌握　正高：熟练掌握

（1）甲状旁腺病变可行B超及核素扫描（^{99m}Tc-MIBI）。

（2）垂体的病变可行CT和MRI检查，以MRI的敏感性和特异性最好。

（3）^{111}In-奥曲肽扫描对肠胰内分泌肿瘤、肿瘤肝脏及骨的转移都有较高的阳性率。

（4）内镜超声对胰腺小肿瘤的定位有较高的价值。

知识点17：MEN1的基因诊断　　副高：掌握　正高：熟练掌握

因在MEN1中基因型和表型之间的相关性不明显，故患者是否应进行基因筛查仍然有争议。

知识点18：MEN1的诊断要点　　副高：掌握　正高：熟练掌握

（1）甲旁亢，多为4个甲状旁腺同时受累。

（2）胰腺内分泌肿瘤。

（3）垂体瘤。

（4）可伴有或不伴有其他肿瘤。

（5）常染色体显性遗传家族史。

值得注意的是，不同患者的临床病程可以完全不同，且多种腺体可同时或先后受累，甚至前后间隔很长时间。

知识点19：MEN1的鉴别诊断　　副高：掌握　正高：熟练掌握

MEN1需与非MEN1的同类病变（如散发性甲旁亢、胰腺内分泌肿瘤及垂体瘤）相鉴别，二者间的临床表现、定性和定位检查相似，但从多种内分泌腺体病变和家族史不难进行鉴别。MEN1的甲旁亢尚需与家族性低尿钙性高钙血症（FHH）相鉴别。FHH是钙感受器（一种在甲状旁腺和肾脏中发现的跨膜G蛋白偶联受体）的失活性突变所致，亦为常染色体显性遗传，也可有甲状旁腺增生和血清PTH升高。二者的鉴别点在于尿钙排泄在MEN1的甲旁亢患者中通常增高，而在FHH则降低。MEN1患者出生时的血清钙水平罕见升高，但在FHH的新生儿中则常见增高，且甲状旁腺切除术不能纠正高血钙。

知识点20：MEN1的筛查　　副高：掌握　正高：熟练掌握

（1）MEN1的筛查一般应满足3个主要的目标：发现MEN1的携带者；发现MEN1肿瘤，尤其是在可治疗的阶段；经济有效。通过种系突变基因检测、致病基因附近的DNA单倍型检测及肿瘤性状监测可以发现携带者。

（2）MEN1基因种系突变分析可发现或排除大多数MEN1的携带者。当MEN1先证者未能检测到MEN1基因的种系突变时，其亲属中携带者的确定变得比较困难，但仍可通过定期的肿瘤性状监测或单倍型分析来确定携带者。

（3）当采用DNA方法（突变或单倍型分析）无法确定携带者时，推荐直接进行定期和简化的肿瘤监测。

（4）与MEN2不同，DNA分析虽然可以发现MEN1的携带者，但对指导药物治疗或外科干预的价值有限；并且基因筛查也不能确定携带者的患病状态。因此，对于已证实的MEN1携带者，应给予持续的密切监测。

肿　瘤	开始检查的年龄（岁）	每年的生化检查	每3～5年的影像学检查
垂体前叶肿瘤	5	催乳素，IGF-1	MRI
前肠类癌	20		CT
胃泌素瘤	20	胃泌素*	不建议
胰岛素瘤	5	空腹血糖	不建议
其他消化道胰腺肿瘤	20		放射性核素标记的奥曲肽显像，CT或MRI
甲状旁腺腺瘤	8	血钙（特别是游离钙），PTH	不建议

*如果胃泌素升高，应测定胃酸分泌量；如果胃泌素升高或胃酸分泌增多，必要时测定促胰液素刺激后的胃泌素水平。

IGF-1：胰岛素样生长因子1

知识点21：MEN1的治疗　　副高：掌握　正高：熟练掌握

肿瘤的多样性是MEN1的主要特征，表现为一个组织中出现多个肿瘤以及多个组织发生多种肿瘤。即使在次全切除术后还会常常呈现复发的特征。尽管如此，MEN1相关的肿瘤通常还是需要手术治疗。对大多数这类肿瘤而言，最初的手术不是根治性治疗，而且患者一生中常需要多次的手术操作及两个或两个以上内分泌腺的手术。因此，处理这类患者需要确立明确的目标，而非每次发现一个肿瘤就随便地建议手术。

（1）甲状旁腺功能亢进：最佳方案是手术切除肿瘤。有严重高血钙（>3.0mmol/L）、骨病或肾结石者肯定是手术的适应证。MEN1甲状旁腺4个腺体均可受累，切除3或4个腺体，术后仍可复发，通常行4个腺体的切除并做自体移植。

（2）胃泌素瘤：在MEN1的患者中，治疗Zollinger-Ellison综合征通常推荐用双倍剂量的质子泵抑制剂。是否手术仍然有争议，因为与散发的促胃液素瘤相比手术效果较差（能完全切除肿瘤的生存率只有16%）。只有在以下情况时推荐手术：①药物治疗的效果不好或不耐受；②肿瘤>2cm；③转移的风险增加（有家族史）；④没有发生肝转移。如果手术切除不全或术后复发，可再次手术或采用药物（氟尿嘧啶、奥曲肽或干扰素）治疗。若发生肝转移可考虑切除转移肿瘤或行肝动脉栓塞。化疗（链佐星和多柔比星）效果较差。

（3）胰岛B细胞瘤：大多数为多发性小肿瘤，故手术难度较大。如能进行术前或术中定位，可行肿瘤摘除或局部胰腺切除，否则可行胰腺次全切除。恶性肿瘤不能完全切除或已有转移者，可用二氮嗪控制低血糖症，也可用链脲佐菌素（链佐星）进行化疗，尚可试用奥曲肽。

（4）无功能的胰十二指肠肿瘤：以手术治疗为佳，以防恶变或转移。

（5）有功能的胰十二指肠肿瘤：包括胰高糖素瘤、胃泌素瘤、血管活性肠肽瘤和生长抑素瘤，较为罕见，恶性度高，呈多灶性、定位难、易转移，手术时50%患者已有淋巴结转移。通常采用根治手术。若发生肝转移，可考虑肝转移瘤切除或射频消融，以减轻肿瘤持续分泌过多激素导致的临床症状。

（6）垂体肿瘤较大、有功能（能分泌激素引起临床症状）或有压迫症状者均应手术切除。

（7）其他肿瘤：包括肾上腺皮质腺瘤、类癌等，原则上都应采取手术治疗。脂肪瘤通常不必治疗。

第二节　多发性内分泌腺瘤病2型

知识点1：MEN2的概念　　副高：掌握　正高：熟练掌握

MEN2为常染色体显性遗传性疾病。发病率为（1～10）/10万，以同一个患者出现甲状腺髓样癌（MTC）、PHEO以及其他内分泌组织增生和/或肿瘤为特征。MEN2可分为MEN2A（Sipple综合征）、MEN2B以及家族性甲状腺髓样癌，甲状腺髓样癌是MEN2诊断的基本要素。

知识点2：MEN2的病理　　副高：掌握　正高：熟练掌握

在MEN2中，最常见和最早出现的病变是MTC，起源于甲状腺滤泡旁细胞（或称C细胞）。病理学上最早为C细胞局灶性增生，继之发展为结节性增生，随后转变为显微镜下可见的髓样癌，最后形成肉眼可见的髓样癌。C细胞生长穿透滤泡基底膜是界定增生向癌转化的组织学变化。其主要特征为双侧性和多中心肿瘤。嗜铬细胞瘤也是MEN2的重要组分，其组织学演变过程类似MTC，首先为局灶性增生，继之发展为弥漫性增生和嗜铬细胞瘤。甲状旁腺的病变相对较轻，其组织学演变过程类似MTC和嗜铬细胞瘤，即在甲状旁腺细胞增生的基础上形成腺瘤。

知识点3：MEN2A甲状腺髓样癌的临床表现 副高：掌握 正高：熟练掌握

MTC是大多数MEN2最早出现的临床表现，并见于所有的MEN2患者中。MTC为起源于甲状腺C细胞的肿瘤，为多病灶性。在开始时为C细胞的增生，以后是癌变、最终发生转移（淋巴结、肝、肺和骨）。临床表现除甲状腺增大或结节外，还可因分泌降钙素及多种异源性激素（ACTH、血管活性肽、5-HT等）而引起多种症状，如皮肤潮红、消化性溃疡、腹泻和高血压等。尚可经血行转移至远处部位，最常见者为肝、肺及骨骼，成为MEN2患者死亡的主要原因。

知识点4：MEN2A嗜铬细胞瘤的临床表现 副高：掌握 正高：熟练掌握

嗜铬细胞瘤占MEN2A的50%，与散发的病例不同，在MEN2A中嗜铬细胞瘤常常累及双侧肾上腺，多为良性，而且发病的年龄较早（有报道在12岁的儿童中发现）。有的患者由于临床表现较轻未被诊断，而在行甲状腺髓样癌手术过程中出现高血压危象而被发现。其主要特征：①肿瘤多位于肾上腺，肾上腺外极罕见；②肿瘤常为双侧和多发性，且瘤外肾上腺髓质可见增生；③大多为良性，恶性嗜铬细胞瘤罕见。许多患者的症状和体征均不典型，这可能是对具有高危险因素者进行筛查而得到早期诊断的缘故。早期的肾上腺髓质异常可引起发作性头痛、心悸及神经质，但高血压少见。

知识点5：MEN2A甲状旁腺功能亢进症（增生或腺瘤）的临床表现 副高：掌握 正高：熟练掌握

MEN2A约30%可出现甲状旁腺功能亢进症，其中85%为增生，15%为腺瘤。其临床表现与一般的甲旁亢相似，但病情大多比较轻，肾损害和骨病较MEN1少见。在早期C细胞病变行甲状腺切除术的患者中，虽可见到甲状旁腺增生的组织学表现，但均未表现为甲旁亢。

知识点6：MEN2A变异型的临床表现 副高：掌握 正高：熟练掌握

罕见。MEN2A有2种变异型，即苔藓样皮肤淀粉样沉着症和先天性巨结肠症。

（1）苔藓样皮肤淀粉样沉着症表现为上背部皮肤苔藓样改变及难治性瘙痒，与RET基因634等位点突变有关。

（2）先天性巨结肠症又称为Hirschsprung病，可发生于新生儿，90%表现为先天性巨结肠。

知识点7：MEN2B多发性黏膜神经瘤的临床表现 副高：掌握 正高：熟练掌握

多发性黏膜神经瘤是MEN2B的主要特征，且常为首发临床表现。在婴儿期即可出现，好发部位主要为舌尖和口唇，也多见于眼结膜下和全胃肠道黏膜。角膜神经受累可由裂隙灯检查发现。颈部或腹部手术时也常可发现神经肥大增粗。胃肠道神经节神经瘤可引起梗阻、结肠扩张或伴有腹泻的儿童期急腹痛样综合征。婴儿期可因咽部神经肌肉发育不良而引起吮乳和吞咽困难。部分可疑黏膜神经瘤者需行黏膜活检加以证实。与神经瘤同时出现的其他特征还包括类马凡体型等。

知识点8：MEN2其他家族性多发性内分泌腺瘤病 副高：掌握 正高：熟练掌握

（1）von Hippel-Lindau病：以视网膜血管母细胞瘤、中枢神经系统血管母细胞瘤、肾脏细胞癌、内脏囊肿、嗜铬细胞瘤及胰腺内分泌肿瘤为特征。到60岁时，超过90%的基因携带者会表现出一种或多种相关的临床表现。超过70%的基因携带者有一个或更多的中枢神经系统肿瘤。值得关注的是，25%～35%患者有单侧或双侧嗜铬细胞瘤，15%～20%的患者有胰腺内分泌肿瘤。

（2）神经纤维瘤病1型：以神经纤维瘤和特征性的皮肤牛奶咖啡斑为主要特征。可伴有多种神经内分泌肿瘤，其中包括嗜铬细胞瘤、甲旁亢、MTC、下丘脑或视神经肿瘤等。

（3）Carney复合体：临床表现包括心脏、皮肤和乳腺黏液瘤，点状色素沉着，睾丸肿瘤，肾上腺皮质肿瘤，分泌生长激素的垂体瘤以及周围神经鞘瘤。

（4）McCune-Albright综合征：以多发性骨纤维发育不良、皮肤牛奶咖啡斑及性早熟为特征。多数同时伴有多种内分泌腺的功能异常，如性早熟、甲状腺功能亢进症、皮质醇增多症、催乳素瘤、生长激素分泌过多等，其中以性早熟最常见。

知识点9：MEN2A的实验室检查 副高：掌握 正高：熟练掌握

血钙、血磷、碱性磷酸酶、PTH，尿钙、尿磷，血降钙素、血尿儿茶酚胺水平，24小时尿VMA，尿甲氧基肾上腺素等。

知识点10：MEN2A的辅助检查 副高：掌握 正高：熟练掌握

（1）MTC：基础和激发试验（钙和五肽胃泌素）后的血清降钙素水平增高，但血清钙水平则正常。注射钙或五肽胃泌素后测定血清降钙素水平可以更早识别MTC。降钙素测定不仅是诊断MTC的最佳方法，而且可作为观察术后残存肿瘤灶或转移灶的敏感指标。术前确诊可借超声波引导下穿刺活检，核素扫描（尤其是亲肿瘤显像）对术前诊断也有一定意义。超声波、CT或MRI扫描也可用于确定肿瘤范围和远处转移。MTC癌组织易发生钙化，颈部X线检查可见甲状腺部位和转移淋巴结内有致密的团块状钙化灶，边缘为毛刺状。

（2）嗜铬细胞瘤：24小时尿肾上腺素（E）排泄率增多和血中甲氧基肾上腺素升高是最敏感的诊断指标。因肿瘤以分泌肾上腺素为主，故首先见到的生化异常为尿中E水平增高和E与去甲肾上腺素（NE）比值增加。在晚期或较大的嗜铬细胞瘤中，尿中E、NE及其甲氧基代谢产物通常增加。尿中香草扁桃酸（VMA）在病程早期一般正常，故不能作为肿瘤筛查的指标。肾上腺CT或MRI扫描是肿瘤术前定位的最佳方法，CT检查在大多数情况下即足以确诊，但MRI的特异性更强，有助于区分小的嗜铬细胞瘤和肾上腺皮质腺瘤。对于怀疑为多发性或肾上腺外的嗜铬细胞瘤患者，可进行^{131}I-间碘苄胍（MIBG）核素扫描。

（3）甲状旁腺功能亢进症：患者可有血清钙和PTH水平升高。MEN2A的甲状旁腺增生者，早期血钙和血清PTH水平均可正常，但在滴注钙剂时血清PTH水平不受抑制，这是诊断甲状旁腺功能异常的最早期指标。

知识点11：MEN2A的诊断要点 副高：掌握 正高：熟练掌握

就MEN2A整体而言，有个人或家族的甲状腺髓样癌病史和RET基因的突变。甲状腺结节的细针穿刺对甲状腺髓样癌的诊断有帮助。就MEN2A而言，患者若表现有甲状腺髓样癌、嗜铬细胞瘤及原发性甲旁亢加上RET基因的突变，即可诊断。仅有RET基因的突变而无任何临床表现者为MEN2A的高危人群。

知识点12：MEN2B的临床表现 副高：掌握 正高：熟练掌握

MEN2B的特征是黏膜神经瘤伴甲状腺髓样癌（或C细胞增生），也称黏膜神经瘤综合征。可分布在从口唇至肛门的各处，见于95%的MEN2B患者，以口腔黏膜、舌、唇、颊部最多，也可见于眼睑、结膜、角膜、皮肤及胃肠道等处。患者常呈现特殊面容，即口唇肥厚、宽鼻背、睑外翻和多发性神经瘤。Marfan综合征体型，表现为四肢细长、消瘦、脊柱后凸，蜘蛛样手足或弓形足，足趾外翻畸形等，皮肤出汗异常，温觉丧失，可出现便秘或腹泻。可以伴有嗜铬细胞瘤。

知识点13：MEN2B的检查 副高：掌握 正高：熟练掌握

（1）实验室检查：参考MEN2A的相应检查项目。另外，皮肤、肠道和直肠黏膜的活检对神经瘤的诊断有帮助。

（2）X线检查：可见结肠袋与黏膜皱襞异常、结肠憩室与巨结肠、食管节段性扩张、胃扩张、小肠节段性扩张、胃食管反流、胃排空反流和胃排空延迟等。其他特殊检查参考MEN2A。

（3）基因筛查：MEN2B的RET基因突变主要发生在918或883号基因位点，基因筛查可早期诊断。

知识点14：MEN2B的诊断要点　　副高：掌握　正高：熟练掌握

MEN2B的诊断要点：①多发性黏膜神经瘤的表型特征；②MTC；③嗜铬细胞瘤；④常染色体显性遗传史。

知识点15：MEN2的筛查　　副高：掌握　正高：熟练掌握

（1）MTC是MEN2综合征最早的临床表现，也是导致合并症和死亡的主要原因。早期识别MTC特别是MEN2B的MTC具有十分重要的意义，这是因为MEN2B的MTC在早年即有转移倾向。因此，早期识别RET原癌基因的种系突变，有助于降低MEN2患者的合并症和死亡率。事实上，早期识别突变基因的携带者使得这类个体有可能在肿瘤出现前通过预防性甲状腺切除术达到预防或治愈MTC。

（2）RET原癌基因筛查适用于：MEN2患者及其亲属；MEN2可疑患者；MTC患者，尤其是年轻起病和/或伴有甲状腺C细胞增生者。对突变位点已明确的MEN2家系尚可进行产前诊断。

（3）常规生化筛查适用于：不能进行基因筛查时的MEN2患者的所有亲属；MEN2家系中经基因筛查确定的基因携带者，而非携带者则不必进一步筛查；突变位点尚未能确定的MEN2家系中的所有未发病成员。

（4）生化筛查项目包括：①基础和刺激后的血清降钙素；②尿中儿茶酚胺和甲氧基肾上腺素；③血清钙。目前建议基因筛查应二次确认，而生化筛查应每年1次，MEN2A和MEN2B分别从5岁和出生后开始。影像学检查如MRI或CT扫描通常仅用于生化筛查异常或具有嗜铬细胞瘤疑似症状的个体。

知识点16：MEN2的治疗　　副高：掌握　正高：熟练掌握

（1）甲状腺髓样癌：无论MEN2A还是MEN2B患者都建议手术治疗。由于病变为双侧性和多发性，且常有局部淋巴结转移，故应做甲状腺全切除，术中需仔细探查颈部并切除肿大淋巴结。术后给予甲状腺激素替代治疗。理想的状况是在可能进展为恶性的年龄之前进行手术。目前把遗传性MTC分成3种不同的危险类别，即极高危组、高危组及中危组。极高危组包括MEN2B和RET基因883、918或922密码子突变的患者。这些患儿在1岁以内即可出现MTC转移，故推荐在出生后6个月内进行甲状腺全切除术和中央区域淋巴结清扫。高危组包括RET基因第609、611、618、620或634密码子突变的患者。在5岁前应进行甲状腺全切除术，至于是否需要进行中央区域淋巴结清扫术，目前意见尚不一致，但多数医生在首次手术时同时进行了此项处理。中危组包括RET基因第768、790、791、804或891密码子突变的患者，其MTC侵袭性较小，淋巴结转移和MTC相关的死亡不常见。关于这些患者进行甲状腺全切除术的年龄尚未达成共识，但一致的观点是如果这些患者没有进行早期甲状腺切除术，就应该密切随访。放疗和化疗对MTC的疗效较差。在有颈部广泛局部转移病变的患者中，外放射可防止局部复发或缩小肿瘤体积，但并非根治性方法。应用阿霉素、长春新碱、环磷酰胺及达卡巴嗪联合的化疗可作为姑息性治疗方法。所有遗传性MTC患者在术前都应该常规进行检查以确定嗜铬细胞瘤是否存在，并且在甲状腺手术前应该先行嗜铬细胞瘤切除术。

（2）嗜铬细胞瘤：在所有MEN2患者中，嗜铬细胞瘤切除必须在其他手术之前完成。术前准备同散发性者，术前和术中应使用α和β肾上腺素能受体阻滞剂。由于肿瘤多为双侧性，故过去多主张行双侧肾上腺全切除，术中和术后必须补充糖皮质激素和盐皮质激素。随着影像学技术和微创外科技术的发展，更多医生选择外侧手术径路或腹腔镜下切除有病变的肾上腺，对单侧肿瘤者尤为合适。术后要终生随访。此外，另一种可供选择的方法是切除嗜铬细胞瘤和肾上腺髓质，而保留肾上腺皮质。虽然有嗜铬细胞瘤复发的风险，但这种方法可避免需要类固醇激素的终身替代治疗。

（3）甲旁亢：早期患者常无临床症状和生化异常，故在甲状腺手术时应常规探查甲状旁腺。如外观异常或可疑者应做冰冻切片。当证实有增生或腺瘤可行手术切除。通常的手术方式是切除3个半的腺体，并将剩余的半个腺体保留在颈部。对于甲旁亢表现突出（几乎总是与RET密码子634突变关联）和常有复发的家系，倾向于行甲状旁腺全切除，并将自体甲状旁腺移植于前臂肌肉中。虽然复发不常见，但术后需常规进行随访。

（4）黏膜神经瘤：神经瘤一般不会癌变。对于面部神经瘤，主要的处理方式是整形和美容手术。神经瘤引起的肠憩室和巨结肠可行手术切除，其他胃肠道病变则仅需对症治疗。

（5）以逆转RET激活为基础的治疗：目前已知许多酪氨酸激酶抑制剂，特别是那些以血管内皮生长因子受体家族为靶向者，可抑制RET原癌基因的磷酸化。其中主要有3个抑制剂——凡德他尼、多吉美及AMG706，均在进行治疗MTC的Ⅱ期临床试验。初步的研究提示，在MEN2相关的MTC患者中，凡德他尼治疗可使近20%患者出现肿瘤消退的迹象，目前该药物正在进行Ⅲ期临床试验。此外，正在进行Ⅰ期临床试验的药物至少还有另外两种抑制剂（XL184和AG-013736），它们也已初步显现出治疗效果。尽管现在还不清楚这些抑制剂将来是否具有长期的疗效、是否能够被批准用于MEN2的治疗，但初步的研究结果证明灭活RET具有一定的治疗效果的。

第九章　代谢性疾病

胰岛素瘤

第一节　胰岛素瘤

知识点1：胰岛素瘤的概念　　副高：熟练掌握　正高：熟练掌握

胰岛素瘤为胰岛B细胞肿瘤，又称内源性高胰岛素血症，占胰岛细胞肿瘤的70%～75%。是胰腺神经内分泌肿瘤中比较常见的一种，大多数为良性，恶性者很少。临床特点是功能性分泌多量胰岛素而使空腹低血糖以及由于多次低血糖发作导致的中枢神经损害，为临床上低血糖的主要病因之一。手术切除后可痊愈。

胰岛素瘤可发生于任何年龄，但多见于青、中年，男性多于女性。

知识点2：胰岛素瘤的分类　　副高：熟练掌握　正高：熟练掌握

胰岛素瘤大多数为良性，恶性者占10%～16%。电镜下可见胰岛素瘤细胞内有典型β颗粒和异型颗粒，根据细胞内所含颗粒情况通常分为四型：①Ⅰ型：电镜下可见细胞内含有典型的β颗粒；②Ⅱ型：电镜下可见同时含有典型的β颗粒和异型颗粒；③Ⅲ型：电镜下可见仅有异型颗粒；④Ⅳ型：电镜下无颗粒。

知识点3：胰岛素瘤的病理学　　副高：熟练掌握　正高：熟练掌握

胰岛素瘤多数为单发，约占90%以上，少数为多发性。瘤体一般较小。肉眼观察胰岛素瘤表面光滑，呈圆形或椭圆形，偶为不规则形。一般呈粉红色或暗红色，边界清楚，质略硬。肿瘤细胞富含胰岛素。

镜下观察：瘤细胞呈多角形，细胞界限模糊，胞质稀疏较透亮；细胞核圆形或椭圆形，大小一致，染色质均匀细致，核仁一般不易见到；瘤细胞成团排列，与毛细血管关系密切，呈小结节或岛状；瘤细胞亦可呈腺腔样排列，呈菊形团状，腺腔内有时可见红染分泌物，细胞多为柱状，核在基底部；瘤细胞还可呈片状分布。瘤细胞在电镜下可见其分泌颗粒具有β颗粒特征。

知识点4：胰岛素瘤的临床表现　　副高：熟练掌握　正高：熟练掌握

胰岛素瘤常有典型的Whipple三联征表现，即空腹时低血糖症状发作、发作时血糖低于2.8mmol/L、进食或静脉推注葡萄糖可使症状迅速缓解。

（1）交感神经兴奋：因释放大量肾上腺素，临床上多表现为低血糖引起的代偿性反应，如面色苍白、四肢发凉、出冷汗、心悸、手颤腿软、血压轻度升高等。

（2）意识障碍：因低血糖所致脑细胞缺乏葡萄糖所致，如精神恍惚、嗜睡、昏迷等；也可表现为意识不清、反应迟钝、智力减退等。

（3）精神异常：为低血糖反复发作，大脑皮层受到进一步抑制的结果，症状多种多样，严重者有明显的精神症状，有时被误诊为精神病。

（4）颞叶癫痫：与癫痫大发作相似，为最严重的精神神经症状，发作时知觉丧失、牙关紧闭、四肢抽搐、尿便失禁。

知识点5：胰岛素瘤的空腹血糖测定　　　　副高：熟练掌握　正高：熟练掌握

胰岛素瘤患者禁食15小时，空腹血糖往往在2.78mmol/L以下。对一些轻症患者，禁食可延长至24～48小时。本病患者多在禁食15～36小时内出现低血糖症状，如果禁食60～72小时仍不发作，可排除胰岛素瘤。

知识点6：胰岛素瘤的胰岛素测定　　　　副高：熟练掌握　正高：熟练掌握

测定患者空腹或发作时外周静脉血胰岛素水平，是确诊胰岛素瘤的直接依据。正常人空腹外周血胰岛素水平为5～30μU/ml，平均低于24μU/ml。本病患者不仅胰岛素水平显著升高，即使在低血糖状态下胰岛素水平仍然高（可达100～200μU/ml），为本病最特异表现。

除了空腹测定外，还可在手术中经门静脉取血测定胰岛素，方法为：手术中在输葡萄糖液前用细针穿刺门静脉主干取血，测定血糖和胰岛素水平。如门静脉主干血的胰岛素>100μU/ml，应考虑有胰岛素瘤存在的可能，如胰岛素值>200μU/ml，可诊断为胰岛素瘤。此法在诊断上的特异性优于外周静脉血所测定的结果；也可用于判断胰岛素瘤是否已切除完全。

知识点7：胰岛素瘤的血胰岛素原/总胰岛素测定
副高：熟练掌握　正高：熟练掌握

胰岛素正常分泌者该比值<15%，器质性胰岛素不适当分泌过多性低血糖症>15%，特别是胰岛素瘤患者该比值明显增高。

知识点8：胰岛素瘤的饥饿和运动试验　　　　副高：熟练掌握　正高：熟练掌握

晚餐后禁食，次日清晨开始测定血糖、胰岛素。如果没有明显的低血糖，则继续禁食并密切观察，每4个小时或者出现低血糖症状时测血糖、胰岛素。如果仍然不出现低血糖，则在禁食后12、24、36、48小时各做2小时运动直至低血糖发作。如果禁食以后血糖<2.8mmol/L，胰岛素释放指数>0.4，应考虑为胰岛素不适当分泌过多，胰岛素瘤可能性大。如果禁食72小时仍无发作，则本病可能性小。

知识点9：胰岛素瘤的胰高血糖素试验 副高：熟练掌握 正高：熟练掌握

空腹快速静脉注射胰高血糖素0.03mg/kg，总量≤1mg，测定3小时血糖、胰岛素，如果低血糖时胰岛素>150μU/ml则考虑为胰岛素不适当分泌过多，胰岛素瘤患者多在注射后5分钟血清胰岛素升高至160mU/L以上或者在30、40、60分钟时胰岛素分别较注射前增加60、40、20mU/L。

知识点10：胰岛素瘤的亮氨酸试验 副高：熟练掌握 正高：熟练掌握

在10分钟内口服亮氨酸（150mg/kg），测定3小时血糖、胰岛素，如果低血糖时胰岛素>40μU/ml则考虑为胰岛素不适当分泌过多，胰岛素瘤患者明显升高。或在30分钟内静脉注射亮氨酸200mg/kg，如果血葡萄糖降低1.39mmol/L（25mg/dl）以上、血浆胰岛素增加30mU/L以上，或在30、60、90分钟时血浆胰岛素分别增加20、15、10mU/L，强烈提示胰岛素瘤的诊断。

知识点11：胰岛素瘤的C肽抑制试验 副高：熟练掌握 正高：熟练掌握

空腹时静脉注射普通胰岛素（0.1U/kg），抽血测定血C肽水平，如果注射胰岛素以后的C肽水平与基线时C肽水平相比下降<50%考虑为胰岛素瘤。

知识点12：胰岛素瘤的铬粒素A检测 副高：熟练掌握 正高：熟练掌握

部分胰岛素瘤患者血清中铬粒素A升高，可作为监测肿瘤发展和评价预后的指标。

知识点13：胰岛素瘤的影像学检查 副高：熟练掌握 正高：熟练掌握

（1）B超可作为胰岛素瘤筛选检查，但阳性率较低，现在可采用内镜超声。

（2）放射性核素扫描的检出率甚低，可使用标记单克隆抗体或γ探针进行扫描。

（3）双向CT动脉和实质对比技术可改善CT的敏感性。

（4）常使用MRI进行胰岛素瘤的定位检查。

知识点14：胰岛素瘤的PTPVS测定 副高：熟练掌握 正高：熟练掌握

（1）胰岛素瘤体积较小、不易被发现时可经皮肝门静脉插管，分段取门脉血标本测定胰岛素，有助于肿瘤定位。

（2）手术中做超声有助于肿瘤定位。

知识点15：胰岛素瘤的诊断 副高：熟练掌握 正高：熟练掌握

（1）密切监测血糖，证实患者存在Whipple三联征。胰岛素瘤常有典型的Whipple三联征表现：

1）低血糖症状、昏迷及精神神经症状，每天空腹或劳动后发作。

2）发作时血糖低于2.8mmol/L。

3）口服或静脉注射葡萄糖后，症状可立即消失。

需详细询问病史、查体并分析已有实验室检查结果，寻找其他病因的线索，如导致低血糖的药物、严重疾病、升糖激素缺乏以及非胰岛细胞肿瘤等。

（2）低血糖时胰岛素水平相对过高。

（3）定位检查发现胰腺胰岛素瘤征象。

知识点16：低血糖症的病因治疗 副高：熟练掌握 正高：熟练掌握

（1）对药源性低血糖患者避免使用容易导致低血糖的药物。

（2）特发性功能性低血糖症患者应少食多餐，低糖、高蛋白、高脂、高纤维饮食，尽量避免吸收快的糖类。

（3）对肝源性低血糖症患者应积极治疗原发病，同时注意纠正低血糖，避免摄入不足、消耗过大。

（4）对胰岛素瘤患者应尽量进行肿瘤切除术。未找到肿瘤者可从胰尾开始向胰头逐渐分段切除，同时监测血糖，直至血糖上升为止。不能手术或者手术没有成功者可使用二氮嗪25～200mg，每日2～3次口服，儿童剂量为12mg/（kg·d）。二氮嗪可直接作用于胰岛B细胞抑制胰岛素的释放、增加肾上腺素的分泌、抑制肌肉中磷酸二酯酶的活性。对二氮嗪无效的患者可以使用生长抑素，亦可抑制胰岛素的分泌。不能手术的腺癌可使用链脲佐菌素和氟尿嘧啶。

（5）对胰岛素自身免疫综合征患者应停用可以导致低血糖的药物（含巯基药物等），使用糖皮质激素或其他免疫抑制剂，部分患者可自愈。

（6）对伴肿瘤的低血糖症应尽量手术切除肿瘤，低血糖发作时可摄食或持续静点葡萄糖，亦可使用糖皮质激素或静脉滴注胰高血糖素。

知识点17：胰岛素瘤患者的饮食 副高：熟练掌握 正高：熟练掌握

胰岛素瘤患者应少食多餐，低糖、高蛋白、高纤维、高脂肪饮食，减少对胰岛素分泌的刺激。

糖尿病

第二节 糖 尿 病

一、糖尿病的病因学分型及诊断

知识点1：糖尿病的概念 副高：熟练掌握 正高：熟练掌握

糖尿病是以慢性血葡萄糖（简称血糖）水平增高为特征，伴有脂肪、蛋白质代谢紊乱的一组慢性内分泌疾病症候群。主要特点是血糖过高、糖尿、多尿、多饮、多食、体重减轻和/或消瘦、疲乏。

1997年，美国糖尿病学会（ADA）将糖尿病定义为：一组由胰岛素分泌和/或作用缺陷所导致的以高血糖为特征的代谢性疾病，并与各种器官的长期损害、功能障碍和衰竭有关。2009年，国际糖尿病专家委员会认为糖尿病是一种以高血糖为突出表现的异常代谢疾病，与特异性慢性并发症高风险相关。二者在糖尿病定义方面没有很大区别，都特别强调了长期高血糖与慢性并发症的关系。

知识点2：糖尿病病因学分型报告的要点　　副高：熟练掌握　正高：熟练掌握

1999年，WHO正式公布了糖尿病病因学分型报告，其要点是：

（1）取消胰岛素依赖型糖尿病（IDDM）和胰岛素非依赖型糖尿病（NIDDM）的医学术语。

（2）保留1型、2型糖尿病的名称，用阿拉伯数字，不用罗马数字。

（3）保留妊娠期糖尿病（GDM）。

（4）糖耐量减低（IGT）不作为一个亚型，而是糖尿病发展过程中的一个阶段。

（5）取消营养不良相关糖尿病。

知识点3：糖尿病的病因学分型　　副高：熟练掌握　正高：熟练掌握

糖尿病可分为1型糖尿病（T1DM）、2型糖尿病（T2DM）、妊娠期糖尿病和其他特殊类型糖尿病。

糖尿病分型诊断详见下表。

糖尿病病因学分类（WHO，1999）

1. 1型糖尿病
（1）免疫介导性
（2）特发性
2. 2型糖尿病
3. 其他特殊类型糖尿病
（1）胰岛B细胞功能遗传性缺陷
第12号染色体，肝细胞核因子-1α（HNF-1α）基因突变（MODY3）
第7号染色体，葡萄糖激酶（CCK）基因突变（MODY2）
第20号染色体，肝细胞核因子-4α（HNF-4α）基因突变（MODY1）
线粒体DNA
其他
（2）胰岛素作用遗传性缺陷

续 表

A型胰岛素抵抗
矮妖精貌综合征（Leprechaunism）
Rabson-Mendenhall综合征
脂肪萎缩性糖尿病
其他
（3）胰腺外分泌疾病：胰腺炎、创伤、胰腺切除术后、胰腺肿瘤、胰腺囊性纤维化、血色病、纤维钙化性胰腺病及其他
（4）内分泌疾病：肢端肥大症、库欣综合征、胰高糖素瘤、嗜铬细胞瘤、甲状腺功能亢进症、生长抑素瘤、醛固酮瘤及其他
（5）药物或化学品所致的糖尿病：Vacor（N-3吡啶甲基N-P硝基苯尿素）、喷他脒、烟酸、糖皮质激素、甲状腺激素、二氮嗪、β-肾上腺素能激动剂、噻嗪类利尿剂、苯妥英钠、α-干扰素及其他。
（6）感染：先天性风疹、巨细胞病毒感染及其他。
（7）不常见的免疫介导性糖尿病：僵人（Stiff-man）综合征、胰岛素自身免疫综合征、胰岛素受体抗体及其他
（8）其他与糖尿病相关的遗传综合征：Down综合征、Klinefelter综合征、Tumer综合征、Wolfram综合征、Friedreich共济失调、HunIington舞蹈病、Laurence-Moon-Beidel综合征、强直性肌营养不良、卟啉病、Prader-Willi综合征及其他
4．妊娠期糖尿病

注：MODY：成人起病的青少年糖尿病

知识点4：T1DM概述 副高：熟练掌握 正高：熟练掌握

T1DM是胰岛素依赖型糖尿病，是胰岛素绝对缺乏导致。T1DM可发生在任何年龄，但多见于青少年，多数患者起病急，“三多一少”症状较为明显，体型消瘦，具有容易发生酮症酸中毒的倾向，如果确诊为T1DM，患者通常需要使用胰岛素来维持生命。

目前的医疗水平无法治愈1型糖尿病，患者必须长期注射胰岛素。

知识点5：T2DM概述 副高：熟练掌握 正高：熟练掌握

T2DM又称为非胰岛素依赖型糖尿病。占糖尿病患者群的比例最大，约占95%，危害也最大。

T2DM确切病因还不清楚，可发生在任何年龄，包括儿童和青少年，但多见于成人，有很强的家族聚集倾向，疾病早期患者体型多肥胖，患者起病缓慢，半数以上无任何症状，无明显诱因下无酮症酸中毒倾向，许多患者最终需要胰岛素来控制血糖，但不需胰岛素治疗来维持生存。另外，许多患者早期因无典型症状，未能引起足够重视，导致延误诊断，至诊断时糖尿病已存在大血管和微血管病变。

知识点6：妊娠期糖尿病概述 副高：熟练掌握 正高：熟练掌握

妊娠期妇女糖尿病分为两种，一种是妊娠前已有糖尿病的患者妊娠，称糖尿病合并妊娠；另一种为妊娠前糖代谢正常或有潜在糖耐量减退，妊娠期才出现糖尿病，又称为妊娠期糖尿病（GDM）。糖尿病孕妇中80%以上为GDM，糖尿病合并妊娠者不足20%。GDM患者糖代谢多数于产后能恢复正常，但将来患2型糖尿病机会增加。糖尿病孕妇的临床经过复杂，对母儿均有较大危害，必须引起重视。

妊娠期糖尿病的临床表现有多饮、多食、多尿症状，或外阴阴道假丝酵母菌感染反复发作。

GDM的高危人群包括：重度肥胖、高龄孕妇、有GDM或糖耐量异常史、有胎儿大于孕龄的妊娠史、尿糖阳性、患有多囊卵巢综合征（PCOS）、明显的2型糖尿病家族史。凡有上述特征的女性在妊娠前3个月进行筛查，可发现漏诊的糖尿病或糖耐量异常。具有任何下列特征之一的孕妇均应于妊娠24～28周接受正规GDM检测，这包括年龄≥25岁、超重、糖尿病高危家族成员、糖尿病一级亲属、糖耐量异常史或产科异常史。

知识点7：其他特殊类型糖尿病概述　　副高：熟练掌握　正高：熟练掌握

特殊类型糖尿病是指由于已知的原发病所致的慢性高血糖状态。糖尿病是这些原发疾病的一种并发症，主要包括胰腺疾病或胰腺切除引起的胰源性糖尿病、内分泌性糖尿病、药物及化学性糖尿病、胰岛素或胰岛素受体异常遗传综合征等所引起的糖尿病。一些疾病，如甲状腺疾病、肾上腺疾病都易并发糖尿病。治疗其他疾病的一些药物，如肾上腺糖皮质激素、利尿剂、口服避孕药等也会引发糖耐量异常，发生糖尿病。

其他特殊类型糖尿病共有8大类型数十种疾病，是一些病因比较明确或有显著特征的糖尿病（下表）。

其他特殊类型糖尿病

B细胞功能遗传性缺陷	胰腺外分泌疾病
染色体20，（HNF4α）（MODY1）	纤维结石性胰腺病
染色体7，（GCK）（MODY2）	胰腺炎
染色体12，（HNF1α）（MODY3）	创伤/胰腺切除
染色体13，（IPF1）（MODY4）	肿瘤
染色体17，（HNF3β）（MODY5）	囊性纤维化
染色体20，（NEUROD1/βA2）（MODY6）	血色沉积病
线粒体DNA，A3243G突变	Wolcott-Rallison综合征
其他	其他
胰岛素作用遗传性缺陷	内分泌疾病
A型胰岛素抵抗	库欣综合征
妖精貌综合征	肢端肥大症
Rabson-Mendenhall综合征	嗜铬细胞瘤
脂肪萎缩型糖尿病	胰高血糖素瘤

续 表

B细胞功能遗传性缺陷	胰腺外分泌疾病
其他	甲状腺功能亢进症
其他有时伴有糖尿病的遗传综合征	生长抑素瘤
Down综合征	醛固酮瘤
Friedreich共济失调	其他
Huntington舞蹈病	药物或化学品所致
Klinefelter综合征	烟酸
Laurence-Moon-Biedl综合征	糖皮质激素
强直性肌营养不良症	甲状腺激素
卟啉病	α肾上腺素能激动剂
Prader-Willi综合征	β肾上腺素能激动剂
Turner综合征	二氮嗪
Wolfram综合征	苯妥英钠
其他	喷他脒（pentamidine）
不常见的免疫介导糖尿病	吡甲硝苯脲（pyrirninil，vacor）
胰岛素自身免疫综合征（抗胰岛素抗体）	α-干扰素
抗胰岛素受体抗体	其他
僵人综合征	感染
其他	先天性风疹病毒
	巨细胞病毒
	其他

知识点8：ADA推荐的GDM筛查方法 副高：熟练掌握 正高：熟练掌握

美国糖尿病学会（ADA）推荐两种方法筛查GDM。

（1）两步法：先做50g葡萄糖负荷后1小时血糖筛查试验，若静脉血浆葡萄糖值≥140mg/dl（7.8mmol/L），第二天做100g OGTT（葡萄糖耐量试验）再行确诊。

（2）一步法：所有妊娠24～28周的妇女都进行100g OGTT，试验前夜间至少要空腹8小时；确诊GDM必须满足以下条件中2项：①空腹≥95mg/dl（5.32mmol/L）；②1小时≥180mg/dl（10.08mmol/L）；③2小时≥155mg/dl（8.68mmol/L）；④3小时≥140mg/dl（7.84mmol/L）。

知识点9：WHO推荐的75g葡萄糖耐量试验诊断GDM 副高：熟练掌握 正高：熟练掌握

WHO推荐单一标准的75g葡萄糖耐量试验为：在过夜空腹后，把75g无水葡萄糖溶于

250～300ml水中口服，测定空腹和服糖后2小时血浆葡萄糖值。根据WHO建议，妊娠妇女2小时静脉血浆葡萄糖值≥7.8mmol/L或空腹静脉血浆葡萄糖值≥7.0mmol/L，即被认为患有GDM，此标准已被大多数国家接受。

知识点10：OGTT试验方法 副高：熟练掌握 正高：熟练掌握

隔夜空腹10～12小时，抽取空腹静脉血，将75g无水葡萄糖或含1分子水（H_2O）的葡萄糖粉82.5g(儿童：1.75g葡萄糖/kg，不超过75g)，溶于250～300ml水中,3～5分钟内饮毕，服糖后2小时再抽取静脉血测血糖。

血糖测定方法采用葡萄糖氧化酶法。

知识点11：OGTT试验注意事项 副高：熟练掌握 正高：熟练掌握

（1）试验前3天，应摄入足量碳水化合物，每日为200～300g；对严重营养不良者应延长碳水化合物的准备时间，为1～2周。

（2）试验前10～16小时禁食，允许饮水。

（3）试验前1天及试验时应禁用咖啡、饮酒和吸烟，避免精神刺激。

（4）试验前应静坐休息至少半小时，试验期间避免因剧烈活动增加葡萄糖的利用，致血糖升高。

（5）各种应激，如心脑血管意外、创伤、烧伤及发热等可使血糖暂时升高，糖耐量减低，称应激性高血糖，故需待患者病愈恢复正常活动时再做此试验。

（6）许多药物可使糖耐量减退，如糖皮质激素、烟酸、噻嗪类利尿剂、水杨酸钠、口服避孕药及单胺氧化酶抑制剂等，因此，试验前应停用此类药物。

知识点12：糖尿病的尿糖测定 副高：熟练掌握 正高：熟练掌握

正常人每天仅从尿中排出微量葡萄糖，一般为32～90mg，一般葡萄糖定性试验不能检出。糖尿通常指每天尿中排出葡萄糖>150mg。正常人血糖超过8.9mmol/L（160mg/dl）时即可查出尿糖，这一血糖水平称为肾糖阈值。老年人及患肾脏疾病者，肾糖阈升高，血糖超过10mmol/L，甚至13.9～16.7mmol/L时可以无糖尿；相反，妊娠期妇女及肾小管或肾间质病变时，肾糖阈降低，血糖正常时亦可出现糖尿。

检查尿糖常用班氏法（借助硫酸铜的还原反应）和葡萄糖氧化酶等，但服用一些药物后均可呈现假阳性。尿糖不作为糖尿病的诊断指标，一般仅用作糖尿病控制情况的监测和糖尿病的诊断线索。

当监测血糖条件不足时，每日4次尿糖定性检查（3餐餐前和晚上9～10时或分段检查）和24小时尿糖定量可作为判断疗效及调整降血糖药物剂量的参考。

知识点13：糖尿病的尿酮测定　　副高：熟练掌握　正高：熟练掌握

尿酮体测定阳性提示糖尿病患者即将或可能已存在酮症酸中毒，提示需进一步行血酮体测定和血气分析。

尿酮体的测定采用硝酸钠与乙酰乙酸反应，形成了一种紫色物质，提示尿酮体阳性。糖尿病患者，尤其是T1DM患者，当合并其他急性疾病或严重应激状态时，以及妊娠期间，或有不明原因的消化道症状，如腹痛、恶心、呕吐等症状应进行尿酮体检查。

知识点14：糖尿病的尿白蛋白测定　　副高：熟练掌握　正高：熟练掌握

尿白蛋白测定可敏感地反映糖尿病肾脏的受损及其程度，在糖尿病确诊后每年都应进行尿微量白蛋白/肌酐比值的检查，增高者应排除代谢紊乱（酮症、高血糖）、血流动力学因素（运动、蛋白摄入、利尿剂使用）和尿路感染等，并在接下来3～6个月收集3次晨尿标本重复检测，3次尿标本检测结果2次达标则可认为有肾脏病变。推荐晨尿为最佳检测标本。

尿白蛋白排泄异常的标准见下表。

尿白蛋白排泄异常的标准

分　类	24h尿液（mg）	定时尿（μg/min）	晨尿或随机尿微量白蛋白/肝酐比值（mg/g）
正常	＜30	＜20	＜30
微量白蛋白尿	30～300	20～200	30～300
大量白蛋白尿	≥300	≥200	≥300

知识点15：糖尿病的糖化血红蛋白（HbA1c）测定　　副高：熟练掌握　正高：熟练掌握

HbA1c是葡萄糖分子和血红蛋白A组分的某些特殊部位分子经缓慢而不可逆非酶促反应而形成的产物。通过所测的HbA1a、HbA1b和HbA1c的总和可反应血糖水平，临床上常以HbA1c来反映总HbA1。糖化血红蛋白可反映采血前8～12周总体血糖情况。

HbA1c的测定方法目前有多种：阳离子交换树脂微柱层析法、高压液相色谱法、电泳法、亲和色谱微柱法、放免法、免疫比浊法和免疫竞争抑制法等。高压液相色谱法是目前国内外公认的方法。

知识点16：糖尿病的血胰岛素和C肽测定　　副高：熟练掌握　正高：熟练掌握

血胰岛素水平测定对评价胰岛B细胞功能和指导治疗有重要意义，检测方法有放射免疫法（RIA）、酶联免疫吸附法（ELISA ）和化学发光免疫分析法（CLIA），RIA和ELISA已基本不用。

正常人空腹基础血浆胰岛素水平为35～145pmol/L（5～20mU/L）。C肽和胰岛素从胰岛细胞生成及释放，因C肽清除率慢，肝对C肽摄取率低，周围血中C肽/胰岛素比值常>5，且不受外源性胰岛素影响，故能较准确反映胰岛B细胞功能。

正常人基础血浆C肽水平约为400pmol/L。胰岛B细胞分泌胰岛素功能受葡萄糖刺激最为明显。正常人口服葡萄糖（或标准馒头餐）后，血浆胰岛素水平在30～60分钟上升至高峰，可为基础值的5～10倍，3～4小时恢复到基础水平，C肽水平则升高5～6倍。静脉葡萄糖耐量试验（IVGTT）可了解胰岛素释放第一时相的情况。

T1DM基础胰岛素常为0～5mU/L，基础C肽水平0～160pmol/L，胰岛素或C-肽释放试验呈低平曲线。

T2DM基础胰岛素、C肽水平一般正常或升高；以胰岛素抵抗为主伴胰岛素分泌不足者，胰岛素或C-肽释放试验1小时升高不明显，2小时和3小时正常或升高；以胰岛素分泌不足为主伴胰岛素抵抗者，胰岛素或C-肽释放试验升高不明显。

知识点17：糖尿病慢性并发症检查　　副高：熟练掌握　正高：熟练掌握

（1）糖尿病心脑血管并发症筛查：糖尿病是心、脑血管疾患的独立危险因素。糖尿病确诊后，至少应每年评估心血管病变的风险因素，评估的内容包括心血管病现病史及既往史、年龄、有无心血管风险因素（吸烟、血脂紊乱、高血压和家族史，肥胖特别是腹型肥胖）；肾脏损害（尿白蛋白排泄率增高等）；房颤（可导致卒中）。初诊时应了解患者既往相关病史，进行血压、血脂谱（总胆固醇TC、甘油三酯TG、低密度脂蛋白胆固醇LDL-C和高密度脂蛋白胆固醇HDL-C）和心电图检查。

（2）糖尿病肾病筛查：1型糖尿病患者在诊断糖尿病后3～5年时进行肾病筛查。2型糖尿病患者初诊应检查尿常规、尿白蛋白、尿肌酐、血肌酐并计算肾小球滤过率（GFR）。在确诊糖尿病后每年都应做肾脏病变的筛检。最基本的检查是尿常规，条件允许可做尿白蛋白与肌酐比值（ACR）检查。不管尿白蛋白排泄程度如何，至少每年检测血肌酐及GFR。

大多数患者在肾病发生之前已有较长的糖尿病病程且已出现视网膜病变，病变缓慢进展。因此当存在以下情况：糖尿病病程较短；不伴视网膜病变；短期内肾功能迅速恶化；显著肾小管功能减退者等时应考虑非糖尿病肾病。鉴别困难时可以通过肾穿刺病理检查进行鉴别。

（3）糖尿病视网膜病变筛查：糖尿病视网膜病变是糖尿病高度特异性的血管并发症。无糖尿病视网膜病变患者需2年行1次检查；轻度病变患者建议每年1次，重度病变患者3～6个月1次。临床随访的主要观察指标包括全身指标和眼部指标，全身指标有糖尿病病程、血糖、HbA1c、血脂、血压、体重、尿蛋白及用药史等；眼部指标有视力、眼压、房角、眼底，详见下表。

糖尿病视网膜病变的国际临床分级标准（2002年）

无明显视网膜病变	无异常
非增殖期（NPDR）	
轻度	仅有微动脉瘤
中度	微动脉瘤，存在轻于重度NPDR的表现
重度	出现下列任何一个改变，但无PDR表现 （1）任一象限中有多于20处视网膜内出血 （2）在两个以上象限有静脉串珠样改变 （3）在一个以上象限有显著的视网膜内微血管异常
增殖期（PDR）	出现以下一种或多种改变： 新生血管形成、玻璃体积血或视网膜前出血

注：NPDR：非增殖期糖尿病视网膜病变

（4）糖尿病周围神经病变筛查：糖尿病病程在10年以上，常有明显的临床糖尿病神经病变，病变可累及中枢神经和周围神经，以后者多见。初诊时询问患者有无四肢疼痛、麻木、感觉异常等临床神经刺激症状，并进行足部音叉振动觉、痛觉、温度觉和单尼龙丝触觉检查。无症状的糖尿病神经病变，依靠体征筛查或神经电生理检查方可诊断。

知识点18：糖尿病的诊断标准　　副高：熟练掌握　正高：熟练掌握

1999年，WHO糖尿病专家委员会公布了协商性报告，并被各国家和地区接受，其要点如下：

（1）糖尿病诊断是基于：①空腹（FPG）：指8～10小时内无任何热量摄入；②任意时间：指一日内任何时间，无论上一次进餐时间及食物摄入量；③OGTT中2小时血糖值（2hPG）：采用75g无水葡萄糖负荷。

糖尿病症状指多尿、烦渴多饮和体重减轻。糖尿病的诊断标准为；糖尿病症状加任意时间血浆葡萄糖≥11.1mmol/L（200mg/dl），或FPG≥7.0mmol/L（126mg/dl），或OGTT 2h PG≥11.1mmol/L（200mg/dl）。

（2）对于临床工作，推荐采用葡萄糖氧化酶法测定静脉血浆葡萄糖。如用毛细血管血或全血测定，其诊断切点有所变动。

（3）作出糖尿病诊断时，应充分确定其依据的准确性和可重复性，对于无糖尿病症状，仅一次血糖值达到糖尿病诊断标准者，必须在另一天复测核实而确定诊断。在急性感染、创伤或各种应激情况下可出现暂时血糖升高，不能以此诊断为糖尿病。IFG或IGT的诊断应根据3个月内的2次OGTT结果，用其平均值来判断。

（4）儿童糖尿病诊断标准与成人相同。

1999年10月，我国糖尿病学会采纳该诊断标准，并纳入2007年中国T2DM防治指南。目前我国仍以此标准诊断糖尿病见下表。

糖尿病诊断标准

1. 有糖尿病症状加
    （1）任意时间血浆葡萄糖水平≥11.1mmol/L（200mg/dl）
    或
    （2）空腹血浆葡葡萄糖（FPG）水平≥7.0mmol/L（126mg/dl）
    或
    （3）OGTT 2h PG 水平≥11.1mmol/L（200mg/dl）
2. 无糖尿病症状，需另日重复测定，予以证实，诊断才能成立

2009年，ADA大会上由美国糖尿病学会（ADA）、欧洲糖尿病学会（EASD）和国际糖尿病联盟（IDF）组建的国际专家委员会建议，将糖化血红蛋白（GHbA1c）检测作为新的糖尿病诊断指标，2010年ADA糖尿病诊疗指南中正式纳入GHbA1c为糖尿病诊断指标（下表）。

ADA的糖尿病诊断标准

1. GHbA1c≥6.5%。该实验需采用国家（美国）糖基化血红蛋白标准化方案（NGSP）认可的检测方法，并采用DCCT参照的检测方法进行标化
2. FPG≥7.0mmol/L。至少要保证8小时未进食
3. OGTT 2小时血糖≥11.1mmol/L
4. 有典型糖尿病症状或高血糖危象，随机血糖≥11.1mmol/L

注：①当缺乏明确的高血糖症状时，1～3标准需重复验证；②GHbA1c和血糖水平在某些个体上并不完全相符，如贫血及血液病患者。当存在异常红细胞代谢时，糖尿病的监测必须使用血糖；③根据血糖监测结果诊断糖尿病仍有效，参照1999年WHO标准；④GHbA1c在5.7%～6.4%患者应密切随访患者

知识点19：糖尿病及其他类型高血糖的诊断标准　副高：熟练掌握　正高：熟练掌握

糖尿病及其他类型高血糖的诊断标准（WHO专家委员会报告，1999年）

	血糖浓度（mmol/L）		
	静脉血浆	静脉全血	毛细血管血
糖尿病			
空腹和/或	≥7.0	≥6.1	≥6.1
服糖后2小时	≥11.1	≥10.0	≥11.1
糖耐量减低（IGT）			
空腹（如有检测）	<7.0	<6.1	<6.1
和服糖后2小时	7.8～11.0	6.7～9.9	7.8～11.0
空腹血糖调节受损（IFG）			
空腹	6.1～6.9*	5.6～6.0	5.6～6.0
服糖后2小时（如有检测）	<7.8	<6.7	<7.8

注：（1）mmol/L转换mg/dl的换算系数为乘以18。
（2）* 2003年11月，国际糖尿病专家委员会建议将IFG的界限值修订为5.6～6.9mmol/L

知识点20：糖尿病急性并发症诊断 副高：熟练掌握 正高：熟练掌握

（1）糖尿病酮症酸中毒（DKA）诊断：主要表现有多尿、烦渴多饮和乏力症状加重。病情进一步发展可出现恶心呕吐，常伴头痛、烦躁、嗜睡等症状。有严重失水体征，呼吸深快，呼气中有烂苹果味（丙酮气味）。尿糖和酮体阳性；血糖增高，一般在16.7～33.3mmol/L；血pH和/或二氧化碳结合力降低。无论有无糖尿病病史，都可诊断为DKA。

（2）高血糖高渗综合征（HHS）诊断：HHS的临床特征是严重高血糖伴显著升高的血浆渗透压。患者常出现脱水甚至意识障碍，但无明显酮症酸中毒。实验室诊断参考标准有血糖≥33.3mmol/L；有效血浆渗透压≥320mOsm/L；血清碳酸氢根≥18mmol/L或动脉血pH≥7.35；尿酮阴性或为弱阳性。

（3）糖尿病乳酸性酸中毒诊断：患者表现为疲乏无力、恶心、厌食或呕吐，呼吸深大，嗜睡等，可能有服用双胍类药物史。实验室检查显示明显酸中毒，但血、尿酮体水平不升高，血乳酸水平升高。

知识点21：糖尿病的鉴别诊断 副高：熟练掌握 正高：熟练掌握

（1）肾性糖尿是肾糖阈降低所致，虽尿糖阳性，但血糖、OGTT及GHbA1c正常。

（2）甲状腺功能亢进症、胃空肠吻合术后，因碳水化合物在肠道吸收快，可引起进食后0.5～1小时血糖过高，出现糖尿，但FPG和餐后2小时血糖正常。

（3）弥漫性肝病患者，葡萄糖转化为肝糖原功能减弱，肝糖原贮存减少，进食后0.5～1小时血糖可高于正常，出现糖尿，但FPG偏低，餐后2～3小时血糖正常或低于正常。

（4）急性应激状态时，胰岛素拮抗激素（如肾上腺素、促肾上腺皮质激素、肾上腺皮质激素和生长激素）分泌增加，可使糖耐量减低，出现一过性血糖升高，尿糖阳性，应激过后可恢复正常。

（5）某些非葡萄糖的糖尿，如果糖、半乳糖也可与班氏试剂中的硫酸铜呈阳性反应，但葡萄糖氧化酶试剂特异性较高，可加以区别。

（6）大量维生素C、水杨酸盐、青霉素、丙磺舒也可引起班氏试剂法的假阳性反应。

二、1型糖尿病

知识点1：T1DM的病因 副高：熟练掌握 正高：熟练掌握

T1DM的确切病因及发病机制尚不十分清楚，其病因由遗传和环境因素共同参与，与免疫介导的胰岛B细胞的选择性破坏所致有关。

（1）遗传因素：①家族史：T1DM有一定的家族聚集性。有研究报告，双亲有糖尿病史，其子女1型糖尿病发病率为4%～11%；兄弟姐妹间1型糖尿病的家族聚集的发病率为6%～11%；单卵双胎1型糖尿病发生的一致性不到50%；②HLA与T1DM：现已证实，某些人类白细胞抗原（HLA）与T1DM的发生有强烈的相关性。在一个有T1DM的家族中，相同HLA抗原的兄弟姐妹发生糖尿病的机会为5%～10%，而非HLA相同的兄弟姐妹发生糖尿病的机会不到1%。

（2）环境因素：与T1DM发病有关的环境因素主要有病毒感染、化学物质及饮食因素等，以病毒感染最为重要。常见的感染源有腮腺炎病毒、风疹病毒、巨细胞病毒、麻疹病毒、流感病毒、脑炎病毒、脊髓灰质炎、柯萨基病毒及Epstein-Barr病毒等，但病毒感染后，糖尿病发生的易感性或抵抗性可能由先天决定。若两个人（如同胞兄弟或姐妹）暴露于同样的病毒感染，可能表现为病毒抗体的相同升高，然后糖尿病可能仅在一个人身上发生，这可能是由于内在遗传易感因素的差异导致。易感性可能意味B细胞对某一病毒特定含量的敏感性；或对某一表达在B细胞病毒抗原或轻微B细胞损害过程中释放的自身抗原发生自身免疫反应的倾向性。

（3）遗传－环境因素相互作用：环境因素通过释放细胞因子，如白介素-1（IL-1）或肿瘤坏死因子-α（TNF-α）等特异或非特异性损害胰岛B细胞。遗传因素起到允许作用和决定胰岛B细胞最初遭受自身免疫启动的易感性。

知识点2：T1DM的病理　　副高：熟练掌握　正高：熟练掌握

（1）早期病理改变：早在1910年便描述1型糖尿病患者有淋巴细胞和巨噬细胞浸润的急性胰岛炎，随后报告1型糖尿病患者发病6个月后死亡的个体尸检显示2/3表现有上述损害，存活的B细胞不到总量的10%。但病程长的患者无淋巴细胞浸润。1型糖尿病病程不久可见B细胞的局部再生，但随着疾病的进展B细胞的局部再生越加少见，且再生的B细胞随之亦被破坏。上述在缺乏胰岛素制剂年代描述的病理改变如今已非常罕见了。

（2）晚期病理改变：1型糖尿病患者诊断1.5～34年后的尸检显示：由于占正常胰腺98%的外分泌组织的萎缩，胰腺重量下降。外分泌腺的萎缩可能由于缺乏高浓度的胰岛素通过血管床对本身胰腺的灌注，胰腺内高胰岛素浓度对其自身有营养作用，而该作用是皮下给予外源性胰岛素治疗所达不到的。1型糖尿病患者的胰岛少且小，重量不到正常人或2型糖尿病患者的1/3，B细胞几乎完全缺乏。胰岛几乎仅包含α-细胞和σ细胞及位于胰腺头部远端的PP细胞。每个胰岛内α-细胞和σ细胞的数量正常或增加，胰腺内总的α和σ细胞的量在正常范围。

知识点3：T1DM的症状分类　　副高：熟练掌握　正高：熟练掌握

（1）代谢紊乱：主要症状是“三多一少”，即多饮、多尿、多食和体重减轻，多起病较急，症状较重，甚至以糖尿病酮症酸中毒就诊，但一些患者起病可相对缓慢，如成人起病的自身免疫型糖尿病（LADA）。

（2）各种急性和慢性并发症的表现。

知识点4：T1DM的临床表现——多尿　　副高：熟练掌握　正高：熟练掌握

是由血糖过高，超过肾糖阈（8.89～10.0mmol/L），经肾小球滤出的葡萄糖不能完全被肾小管重吸收，形成渗透性利尿。血糖越高，尿糖排泄越多，尿量越多，日尿量可达5000～10000ml。有肾脏疾病者肾糖阈增高，尿糖排泄障碍，在血糖轻中度增高时多尿可不明显。

知识点5：T1DM的临床表现——多饮　　副高：熟练掌握　正高：熟练掌握

主要是高血糖使血浆渗透压明显增高，加之多尿，水分丢失过多，导致口渴而多饮，多饮进一步加重多尿。因此，排尿越多，饮水也越多。

知识点6：T1DM的临床表现——多食　　副高：熟练掌握　正高：熟练掌握

糖尿病患者由于胰岛素的绝对或相对缺乏或组织对胰岛素不敏感，组织摄取利用葡萄糖能力下降，虽然血糖处于高水平，但葡萄糖不能进入细胞被利用，组织细胞实际上处于“饥饿状态”，从而刺激摄食中枢引起饥饿、多食；另外，机体不能充分利用葡萄糖，大量葡萄糖从尿中排泄，机体实际处于半饥饿状态，能量缺乏亦引起食欲亢进。

知识点7：T1DM的临床表现——体重下降　　副高：熟练掌握　正高：熟练掌握

糖尿病患者虽然食欲和食量正常，甚至增加，但体重却下降，主要是由于机体不能充分利用葡萄糖，使脂肪和蛋白质分解加速，消耗过多而合成减少，当糖尿病经过合理治疗，获得良好控制后，体重下降可控制，甚至有所回升。如糖尿病患者在治疗过程，体重持续下降或明显消瘦，提示可能代谢控制不佳或合并其他慢性消耗性疾病。

知识点8：T1DM的临床表现——乏力　　副高：熟练掌握　正高：熟练掌握

乏力在糖尿病患者中最常见，因为葡萄糖不能被完全氧化，即人体不能充分利用葡萄糖和有效地释放出能量，同时组织失水，电解质失衡及负氮平衡等，所以感到全身乏力，精神萎靡。

知识点9：T1DM的临床表现——视力下降　　副高：熟练掌握　正高：熟练掌握

不少糖尿病患者在早期就诊时，主诉视力下降或视物模糊，可能是高血糖导致晶体渗透压改变，引起晶体屈光度变化所致。早期一般多属功能性改变，一旦血糖获得良好控制，视力可较快恢复正常。

知识点10：T1DM的临床表现——并发症　　副高：熟练掌握　正高：熟练掌握

糖尿病并发症众多，可分为急性并发症和慢性并发症。

（1）急性并发症：以糖尿病酮症酸中毒为主，高渗综合征及乳酸酸中毒少见。

（2）慢性并发症：累积全身各个组织器官，主要累积大血管（如心血管、脑血管、肾血管和四肢大血管）、微血管（如糖尿病肾病和糖尿病视网膜病变）和神经病变（如自主神经和躯体神经等），T1DM多以微血管并发症和神经病变为主。

知识点11：T1DM的临床诊断分型　　副高：熟练掌握　正高：熟练掌握

典型T1DM诊断，尤其是青少年无明显诱因并以酮症或酮症酸中毒起病者，比较容易。T1DM根据其发病机制和临床特征的差异，可分为自身免疫性（包括急性发病及缓慢发病）和特发性。临床可分为急性起病典型T1DM（多见于青少年）、成人隐匿性自身免疫性糖尿病（LADA）和特发性T1DM。

知识点12：急性起病典型T1DM的诊断　　副高：熟练掌握　正高：熟练掌握

青少年急性起病典型T1DM占T1DM的绝大多数，其特点为：

（1）青少年起病，起病时症状较重，一些患者甚至以酮症酸中毒起病。

（2）起病时体内多存在针对胰岛B细胞的自身抗体。

（3）起病时胰岛素或C肽释放试验呈低平曲线。

（4）起病时即需胰岛素替代，一些患者在胰岛素替代治疗2年内出现“蜜月期”（短者数周，长者可达1年以上）而使胰岛素用量明显减少，甚至停用，但最终胰岛B细胞将被破坏而需长期胰岛素替代治疗。

知识点13：成人隐匿性自身免疫性T1DM的诊断　　副高：熟练掌握　正高：熟练掌握

成人隐匿性自身免疫性糖尿病（LADA）的特点：

（1）起病年龄大于15岁的任何年龄段，早期应用饮食控制或口服降血糖药物有效，发病半年内不依赖胰岛素、无酮症酸中毒发生。

（2）发病时多为非肥胖。

（3）体内胰岛自身抗体常阳性。

（4）具有T1DM的易感基因。

（5）常伴阳性的甲状腺和胃壁细胞等其他器官特异性抗体。

知识点14：特发性T1DM的诊断　　副高：熟练掌握　正高：熟练掌握

特发性T1DM占少数，其病因不明。临床表现为持续胰岛素缺乏，频发酮症酸中毒，但体内始终缺乏针对胰岛B细胞自身免疫的证据，具强烈遗传倾向，与HLA无关。多见于非洲人或亚洲人。

知识点15：暴发型T1DM的诊断　　副高：熟练掌握　正高：熟练掌握

暴发型T1DM起病迅速，可在数日内发病，可能与大量病毒感染直接导致胰岛B细胞损害有关；胰岛B细胞破坏导致胰岛素绝对缺乏，属于特发性糖尿病的亚型之一。目前对该病的诊断多采用Imagawa等提出的诊断标准：

（1）出现高血糖症状1周左右伴发酮症或酮症酸中毒。

（2）起病时血糖水平较高（≥16.0mmol/L），而HbA1c＜8.5%。

（3）空腹血清C肽水平＜0.10nmol/L，餐后或给予胰高血糖素后C肽水平＜0.17nmol/L。

（4）胰岛细胞自身抗体阴性。

（5）血淀粉酶、胰脂肪酶、弹性蛋白酶-1不同程度升高，而胰腺超声检查无异常。

（6）病初出现流感样症状，如发热、上呼吸道感染以及上腹部疼痛、恶心、呕吐等消化道症状。

知识点16：T1DM的鉴别诊断　　副高：熟练掌握　正高：熟练掌握

对典型的病例，临床可根据起病年龄、起病缓急、酮症倾向以及是否胰岛素治疗等初步对1型或2型糖尿病作出鉴别。但有些临床病例仅根据临床表现难以鉴别，综合临床表现和实验室检查仍难以明确分型时，可先根据临床表现进行治疗，并在病程中随访观察。T1DM和T2DM的鉴别诊断见下表。

T1DM和T2DM根据临床表现的鉴别诊断

	T1DM	T2DM
起病年龄	多＜30岁，LADA常可＞30岁	多＞40岁
发病峰龄	12～14岁	60～65岁，渐年轻化
起病方式	多急骤，甚至酮症或酮症酸中毒起病	一般缓慢而隐匿，甚至因慢性并发症而被发现
三多一少	常典型，也可轻如LADA，多为非肥胖起病	多较轻或无或以其中之一为表现，80%超重或肥胖
病情稳定性	不稳定	相对稳定
急性并发症	酮症倾向，易发生酮症酸中毒	无酮症倾向，老年人在诱因下易患非酮症高渗综合征
慢性并发症	以微血管并发症，如糖尿病肾病和视网膜病等为主	以大血管并发症，如心脑血管动脉硬化等为主
主要治疗	饮食+运动+胰岛素或辅以二甲双胍、阿卡波糖（拜唐苹）等（胰岛素一步到位）	饮食+运动+口服药物或联合胰岛素或单用胰岛素个体化实施
早期防治	早期干预治疗保护残余B细胞减轻或延缓自身免疫性破坏	改变环境因素，如加强运动，避免肥胖

T1DM和T2DM根据实验室检查的鉴别诊断

	T1DM	T2DM
胰岛B细胞功能		
胰岛素C肽释放试验	曲线低平或缺乏	基础正常，释放障碍或不足或增高
胰高糖素刺激试验	曲线低平或缺乏	升高幅度降低，高峰延迟早期可正常，晚期降低
磺酰脲类药物试验	曲线低平或缺乏	早期常正常，晚期降低
胰岛素敏感性	比较敏感	不敏感，常伴胰岛素抵抗
自身免疫标志		
ICA	初诊70%～90%阳性	均阴性（若阳性可能误诊为T2DM的LADA）
IAA	初诊40%～50%阳性	
GADA	初诊70%～100%阳性	
IA2	初诊60%～70%阳性	
遗传标志		
与HLA有关	有关联	无关联，多基因异质性遗传
单卵双胎同病率	约50%	90%～100%
病理	胰岛B细胞明显减少或缺乏，如常伴淋巴细胞和单核细胞浸润	病理改变不明显，B细胞数量正常
病因及机制	遗传加选择性B细胞自身免疫破坏，胰岛素绝对缺乏	遗传加环境因素（如肥胖和运动不足），胰岛素抵抗伴胰岛素分泌障碍，胰岛素相对缺乏

知识点17：T1DM的治疗目的　　副高：熟练掌握　正高：熟练掌握

T1DM的治疗目的是：改善症状，保证生活质量，防治急慢性并发症，同时保证儿童和青少年T1DM患者的正常生长发育。T1DM的治疗与T2DM的治疗原则基本相似，包括教育、饮食、运动、胰岛素（可配合二甲双胍和α-糖苷酶抑制剂等）和血糖监测。

知识点18：T1DM的饮食治疗　　副高：熟练掌握　正高：熟练掌握

成人T1DM患者的饮食治疗与T2DM基本相同，但与T2DM患者偏胖不同，T1DM患者多体重低，甚至消瘦，而且儿童T1DM处于生长发育期，应适当放宽对其热量的控制。

儿童T1DM饮食计划的原则是：应满足其生长发育和日常活动的需要。每日所需热量=4184+年龄×（290–420）kJ［1000+年龄×（70–100）kcal］。

年龄偏小、较瘦的儿童应选择较高的热量，年龄偏大、较胖，宜用较低的热量，总热量≤8368kJ/d（≤2000kcal/d）。运动量大者可用较高热量，热量的分配为：碳水化合物占50%～55%；蛋白质15%～20%；脂肪占25%～30%。食物成分中蛋白质应以动物蛋白为主；脂肪应选用含不饱和脂肪酸的植物油。最好每日摄入足够的蔬菜或含纤维素较多的食物，并按时定量进餐。每日每餐的热量分配应基本固定，可以分为早餐占1/5，午餐和晚餐各占2/5，每餐中留少量作为餐间点心，并按时定量进餐。不能按时进餐时必须测餐前血糖调整胰岛素或进餐量。每日每餐应基本固定，并按时进餐。

知识点19：T1DM的运动治疗　　副高：熟练掌握　正高：熟练掌握

成年T1DM的运动治疗与T2DM差不多，但是T1DM患者病情波动可能较大，需注意避免胰岛素作用高峰期（降血糖效应最强期）运动而导致的低血糖。儿童T1DM也需要进行运动治疗，应每天安排适量的运动项目，进行较为剧烈的体育锻炼时，可适当减少胰岛素的用量，同时注意运动前后适量加餐，以防止发生低血糖。此外，尿酮体呈阳性者运动需在血糖控制满意、尿酮体转阴性后进行。

知识点20：T1DM运动治疗的注意事项　　副高：熟练掌握　正高：熟练掌握

（1）必要时将胰岛素改为腹壁皮下注射，以免运动时吸收过快，导致低血糖。

（2）运动后易出现低血糖者可于运动前有计划加用少量食品。

（3）运动时应注意选择合适的服装，运动后注意清洁卫生。

（4）对年龄较小的儿童，与家长结伴，既可给予照顾又能增加乐趣，更利于坚持。

知识点21：T1DM的胰岛素治疗概述　　副高：熟练掌握　正高：熟练掌握

T1DM患者因为自身胰岛素分泌的绝对缺乏，需依赖外源性胰岛素来控制高血糖（又称胰岛素的替代治疗），预防酮症酸中毒等急性并发症和慢性并发症的发生和发展。因此，胰岛素治疗是维持T1DM患者的生命和保证正常生长发育、正常生活学习的必要措施。

胰岛素治疗应建立在坚持饮食控制和体力活动等良好的生活方式上，并加强教育，增加患者对糖尿病的认识，鼓励和指导患者进行自我血糖监测，以利于调整胰岛素剂量和预防低血糖。并对患者进行认识低血糖的危险因素、临床表现和自救措施的教育。

知识点22：胰岛素常用制剂及作用特点　　副高：熟练掌握　正高：熟练掌握

（1）根据胰岛素来源和化学结构分：①动物胰岛素（猪或牛胰脏提取）；②人胰岛素（基因工程经细菌发酵生产的人胰岛素，与天然人胰岛素完全相同）；③胰岛素类似物。

（2）根据胰岛素作用特点分：①超短效（速效）胰岛素类似物；②常规（短效）胰岛素，可作为餐时胰岛素；③中效胰岛素；④长效胰岛素（包括长效胰岛素类似物），可作为基础胰岛素；⑤预混胰岛素（不同比例短效与中效胰岛素组成）；⑥预混胰岛素类似物（不同比例速效与中效胰岛素类似物组成），既有基础胰岛素，又有餐时胰岛素。

临床试验证明，胰岛素类似物与人胰岛素相比控制血糖的能力相似，但在模拟生理性胰岛素分泌和减少低血糖事件的发生方面优于人胰岛素。

知识点23：不同胰岛素治疗的优缺点 副高：熟练掌握 正高：熟练掌握

不同胰岛素治疗的优缺点

胰岛素	优　点	缺　点
常规胰岛素	较快吸收，可较好的控制餐后血糖	不易控制空腹血糖，需要多次注射，注射剂量较大时易引起餐前低血糖，空腹血糖水平高时需要联合基础胰岛素
预混人或猪胰岛素	满足基础及进餐时胰岛素需要，大多数时间血糖控制较好	餐后血糖常不理想，易发生餐前和夜间低血糖
预混人胰岛素类似物	符合基础及进餐需要，血糖控制好，餐时胰岛素吸收快，低血糖发生率低	午餐后血糖没有基础-餐时治疗方案控制得好，有时需每日3次
基础胰岛素+餐时胰岛素	可以控制餐前及夜间血糖，效果好，24小时稳定控制血糖	需要多次注射
泵治疗	可以控制餐前及夜间血糖，效果好，24小时稳定控制血糖	价格较昂贵，要求有一定文化程度和操作能力

知识点24：T1DM的多次皮下注射法 副高：熟练掌握 正高：熟练掌握

目前，常采用中效或长效胰岛素制剂提供基础胰岛素，采用短效或速效胰岛素提供餐时胰岛素。

（1）若无其他伴随疾病，胰岛素需要剂量一般为0.5～1.0U/（kg·d），如有伴随感染等疾病，胰岛素剂量要相应增加。

（2）儿童T1MD患者处于生长发育期，对胰岛素的需要量相对增加。一般情况下从小剂量开始，为计算剂量的2/3。

（3）短效或超短效胰岛素类似物剂量分配以早餐前最多，晚餐前次之，午餐前最少，并根据患者空腹、餐后2小时或餐前血糖以及睡前血糖水平调整不同时间点胰岛素或胰岛素类似物的剂量。

知识点25：T1DM胰岛素替代疗法使用方案 副高：熟练掌握 正高：熟练掌握

T1DM胰岛素替代疗法使用方案

早餐前	午餐前	晚餐前	睡前（晚10～11时）
RI或IA	RI或IA	RI或IA＋长效类似物	–
RI或IA	RI或IA	RI或IA	NPH或长效类似物
RI或IA＋长效类似物	RI或IA	RI或IA	–
RI或IA＋NPH	RI或IA	RI或IA	NPH或长效类似物
RI或IA＋NPH	–	RI或IA＋NPH	–

注：RI为短效胰岛素；IA为速效胰岛素类似物；NPH为中效胰岛素

知识点26：T1DM胰岛素治疗时清晨或空腹高血糖的处理 副高：熟练掌握 正高：熟练掌握

胰岛素治疗时的清晨或空腹高血糖主要指糖尿病患者，尤其是1型糖尿病患者，在应用（主要见于一日两次皮下注射NPH、预混胰岛素或自行混合的短效＋长效胰岛素）治疗过程中，虽然其白天的血糖控制比较理想，但却在清晨或早上空腹时表现为明显的高血糖，对此应仔细分析和鉴别其原因，分别进行不同处理。主要有以下几种情况。

（1）夜间胰岛素不足：其特点睡前或夜间血糖控制不佳，夜间（尤其在凌晨0～3时）无低血糖发生，空腹高血糖。处理：①增加晚餐前预混胰岛素或睡前基础胰岛素剂量；②可联合应用口服抗高血糖药物如双胍类。

（2）黎明现象：其特点为睡前或夜间血糖控制良好，夜间无低血糖发生，仅在黎明一段时间出现高血糖。机制可能为此时糖皮质激素、生长激素等胰岛素拮抗激素分泌增多，使胰岛素相对不足。处理：①改为晚餐前皮下注射短效或速效胰岛素，调整睡前基础胰岛素剂量，以使作用时间覆盖至黎明时间段；②增加晚餐前预混胰岛素剂量，睡前适当加餐，避免夜间或凌晨低血糖；③改胰岛素泵治疗，通过调整各阶段的基础胰岛素输注速率来解决。

（3）Somogyi现象：其特点为夜间（多见于凌晨0～3时）曾有低血糖发生，但常因患者处于睡眠中未被察觉（水平卧位和熟睡可以减轻低血糖症状），继而发生低血糖后的反跳性高血糖（体内交感神经兴奋，胰岛素拮抗激素分泌增加），导致清晨或空腹低血糖。主要由于凌晨时，晚餐前注射预混胰岛素中的中效胰岛素部分出现其高峰，且此时由于处于胰岛素敏感性相对较高，二者叠加，加之此时胃肠道已无碳水化合物吸收，从而使低血糖发生的危险性增加。处理：①减少晚餐前NPH或预混胰岛素剂量；②睡前检测血糖或尿糖，如血糖水平不高或尿糖阴性，应睡前适当加餐；③将晚餐前改为短效或速效胰岛素，睡前皮下注射基础胰岛素；④联合α糖苷酶抑制剂，延缓碳水化合物的吸收速度，降低餐后高血糖同时有助减少夜间低血糖的发生。

知识点27：T1DM的预混胰岛素治疗　　副高：熟练掌握　正高：熟练掌握

对于胰岛素缺乏相对较轻的T1DM，如LADA患者，可使用预混胰岛素每日2次注射方案，或预混胰岛素类似物每日2～3次注射方案。根据患者的血糖水平，起始的胰岛素剂量一般为0.4～0.6U/(kg·d)，按1∶1的比例分配到早餐前和晚餐前（两次注射方案）。根据空腹血糖，早餐后血糖和晚餐前后血糖分别调整早餐前和晚餐前的胰岛素用量，每3～5天调整1次，根据血糖水平每次调整的剂量为1～4U，直到血糖达到控制目标。若中午餐后和晚餐前血糖不能很好控制，午餐前可加用一次预混胰岛素类似物或RI（每日3次注射方案）。或IA根据睡前和三餐前血糖水平进行胰岛素剂量调整，每3～5天调整1次，直到血糖达标。

知识点28：长期胰岛素泵的适应证　　副高：熟练掌握　正高：熟练掌握

胰岛素泵适用于T1DM患者。在以下情况时需要使用胰岛素泵：

（1）用于T1DM患者的强化治疗，尤其是病情不稳定，血糖波动大的患者。

（2）糖尿病合并妊娠或糖尿病患者婚后希望妊娠者，对孕妇和胎儿均有益。

（3）糖尿病急性并发症，如糖尿病酮症酸中毒的抢救期间采用CSII，有利于血糖的控制。

（4）糖尿病肾移植后，应用CSII理想地控制血糖，有利于防止移植肾再度发生糖尿病肾病。

（5）理解力和自觉性高的患者。

（6）不愿意接受多次胰岛素注射的患者，由于生活和饮食习惯，无法使用多次胰岛素注射满意控制血糖的患者，追求更好生活质量的患者。

（7）糖尿病患者围手术期的血糖控制。

（8）初诊严重高血糖的T2DM患者（如HbA1c＞9.0%），应短期胰岛素强化，对远期血糖控制有益。

（9）频发低血糖或具有无感知性低血糖的患者。

（10）具有黎明现象或苏木杰现象的糖尿病患者。

注意：发生酮症酸中毒、高渗性昏迷和伴有严重循环障碍的急性并发症患者，因有脱水不宜使用胰岛素泵皮下输注治疗。

知识点29：胰岛素泵治疗的优点　　副高：熟练掌握　正高：熟练掌握

（1）能更好地改善血糖控制，降低并发症发生的危险。

（2）日常生活更加灵活方便。

（3）妊娠前及妊娠期精确控制血糖。

（4）可以合理处理黎明现象。

（5）减少严重低血糖发生。

（6）剂量输注精确。

酒精中毒和有药物依赖者，精神病或精神异常者禁用，多数T2DM患者不需要。

知识点30：T1DM的CSII治疗　　副高：熟练掌握　正高：熟练掌握

胰岛素泵采用短效人胰岛素或速效人胰岛素类似物，常规浓度为U-100（100U/ml）。中、长效及预混胰岛素不能用于胰岛素泵的治疗。

应根据患者糖尿病分型、血糖水平及体重情况确定每日胰岛素总量，初始推荐剂量：一日总量（U）=体重（kg）×（0.4～0.5）。已接受胰岛素治疗的患者一日总量（U）=用泵前胰岛素剂量（U）×（70%～100%），使用过程中根据患者血糖监测水平进行个性化调整。

剂量分配：总剂量的50%为基础输注量，50%为餐前大剂量。

每日基础输注量=每日总需要量×（40%～60%）（平均50%）。

餐前大剂量：全天总量的50%按照三餐1/3、1/3、1/3或1/5、2/5、2/5分配。

补充大剂量（临时加餐前所追加的一次性快速输注的胰岛素量）=食物的碳水化合物含量（g）/碳水化合物系数（g/U）[碳水化合物系数（g/U）=（500g或450g）/每日胰岛素总量]。

校正大剂量（纠正当前高于目标值的血糖所补充的胰岛素量）=（实测血糖－目标血糖）/胰岛素敏感系数[胰岛素敏感系数（mol/L）=（1500或1800）/（每日胰岛素总量×18）]。

知识点31：使用胰岛素泵的注意事项　　副高：熟练掌握　正高：熟练掌握

（1）胰岛素泵内所使用的胰岛素应为短效或速效胰岛素。

（2）胰岛素泵为长期、小剂量的连续皮下注射胰岛素，使用过程有可能出现堵管、漏夜等意外情况，应及时处理以避免高血糖，甚至酮症酸中毒出现。应注意定期更换针头和连接管，以防局部感染和堵塞。

（3）应激状态（如感染），应适当增加调整基础胰岛素输注率，应激状态逐渐好转，及时降低基础胰岛素注入量，以免低血糖。

（4）月经前增加基础率，月经后可减少基础率。

（5）沐浴时应将泵与连接管分离取下，一些患者沐浴后血糖可升高2.8～3.3mmol/L，此种情况时可在沐浴前追加2～3U胰岛素。

（6）定期请内分泌科医生或售后服务点的专业人员检查胰岛素泵的使用情况和调节胰岛素剂量。

知识点32：T1DM胰岛素治疗的不良反应　　副高：熟练掌握　正高：熟练掌握

（1）低血糖：胰岛素治疗最常见的不良反应是低血糖（血糖水平＜2.8mmol/L，对糖尿病患者＜3.9mmol/L）。常由于剂量过大、进食太少或不按时进食，或由于运动及体力活动过多或洗澡后，或由于糖尿病胃肠自主神经病变（可致胃轻瘫或瘫痪，食物在胃内滞留等）和肾脏病变（主要胰岛素灭活、清除减少，胃肠道症状进食少等），偶可因并发肾上腺皮质功能减退、腺垂体前叶功能减退等，极个别可由于伴发胰岛B细胞瘤所致。胰岛素强化治疗时低血糖的发生率高于常规治疗。胰岛素治疗的开始及过程中应教会患者熟知低血糖反应并随时提高警惕，一旦出现典型低血糖症状或怀疑低血糖时，有条件者及时查血糖加以证实，根据病情轻重和病因不同及时采取措施。对怀疑低血糖者，在抽取血标本之后便开始治疗。

轻症或患者神志尚清楚并能进食时，立即服用下列任何一种可快速升高血糖的食品：①饮一杯含葡萄糖15～20g的糖水或吞服相应量的葡萄糖片；②饮一杯含糖饮料，如果汁或可乐；③吃1～2汤匙蜂蜜或葡萄干；④吃6颗硬糖。多数患者服用上述食物后可迅速改善症状，10～15分钟后重复测血糖一次，如血糖仍未上升，再服上述糖类一次，如血糖有上升，隔15～20分钟进食一些含淀粉和肉类的食物。

重症或意识障碍者应送医院急诊抢救，即刻注射50%葡萄糖40～60ml，多数患者在5～10分钟后可以醒转，注射大量胰岛素（尤其是长效制剂）以及严重升糖激素缺乏的患者（垂体前叶功能减退或肾上腺皮质功能减退者）等，上述情况仅静脉注射葡萄糖可能不足以纠正低血糖，注射葡萄糖后应持续静脉滴注10%的葡萄糖液，间以50%的葡萄糖静脉推注。如仍不能使血糖维持在5.56mmol/L以上，应考虑加用可的松静脉滴注（100～200mg加入500ml液体中）。患者清醒后为防止再度出现低血糖，需要观察12～48小时，甚至更长时间。对低血糖昏迷者，如不能及时注射葡萄糖，可肌注胰高糖素或肾上腺素1mg，可有助升高血糖。鼻腔喷吸胰高糖素可缓解儿童1型糖尿病患者的低血糖症状和升高血糖。另外，长时间严重低血糖可导致脑水肿，使昏迷不易纠正，应加用脱水剂如甘露醇。

（2）过敏反应：临床可表现为皮疹、血管神经性水肿、紫癜，罕见有过敏性休克，多由于胰岛素制剂不纯所含杂质所致。现用于临床的单组分动物胰岛素和人胰岛素已几乎无过敏反应。若发生过敏者可采用脱敏疗法即正规胰岛素4U溶于40ml生理盐水中，再稀释至400ml，0.1ml中0.001U胰岛素，开始皮下注射0.001U，若无反应每15～30分钟加倍注射，以至需要量。若发生过敏性休克，立即皮下注射肾上腺素0.25～1.0mg肌注，继以氢化可的松100～300mg溶于5%葡萄糖水200～500ml中静滴。过敏反应常在胰岛素治疗的开始，这些患者亦常有对其他药物过敏的病史。

（3）注射部位萎缩或增生：注射部位皮下脂肪萎缩成凹陷性皮脂缺失，主要见于不纯的动物胰岛素，常发生于女性青年及小儿大腿和腹壁等注射部位，常出现在胰岛素治疗的第一年，此后可渐缓解，提高纯度或人胰岛素注射于受累部位，可改善之；注射部位组织增生形成硬结，多见男性臂部等注射部位，有时呈麻木刺痛，可影响吸收，需经常更换胰岛素注射部位。

（4）胰岛素性水肿：糖尿病未控制前常有水钠丢失，细胞外液减少，细胞内葡萄糖减少，控制后4～6天可发生水钠滞留而水肿，可能与胰岛素促进肾小管重吸收水钠有关。一般在1个月内可自行缓解，严重时可短期适当应用利尿剂。

（5）屈光失常：胰岛素治疗中有时患者出现视物模糊，尤多见于初用胰岛素治疗的患者，主要由于胰岛素治疗使血糖迅速下降，影响晶状体和玻璃体内渗透压，使晶状体内水分逸出而屈光下降，发生远视所致。一般属暂时性，随血糖恢复正常后可迅速消失，不致发生永久性变化，无需配镜矫正。

（6）免疫性胰岛素抵抗：胰岛素治疗的患者发生针对胰岛素明显的免疫性胰岛素抵抗，胰岛素需要量≥200U/d的发生率仅约0.01%，乃由于高效价的胰岛素抗体中和结合了大量胰岛素所致，主要见于牛或猪等动物胰岛素（牛胰岛素与人胰岛素相差3个氨基酸，猪胰岛素与人胰岛素相差1个氨基酸），应用人胰岛素治疗产生抗体的机会很小。处理：更换人胰岛素治疗；口服泼尼松10～20mg，一日3次。约75%的患者在1～2周内胰岛素用量明显减少，获得快速减量，泼尼松减至5～10mg维持，待胰岛素减至最小量时停用泼尼松；加用口服抗糖尿病药物如二甲双胍或胰岛素增敏剂如罗格列酮等，可减少胰岛素用量。

（7）体重增加：是胰岛素治疗常见现象，这主要与以下因素有关：①代谢获得较好控制、机体合成代谢增加；②尿糖丢失减少；③患者因害怕低血糖而防御性进食增加；④胰岛素促进机体蛋白质和脂肪合成增加。因此在胰岛素治疗的同时仍应强调科学合理的饮食和适当运动，避免体重明显增加。

（8）低血钾：胰岛素治疗的早期，随着高血糖的降低，细胞利用葡萄糖增加，细胞外钾随之进入细胞内增加，使血钾水平降低，甚至致低血钾，尤其在不能正常进食的患者中。

知识点33：口服降糖药辅助治疗T1DM　　副高：熟练掌握　正高：熟练掌握

T1DM原则上不用口服降糖药，在使用胰岛素治疗的同时，如果体重增加过快，血糖波动仍然较大，全天胰岛素使用剂量过大，可以在原有胰岛素治疗的方案上加用二甲双胍或α-葡萄糖苷酶抑制剂，可减少胰岛素的用量，避免餐后血糖大幅度波动，使血糖得到更好的控制。

知识点34：胰腺移植和胰岛细胞移植的前景　　副高：熟练掌握　正高：熟练掌握

胰腺（节段或全胰腺）移植后若获成功，可使糖尿病得到“根治”，合并肾功能不全者是进行胰肾联合移植的适应证，但在临床上胰腺的供体来源受到一定限制。胰岛细胞移植的研究进展很快，胰岛细胞分离、纯化、低温保存技术都已建立，生物相容性免疫保护微囊技术也取得重要进展，但胰岛细胞来源以及技术的普及仍有待进一步发展。用干细胞或成体细胞分化而得到新的胰岛素产生细胞来治疗1型糖尿病有望达到治疗目的，但还需更多的临床前研究。

知识点35：T1DM的一级预防　　副高：熟练掌握　正高：熟练掌握

T1DM的一级预防科对伴胰岛细胞抗体阳性和/或谷氨酸脱羧酶抗体阳性患者的一级亲属采取免疫抑制剂（如环孢菌素、6-硫嘌呤和抗CD3单抗等）、免疫耐受（口服胰岛素和肌注谷氨酸脱羧酶）和自由基清除剂（如烟酰胺）干预治疗，以达到防止或延缓T1DM的发病。但目前临床试验效果不肯定。

鉴于1型糖尿病患者在人群中发病率低，且缺乏简便、快速、价廉，可作为筛查的免疫学指标，同时针对自身抗体阳性的发生1型糖尿病的高危人群，目前还缺乏肯定有效的预防措施。所以，在健康青少年中应用胰岛自身抗体的免疫学指标常规进行1型糖尿病的筛查和一级预防，缺乏充足的依据。

知识点36：T1DM的二级预防　　副高：熟练掌握　正高：熟练掌握

T1DM的二级预防目前主要是尽早从初诊的糖尿病患者中鉴别出临床发病酷似T2DM（但ICA、GADAs和酪氨酸磷酸酶样蛋白等自身抗体阳性）的成人隐匿起病的自身免疫性糖尿糖（LADA）。对其尝试的治疗方法有：①早期使用胰岛素；胰岛素注射加口服二氮嗪；避免使用磺脲类药物，减少胰岛细胞免疫分子（自身抗原及MHC）的表达和免疫损伤；②免疫抑制：小剂量环孢菌素、硫唑嘌呤，或中药雷公藤苷等，以干预T淋巴细胞增殖及对胰岛B细胞的损伤作用；③促进修复：有临床研究报告长期口服烟酰胺可预防或延缓胰岛细胞抗体阳性的患者发展为显性T1DM，延长新发T1DM的临床缓解期；④免疫调节：皮下接种卡介苗可提高新发T1DM的临床缓解率。

以上治疗方法的主要目的是减轻自身免疫进一步损害残存的B细胞，避免或延缓其向完全性T1DM进展，有益于控制血糖和防治并发症，但其治疗方法需进一步规范和积累经验。

三、2型糖尿病

知识点1：T2DM的发病机制　　副高：熟练掌握　正高：熟练掌握

（1）遗传易感性：遗传因素对胰岛素抵抗、胰岛素分泌和T2DM的发生发展起着重要作用。此外，环境因素也起着一定作用，随着饮食和生活方式的改变，近年T2DM的患病率明显增加，即使具有类似遗传背景，但生活在不同地区的人群中2型糖尿病的患病风险也不同。因此，糖尿病可以被认为是一种复杂病，具有易感遗传因素的人群，在不良环境因素的影响下可致血糖升高而发生2型糖尿病。

（2）环境因素：是T2DM的另一类致病因子。如果遗传易感性是内因，那么环境致病性就是外因，可促使和/或加速T2DM的发生。T2DM的主要环境致病因素包括以下几个方面：①年龄：外周组织对胰岛素的敏感性随年龄增长而减弱，B细胞功能缺陷也随之加重。国内外糖尿病流行病学资料已证实T2DM的累积发病率随年龄增长而增加，特别是40岁以上人群，2型糖尿病患病率显著上升。②营养因素：包括摄入总热卡的量过多和食物结构的不均衡。③肥胖：肥胖患者是否发生T2DM取决于胰岛素抵抗的程度和B细胞的功能。④缺乏体力活动：已证实，体育锻炼可减少糖尿病的发生，因运动锻炼可减少肌束间脂肪组织和肌细胞内脂肪沉积，提高骨骼肌胰岛素敏感性。⑤子宫内胎儿发育不良：婴儿出生时体重不足，低体重儿与成年后葡萄糖耐量减退以及其他代谢症候群表现呈负相关。⑥应激：很多应激因素，如低氧、低血压、创伤、手术、败血症等可以通过不同的传入信号到大脑，通过下丘脑神经中枢引致交感兴奋，升糖激素分泌，导致肝糖生成增加，外周组织葡萄糖利用减弱和胰岛素分泌反应降低，造成应激性高血糖。但也有一些应激，如运动，既可使血糖升高，也可使血糖降低，因此，应激对于血糖水平的影响取决于葡萄糖转换率。⑦化学毒物：一些化学品或药物可使胰岛素B细胞功能减退或者加重胰岛素抵抗，从而促发T2DM。

（3）胰岛素抵抗：一般是指机体对胰岛素代谢性效应的抵抗，表现为机体对一定量胰岛素的生物学反应低于正常水平的一种现象，包括胰岛素抑制内源性葡萄糖产生、促进外周组织（骨骼肌、脂肪组织）和肝脏葡萄糖摄取及糖原合成、抑制脂肪组织分解等效应的降低。

（4）胰岛B细胞功能缺陷：胰岛B细胞通过分泌胰岛素来调节组织细胞中的能量平衡，血糖升高将刺激胰岛素分泌、胰岛素原生物合成、胰岛素原剪接加工成胰岛素及胰岛β增殖数率等过程，当胰岛B细胞不能分泌足够量胰岛素时，患者将出现糖尿病。T2DM胰岛B细胞功能缺陷主要表现在3个方面，即胰岛素量的缺陷、胰岛素分泌模式的缺陷及胰岛素质的缺陷。

知识点2：T2DM的临床表现——代谢紊乱症候群

副高：熟练掌握　正高：熟练掌握

（1）T2DM可发生于任何年龄，但多见于成年人，常在40岁以后起病，近年发病年龄年轻化，有较强的家族史。

（2）T2DM大多数患者起病缓慢且隐匿，病情相对较轻，体重超重或肥胖，可伴有高血压、冠心病和脂代谢异常。

（3）不少T2DM患者因慢性并发症、伴发病或健康体检而发现血糖升高，仅约半数患者出现多尿、多饮、多食和体重减轻。

（4）部分T2DM患者可出现反应性低血糖表现，这是由于T2DM患者进餐后胰岛素分泌高峰延迟，在餐后3～5小时血浆胰岛素水平仍处于较高水平。

（5）T2DM患者可有皮肤瘙痒，特别是外阴瘙痒。也可因高血糖使眼房水和晶体渗透压改变而导致屈光不正，使视物模糊。

（6）极少数因各种应激因素诱发为急性起病，表现为多饮、多尿、酮症。

知识点3：T2DM的临床表现——感染性并发症

副高：熟练掌握　正高：熟练掌握

（1）由于肌体细胞及体液免疫功能减退、血管及周围神经病变等原因，T2DM患者易并发各种感染，血糖控制差的患者更为常见和严重。

（2）糖尿病并发感染可形成一个恶性循环，即感染导致难以控制的高血糖，而高血糖进一步加重感染。

（3）感染可诱发糖尿病急性并发症，是糖尿病的重要死因之一。

（4）2型糖尿病患者常见的感染：①泌尿系感染（常可导致严重的并发症）；②肺炎（常见的致病菌包括葡萄球菌、链球菌及革兰阴性菌，毛霉菌病及曲菌病等）；③肺结核（发生率显著高于非糖尿病患者，并且非典型的影像学表现在糖尿病患者中更多见）；④胆管感染；⑤皮肤感染（皮肤葡萄球菌感染是糖尿病患者的常见感染之一，常见于下肢）；⑥外耳炎（常常是被忽略的感染灶）；⑦口腔感染（牙周炎的发生率增加，并且导致牙齿松动）。

知识点4：T2DM的临床表现——慢性并发症　　副高：熟练掌握　正高：熟练掌握

糖尿病的慢性并发症涉及全身各重要组织器官，发病机制非常复杂。现有证据表明糖尿病慢性并发症的发生、发展与高血糖密切相关，高血糖状态下，大血管、微血管病变的危险持续存在。与非糖尿病患者群相比较，T2DM人群中动脉粥样硬化的患病率较高，其心脑血管事件危险高达正常人群的近4倍；而且动脉粥样硬化发病年龄较轻，在糖尿病诊断前，患者的心脑血管事件危险已经是正常人群的3倍，甚至在T2DM诊断之前15年已经倍增。大血管病变主要侵犯主动脉、冠状动脉、脑动脉、肾动脉和肢体外周动脉等，引起冠心病、缺血性或出血性脑血管病、肾动脉硬化、肢体动脉硬化等。肢体外周动脉粥样硬化常以下肢动脉病变为主，表现为下肢疼痛、感觉异常和间歇性跛行，严重供血不足可导致肢体坏疽。目前，心血管和脑血管动脉粥样硬化已成为T2DM主要死亡原因。随病程延长和血糖控制恶化，微血管病变所致的慢性并发症出现并加重。微血管病变主要表现在视网膜、肾、神经、心肌组织，其中尤以糖尿病肾病和视网膜病变为重要。

知识点5：T2DM的诊断　　副高：熟练掌握　正高：熟练掌握

T2DM的诊断参见本节“一、糖尿病的病因学分型及诊断”知识点内容，并结合如下临床特点：

（1）成年起病，多大于40岁，近年来发病年龄年轻化。

（2）起病缓慢隐匿，发病时多超重或肥胖。

（3）胰岛素、C肽水平多正常或升高，释放试验峰值延迟；少数分泌不足。

（4）胰岛素抵抗。

（5）体内胰岛自身抗体常阴性。

（6）无自发酮症倾向，老年患者易发高渗综合征，生存不依赖胰岛素。

（7）慢性并发症多见，大血管并发症是其主要死因。

知识点6：T2DM治疗的基本原则　　副高：熟练掌握　正高：熟练掌握

（1）治疗强调早期发现、早期治疗、合理治疗及长期治疗。

（2）治疗的近期目标为控制糖尿病症状，防止出现急性代谢并发症。

（3）治疗的远期目标是通过良好的代谢控制，保持儿童生长发育，预防慢性并发症，提高糖尿病患者的生活质量并延长寿命。

（4）目前血糖控制仍按国际糖尿病联盟（IDF）提出的5点要求进行，即糖尿病教育、血糖监测、医学营养治疗、运动治疗和药物治疗。

（5）T2DM的临床危险主要在于心血管疾病的高危性，因此，除积极控制高血糖外，应采取纠正脂代谢紊乱、控制血压、减轻体重、抗血小板、戒烟等综合治疗措施。

知识点7：T2DM的血糖控制目标　　副高：熟练掌握　正高：熟练掌握

对患者健康影响最大的是各种慢性并发症，特别是缺血性心脑血管疾病是T2DM患者病死及致残的主要原因。治疗的长期目标是阻止或延缓慢性并发症的发生。糖尿病微血管并发症（如糖尿病视网膜病变、神经病变、糖尿病肾病）主要与高血糖密切相关，但大血管病变

（动脉粥样硬化所致冠心病、缺血性脑卒中、闭塞性外周血管疾病）的发生发展与胰岛素抵抗状态下所存在的多种危险因素有关。因此，T2DM在诊断后的治疗目标不仅要纠正糖代谢紊乱，而且需要制定科学、合理的综合性治疗方案，包括降糖、降压、调脂、减肥、抗凝和改变不良生活习惯等措施，并通过定期监测以及适时调整治疗方案以求各项指标长期控制达标（下表）。

中国T2DM的控制目标（2010）

指　　标	目标值
GHbA1c	＜6.5%
血糖（mmol/L）	
空腹	4.4～6.1
餐后	4.4～8.0
总胆固醇（mmol/L）	4.5
HDL-胆固醇（mmol/L）	1.0
尿白蛋白/肌酐比值（mg/mmol）	
男性	2.5
女性	3.5
血压（mmHg）	130/80
BMI	
男性	25
女性	24
甘油三酯（mmol/L）	1.5
LDL-胆固醇（mmol/L）	2.5
主动有氧活动（min/W）	150

2010年，ADA关于成年糖尿病患者血糖、血压及血脂控制水平的推荐标准见下表。

成年糖尿病患者血糖、血压及血脂控制推荐标准（ADA，2010）

GHbA1c	＜7.0%
血压	＜130/80mmHg
LDL-C	＜100mg/dl（2.6mmol/L）*

注：*：伴有明显CVD疾病的患者，建议使用他汀类药物，把LDL-C控制在＜70mg/dl（1.8mmol/L）

知识点8：T2DM的降糖药物治疗 副高：熟练掌握 正高：熟练掌握

大多数2型糖尿病患者主要以口服降糖药治疗为主。因此，选择和合理应用口服降糖药对2型糖尿病患者极其重要。促进胰岛素分泌，解决胰岛素不足问题的口服降糖药包括磺脲类和格列奈类两种；而不刺激胰岛素分泌，主要减轻胰岛素抵抗的药物包括双胍类和噻唑烷二酮类；不刺激胰岛素分泌，延缓肠道碳水化合物吸收的药物是糖苷酶抑制剂。这些药物结构不同，作用方法各异，但如果使用得当，都能产生满意的降糖效果。常用的口服降糖药见下表。

常用口服降糖药的作用特点、使用方法及注意事项

类型	代表药物	作用特点	使用方法	注意事项
磺脲类	格列本脲（优降糖） 格列齐特（达美康） 格列喹酮（糖适平） 格列吡嗪（瑞易宁）等	主要通过刺激胰岛B细胞分泌胰岛素而发挥作用，适用于胰岛功能尚存在的糖尿病患者	除控释片每日1次，其他磺脲类药物一般每日2～3次，每次餐前或餐时服	1. 胰岛功能几乎完全丧失的2型糖尿病及1型糖尿病患者，使用本药无效，且可加重胰岛功能的耗竭 2. 严格按照医嘱服用，避免低血糖发生 3. 发生糖尿病急性并发症及严重不良反应等情况均不宜使用本类药物
格列奈类	瑞格列奈（诺和龙） 那格列奈（唐力）	能快速促进胰岛素分泌，降低2型糖尿病患者的糖化血红蛋白和餐后血糖。低血糖发生率低，安全性好	每日3次疗效优于每日2次，每次餐前服用即可	1. 适用于胰岛功能尚未丧失的2型糖尿病患者，但不宜与磺脲类降糖药合用 2. 与二甲双胍类合用可增加疗效，要注意低血糖反应
双胍类	二甲双胍片（格华止） 二甲双胍缓释片（唐必呋） 二甲双胍肠溶胶囊（君力达）	可以增加组织对胰岛素的敏感性，加强组织对葡萄糖的利用，不引起体重增加和血胰岛素升高，适合肥胖的2型糖尿病患者	肠溶制剂及缓释制剂应整片吞服，进食时或餐后服用。缓释片开始用量通常为每日1次，每次1片（0.5g），晚餐时服用，根据血糖和尿糖调整用量，每日最大剂量不超过4片（2g）	1. 剂量不当或肾功能低下者、缺氧状态患者，可能会发生乳酸性酸中毒，使用本品应注意肾功能监测和选择合适的剂量，缺氧状态禁用 2. 与乙醇同服时易导致乳酸性酸中毒，服用本品时应避免饮酒 3. 应用碘造影剂进行医学检查前后停用二甲双胍48小时，以免造成肾脏损害或诱发乳酸酸中毒
噻唑烷二酮类	罗格列酮 吡格列酮（艾可拓）	能加强胰岛素作用，减轻胰岛素抵抗。主要用于有胰岛素抵抗的2型糖尿病患者。单独使用不易引起低血糖，与二甲双胍合用降血糖作用更明显	单药治疗，也可与磺酰脲类或二甲双胍合并用药。起始用量为每日罗格列酮4mg（吡格列酮15mg），单次服用。经12周治疗后，如需要，可加量至每日罗格列酮8mg（吡格列酮30mg），分2次服用效果更佳	1. 对肝功能有一定影响 2. 使血容量增加，引起水肿、贫血等 3. 心脏疾患、肝或肾功能障碍、脑垂体或肾上腺功能不全、营养不良、老年及儿童患者慎用。哺乳妇女用药时应停止哺乳

续 表

类 型	代表药物	作用特点	使用方法	注意事项
α-葡萄糖苷酶抑制药	阿卡波糖（拜唐苹） 伏格列波糖（倍欣）	抑制小肠上皮细胞表面的α-葡萄糖苷酶，从而延缓糖类的吸收，主要降低餐后血糖。但是一般不引起营养吸收障碍	每天3次，嚼碎与第一口饭同服	1. 不能作为1型糖尿病患者的主要治疗药 2. 腹部手术史，有肠粘连，肠梗阻可能不宜使用 3. 单药治疗一般不发生低血糖，联合其他药物如发生低血糖，应静脉注射或口服葡萄糖治疗。服用蔗糖或一般甜食无效

知识点9：磺脲类降糖药　　副高：熟练掌握　正高：熟练掌握

磺脲类药物属于促胰岛素分泌药，是最早应用的口服降糖药之一，现已发展到第三代，仍是临床上2型糖尿病的一线用药之一。其主要作用是刺激胰岛素分泌，使身体产生足够的胰岛素以利于降低血糖。所以，磺脲药的适用对象应该是血糖比较高，但还有潜在胰岛素分泌能力，又不肥胖的2型糖尿病患者。餐前30分钟服药效果最佳。常用的磺脲类降糖药见下表。

常用磺脲类药的特点、服用方法和注意事项

分类	药 名	药物强度	适应证	服用方法	不良反应	注意事项
第一代	甲苯磺丁脲（D860）	药效时间短，降糖作用缓和，强度为1，很少引起低血糖	适用于单用饮食控制疗效不佳的轻、中度2型糖尿病	每片0.5g，每日剂量0.5～3.0g，每日1.0～1.5g开始，分2～3次饭前服用。观察血糖变化，3～4日调整1次，直至获得满意疗效，然后以此作为维持量。最大剂量每日3g	可有腹泻、恶心、呕吐、头痛、胃痛；皮疹少见；而严重的有黄疸、肝功能损害、骨髓抑制、粒细胞减少、血小板减少症等	宜空腹服用，并同时饮水250ml。肾功能减退者需调整给药剂量。对本类药物过敏者、严重感染或外科手术者、肝肾功能不全者、孕产妇等禁用，运动员慎用，老年患者宜从小剂量开始。现已不用
第二代	格列本脲（优降糖）	作用强而持久，降糖作用是甲苯磺丁脲的200～500倍	适应证同甲苯磺丁脲。老年患者应首先用甲苯磺丁脲，或从小剂量开始用本品	每片剂量2.5mg，每日2次，每次1.25～2.5mg，最大剂量为每日15mg，应在餐前30分钟时服用	可有胃肠不适、发热、皮肤过敏、血象改变等。使用剂量不当，会产生严重的低血糖反应	体质虚弱、高热、恶心、呕吐、甲状腺功能亢进症、老年患者应慎用。孕妇、乳母、中重度肝肾功能不全者不宜服用。现已少用

续 表

分类	药 名	药物强度	适应证	服用方法	不良反应	注意事项
	格列齐特（甲磺吡脲、达美康）	作用缓和，强度是甲苯磺丁脲的3～30倍	用于成年后发病单用饮食控制无效、且无酮症倾向的轻、中度糖尿病。可用于防治糖尿病引起的微血管并发症	每片剂量80mg，每日2～3次。餐前30分钟服用，最大剂量为每日320mg。开始40～80mg，早、晚餐前服，以后可根据血糖调至每日160～320mg，分2～3次服。老年患者每日80mg	偶有红斑、荨麻疹、血小板减少、粒细胞减少、贫血等，严重肝肾功能不全者、对磺酰脲类药过敏者禁用	妊娠妇女禁用。伴有酮症糖尿病性昏迷等，均需注射胰岛素，不能单独应用本品。可致血象改变，应定期检查血象
	格列喹酮（糖适平）	作用缓和，强度是甲苯磺丁脲的20倍	适用于2型糖尿病伴肾功能不良者、用其他口服药反复发生低血糖者、其他磺脲类药疗效不佳者	每片30mg，每日3次，最大剂量为每日180mg，饭前30分钟服用。作用持续时间为10～12小时	可有低血糖、发热、皮疹、恶心等。主要肠肝循环代谢，严重肝胆疾病禁用	胃肠反应一般为暂时性的，有皮肤过敏反应须停用。1型糖尿病患者、糖尿病昏迷或昏迷前期、糖尿病合并酸中毒或酮症、对磺胺类药物过敏者、妊娠、哺乳期及晚期尿毒症患者禁用
	格列吡嗪（吡磺环己脲、美吡哒）	格列吡嗪的作用强度仅次于格列本脲，但半衰期较短	用于轻、中度2型糖尿病；对无症状患者伴有显著高血糖及对胰岛素有抗药性者可加用本品	每片剂量为5mg，每次剂量为2.5～10mg，每日2～3次，每日最大剂量为30mg	偶有胃肠道反应、头晕、头痛、暂时性皮疹，偶见低血糖症；有肝毒性，并且是剂量相关的	对本品过敏者禁用。对2型糖尿病有酮症倾向、合并严重感染及伴有肝肾功能不全者、糖尿病高渗昏迷、孕妇禁用
	格列波脲（克糖利、甲磺冰脲）	强度是甲苯磺丁脲的40倍	用于轻、中度2型糖尿病	口服开始12.5mg，早餐前或早餐及午餐前各1次，也可6.25mg，一日3次，三餐前服，必要时7日后递增每日12.5mg，服用量一般为每日25～50mg，最大剂量每日不超过75mg	胃肠道反应及皮肤反应，无长效降糖药的重叠累积的低血糖	很少发生低血糖，主要经肾排泄，肾功能不全者慎用
第三代	格列美脲（亚莫利）	为磺脲类降糖药中的中长效制剂，与第一代和第二代相比，相同剂量的格列美脲具有更大的降糖活性和起效快的特点	适用于2型糖尿病患者。对心血管系统影响小，具有抗动脉粥样硬化作用；基本经尿道和胆管排泄，可用于轻、中度肾功能损害患者	初始剂量为1mg，每日1次，以后根据血糖监测结果逐渐增加剂量，如每1～2周增加1mg，一般每日剂量为1～4mg，仅少数每日剂量为6～8mg。一般每日1次，顿服，早餐前服用，服用时不得嚼碎	可引起低血糖，在治疗开始阶段，可能对视力产生暂时性影响；偶见胃肠道症状及过敏或假性过敏反应；可能出现严重的血象改变	对本品过敏者、1型糖尿病患者、糖尿病酮症酸中毒及高渗综合征患者、严重肝肾功能损害和透析患者、妊娠和哺乳期妇女禁用

知识点10：格列奈类降糖药　　副高：熟练掌握　正高：熟练掌握

格列奈类药物为非磺脲类的胰岛素促泌药，通过与胰岛B细胞膜上的36kD特异蛋白或磺酰脲受体结合，刺激胰腺在进餐后更快、更多地分泌胰岛素，从而有效地控制餐后高血糖。格列奈类药物与其受体结合与解离较快，因此，能改善胰岛素早时相分泌，减轻胰岛B细胞负担，减轻后期的代偿性高胰岛素血症，不会引起胰岛B细胞功能衰竭。

格列奈类药物用于经饮食治疗仍不能有效控制血糖的2型糖尿病患者。可与二甲双胍、噻唑烷二酮类或α-葡萄糖苷酶抑制剂合用，对控制血糖有协同作用。轻度肾功能不全的患者也可服用本药。该药对于肥胖与非肥胖的2型糖尿病患者有同等疗效。常用的格列奈类药物见下表。

常用的格列奈类药物作用特点、适应证、不良反应

代表药物	作用特点	适应证	不良反应	禁忌证
瑞格列奈（诺和龙、孚来迪）	为新型短效口服促胰岛素分泌降糖药。刺激胰腺释放胰岛素使血糖水平快速降低。具有葡萄糖依赖性、代谢迅速、随餐服用、不易在体内蓄积及代谢产物无降糖作用等特点，经胃肠道快速吸收，血浆半衰期约为1小时	单纯饮食控制及运动锻炼不能有效控制高血糖的2型糖尿病患者	不良反应较轻，主要为低血糖、视觉异常、胃肠道反应（如腹痛、腹泻、恶心、呕吐和便秘）、肝功酶指标升高（多数病例为轻度和暂时性）、过敏反应（如皮肤瘙痒、发红、荨麻疹）	妊娠期、哺乳期妇女；对本品过敏患者；1型糖尿病、糖尿病酮症酸中毒患者；12岁以下儿童；严重肾功能或肝功能不全患者；与CYP3A4肝药酶抑制药或诱导药（如利福平、苯妥英钠等）合并治疗时
那格列奈（唐力）	能够保护残存胰岛B细胞功能，并极少发生低血糖。起效迅速，餐前给药就可以快速有效调节血糖。服用后迅速吸收，药物浓度平均峰值通常出现在服药1小时内。必须餐前口服	经饮食及使用二甲双胍不能有效控制高血糖的2型糖尿病患者，可与二甲双胍联合应用，但不能替代二甲双胍	低血糖，极少患者出现肝功能异常，极少有过敏反应的报道。胃肠道反应（腹痛、消化不良、腹泻）、头痛、轻微水肿以及乳酸、丙酮酸、尿酸、血清钾升高等	对药物的活性成分或任何赋形剂过敏；1型糖尿病；糖尿病酮症酸中毒；妊娠或哺乳妇女；12岁以下儿童；严重肾功能或肝功能不全患者

值得注意的是，胰岛素促泌剂都可致低血糖，与二甲双胍合用会增加发生低血糖的危险性。如果合并用药后仍发生持续高血糖，则不能再用口服降糖药控制血糖，须改用胰岛素治疗。当发生应激反应时，如发热、外伤、感染或手术，可能会出现高血糖，应改用胰岛素治疗。司机职业的患糖尿病者必须慎用，避免开车时发生低血糖。

知识点11：双胍类降糖药　　副高：熟练掌握　正高：熟练掌握

双胍类降糖药分子中有两个胍基，所以叫双胍类。代表药物为二甲双胍，目前在临床

应用非常广泛。双胍类直接作用于糖的代谢过程，促进糖的无氧酵解，增加肌肉、脂肪等外周组织对葡萄糖的摄取和作用，加强糖的代谢，从而降低血糖。同时保护已受损的B细胞功能，以免受进一步损害，有利于糖尿病的长期控制。双胍类还抑制肠道吸收葡萄糖，抑制肝糖异生，减少肝糖原的输出，使糖尿病患者血糖及糖化血红蛋白降低，同时保护重要脏器（如肾等）。双胍类还可抑制胰高血糖素释放，使该激素升糖效应减弱，也有利于血糖的降低。

常用的二甲双胍的作用特点、适应证、服用方法及不良反应见下表。

二甲双胍作用特点、适应证、服用方法、不良反应

作用特点	适应证	服用方法	不良反应
单独应用时对正常血糖无明显影响（磺脲类药物对正常人也有降糖作用），该药低血糖发生率较低。无促进脂肪合成的作用，所以适用于肥胖患者	单纯饮食控制不满意的2型糖尿病患者；非肥胖型2型糖尿病患者（与磺脲类药联用可增强降糖效应）；1型糖尿病患者（血糖波动大，难以饮食控制者与胰岛素联用，可加强胰岛素作用，减少胰岛素剂量）；不稳定型糖尿病患者	每日剂量范围250～2000mg，分2～3次于餐前或餐中服。可从每日500mg开始，1周后调整剂量，直到获得血糖控制或最大耐受量为止（剂量调整要在医生指导下进行）	乳酸性酸血症，机体非处于缺氧状态在治疗剂量范围内使用该药，引起乳酸性酸中毒；腹泻、恶心、呕吐、胃胀、乏力、消化不良、腹部不适及头痛；少见者为低血糖、肌痛、头晕、皮疹、出汗增加等；此外，可减少维生素B_{12}吸收，但极少引起贫血

患有以下疾病或症状的患者需谨慎使用：①肾功能障碍［血肌酐水平男性＞133μmol/L，女性＞124μmol/L或肾小球滤过率eGFR＜45ml/（min・1.73m^2）］禁用；②需要药物治疗的充血性心力衰竭和其他严重心、肺疾病患者；③严重感染和外伤，大手术，有低血压和缺氧等临床表现者；④已知对二甲双胍过敏者；⑤急性或慢性代谢性酸中毒患者；⑥酗酒者；⑦接受血管内注射碘化造影剂者（暂停使用）；⑧维生素B_{12}、叶酸缺乏未纠正者。

儿童一般不宜服用，除非明确为肥胖T2DM及肯定存在胰岛素抵抗。孕妇及哺乳期妇女也不宜用。年老者慎用，药量酌减，并监测肾功能。

知识点12：α-葡萄糖苷酶抑制剂　　副高：熟练掌握　正高：熟练掌握

α-葡萄糖苷酶抑制剂是一类以延缓肠道糖类吸收而达到治疗糖尿病的口服降糖药物。竞争性抑制肠黏膜上皮细胞的α-葡萄糖苷酶（主要是淀粉酶、双糖酶），延缓食物中淀粉、多糖等分解成葡萄糖，减慢葡萄糖的吸收，降低餐后血糖。α-葡萄糖苷酶抑制剂不刺激B细胞分泌胰岛素，但可降低餐后胰岛素水平，说明可增加胰岛素的敏感性。

目前市场上α-葡萄糖苷酶抑制剂常用药物包括阿卡波糖、伏格列波糖、米格列醇。

α-葡萄糖苷酶抑制剂的作用特点、适应证、服用方法、不良反应及禁忌证

代表药物	作用特点	适应证	服用方法	不良反应	禁忌证
阿卡波糖（拜唐苹，卡搏平）	口服后很少被吸收，避免了吸收所致的不良反应，口服200mg后，血浆半衰期为3.7小时，血浆蛋白结合率低，主要在肠道降解或以原形方式随粪便排泄，长期服用未见积蓄	配合饮食控制治疗2型糖尿病	餐前即刻整片吞服，或与前几口食物一起咀嚼服用，剂量因人而异。一般推荐剂量为：起始剂量每次50mg，每日3次。以后逐渐增加至每次0.1g，每日3次。个别情况下，可增至每次0.2g，每日3次或遵医嘱	常有胃肠胀气和肠鸣音，偶有腹泻，极少见有腹痛。如不控制饮食，胃肠道不良反应可加重。如控制饮食后仍有严重不适症状，应暂时或长期减小剂量。个别病例可能出现诸如红斑、皮疹和荨麻疹等皮肤过敏反应	对阿卡波糖过敏者；糖尿病昏迷及昏迷前期，酸中毒或酮症患者；有明显消化和吸收障碍的慢性胃肠功能紊乱患者；患有由于肠胀气而可能恶化的疾病者；严重肝肾功能损害患者；孕妇、哺乳期妇女及18岁以下患者安全性不明确，故不宜服用
伏格列波糖（倍欣、安诺）	在体内几乎不被代谢，大部分以原形药物自尿和粪便中排出	只适用于饮食疗法、运动疗法或口服降糖药或胰岛素没有得到明显效果时	通常成年患者每次0.2mg（每次1片），每日3次餐前口服。疗效不明显时，经充分观察后可以将每次用量增至0.3mg（每次1.5片）	单用偶见低血糖（不到0.1%）；少数患者出现腹部胀满、肠排气增加等，偶尔出现肠梗阻样症状；偶尔出现伴随黄疸、转氨酶升高等的严重肝功能障碍（不到0.1%）；有时可见腹泻、腹痛、便秘等消化系统反应；偶见过敏反应	严重酮症、糖尿病昏迷或昏迷前的患者；严重感染、严重创伤、手术前后的患者不适用；有过敏史的慎用；正在服用其他降糖药的患者同时服用该药时，应减少用药剂量；重度疝、肠狭窄、溃疡、勒姆里尔德（Roem-held）综合征、严重肝肾功能障碍的患者慎用
米格列醇（奥恬苹，瑞舒）	降低餐后血糖，显著控制糖化血红蛋白，保护心肌，有效改善2型糖尿病的血糖	配合饮食控制治疗糖尿病，可单独或联合用药	剂量须参照其疗效与患者耐受量而定，但不可超过最大推荐量（100mg，每日3次）。推荐的初始剂量为25mg，每日正餐前服用，每日3次。维持剂量：50mg，每日3次；最大剂量：100mg，每日3次	最常见的不良反应是胃肠道症状，主要表现为腹痛，腹泻，胃胀气；皮疹发病率为4.3%，通常是暂时性的；血清铁含量降低，但是大多数患者都是暂时性的且未见血红蛋白降低和其他血液学指标异常	糖尿病酮症酸中毒者；炎性肠病，结肠溃疡，部分性肠梗阻，易感染性肠梗阻者；慢性肠道疾病伴有明显胃肠功能失调，或进一步加重出现肠胀气炎性肠病者；对该药物或其成分过敏者

知识点13：噻唑烷二酮类降糖药 副高：熟练掌握 正高：熟练掌握

噻唑烷二酮类降糖药又称格列酮类，是一类较新的胰岛素增敏剂，能明显增强机体组织对胰岛素的敏感性，改善脂肪代谢紊乱，抑制血小板聚集、炎症反应和内皮细胞的增生及延缓蛋白尿的发生，主要用于2型糖尿病。

这类药物主要有罗格列酮、吡格列酮等见下表。

噻唑烷二酮类降糖药的作用特点、适应证、不良反应及禁忌证

代表药物	作用特点	适应证	不良反应	禁忌证
罗格列酮（文迪雅）	可通过增加组织对胰岛素敏感性，提高细胞对葡萄糖的利用而发挥降低血糖的疗效，可明显降低空腹血糖及胰岛素和C-肽水平，对餐后血糖和胰岛素亦有明显的降低作用。使糖化血红蛋白（HbA1c）水平明显降低	适用于经饮食控制和锻炼治疗效果仍不满意的2型糖尿病患者。本品可单独应用，也可与磺脲类合用治疗单用磺脲类血糖控制不佳的2型糖尿病患者	单独应用很少引起低血糖（<2%）；在治疗2型糖尿病的对比试验中，丙氨酸氨基转移酶（ALT）水平升高的发生率大于正常的3倍。建议患者应定期监测肝功能；轻至中度水肿及轻度贫血	肾损害患者使用文迪雅注意，单服本品毋需调整剂量，但禁与二甲双胍合用；对本品过敏患者禁止使用心力衰竭或有此病史、严重酮症、1型糖尿病、严重肝或肾功能障碍、严重感染症、手术前后、严重创伤患者、孕妇、哺乳妇女、儿童不宜使用
吡格列酮（艾可拓）	该药主要通过增强靶组织对胰岛素敏感性而起效。吡格列酮具有良好的降低血糖作用，亦可降低胰岛素水平，但不破坏血糖和胰岛素之间的负反馈平衡，不易产生低血糖	只适用于饮食和/或运动疗法达不到充分效果，或推断有胰岛素抵抗的2型糖尿病患者	有可能出现水肿；加重或出现心力衰竭；引起肝功能障碍或黄疸。所以，服药期间应定期进行肝功等血液检查	心力衰竭或有此病史、严重酮症、1型糖尿病、严重肝或肾功能障碍、严重感染症、手术前后、严重创伤患者、孕妇等禁用。心脏疾患、肝或肾功能障碍、脑垂体或肾上腺功能不全、营养不良或饥饿状态、过度饮酒，老年患者等慎用。哺乳妇女用药时应停止哺乳。儿童不宜使用

知识点14：T2DM出现哪些情况需要使用胰岛素治疗 副高：熟练掌握 正高：熟练掌握

T2DM患者在生活方式和口服降糖药联合治疗的基础上，如果血糖仍然未达到控制目

标，即可开始口服药物和胰岛素的联合治疗。T2DM患者虽然不需要胰岛素来维持生命，但患者出现下列情况仍需要使用胰岛素控制高血糖。

（1）经生活方式改变及口服降血糖药治疗未获得良好控制或口服降糖药失效。

（2）急性代谢紊乱，如糖尿病酮症酸中毒、高渗性高血糖状态和乳酸性酸中毒。

（3）合并重症感染、消耗性疾病、视网膜病变、肾病、神经病变、急性心肌梗死、脑卒中。

（4）因存在伴发病需外科治疗的围术期。

（5）妊娠和分娩。

（6）对新发糖尿病并与1型糖尿病鉴别困难的消瘦的糖尿病患者，应该把胰岛素作为一线治疗药物。

知识点15：基础胰岛素治疗方案　　副高：熟练掌握　正高：熟练掌握

长效胰岛素类似物（甘精胰岛素或者地特胰岛素）每天1次。通常睡前给予小剂量胰岛素（通常10U），若空腹血糖水平未达到预期目标，剂量应该每2～3天缓慢增加1～3U。相反，如果空腹血糖降到标准范围以下，应酌情减量。

知识点16：预混胰岛素治疗方案　　副高：熟练掌握　正高：熟练掌握

以速效胰岛素（或类似物）和鱼精蛋白制成的预混胰岛素，通常在早餐和晚餐前各注射1次，偶尔也采取只在吃得较多的一餐前注射1次的方案，患者可以采用主餐前注射1次或者在接下来正餐开始前增加1次注射。

早餐前胰岛素的用量应根据餐前胰岛素水平进行调整，晚餐前胰岛素的用量应根据第二日的空腹血糖水平进行调整。比起“三短一长”的每天4次注射，预混胰岛素只需每天2次注射。

因此，如果患者使用每天1次的基础胰岛素未将血糖降到目标水平，便可采用每天2次预混胰岛素注射。但使用预混胰岛素之后，患者必须有一个相对稳定的生活方式，同时也增加了患者低血糖的发生率。

知识点17：“三短一长”胰岛素治疗方案　　副高：熟练掌握　正高：熟练掌握

将速效胰岛素或类似物门冬胰岛素（诺和锐）或赖脯胰岛素（优泌乐）与长效胰岛素类似甘精胰岛素（来得时）或地特胰岛素（诺和平）组合使用。该治疗方案需要每天注射4次，降血糖通常更为有效，并且更有利于用餐时间不固定或者每餐碳水化合物的摄入量不固定患者的调整。

一般情况下，成人餐前胰岛素起步量设置为每顿饭前5～10U。餐前胰岛素剂量的调整根据餐后2小时血糖以及该顿餐前血糖情况综合考虑，通常每2～3天增加2～4U。胰岛素剂量可缓慢稳步增加，以便更好地控制糖化血红蛋白和餐前餐后血糖。

知识点18：餐时胰岛素治疗方案 副高：熟练掌握 正高：熟练掌握

使用速效胰岛素或类似物，但并不同时使用基础或长效胰岛素，该方案适用于正在接受胰岛素增敏剂（二甲双胍）治疗且空腹血糖升高有了很好控制的患者。

糖尿病患者在急性应激时，如重症感染、急性心肌梗死、脑卒中或急症手术等，容易促使代谢紊乱迅速严重恶化，应使用胰岛素治疗，维持血糖水平在6.7～11.1mmol/L（120～200mg/dl），待病情缓解后再调整糖尿病治疗方案。

对于施行择期大手术的糖尿病患者，尤其需全身麻醉时，至少在手术前3天开始改用胰岛素治疗，手术日及术后早期，按每2～4g葡萄糖加入1U速效胰岛素维持血糖，待能进食后选用餐前速效胰岛素或类似物加基础胰岛素皮下注射治疗，但剂量要较术前原剂量减少，并根据血糖测定结果调整胰岛素剂量。

知识点19：强化胰岛素治疗方案 副高：熟练掌握 正高：熟练掌握

强化胰岛素治疗方案包括两种：①餐前速效胰岛素或类似物加基础胰岛素多次皮下注射；②胰岛素泵持续皮下胰岛素输注（CSII）。和其他胰岛素治疗方案相比较，这两种治疗方案更符合生理性胰岛素替代治疗，尤其是CSII还可以根据用餐时间、用餐量、运动多少以及是否外出而变化，为患者带来最大的灵活性。

知识点20：T2DM的胃肠减肥手术治疗 副高：熟练掌握 正高：熟练掌握

T2DM的胃肠减肥手术主要包括胃减容术和胃旁路术。胃减容术可限制食物摄取，胃旁路术可限制能量摄入。

胃肠减肥手术可有效地减轻严重肥胖患者的体重。ADA 2010指南明确指出，对于BMI≥35且合并T2DM的患者，可考虑采用手术减肥治疗。减肥手术可以使55%～95%（取决于手术方法的不同）的T2DM患者高血糖恢复到接近正常或完全正常。

T2DM患者接受减肥手术后需终生坚持生活方式支持和医疗监护。此外，一些小型试验表明，BMI为30～35的T2DM患者可得益于手术治疗，但目前尚缺乏证据支持BMI＜35的患者适合手术治疗。

知识点21：T2DM手术治疗的适应证 副高：熟练掌握 正高：熟练掌握

中国T2DM指南2010年讨论稿中，手术治疗的适应证：

（1）BMI≥35，有或无并发症的T2DM。

（2）BMI 30.0～34.9的T2DM，生活方式和药物治疗难以控制血糖或并发症时，尤其具有心血管风险因素时，减重或胃肠减肥手术是治疗选择之一。

（3）对于BMI≥40或BMI≥35伴有严重并发症；且年龄≥15岁、骨骼发育成熟，按Tanner发育分级处于4或5级的青少年，在患者知情同意的情况下，手术治疗也可考虑为治疗选择之一。

（4）对于BMI 25.0～27.9的T2DM，应在患者知情同意的情况下进行手术，严格按研究方案进行。但这些手术不应广泛推广。

（5）年龄＜60岁或身体一般状况良好，手术风险较低的T2DM患者。

手术方式主要有腹腔镜可调节胃束带术和腹腔镜胃旁路术。

知识点22：T2DM手术治疗的禁忌证 副高：熟练掌握 正高：熟练掌握

（1）滥用药物、酒精依赖、患有难以控制的精神疾病的患者以及对代谢手术的风险、益处、预期后果缺乏理解能力的患者。

（2）明确诊断为T1DM的患者。

（3）胰岛B细胞功能已基本丧失的T2DM患者。

（4）BMI＜28且药物治疗或使用胰岛素能够满意控制血糖的糖尿病患者。

（5）妊娠糖尿病及其他特殊类型的糖尿病暂不在外科手术治疗的范围之内。

对于非肥胖糖尿病的手术治疗研究甚少，目前仍处于探索阶段，其适应证需要更多的循证医学证据。

知识点23：T2DM手术治疗的不良反应 副高：熟练掌握 正高：熟练掌握

手术治疗肥胖症伴T2DM也有一定的短期和长期风险，手术治疗方法的长期有效性和安全性还有待评估。术后并发症包括出血、吻合口瘘、消化道梗阻、溃疡等。深静脉血栓形成和肺栓塞是手术引起死亡的重要原因。远期并发症还包括营养缺乏、胆石症及内疝形成等。

知识点24：心血管病变风险因素控制（2013年版糖尿病防治指南） 副高：熟练掌握 正高：熟练掌握

（1）高血压：糖尿病患者的血压水平如果超过120/80mmHg即应该开始生活方式干预。当收缩压≥140/80mmHg可考虑开始药物治疗。糖尿病患者收缩压≥160mmHg时必须启动药物治疗。供选择的药物主要有血管紧张素转换酶抑制剂（ACEI）、血管紧张素受体拮抗剂（ARB）、钙离子通道拮抗剂（CCB）、利尿剂、β受体阻滞剂。其中ACEI或ARB为首选药物。有时需要多种降压药物联合应用以达到降压目标。推荐以ACEI或ARB为基础降压药物，联合使用CCB、吲哒帕胺类药物、小剂量噻嗪类利尿剂或小剂量选择性β受体阻滞剂中的1～2种。

（2）血脂异常：2型糖尿病患者常见的血脂紊乱是TC升高及HDL-C降低。糖尿病患者每年应至少检查一次血脂（包括TC、TC、HDL-C及LDL-C）。所有下列糖尿病患者无论基线血脂水平如何，应该在生活方式干预的基础上使用他汀类药物，将降低LDL-C作为首要的治疗目标：

1）有明确的心脑血管疾病，LDL-C的控制目标值是＜1.8mmol/L。

2）没有心脑血管疾病，但是年龄超过40岁并有一个或多个心脑血管疾病危险因素者（早发性心血管疾病家族史、高血压、吸烟、血脂紊乱或蛋白尿），LDL-C的控制目标值是 < 2.6 mmol/L。

3）对低风险患者（如无明确心脑血管疾病且年龄40岁以下），如果患者LDL-C > 2.6mmol/L或具有多个心脑血管疾病危险因素，在生活方式干预的基础上应该考虑使用他汀类药物治疗。LDL-C的控制目标值是 < 2.6mmol/L。

如果TG浓度超过5.65mmol/L，应先使用降低TG的药物治疗以防急性胰腺炎。2型糖尿病患者TG和HDL-C的控制目标分别为：TG < 1.7mmol/L，男性HDL-C > 1.0mmol/L，女性HDL-C > 1.3mmol/L。

（3）T2DM抗血小板治疗

1）有心血管疾病病史的糖尿病患者应常规使用阿司匹林作为二级预防措施。

2）具有高危心血管风险者，包括大部分 > 50岁的男性或 > 60岁的女性合并1项危险因素者（即心血管疾病家族史、高血压、吸烟、血脂紊乱或蛋白尿）。上述人群中无明显出血风险（既往有消化道出血病史，或消化性溃疡，或近期服用增加出血风险的药物，如非甾体消炎药或华法林）者可服用小剂量（75～150mg/d）阿司匹林作为一级预防。

对于已有心血管疾病且对阿司匹林过敏的糖尿病患者，可考虑使用氯吡格雷（75mg/d）作为替代治疗。有出血倾向、接受抗凝治疗、近期胃肠道出血以及不能应用阿司匹林的活动性肝病患者也可考虑其他抗血小板药物作为替代治疗。

四、糖尿病的基础治疗

以下基础治疗适合1型和2型糖尿病患者。

知识点1：糖尿病教育　　　　副高：熟练掌握　正高：熟练掌握

糖尿病教育是基础治疗措施之一，是糖尿病医疗工作的重要组成部分。它可以使患者丰富糖尿病的知识，培养良好的自我管理习惯，帮助患者在明确诊断时即可开始有效的自我护理，减轻体重，同时加强患者预防和及早发现糖尿病并发症，降低糖尿病治疗费用。

教育的内容包括：①疾病的自然进程；②糖尿病的症状；③并发症的防治，特别是足部护理；④个体化的治疗目标；⑤个体化的生活方式干预措施和饮食计划；⑥规律运动和运动处方；⑦饮食、运动与口服药、胰岛素治疗或其他药物之间的相互作用；⑧自我血糖监测和尿糖监测（当血糖监测无法实施时）；⑨血糖结果的意义和应采取的相应干预措施；⑩当发生紧急情况时，如疾病、低血糖、应激和手术时应如何应对；⑪糖尿病妇女受孕计划及全程监护。

知识点2：糖尿病的血糖监测　　　　副高：熟练掌握　正高：熟练掌握

自我血糖监测（SMBG）是指导血糖控制达标的重要措施，也是减少低血糖风险的重要手段。临床实践表明，SMBG可帮助患者评估治疗效果及血糖是否达标，还有助于预防低血糖、调整用药（特别是餐前胰岛素用量）、医学营养治疗（MNT）及运动治疗方案。

血糖自我监测适用于所有糖尿病患者。为了在不发生低血糖的情况下使GHbA1c安全达标，可能需要更频繁地进行SMBG。

SMBG最常用的方法是指尖毛细血管血糖检测。也可以检测尿糖，但是尿糖监测对发现低血糖没有帮助，在一些特殊的情况下，如肾糖阈增高（如在老年人）或降低（妊娠）时，尿糖监测没有意义。

GHbA1c可反映过去数月的血糖水平，对糖尿病并发症有较强的预测作用，一些血糖控制较好的患者每年只需检测2次GHbA1c，而血糖控制不稳定或需要严格治疗的患者需要频繁检测GHbA1c（每2～3个月1次）。血糖易于波动的患者（胰岛素严重缺乏的糖尿病患者），SMBG与GHbA1c检测相结合是反映血糖控制水平的最好方法。

知识点3：糖尿病的医学营养治疗　　副高：熟练掌握　正高：熟练掌握

医学营养治疗是糖尿病综合治疗的重要组成部分，是糖尿病的基础治疗。膳食治疗的原则是控制总热量的摄入，合理均衡各种营养物质。

（1）计算总热量：首先是按性别、年龄和身高查表或采用简易公式计算理想体重，理想体重（kg）=身高（cm）−105（cm）。再根据体重和活动量计算热卡摄入量。成人热卡摄入估计：基础热量为22kcal/kg+活动所需热量。

（2）总热量的分配

1）碳水化合物：应占总热量的55%～60%，最好不低于150g/d。应以复合碳水化合物以及富含可溶性食物纤维的粗制食物和蔬菜为主，如蔬菜、豆类、全麦谷物、燕麦和水果，而不是经过精细加工的碳水化合物（高生糖指数）。碳水化合物的量（g）=总热卡－[蛋白质（g）×4+脂肪（g）×9]/4。即便是肥胖者每日碳水化合物也不宜少于150g。

2）脂肪：提供的热量不超过总热量的30%，一般每日每千克0.6～1.0g，其中饱和脂肪酸和反式脂肪酸的摄入量不应超过饮食总热量的10%。单不饱和脂肪酸是较好的膳食脂肪来源，在总脂肪摄入中的供能比宜达到10%～20%。避免或限制肥肉、全脂奶制品及油炸食品。

3）蛋白质：应占饮食总热量的15%～20%。最好摄入富含优质蛋白的食品，如鱼、海产品、瘦肉、蛋、低脂奶制品、坚果和豆类等。已有肾功能不良者应适当减少，并主要选择富含必需氨基酸的动物蛋白。

肥胖者应适当减少脂肪和碳水化合物占总热卡的比例，消瘦者应适当增加蛋白质和脂肪占总热卡的比例。此外，每天盐的摄入量限制在6g以内。每天饮酒量不超过1～2份标准量（一份标准量约含10g酒精，相当于啤酒285ml，红酒100ml，白酒30ml）。

知识点4：可参加运动的糖尿病患者　　副高：熟练掌握　正高：熟练掌握

运动可减轻体重，提高胰岛素敏感性，减轻胰岛素抵抗，从而有助于控制血糖、血压及血脂，改善血液循环，还有利于疾病预防和心理健康等。糖尿病在以下情况下可以参加运动：

（1）T2DM患者，尤其是肥胖者。
（2）用胰岛素治疗病情稳定的T1DM患者。
（3）空腹血糖在13.9mmol/L（250mg/dl）以下者。

知识点5：不能参加运动的糖尿病患者　　副高：熟练掌握　正高：熟练掌握

（1）有严重心血管疾病、肾病、视网膜病变、神经病变、直立性低血压者，不宜进行运动或剧烈活动，只能轻度活动。
（2）病情不稳定、严重缺乏胰岛素、空腹血糖在13.9mmol/L以上者。
（3）合并急、慢性感染，发热，活动性肺结核者。
（4）妊娠期糖尿病等暂不宜运动。

知识点6：糖尿病患者运动方法　　副高：熟练掌握　正高：熟练掌握

运动频率和时间为每周至少150分钟，如1周运动5天，每次30分钟。研究发现，即使进行少量的体力活动（如平均每天少至10分钟）也是有益的。因此，即使患者觉得达到所推荐的运动时间太困难，也应该鼓励他们尽一切可能进行适当的体力活动。

中等强度的体力活动包括快走、打太极拳、骑车、打高尔夫球和园艺活动。较强体力活动为舞蹈、有氧健身、慢跑、游泳、骑车上坡。运动项目要与患者的年龄、病情、社会、经济、文化背景及体质相适应。活动量大或激烈活动时应建议糖尿病患者调整食物及药物，以免发生低血糖。

第三节　糖尿病急症

一、糖尿病酮症酸中毒

知识点1：糖尿病酮症酸中毒的概念　　副高：熟练掌握　正高：熟练掌握

糖尿病酮症酸中毒（DKA）为最常见的糖尿病急症，也是内科常见急症之一。主要是由于糖尿病代谢紊乱加重，脂肪酸在肝氧化产生大量酮体，超过机体的处理能力，以致血酮体增加，尿酮体阳性，以致水、电解质和酸碱平衡失调，以高血糖、高血酮和代谢性酸中毒为主要表现的临床综合征。临床早期表现为“三多一少”症状加重，酸中毒失代偿后，病情迅速恶化、疲乏、食欲减退、恶心、呕吐、多尿、口渴、头痛、呼吸深快，呼气中有烂苹果味。

知识点2：DKA的常见诱因　　副高：熟练掌握　正高：熟练掌握

糖尿病酮症酸中毒以1型糖尿病患者多见，2型糖尿病在一定诱因下也可发生。常见诱因有：

（1）感染：如糖尿病患者并发肺炎、泌尿系感染、坏疽等感染时。

（2）各种应激状态。

（3）糖尿病治疗不当：胰岛素治疗中断或不适当减量；降糖药突然停用或用量不足；大量进食水果、甜品、含糖饮料或淀粉类食物等；糖尿病未经正规降糖治疗。

（4）饮食失调，进食含糖或脂肪过多的食物，或进食碳水化合物过少（<100g/d）。

（5）精神紧张、创伤、过度劳累。

（6）伴有拮抗胰岛素的激素分泌过多。

（7）其他：严重外伤或手术后、妊娠和分娩。

知识点3：DKA的发病机制 副高：熟练掌握 正高：熟练掌握

（1）胰岛素缺乏和胰岛素拮抗激素升高，导致糖代谢障碍，血糖不能正常利用，血糖升高。

（2）脂肪动员和分解引起酮体大量生成超过组织利用和排泄的速度，导致酮症酸中毒。

（3）病理生理改变包括酸中毒、严重失水、电解质平衡紊乱、携带氧系统失常、周围循环衰竭和肾功能障碍、中枢神经功能障碍。

知识点4：DKA的临床表现 副高：熟练掌握 正高：熟练掌握

临床上以发病急、病情重、变化快为特点。

（1）早期三多一少症状加重：多饮多尿、体力及体重下降的症状加重。

（2）胃肠道症状：酸中毒失代偿后，病情迅速恶化，食欲缺乏、恶心、呕吐。

（3）呼吸改变：呼吸中可有类似烂苹果气味的酮臭味（丙酮）。

（4）脱水与休克症状：后期严重失水，中、重度酮症酸中毒患者常有脱水症状，脱水达5%者可有脱水表现，如尿量减少、皮肤干燥、眼球下陷等。脱水超过体重15%时则可有循环衰竭，症状包括心率加快、脉搏细弱、血压及体温下降、四肢厥冷等，严重者可危及生命。

（5）神志改变：早期有头痛、头晕、萎靡继而烦躁、嗜睡、昏迷。晚期不同程度意识障碍，反射迟钝、消失、昏迷、感染等诱因引起的临床表现可被DKA的表现所掩盖。

（6）急性腹痛：少数患者可出现急性腹痛（呈弥漫性腹痛），有时易误诊为急腹症。

知识点5：DKA的实验室检查 副高：熟练掌握 正高：熟练掌握

DKA的检查包括血糖、电解质、血尿素氮、血肌酐、二氧化碳、血酮和尿酮、计算阴离子间隙、动脉血气分析（DKA患者）、血细胞计数和分类及心电图检查。如有感染征象，还需行血、尿和咽拭子培养；如考虑合并心肺疾病需行X线胸片检查。糖化血红蛋白（GHbA1c）可反应血糖的控制情况。

（1）尿酮：尿糖强阳性，DKA时尿酮体也呈强阳性。当肾功能严重损害而阈值增高时，尿糖、尿酮体阳性程度与血糖、血酮体数值不相称。可有蛋白尿和管型尿。

（2）血糖：血糖多数为16.7～33.3mmol/L（300～600mg/dl），有时＞55.5mmol/L（1000mg/dl）。DKA时血酮体升高，正常＜0.6mmol/L，＞1.0mmol/L即为升高，多数患者＞4.81mmol/L（50mg/dl）。酸中毒失代偿时，血实际和标准HCO_3^-降低，CO_2CP降低，pH下降；碱剩余负值增大，阴离子间隙增大，与碳酸氢盐降低大致相等。

（3）血酮：血酮测定多采用硝普盐法，目前比较公认的是血酮＜0.6mmol/L为正常，＞1.0mmol/L为高血酮，血酮＞5mmol/L有诊断意义。

（4）血电解质及尿素氮（BUN）：钠、氯常由于血液浓缩，亦可正常或升高；血钾可正常，偏低也可偏高。但总体来说，钾、钠、氯均减少BUN多升高，这是血容量下降、肾灌注不足、蛋白分解增加所致，BUN持续不降者预后不佳。

（5）血酸碱度：血二氧化碳结合力及pH值下降，剩余碱水平下降，阴离子间隙明显升高。

知识点6：DKA的鉴别诊断　　副高：熟练掌握　正高：熟练掌握

（1）低血糖昏迷：无口渴、多饮、多尿，查血糖明显低于正常，尿糖阴性是其特点，不难鉴别。但是否糖尿病患者在治疗中使用降糖药物过量，应通过病史来判断。

（2）乳酸性酸中毒：多见于50岁以上T2DM患者，在使用双胍类降糖药过程中或在DKA时伴发。如酸中毒严重而酮症相对较轻，血酮增高不明显，应考虑本症，测定血浆乳酸＞2.9mmol/L，属可疑，＞5.0mmol/L有诊断意义。

（3）急性脑血管病：单纯急性脑血管病除有偏瘫的定位体征外，血糖、尿糖正常或仅轻微升高，酮体多阴性。但如原有糖尿病伴发脑血管病时，是否并发酮症酸中毒，亦应测检血糖、尿糖及尿酮体是否异常升高。

知识点7：DKA的治疗原则　　副高：熟练掌握　正高：熟练掌握

DKA的治疗原则包括尽快补液以恢复血容量、纠正失水状态，降低血糖，纠正电解质及酸碱平衡失调，同时积极寻找和消除诱因，防治并发症，降低病死率。酸中毒严重者应适当补充碱性药物，如果患者已非常可能发生酮症或酮症酸中毒，但一时来不及就诊，则应立即采用一些简易的方法处理，如给患者多饮水，包括饮淡盐水（1000ml水加9g食盐），每2～3小时深部肌内注射短效胰岛素10～20U等，并设法及时送至医院处理。糖尿病酮症酸中毒有反复发作的倾向，故在酮症或酮症酸中毒纠正以后，患者应对其诱因保持警惕，坚持正确的治疗方式，发生感染时及早有效治疗，并及时调整胰岛素等降糖药物的剂量，以防糖尿病酮症酸中毒的再次发生。

知识点8：DKA的补液治疗　　副高：熟练掌握　正高：熟练掌握

充分补液是治疗的最重要措施，单用胰岛素的治疗效果不好。开始选用0.9%氯化钠溶液，待血糖降至14mmol/L以下时，可以改用5%葡萄糖并用对抗量胰岛素。糖∶胰岛素可以（3～6）∶1酌情使用。补液量多为体重的8%～10%，即4000～6000ml/d，视脱水强度而定。补液速度应先快后慢。根据年龄、心肾功能调整速度，一般在前2小时用1000ml，第2～4小时用1000ml。第5～9小时用1000ml，降糖速度以每小时血糖下降幅度3.9～5.6mmol/L为宜。

知识点9：DKA的胰岛素治疗　　副高：熟练掌握　正高：熟练掌握

DKA发病的主要因素是胰岛素缺乏，因此，迅速补充胰岛素是治疗的关键。一般采用小剂量胰岛素治疗方案，既能有效的抑制酮体生成，又能避免血糖、血钾和血浆渗透压降低过快带来的各种危险。

小剂量胰岛素治疗方案：开始以0.1U/（kg·h）静脉泵入或输入人胰岛素。每1～2小时测定血糖，根据血糖下降情况调整胰岛素用量，通常血糖可以2.8～4.2mmol/h的速度下降。当血糖降至13.9mmol/L时，胰岛素剂量减至0.05～0.1U/（kg·h）或更小的剂量。若血糖下降速度过快或患者出现低血糖反应，可减慢胰岛素输注速度，并查血糖水平；若血糖浓度<5.6mmol/L，将正在输注的含胰岛素液体更换为单纯生理盐水或5%葡萄糖。当血糖下降13.9mmol/L（250mg/dl）时，将原输液生理盐水改为5%葡萄糖或糖盐水，按葡萄糖（g）与胰岛素（U）之比例为（2～5g）∶1U加入胰岛素，即500ml 5%葡萄糖液中加入胰岛素6～12U，静脉滴注，同时将静脉输注胰岛素剂量减至0.05～0.1U/（kg·h），血糖平稳，患者能正常进食后停止静脉输注胰岛素，改为三餐前皮下注射短效胰岛素（一般起始剂量8U），根据血糖调整胰岛素用量；如DKA的诱因尚未去除，皮下注射胰岛素治疗应持续相应时间，以避免DKA反复。

知识点10：DKA纠正酸中毒治疗　　副高：熟练掌握　正高：熟练掌握

随着胰岛素的应用，脂肪分解得到抑制，酮体生成减少，酸中毒得以缓解，故轻、中度中毒可不必纠酸。若纠酸过早、过快，使氧离曲线左移，易造成组织缺氧。但如果存在呼吸性酸中毒，即使为中度酸中毒亦必须纠酸。

可使用碳酸氢盐的情况：①休克或者昏迷；②严重酸中毒（pH<7.0）；③血HCO_3^-严重缺乏<5mmol/L；或CO_2CP为4.5～6.7mmol/L（10%～15%容积）；④合并乳酸性酸中毒；⑤酸中毒所诱发的心肺功能不全；⑥伴有严重的高血钾。可用5%碳酸氢钠100～125ml，直接静脉推注或稀释成等渗溶液静脉滴注。

知识点11：DKA的补钾治疗　　副高：熟练掌握　正高：熟练掌握

DKA治疗之初，由于血液浓缩，血钾亦可正常甚至升高，但随着输液及胰岛素的使用，可出现低血钾。若出现高钾血症可暂不补钾，只要尿量>30ml即使血钾正常也必须补钾。每日补钾可达4～8g。血钾恢复正常后，仍需酌情补钾1周左右。在整个治疗过程中必须按病情变化定期监测血钾和/或心电图。

知识点12：DKA治疗中因血钠浓度的高低对补液种类的选择

副高：熟练掌握 正高：熟练掌握

随着多尿而导致体内钠大量丢失，又由于血液浓缩，血钠可正常或偏高。可选用0.9%氯化钠溶液补液，若血钠高，如计算渗透压>350mmol/L，可改用适量5%葡萄糖加胰岛素配比使用。

知识点13：DKA的对症处理 副高：熟练掌握 正高：熟练掌握

DKA的对症处理是针对感染、心衰、心律失常等的治疗。大多数DKA患者经过24～48小时治疗后，病情缓解稳定，并开始进食，但进食量少且不固定，可部分从静脉补充葡萄糖及对抗量胰岛素，依进食量的多少，适当皮下注射胰岛素。在停止静脉滴注胰岛素前1小时皮下注射短效胰岛素可避免血糖回跳。

二、高渗性非酮症糖尿病昏迷

知识点1：高渗性非酮症糖尿病昏迷概念 副高：熟练掌握 正高：熟练掌握

高渗性非酮症糖尿病昏迷（HNDC）简称高渗性昏迷，是高血糖引起的血浆高渗透压、严重脱水和进行性意识障碍的临床综合征。

高渗性昏迷是糖尿病急性代谢紊乱的另一种临床类型。多见于老年人，好发年龄为50～70岁，男女发病率大致相同，大约2/3患者在发病前无糖尿病病史，或者仅有轻度症状。

知识点2：高渗性昏迷的发病机制 副高：掌握 正高：熟练掌握

高渗性昏迷的发病机制目前尚未完全清楚，由于患者已有不同程度的糖代谢紊乱，在某些诱因下可使血糖进一步升高，而患者多有肾功能不良或存在潜在性的肾功能不良，血糖未能从尿中随意排出，造成高血糖急剧升高，组织细胞脱水，尤其是脑细胞严重脱水，从而导致昏迷，因高渗性昏迷者虽胰岛素分泌低下，但尚可抑制脂肪分解，故可无酮症或出现轻度酮症。

知识点3：高渗性昏迷的诱因 副高：掌握 正高：熟练掌握

（1）感染，如肺部、胆管、尿路、皮肤感染等。

（2）摄入糖类过多，尤其是甜饮料，导致血糖极高。

（3）各种导致血容量丢失的疾病或用药，如腹泻、呕吐、用利尿药、甘露醇脱水等。

（4）应用了具有升高血糖的药物，如因为其他疾病误输葡萄糖溶液、皮质激素以及普萘洛尔（心得安）等。

（5）应激状态，如手术、外伤、心脑血管事件等。

知识点4：高渗性昏迷的临床表现 副高：掌握 正高：熟练掌握

（1）起病隐匿、缓慢，多见于中老年T2DM患者，因老年人常有潜在性肾功能不全。其中约2/3为轻型糖尿病或只是糖耐量减低者。早期的表现为糖尿病症状加重，多尿、多饮常为最早的表现。

（2）严重糖代谢紊乱症候群：极度口渴、明显多尿，以致出现严重脱水综合征，如皮肤干燥、舌质极干、脉快而细、血压低、休克等。

（3）意识障碍：精神萎靡、嗜睡、昏迷，可出现癫痫大发作。

知识点5：高渗性昏迷的辅助检查 副高：掌握 正高：熟练掌握

（1）血糖和尿糖：本症以显著高血糖、高尿糖为主要特点。血糖多超过33mmol/L（600mg/dl），尿糖强阳性，但无酮体或较轻，血尿素氮及肌酐升高。患者如脱水严重或有肾功能损害使肾糖阈升高时，尿糖也可不呈现强阳性，但尿糖阴性者罕见。

（2）血电解质：通常情况下血钠正常或升高，也可降低；血钾正常或降低，也可升高；总体钠和钾均为减少。患者还可有钙、镁、磷的丢失。患者血钠和血钾的水平取决于其丢失量和在细胞内外的分布状态以及其失水的程度。

（3）血尿素氮和肌酐：常显著升高，其程度反映严重脱水和肾功能不全。尿素氮（BUN）可达21～36mmol/L（60～100mg/dl），肌酐（Cr）可达163～600μmol/L（1.7～7.5mg/dl），BUN/Cr比值可达30∶1以上（正常人多在10∶1～20∶1）。

（4）血浆渗透压：正常值为280～310mmol/L。因各项结果均以mmol/L为单位，故血浆渗透压的单位为毫渗量/升（mmol/L）。血浆有效渗透压（mmol/L）＝2×（Na^+＋K^+）＋血糖＋尿素。显著升高是HNDC的重要特征和诊断依据。

（5）渗透压间隙：测得的渗透压值－计算的渗透压值，渗透压间隙正常值＜10mmol/L。导致渗透压间隙增大的原因很多，大多与高糖、高蛋白和高血脂有关。值得注意的是，某些化学物中毒，如甘露醇、乙醇、甲醇、乙二醇、丙酮亦可以导致渗透压间隙增大，需结合病史和其他实验室检查予以鉴别。

（6）酸碱失衡：约半数患者有轻度或中度代谢性、高阴离子间隙酸中毒。阴离子间隙增高1倍左右，血HCO_3多高于15mmol/L，pH多高于7.3。增高的阴离子主要是乳酸和酮酸等有机酸根，也包含少量硫酸及磷酸根。

（7）血酮和尿酮：血酮多正常或轻度升高，定量测定多不超过50mg/dl，用稀释法测定时，很少有血浆稀释至1∶4以上仍呈阳性反应者。尿酮多阴性或弱阳性。

（8）血白细胞计数：HNDC患者的血白细胞计数常增高，可达50×10^9/L；血细胞比容增高，反映脱水和血液浓缩。

（9）影像学检查：根据病情选做尿培养、胸部X线片和心电图等。

知识点6：高渗性昏迷的鉴别诊断　　副高：掌握　正高：熟练掌握

本病需与糖尿病本身所致的其他急症相鉴别，也需与非糖尿病昏迷相鉴别。有血浆高渗而未昏迷者，可诊断为高渗状态。

知识点7：高渗性昏迷的补液治疗　　副高：掌握　正高：熟练掌握

（1）补液为抢救的重要措施之一，补液扩容，降低高渗透压。

（2）补液量以脱水量为体重（实际体重）的10%～20%，量6000～8000ml/d。

（3）补液的种类：血压正常，用低渗盐水，0.45%或0.6%氯化钠溶液，血钠过高，亦可用5%的葡萄糖液加入胰岛素。

（4）低渗盐水总量不宜＞1000ml，间断使用，输液速度不宜过快，谨防溶血和脑水肿，若血浆渗透压低至330mmol/L时，应停止输入低渗溶液。

（5）血压低时，可应用等渗溶液，并可用血浆制品和右旋糖酐。使用这类药物之前最好先做血型检查，以免用后干扰血型鉴定。

（6）补液速度应先快后慢，日输入量的1/3在前4小时内输入，日总量的2/3于前12小时输入。治疗后4～6小时无尿而血压正常者也可用呋塞米利尿。

知识点8：高渗性昏迷的胃肠道补液　　副高：掌握　正高：熟练掌握

胃肠道补液是很重要的补液途径，尚未昏迷者，应鼓励饮水，昏迷者用温白开水从胃管内注入，每次量200～300ml，开始每30分钟1次，以后逐渐延长时间，胃管内补液量可占全日总补液量的1/3～2/5，此法安全、可靠，尤其适用于心脏功能不良者。血压正常时，水分能被充分吸收。

知识点9：高渗性昏迷的胰岛素治疗　　副高：掌握　正高：熟练掌握

通常采用静脉持续滴注小剂量胰岛素治疗方案，血糖下降速度不宜过快，血糖下降过快易导致脑水肿发生。一般用普通胰岛素，剂量为3～5U/h。需要量相对酮症酸中毒昏迷少，患者可以进食后开始皮下注射胰岛素，但是皮下注射胰岛素后应注意监测血糖，血糖降至13.9mmol/L时停止注射胰岛素，防止血糖下降太快、太低而发生脑水肿。通常来说皮下注射胰岛素后，胰岛素的降糖效应可以与静脉胰岛素至少重叠1～2小时，因前者起效时间长而后者代谢快。需要注意的是，本病患者对胰岛素的敏感性较糖尿病酮症酸中毒高，发生低血糖的概率可能更高。

知识点10：高渗性昏迷的纠正电解质紊乱治疗　　副高：掌握　正高：熟练掌握

电解质紊乱以钠和钾的丢失为主，而钠的丢失可通过补充含NaCl的液体而得到纠正，故纠正电解质紊乱的关键是补钾，补钾目前国内仍以氯化钾为主。若有低血钙、低血镁或低血磷时，可酌情给予葡萄糖酸钙、硫酸镁或磷酸钾缓冲液。

知识点11：高渗性昏迷的预防 副高：掌握 正高：熟练掌握

和任何一种糖尿病急症一样，高血糖高渗状态的预防极为重要，因为一旦发病，即对患者的生命构成极大的威胁，即使侥幸过关，也给患者及其家庭造成身体和经济上的重大损失。

（1）要及时发现和正确治疗糖尿病：提高对糖尿病的警惕性，经常进行自我监测，及早发现糖尿病，且进行积极正确的治疗。

（2）注意合理安排生活起居：要饮食合理，注意体育锻炼和休息，不过度劳累，不限制饮水，避免造成脱水和血液浓缩。

（3）如是老年人患了“小病”，如感冒、泌尿系感染以及小的外伤等，要及时治疗，不要因小失大，导致高血糖高渗状态而酿成大祸。

（4）患者发生神志不清或昏迷时，一定要查血糖，不能误认为是脑血管病，因为高血糖或者低血糖都能引起昏迷。

三、乳酸酸中毒昏迷

知识点1：乳酸酸中毒的概念 副高：掌握 正高：熟练掌握

乳酸酸中毒是糖尿病急性并发症之一，是一种血液中乳酸堆积引起酸中毒的疾病。乳酸是一种有机酸类，主要是糖类在体内代谢过程中产生的，在缺氧的条件下乳酸的生成量增加。正常时身体产生少量乳酸对身体无害，还能在肝脏作为能量的来源而被利用或再合成葡萄糖，多余的乳酸经过肾脏排出体外。正常情况下血液中乳酸的浓度不超过2mmol/L。

重症临床上少见，预后严重，死亡率高，糖尿病有肾功能损害者，可在长期大量服用苯乙双胍（DBI）时出现，二甲双胍所致的乳酸酸中毒极为少见，治疗中也要警惕。

知识点2：乳酸酸中毒的病因 副高：掌握 正高：熟练掌握

引起体内乳酸含量增加的原因主要有两个方面：

（1）乳酸生成过多：如心、肺功能障碍或者血管阻塞造成氧气供应不足。在缺氧的条件下，乳酸的生成明显增加，应注意，过量服用苯乙双胍（降糖灵）能促使乳酸大量生成。

（2）乳酸去路不畅：如肝脏功能障碍，不能将乳酸迅速转化，或者肾脏功能不全，不能将多余的乳酸完全排出体外，就会造成乳酸在体内的堆积。乳酸是一种强有机酸，含量过高，就会造成乳酸酸中毒，严重时危及生命。

知识点3：乳酸酸中毒发病机制 副高：掌握 正高：熟练掌握

当组织产生乳酸的速度增加，细胞外液的缓冲能力减弱，对H^+的清除能力下降：当产生乳酸的速度超过外周组织细胞的清除能力及细胞外液的缓冲能力，即产生乳酸堆积，按其程度分为高乳酸血症及乳酸酸中毒。

糖尿病患者乳酸酸中毒常见于患有心肺疾病，肝、肾功能障碍或高龄者服用双胍类药物时。双胍类药物可增加糖的无氧酵解，使乳酸增加，降低肝和肌肉细胞对乳酸的摄取，并降低肾脏对乳酸的排泄功能。

知识点4：乳酸酸中毒的临床表现　　副高：掌握　正高：熟练掌握

发病急，但症状与体征无特异性。

（1）患者有不同程度的酸中毒症状，如恶心、呕吐、腹痛、腹胀，酸中毒呼吸，倦怠、乏力，逐渐出现意识障碍、循环不良等。

（2）或当DKA抢救中酮症已消失，但pH仍低时应考虑乳酸酸中毒存在，尤其在抢救中有休克、意识丧失、肾功能损害更要警惕。

（3）实验室检查：pH降低，多<7.20，也有<6.80，血乳酸>5mmol/L。阴离子间隙>18mmol/L，$NaHCO_3<20$mmol/L。

知识点5：乳酸酸中毒的鉴别诊断　　副高：掌握　正高：熟练掌握

乳酸酸中毒需与DKA、高渗性昏迷、尿毒症酸中毒、水杨酸中毒等相鉴别。

知识点6：乳酸酸中毒的治疗　　副高：掌握　正高：熟练掌握

（1）及时发现及治疗，必要时吸氧。严重者给予护理及辅助呼吸，因机械通气通过提高动脉氧分压，可在一定程度上改善周围组织的氧供，减少乳酸的产生，加速乳酸的代谢。

（2）补液扩容：充分补充液体及能量，使用小剂量胰岛素控制血糖，避免血糖过高或过低，减少乳酸生成。补液量一般在第一个24小时达4000～5000ml，严重者达6000～8000ml，可用0.9%氯化钠注射液、葡萄糖注射液、血浆等，可部分口服补液。

（3）凡有肝肾功能不全者停用双胍类药物，改用胰岛素治疗。因糖尿病性心脏病发病时易发生心衰，肾循环障碍可影响双胍类药物排泄，故宜慎用。胰岛素可解除丙酮酸代谢障碍，并促进肌肉组织利用乳酸，抑制其产生乳酸。

（4）纠正酸中毒：可用1.3%$NaHCO_3$等渗溶液，或5%的$NaHCO_3$溶液纠酸，直到$pH>7.35$。当$pH>7.25$时停止，以免发生碱中毒。当血$pH<7.0$时生存率极低，且会加重休克时微循环障碍及组织缺氧，影响心血管功能，降低扩容和血管活性药物的效应，但补碱不宜过多过快，否则可加重缺氧及颅内酸中毒。

（5）避免使用甲醇、乙醇、木糖醇、水杨酸盐、异烟肼等药物，慎用普萘洛尔等药物。

（6）凡有休克、缺氧、肝肾衰竭状态的酸中毒者，应以纠正缺氧、缺血，纠正休克为基本措施，避免本症的发生。

（7）纠正循环障碍：积极去除诱因，维持循环功能及电解质平衡。

第四节 低血糖症

知识点1：正常人血浆（清）葡萄糖测定值 副高：熟练掌握 正高：熟练掌握

正常人血浆（清）葡萄糖测定值：

（1）空腹：3.9～6.1mmol/L（70～110mg/dl）。

（2）餐后血糖：3.3～7.8mmol/L（60～140mg/dl）。

知识点2：低血糖症的概念 副高：熟练掌握 正高：熟练掌握

低血糖症是由多种原因引起的血糖浓度过低所致的临床综合征。临床上主要表现有Whipple三联征：①有低血糖临床表现的病史；②当低血糖发作时血糖<2.8mmol/L（50mg/dl）（接受药物治疗的糖尿病患者只要血糖水平≤3.9mmol/L即70mg/dl就属低血糖范畴）；③给予葡萄糖或进食糖类后症状能迅速缓解。临床症状主要表现有反应性肾上腺素分泌过多及脑功能障碍所致综合征。严重的低血糖可致昏迷，称低血糖昏迷。反复发作且历时较久的低血糖可有广泛的神经系统损害。另外，低血糖还易诱发心律失常、心绞痛及急性心肌梗死等。因此，低血糖症应及时救治，尽早纠正，并避免再发。

知识点3：低血糖症的临床分类 副高：熟练掌握 正高：熟练掌握

（1）空腹低血糖：①胰岛素分泌过多：如胰岛素瘤，胰岛B细胞增生。②拮抗胰岛素的激素分泌减少：垂体前叶功能减退、Addison病、儿茶酚胺或胰高糖素分泌减少、生长激素及甲状腺激素不足等。③肝糖输出减少：各种重度肝脏疾病。④胰外恶性肿瘤。⑤胰岛素或胰岛素受体自身抗体的免疫性疾病。⑥降糖药物：胰岛素或促胰岛素分泌剂。⑦其他药物：奎宁、普萘洛尔、水杨酸类等。⑧其他：严重营养不良、严重感染等。

（2）餐后低血糖（反应性低血糖）：①功能性低血糖。②滋养性低血糖：胃切除术、胃空肠吻合术后。③早期糖尿病性反应性低血糖。④肠外营养（静脉高营养）治疗或含葡萄糖透析液透析治疗。⑤酒精性低血糖。⑥遗传性果糖不耐受症。

知识点4：低血糖症的病因 副高：熟练掌握 正高：熟练掌握

根据临床特点结合发病机制把低血糖症可分为空腹低血糖、餐后低血糖和药物引起的低血糖。

（1）空腹低血糖的病因

1）内分泌性胰岛素或胰岛素样物质过多，如胰岛素瘤、胰外肿瘤；对抗胰岛素的内分泌激素不足，如垂体功能减退、肾上腺皮质功能低下、甲状腺功能减退。

2）肝源性肝炎、肝硬化、肝淤血、先天性糖原代谢酶缺乏等。

3）营养障碍尿毒症、严重营养不良等。

（2）餐后低血糖的病因

1）胃切除术后饮食性反应性低血糖与胃排空加速，葡萄糖迅速吸收，刺激胰岛素过量分泌有关。

2）功能性餐后低血糖多在餐后2～4小时发作，特点是低血糖症状不经治疗可自行恢复，临床多见于伴有神经质的中年女性患者，这些人体内肾上腺素分泌较多或肾上腺的餐后反应异常，特别是含糖饮食会刺激交感神经引起过强反应。

3）晚期或迟发性餐后低血糖为糖尿病早期表现之一，主要是由于进食后引起迟发胰岛素释放所致。

（3）药物引起的低血糖的病因

1）糖尿病患者因胰岛素应用不当而致低血糖是临床最常见的原因。如延迟进餐、剧烈运动、胰岛素用量过大等。

2）口服降糖药如对初用降糖药的老年人，如果用量不当容易发生低血糖，由于格列本脲代谢产物仍有部分活性，特别是当患者有肝、肾功能不良时，格列本脲引起的低血糖严重而持久，临床医师应特别注意。另外，磺丙脲由于其半衰期长达36小时，容易累积而引起低血糖。

3）其他药物如乙醇、水杨酸、磺胺类、β受体阻滞剂等。

知识点5：低血糖症的发病机制　　副高：熟练掌握　正高：熟练掌握

人体通过神经体液调节机制来维持血糖的稳定，当血糖下降时重要的反应是体内胰岛素分泌减少，而胰岛素的反调节激素如肾上腺素、胰高血糖素、皮质醇分泌增加。使肝糖原产生增加，糖的利用减少，以保持血糖稳定。人体内维持血糖正常有赖于消化道、肝肾及内分泌腺体等多器官功能的协调一致。其主要生理意义在于保证对大脑细胞的供能，脑细胞所需的能量几乎完全直接来自血糖，而且本身没有糖原储备，当血糖降到≤2.8mmol/L时，一方面引起交感神经兴奋，大量儿茶酚胺释放；另一方面由于能量供应不足使大脑皮质功能抑制，皮质下功能异常，即脑缺糖和兴奋两组症状。

知识点6：低血糖的分级　　副高：熟练掌握　正高：熟练掌握

（1）轻度：仅有饥饿感，可伴一过性出汗、心悸，可自行缓解。

（2）中度：心悸、出汗、饥饿明显，有时可发生手抖、头晕，需补充含糖食物方可纠正。

（3）重度：在中度低血糖症状的基础上出现中枢神经系统供能不足的表现，如嗜睡、意识（认人、认方向）障碍、胡言乱语，甚至昏迷、死亡。

低血糖时临床表现的严重程度取决于：①低血糖的程度；②低血糖发生的速度及持续时间；③机体对低血糖的反应性；④年龄等。

长期慢性低血糖者多有一定适应能力，交感神经兴奋表现可不显著，以中枢神经系统功能障碍表现为主。

糖尿病患者由于血糖快速下降，即使血糖高于3.0mmol/L，也可出现明显的交感神经兴奋症状，称为低血糖反应。另外，糖尿病患者常伴有自主神经功能障碍，影响机体对低血糖的反馈调节能力，增加了严重低血糖发生的风险。

知识点7：肾上腺素分泌过多所致综合征的临床表现

副高：熟练掌握　正高：熟练掌握

血糖快速下降时，患者的表现以交感神经过度兴奋症状为特点，患者可出现饥饿感、软弱、无力、紧张、焦虑、出冷汗、心悸、脉快、面色苍白、手足震颤。当睡眠中低血糖发生时，患者可突然觉醒，皮肤湿润，进食后即可缓解。低血糖不能得到及时纠正时，则会出现神经性低血糖。

知识点8：神经性低血糖的临床表现　副高：熟练掌握　正高：熟练掌握

神经性低血糖，又称中枢神经功能失调综合征。可能是急性持续严重的低血糖所致，也可以是血糖下降缓慢，且历时长，出现的脑部症状。

（1）精神症状：意识混沌、痴呆不语、精神紧张焦虑、定向障碍、幻听、幻视、妄想、行为异常、狂躁或攻击行为。

（2）神经症状：肌痉挛，震颤，癫痫发作，一过性脑病（如偏瘫、失语、复视、眩晕等）。一般认为，严重的低血糖可出现昏迷，如未能及时诊断处理，昏迷时间超过6小时，则脑细胞损害不可逆，呈现出大脑皮质的某些症状，即使经治疗后也会遗留严重并发症。

知识点9：餐后反应性低血糖症的临床表现　副高：熟练掌握　正高：熟练掌握

餐后反应性低血糖症可见于胃肠道手术后（如胃切除和胃旁路手术）、隐匿性糖尿病和非胰岛素瘤性胰源性低血糖综合征（NIPHS）。

（1）大多发生在餐后2～4小时。

（2）症状自发地在每天固定时间内出现。

（3）常出现肾上腺素分泌过多所致症状（出冷汗、心悸、焦虑、手足震颤）。

（4）血糖一般不会低于2.8mmol/L（50mg/dl）。

知识点10：胰岛B细胞瘤的临床表现　副高：熟练掌握　正高：熟练掌握

（1）多在清晨空腹时发生低血糖。

（2）症状由轻渐重，次数由偶发至频发。

（3）患者不能耐受饥饿，故有多食、偏胖。

（4）在良好的健康状态下发病。

（5）进食或注射葡萄糖后症状迅速消失。

（6）血糖降低一般在2.8mmol/L（50mg/dl）以下，且血浆胰岛素水平较高。

知识点11：胰岛细胞瘤的快速诊断流程：禁食试验的方法

副高：熟练掌握 正高：熟练掌握

（1）禁食试验开始前测定血糖、胰岛素、胰岛素原、C肽，留置静脉抽血针。

（2）禁食试验开始后只允许饮用不含咖啡因和无热量的饮料，建议患者做轻度的活动，如步行等。

（3）每隔12小时以及试验结束时测定尿酮体。

（4）每4小时测定1次手指末梢血血糖，直至血糖＜3.3mmol/L，改为每小时测1次，当血糖＜2.8mmol/L时，抽取静脉血测定血糖、胰岛素、胰岛素原和C肽；在此过程中要注意患者是否出现神经性低血糖的表现。

（5）在出现低血糖症状，或静脉血糖＜2.8mmol/L，或禁食超过72小时应中止试验，同时要抽取静脉血测定血糖、胰岛素、胰岛素原、C肽、β羟丁酸，丙酮并行磺脲类药物筛查；然后给予患者口服可以迅速吸收的糖类；如果患者意识不清或不能口服碳水化合物，在3～5分钟内立即静脉注射50%葡萄糖50ml，不能根据末梢血血糖结果判定试验是否结束，一定要根据静脉血糖的结果，除非患者有低血糖症状或者情况危险不能等待。

知识点12：糖尿病患者的低血糖症状

副高：熟练掌握 正高：熟练掌握

糖尿病患者的低血糖常与药物剂量、饮食和运动的不协调有关，大多能被察觉，但也有许多未被意识到的低血糖，尤其是接受胰岛素强化治疗的患者。

知识点13：胰外肿瘤性低血糖症的临床表现

副高：熟练掌握 正高：熟练掌握

（1）多见于患巨大肿瘤的患者。

（2）常伴有恶病质、严重食欲减退、营养不良。

（3）广泛转移引起的肝脏损害。

知识点14：肝源性低血糖症的临床表现

副高：熟练掌握 正高：熟练掌握

肝脏对糖原的合成具有巨大的储备功能，只有当肝脏损害达80%以上时才出现糖代谢异常或低血糖症，多见于肝脏疾病的晚期。

知识点15：糖原累积病的临床表现

副高：熟练掌握 正高：熟练掌握

目前已知有10型，其共同特点为：

（1）糖原的异常堆积。
（2）高脂血症和高乳酸血症。
（3）肝、脾、肾大。
（4）肌张力低、肌痉挛疼痛、贫血等。

知识点16：胰岛素自身免疫综合征临床表现 副高：熟练掌握 正高：熟练掌握

胰岛素自身免疫综合征（IAS）患者具有HLA Ⅱ类等位基因DRB1*0406、DRB1*0301和DRB1*0302的遗传背景，体内自发性产生胰岛素抗体和胰岛素受体抗体。前者是由于与抗体结合胰岛素和抗体解离释放更多的胰岛素所致，其特征为严重的自发性低血糖；后者是由于胰岛素受体抗体与受体结合而激活胰岛素受体后反应所致，大多数的患者常表现有严重的胰岛素抵抗和黑棘皮症，而低血糖较为少见。IAS常见于服用含巯基的药物，如甲巯咪唑等治疗的患者，还可合并系统性红斑狼疮和类风湿关节炎等自身免疫性疾病。

IAS具有从未使用过胰岛素低血糖和高血糖交替出现，高胰岛素血症、高胰岛素抗体的特点。患者早期低血糖常发生在餐后3～4小时，病程较长者可发生空腹低血糖，糖皮质激素治疗有效。绝大多数低血糖是一过性的，往往停用相关含有巯基的药物能在诊断3～6个月之内自行缓解。

知识点17：非胰岛素瘤性胰源性低血糖综合征 副高：熟练掌握 正高：熟练掌握

非胰岛素瘤性胰源性低血糖综合征（NIPHS）是胰岛增生所致的伴有高胰岛素的低血糖症。NIPHS患者主要表现为餐后2～4小时的低血糖，很少发生在空腹。70%的患者为男性，几乎都表现为神经性低血糖症（复视、构音障碍、精神错乱、定向力障碍、抽搐和昏迷）。发生低血糖时，胰岛素、胰岛素原、C肽水平升高，同时磺脲类和格列奈类药物（如瑞格列奈和那格列奈）筛查阴性。典型患者72小时禁食试验常为阴性，胰腺的影像学检查没有阳性结果，但是腹腔选择性动脉造影和钙刺激试验阳性。

知识点18：隐匿性糖尿病的迟发性低血糖 副高：熟练掌握 正高：熟练掌握

表现为餐后4～5小时的低血糖。这类患者往往肥胖，通常伴有糖尿病家族史和糖耐量异常，归为糖尿病前期或早期，建议定期随访，治疗上主要是减重到正常体重范围或口服α糖苷酶抑制剂。

知识点19：低血糖症的实验室检查 副高：熟练掌握 正高：熟练掌握

（1）血糖：空腹及发作时血糖＜2.8mmol/L。
（2）血浆胰岛素测定：正常人空腹静脉血浆胰岛素5～20μU/ml（36～143pmol/L），很少＞30μU/ml（215pmol/L）。

（3）胰岛素释放指数：①INS/G比值（μU/mg）：正常人<0.3，胰岛B细胞瘤患者>0.3，且常可>1.0；②标准国际单位INS（pmol/L）/G（mmol/L）：正常人<50，胰岛素瘤患者>85。

（4）C肽测定：有助于鉴别医源性或胰外肿瘤所致高胰岛素血症。血糖<3.0mmol/L，C肽>300pmol/L（0.9ng/ml），胰岛素原>20pmol/L，应考虑胰岛素瘤。胰岛素瘤患者血浆胰岛素原比总胰岛素值应>20%，可达30%～90%，说明胰岛素瘤可分泌较多胰岛素原。

（5）72小时禁食试验：少数未觉察的低血糖或处于非发作期以及高度怀疑胰岛素瘤的患者应在严密观察下进行。开始前取血标本测血糖、胰岛素、C肽，之后每6小时一次，若血糖≤3.3mmol/L时，应改为每1～2小时一次；血糖<2.8mmol/L且患者出现低血糖症状时结束试验；如已证实存在Whipple三联征，血糖<3.0mmol/L即可取血标本测定血糖、胰岛素原、胰岛素、C肽和β-羟丁酸浓度，结束试验采取措施纠正低血糖。必要时可以静推胰高糖素1mg，每10分钟测血糖，共3次。C肽>200pmol/L（ICMA）或胰岛素原>5pmol/L（ICMA）可认为胰岛素分泌过多。如胰岛素水平高而C肽水平低，可能为外源性胰岛素的因素。若β-羟丁酸浓度水平<2.7mmol/L或注射胰高糖素后血糖升高幅度<1.4mmol/L为胰岛素介导的低血糖症。

（6）胰岛素抗体和胰岛素受体抗体测定：血浆中存在胰岛素抗体提示既往使用过胰岛素或自身免疫性胰岛素综合征。没有接受过胰岛素治疗的糖尿病患者血液中出现胰岛素抗体阳性，提示患者可能私自注射过胰岛素或者是成人迟发性免疫性糖尿病（LADA）或自身免疫性低血糖症。后者的特点是不发作时，游离胰岛素浓度很低而胰岛素总量明显升高。存在胰岛素抗体时，应同时测定游离胰岛素和C肽。另一种少见的情况是机体自身产生的胰岛素受体抗体可兴奋胰岛素受体而引起的严重低血糖症。

（7）磺脲类和格列奈类药物（包括瑞格列奈和那格列奈）筛查。

（8）葡萄糖刺激胰岛素释放试验（即OGTT+IRT）：主要针对怀疑餐后反应性低血糖者进行的试验，与糖尿病误诊及分型时所用的目的不同。可以延长到5小时。方法：口服75g葡萄糖，测定服糖前、服糖后30分钟、1小时、2小时、3小时、4小时和5小时的血糖、胰岛素和C肽。2型糖尿病早期，特别是伴有肥胖者，B细胞反应延迟，胰岛素和C肽分泌峰落后于血糖高峰，可发生餐后晚期（4～5小时）低血糖。

（9）皮质激素水平测定。

知识点20：低血糖症的影像学检查　　副高：熟练掌握　正高：熟练掌握

（1）CT扫描：可发现胰腺及腹腔其他部位的肿瘤病变。针对胰腺肿瘤可以行螺旋CT双期增强薄层扫描，可以发现82%～94%的胰腺病变。

（2）MRI扫描：采用钆扫描可以发现85%的胰腺病变。

（3）B超检查：对于胰头部的病变可采用内镜超声检查。普通的B超检查也可发现胰腺部位肿瘤，较CT扫描敏感差。

（4）腹腔选择性动脉造影+钙刺激试验：此检查用于临床符合胰岛素瘤但上述影像学检查没有阳性发现的患者。

知识点21：低血糖症的诊断 副高：熟练掌握 正高：熟练掌握

诊断主要依靠症状发作时血糖值，低血糖发作时血糖<2.8mmol/L（50mg/dl）（接受药物治疗的糖尿病患者只要血糖水平≤3.9mmol/L，即70mg/dl）即可诊断。如低血糖发作时血糖>4.0mmol/L，可排除此诊断；如<2.5mmol/L，且可重复出现，则肯定诊断无误。

根据Whipple三联征能确定低血糖症的诊断，主要包括：①有低血糖症状的病史；②发作时血浆葡萄糖低于2.8mmol/L；③服葡萄糖或碳水化合物后低血糖症状迅速缓解。

知识点22：低血糖症的鉴别诊断 副高：熟练掌握 正高：熟练掌握

（1）胰岛外肿瘤所致低血糖：如原发性肝癌晚期、肺癌、肾上腺癌、纤维瘤或纤维肉瘤等引起低血糖的原因可能是肿瘤分泌胰岛素样生长因子或癌瘤对葡萄糖利用过度所致。鉴别要点为血浆胰岛素不高，且有原发肿瘤的临床表现。

（2）其他内分泌腺病所致的低血糖：多见于垂体前叶或肾上腺皮质功能减退，各有其原发病特有的临床表现。

（3）肝病所致的低血糖：有明显肝病证据。

（4）精神异常和癫痫：血糖不低，血浆胰岛素水平不高，注射葡萄糖不能缓解便可鉴别。

知识点23：低血糖症的病因治疗 副高：熟练掌握 正高：熟练掌握

（1）确诊为低血糖症尤其空腹低血糖发作者，大多为器质性疾病所致，应积极寻找致病原因进行对因治疗。

（2）糖尿病患者应用胰岛素和促胰岛素分泌剂治疗时宜从小剂量开始，密切监测血糖变化，同时应注意合并其他用药时的相互作用，许多药物如水杨酸类、对乙酰氨基酚、磺胺甲噁唑、三环类抗抑郁药、ACEI等可增强降糖作用，可能诱发低血糖。若因药物诱发者应停药或调整用药。

（3）防治胃切除后食饵性低血糖症常采取减少富含糖类的食物、增加富含脂肪和蛋白质的食物，甚至服用抗胆碱药。

（4）对于2型糖尿病早期合并肥胖者，改变生活方式，减轻体重，应用药物（如α-葡萄糖苷酶抑制剂）可缓解晚发性低血糖的发生。

（5）疑胰岛素瘤者，则应术前明确定位并进行肿瘤切除术，预后大多良好。手术切除肿瘤是本病的根治手段。不能手术或手术未成功者可考虑用二氮嗪300～400mg/d，分次服用。无法手术切除的胰岛B细胞癌或癌术后的辅助治疗，可应用链脲佐菌素或其类似物吡葡亚硝脲。

（6）针对胰岛素自身免疫综合征，应用糖皮质激素有效。对于原发性或继发性肾上腺皮质功能减退者，适当的糖皮质激素补充或替代治疗会使患者不再出现低血糖发作。

知识点24：低血糖症发作时的治疗　　副高：熟练掌握　正高：熟练掌握

（1）轻型患者：快速口服含糖饮食，不能口服者应立即静脉注射50%葡萄糖液40ml，以后再增加含糖饮食。

（2）腺垂体功能低下或肾上腺皮质功能减退者：氢化可的松100mg，加入5%葡萄糖液内静脉滴注，继以适量口服。

（3）重症低血糖患者：应立即静脉推注50%葡萄糖液50～100ml，然后静脉滴注10%葡萄糖液1000ml。同时可给胰高血糖素1～2mg，肌内注射或静脉推注均可，每2小时1次，待意识清楚、血糖升高稳定后改用口服。注意：因胰高血糖素的升糖作用依赖肝糖原的储存，本药不宜用于肝源性低血糖以及酒精性低血糖。

（4）严重低血糖伴有较长时间昏迷者：需静脉给予糖皮质激素和甘露醇。

当患者出现其他症状时，根据其症状做好相应护理；当明确病因，应积极对因治疗，如胰岛B细胞瘤应尽早手术治疗，肝脏疾病所致者亦应积极治疗肝脏疾病。昏迷患者按昏迷常规护理。意识恢复后应注意观察是否有出汗、嗜睡、意识蒙胧等再度低血糖状态，以便及时处理。抽搐者除补糖外，可酌情应用适量镇静剂，并注意保护患者，防止外伤。

第五节　肥　胖　症

知识点1：肥胖症的概念　　副高：熟练掌握　正高：熟练掌握

肥胖症又名肥胖病，是遗传和环境因素在内的多种因素相互作用下导致体内脂肪含量过多和/或分布异常所引起的慢性代谢性疾病。患者常常具有腹部脂肪积聚过多的特点，可并发心血管疾病和多种内分泌代谢紊乱。临床所见肥胖绝大多数为单纯性肥胖，不伴有器质性疾病（肥胖所致的并发症例外）。由某些少见的特殊疾病引起的肥胖称继发性肥胖（肥胖可作为某些疾病的临床表现之一的称为继发性肥胖）。如果脂肪主要在腹壁和腹腔内蓄积过多，被称为“中心型”或“向心性”肥胖，对代谢影响很大。中心型肥胖是多种慢性病的重要危险因素。肥胖症可损害人的身心健康，使生活质量下降，预期寿命缩短，已成为世界性的健康问题。

知识点2：肥胖症的分类　　副高：熟练掌握　正高：熟练掌握

肥胖症按其病因及发病机制可分为原发性肥胖和继发性肥胖。

（1）原发性肥胖：又称单纯性肥胖，是各种肥胖最常见的一种。主要由于不良的饮食习惯（摄食过多，尤摄入过多的脂肪食物）以及静止不动的生活方式所致，而并非继发于其他疾病。单纯性肥胖又分为体质性肥胖和过食性肥胖两种。

1）体质性肥胖：即双亲肥胖，与家庭遗传有关。这类人的物质代谢过程比较慢，比较低，合成代谢超过分解代谢。

2）过食性肥胖：也称获得性肥胖，是由于人成年后有意识或无意识地过度饮食，使摄入的热量大大超过身体生长和活动的需要，多余的热量转化为脂肪，促进脂肪细胞肥大与细胞数目增加，脂肪大量堆积而导致肥胖。

（2）继发性肥胖症：是由于下丘脑-垂体疾病、皮质醇增多症、甲状腺或性腺功能减退、胰岛素瘤等器质性疾病引起的肥胖。继发性肥胖是疾病引起的肥胖，是内分泌紊乱或代谢障碍引起的一类疾病。

继发性肥胖又分以下7类：下丘脑性肥胖症、垂体性肥胖症、皮质醇增多症（又称库欣综合征）、胰岛病性肥胖症、甲状腺功能减退性肥胖症、性腺功能减退性肥胖症、药物性肥胖。

知识点3：继发性肥胖症的临床特点　　副高：熟练掌握　正高：熟练掌握

常见继发性肥胖症临床特点

疾　病	临床特点
下丘脑性肥胖	常伴有摄食、睡眠、体温异常及自主神经功能紊乱、尿崩症、女性月经紊乱或闭经、男性性功能减退
皮质醇增多症	向心性肥胖、满月脸、水牛背、皮肤紫纹、痤疮、多毛、多血质外貌，可出现高血压、水肿，易发生皮肤、呼吸道、尿路感染，女性月经减少、闭经，男性阳痿等
甲状腺功能减低症	体重增加伴水肿，发病女多于男。有怕冷、睡眠增多、反应迟钝、表情淡漠、皮肤粗糙、声嘶、月经过多等表现
多囊卵巢综合征	月经稀少或闭经、不孕、多毛、肥胖、痤疮、男性化
胰岛素瘤	发作性空腹低血糖，发作时感软弱无力、出汗、饥饿感、震颤、心悸，或表现为精神症状等，因进食过多而有肥胖
药源性肥胖	有使用特殊药物史，如抗精神分裂症药、糖皮质激素、胰岛素、雌激素等。肥胖是药物刺激食欲，食量增加所致，多数患者停药后即自然缓解

知识点4：肥胖症的病因　　副高：熟练掌握　正高：熟练掌握

肥胖症的确切病因未明，目前认为是遗传和环境因素在内的多种因素相互作用的结果。尽管脂肪的积聚是摄入的能量超过消耗的能量，但导致能量平衡紊乱的原因目前尚未阐明。因此，改变环境和生活方式应该是预防肥胖的关键。

（1）遗传因素：肥胖症有家族遗传性，父母之一或双亲均肥胖者，其子女发生肥胖的概率分别是50%和80%。但也不能完全排除共同饮食、活动习惯的影响。而且少数遗传性疾病可以导致肥胖。单基因突变引起的人类肥胖症罕见。单纯性肥胖被认为是复杂的多基因遗传与环境因素综合作用的结果。

（2）环境因素：主要包括饮食和体力活动。久坐的生活方式、体育运动少、体力活动不足使能量消耗减少。饮食习惯不良，如进食多、喜甜食或油腻食物使摄入能量增多。限制总能量和脂肪摄入量是控制体重的基本措施。饮食摄入量超过消耗量是导致肥胖的主要原因，而饮食构成也有一定影响。另外，进食行为及进食的速度也是影响肥胖症发生的重要因素。

知识点5：肥胖症的合并症及并发症 副高：熟练掌握 正高：熟练掌握

（1）糖尿病：肥胖与2型糖尿病关系密切，有数据显示与体重正常者相比，严重肥胖症发生2型糖尿病的风险在男性增加42倍，女性高达93倍。

（2）肺泡低换气综合征：肥胖患者的胸壁、肺的顺应性较正常人下降，呼吸做功增加，CO_2生成增加，肺活量及功能残气量减少，体内大量脂肪堆积，增加了对胸壁和胸廓的压力，腹壁增厚，横膈抬高，导致肺泡通气不足、换气功能下降、CO_2潴留，严重者可形成继发性红细胞增多症、肺动脉高压及肺心病。肥胖还可引起阻塞性睡眠呼吸暂停综合征。

（3）心脑血管疾病：肥胖是心力衰竭、高血压、冠心病及脑卒中等心脑血管疾病的独立危险因素。肥胖者心输出量、外周血管阻力增加，心脏负担加重，血总胆固醇（TC）、低密度脂蛋白胆固醇（LDL-C）和甘油三酯（TG）升高而高密度脂蛋白胆固醇降低（HDL-C），故易于发生冠心病、脑血管病及左心衰竭等。

（4）其他：肥胖是多种癌症的重要危险因素，男性肥胖与食管癌、胰腺癌、前列腺癌、结肠直肠癌，女性肥胖与胆囊癌，乳腺癌、宫颈癌、子宫内膜癌、卵巢癌的死亡率增加有关。肥胖者胆石症的患病率增加。肥胖也增加麻醉和手术的风险性。肥胖者因长期负重引起关节结构异常，易患骨关节病。伴发高尿酸较多。

知识点6：肥胖症临床表现——代谢综合征 副高：熟练掌握 正高：熟练掌握

代谢综合征是多种代谢成分异常聚集的病理状态，这些成分聚集出现在同一个体中，使患心血管疾病的风险大为增加。肥胖症是代谢综合征的主要临床特征。代谢综合征与胰岛素抵抗密切相关，肥胖、腰围超标和缺少体力活动是促进胰岛素抵抗进展的重要因素。

知识点7：肥胖症临床表现——T2DM 副高：熟练掌握 正高：熟练掌握

肥胖与2型糖尿病高发密切相关。患糖尿病的危险度与BMI线性相关，BMI 25.0～29.9时糖尿病患病率2%，BMI 30.0～34.9时是8%，BMI＞35时是13%。在任何给定的BMI值，患糖尿病的风险与腹部脂肪重量、腰围，或者腰臀比呈正相关。糖尿病的风险也与成年期体重增加呈正相关。年龄在35～60岁的男性和女性中，现有体重与其18～20岁时相比增长了5～10kg的人比体重变化在2kg内的人患糖尿病的风险大3倍。我国24万人群数据的汇总分析显示，BMI≥24 T2DM患病率是BMI＜24者的2倍，BMI≥28 T2DM患病率是BMI＜24者的3倍。

知识点8：肥胖症临床表现——血脂异常 副高：熟练掌握 正高：熟练掌握

肥胖与几种血清脂类异常相关，包括高甘油三酯血症、高密度脂蛋白（HDL）胆固醇水平降低，以及小而致密的低密度脂蛋白粒子比例增加。这种关联在腹型肥胖者中更明显。

此外，大多数研究表明，肥胖症中血清总胆固醇和低密度脂蛋白胆固醇浓度升高。

知识点9：肥胖症临床表现——心脑血管疾病　　副高：熟练掌握　正高：熟练掌握

Framingham心脏研究表明，肥胖是心力衰竭、高血压、冠心病等心血管疾病的独立危险因素。我国流行病学调查资料显示，随着BMI的增加，人群血压水平、高血压患病率呈明显的上升趋势，在多数BMI分组中，男女性腰围（WC）与血压均值和高血压患病率间存在明显的线性相关关系，同样在不同的腰围组中，BMI均与血压均值和高血压患病率间存在明显的线性相关关系。

肥胖者心排出量、外周血管阻力增加，心脏负担加重，血总胆固醇（TC）、低密度脂蛋白胆固醇（LDL-C）和甘油三酯（TG）升高，高密度脂蛋白胆固醇（HDL-C）降低，故易患冠心病、左心衰竭。

知识点10：肥胖症临床表现——消化系统疾病　　副高：熟练掌握　正高：熟练掌握

（1）胃食管反流病（GERD）：GERD和肥胖的关系还不明确，但部分大型流行病学研究发现，肥胖者反流症状多于瘦者。有报道显示，胃食管反流病与BMI显著相关，但也有报道否认这种关联。

（2）胆结石：肥胖者胆结石的患病率是非肥胖者的4倍，腹部脂肪堆积者的危险性更大。患有症状的胆结石的风险与BMI呈线性相关。肥胖患者的胆汁中胆固醇过饱和及其胆囊活动减少，可能是形成胆结石的原因。此外，体重快速减轻也可增加患胆结石的风险。

（3）胰腺炎：由于肥胖患者胆结石发病率增加，其胆结石性胰腺炎的发病率也随之增加。有研究表明，患胰腺炎的肥胖者比瘦者更易有局部并发症、重症胰腺炎，且更容易导致死亡。据推测，肥胖患者的脂肪在胰周和腹膜后的沉积，使其更易发生胰周脂肪坏死和随之而来的局部及全身并发症。

（4）肝病：肥胖常常是非酒精性脂肪肝（NASH）的危险因素。肥胖可导致一系列肝脏异常，包括肝大、肝生化检验异常、脂肪肝、脂肪性肝炎、肝纤维化和肝硬化。目前已有数据表明，肥胖患者中，约75%有脂肪肝，约20%有脂肪性肝炎，约2%有肝硬化。

知识点11：肥胖症临床表现——呼吸系统疾病　　副高：熟练掌握　正高：熟练掌握

肥胖常伴有低通气，称肥胖低通气综合征（OHS）。肥胖患者的胸壁、肺的顺应性较正常人下降，呼吸做功增加，CO_2生成增加，肺活量及功能残气量减少，体内大量脂肪堆积，增加了对胸壁和胸廓的压力，腹壁增厚，膈肌抬高，导致肺泡通气不足，换气功能下降，CO_2潴留，严重者可形成继发性红细胞增多症、肺动脉高压及肺心病。肥胖还可引起阻塞性睡眠呼吸暂停综合征，呼吸暂停原因大多为阻塞性的，也有中枢性或混合性。患者睡眠时出现呼吸暂停，伴打鼾、嗜睡等症状，可随体重下降而减轻。BMI＞30，腹性肥胖和颈过粗是导致阻塞性睡眠呼吸暂停患者的常见体质特点。

知识点12：肥胖症临床表现——肌肉骨骼疾病 副高：熟练掌握 正高：熟练掌握

超重和肥胖者关节负重增加，因此患骨关节炎的危险增加。膝关节最常累及。女性的体型大小和骨关节炎之间的相关性较男性显著。高尿酸血症和痛风也与肥胖有关联。但体重增加与尿酸水平上升的关系还不十分清楚，可能与肥胖引起的代谢变化（内源性核酸分解代谢产生嘌呤并合成尿酸较多）和饮食因素（含嘌呤较多的动物性食品）有关。

知识点13：肥胖症临床表现——癌症 副高：熟练掌握 正高：熟练掌握

超重和肥胖增加了罹患癌症的风险。不论在男性或女性中，结肠癌、直肠癌、肝癌、胆囊癌、胰腺癌、肾癌、非霍奇金淋巴瘤和多发性骨髓瘤的死亡率与BMI明显相关。男性死于前列腺癌、胃癌和女性死于乳腺癌、子宫癌、宫颈癌、卵巢癌的危险度可随BMI的增加而增长。

知识点14：肥胖症临床表现——女性泌尿生殖系统疾病 副高：熟练掌握 正高：熟练掌握

肥胖者血循环中的性激素平衡被破坏，尤其是腹部脂肪过多的女性常有排卵异常、雄激素过多，往往伴有生殖功能障碍。表现为月经不规则，闭经及不孕。部分患者出现多囊卵巢综合征。妊娠的肥胖妇女患妊娠糖尿病和高血压、分娩并发症、婴儿有先天性畸形的风险增加。此外，肥胖还可增加女性尿失禁的风险。极端肥胖的患者，明显的体重减轻可以解除尿失禁。

知识点15：肥胖症临床表现——神经系统疾病 副高：熟练掌握 正高：熟练掌握

肥胖增加缺血性脑卒中的风险，也与特发性颅内高压（IIH）有关，IIH也称为假性脑瘤。此综合征的临床表现有头痛，视觉异常，耳鸣，第六对脑神经麻痹。当极度肥胖的IIH患者减轻体重后，其颅压及很多临床体征和症状都可得到减轻，提示肥胖和IIH之间有因果关系。

知识点16：肥胖症的诊断——体重指数 副高：熟练掌握 正高：熟练掌握

体重指数（BMI）主要反映全身性肥胖水平，简单易测量，不受性别的影响。虽然BMI不是金标准，但目前仍是全球认可的判断肥胖简便的、可操作性强的首选替代指标。

$$BMI = 体重（kg）/ 身高（m）^2$$

WHO、NIH标准、中国成人超重和肥胖症预防控制指南标准见下表。

WHO（1997）成人BMI标准及相关疾病危险

分　类	体重指数	肥胖相关疾病危险性
体重过低	< 18.5	低（但其他疾病危险增加）
正常	18.5 ~ 24.9	平均水平
超重或肥胖	≥ 25	
肥胖前期	25 ~ 29.9	增加
Ⅰ度肥胖	30 ~ 34.9	中度增加
Ⅱ度肥胖	35 ~ 39.9	严重增加
Ⅲ度肥胖	≥ 40	极为严重增加

NIH（2000）成人BMI标准及相关疾病危险

分　类	体重指数	肥胖相关疾病危险性	
		男性≤102 女性≤88	男性> 102 女性> 88
体重过低	< 18.5	–	–
正常	18.5 ~ 24.9	–	–
超重或肥胖	≥ 25		
肥胖前期	25 ~ 29.9	增加	增高
Ⅰ度肥胖	30 ~ 34.9	增高	增高
Ⅱ度肥胖	35 ~ 39.9	非常高	非常高
Ⅲ度肥胖	≥ 40	极为严重增高	极为严重增高

中国成人超重和肥胖的体重指数和腰围界限值与相关疾病*的危险关系

分　类	体重指数	腰围（cm）		
		男：< 85 女：< 80	男：85 ~ 95 女：80 ~ 90	男：≥ 95 女：≥ 90
体重过低	< 18.5	–	低（但可能预示有其他健康问题）	–
正常	18.5 ~ 23.9	–	增加	高
超重	24.0 ~ 27.9	增加	高	极高
肥胖	≥ 28	高	极高	极高

注：*：相关疾病指高血压、糖尿病、血脂异常和危险因素聚集

2003年4月卫生部疾病控制司根据1990年以来我国13项大规模流行病学调查结果，制定了《中国成年人超重和肥胖症预防控制指南（试用）》，以BMI值24为中国成人超重的界限，BMI值28为肥胖的界限。

知识点17：肥胖症的诊断——腰围 副高：熟练掌握 正高：熟练掌握

腰围（WC）简单可靠，反映脂肪总量和脂肪分布最重要的临床指标，可间接反映腹内脂肪。受试者站立位，双足分开25~30cm，体重均匀分配，在正常呼气末测量两侧髂前上棘和第12肋下缘连线中点的围长，读数应精确到毫米。

"中国成人超重和肥胖症预防控制指南（试用）"中根据体重指数和腰围值与相关疾病患病率的关系的汇总结果，提出体重指数结合腰围来判断相关疾病的危险度，其建议见下表。

以腰围为基础判断成年人向心性肥胖的标准

性 别	腰围（cm）		
	WHO（1997年）	亚太地区（2005年）	中国人群（2003年）
男性	>94	≥90	≥85
女性	>94	≥80	≥80

注：国内一般将男性腰围≥90cm和女性腰围≥80cm定为向心性肥胖的界限

知识点18：肥胖症的诊断——腰臀比 副高：熟练掌握 正高：熟练掌握

正常成人腰臀比（WHR）男性<0.90，女性<0.85。白种人男性>1.0，女性>0.85被定义为腹部脂肪堆积。

知识点19：肥胖症的诊断——CT、MRI 副高：熟练掌握 正高：熟练掌握

CT和MRI是诊断中心型肥胖最精确的方法。以腹内脂肪面积100cm^{2}作为判断腹内脂肪增多的切点。

知识点20：肥胖症的诊断——询问病史 副高：熟练掌握 正高：熟练掌握

通过病史询问，找出引起肥胖的病因，如肥胖开始的时间，出生时体重，是否有肥胖家族史，是否使用过能引起肥胖的药物，有无头部外伤及疾病史，是否于急慢性疾病的恢复期、大手术或分娩后，近期是否有生活方式、饮食习惯的变更，诸如终止体育锻炼、职业变换、迁居、营养条件的改善等。有无精神刺激史。自幼肥胖者常为单纯性或遗传性肥胖，成人起病或病史较短者可能为继发性肥胖。

注意肥胖的伴随症状，如高血压、糖尿病、月经失调等。这些情况既可为引起继发性肥胖的基础疾病的表现，也可为单纯性肥胖的合并症。内分泌肥胖多以原发病的主诉来诊。下丘脑性肥胖可有头痛、尿崩、溢乳、食欲亢进以及脑神经损害症状；遗传性肥胖常有性器官发育不全、智力低下、畸形；糖尿病常有口渴、多尿及多饮；甲状腺减退症常有食欲减退和体重增加。

知识点21：肥胖症的诊断——体格检查 副高：熟练掌握 正高：熟练掌握

（1）检测血压，注意身高、体重、肌肉发达情况、有无水肿及先天畸形。

（2）注意体型及脂肪分布特点，凡女性呈男性化或男性呈女性化脂肪分布者可能有性腺功能低下；向心性肥胖者有皮质醇增多症的可能；下半身脂肪异常增加而上半身脂肪萎缩可能是进行性脂肪萎缩。

（3）观察记录第二性征发育情况：先天性卵巢发育不全症、先天性睾丸发育不全症，可伴有第二性征发育不良，生殖器官发育障碍。

（4）注意有无中枢神经及精神障碍：下丘脑肥胖可有视野缺损及脑神经损害表现。精神障碍伴低血糖表现可能为胰岛素瘤。有智力低下表现的可见于Laurence-Moon-Biedl综合征等。

知识点22：肥胖症的辅助检查 副高：熟练掌握 正高：熟练掌握

（1）X线检查：头颅平片及蝶鞍分层片，可发现较大垂体瘤、脑瘤及颅骨内板增生。怀疑脑瘤者做气脑或脑血管造影。怀疑肾上腺肿瘤者可行腹膜后充气造影或血管造影检查。胰腺、卵巢也可行X线检查。

（2）CT和MRI检查：头颅及全身CT或MRI检查可发现垂体瘤、其他颅内肿瘤以及肾上腺、胰腺、卵巢等部位肿瘤，为目前常用的无创伤性检查。

（3）B超检查：对肾上腺、胰腺、甲状腺、性腺肿瘤或囊肿的诊断有帮助。

（4）放射性核素检查：主要用于内脏器官肿瘤性疾病的诊断，如肾上腺或甲状腺肿瘤。

（5）身体密度测量法、生物电阻抗测定法、双能X线吸收法科用于测定体脂总量。

（6）其他：染色体检查，可检出遗传性疾病。视野检查有助于发现下丘脑垂体病变。

知识点23：肥胖症的内分泌功能检查 副高：熟练掌握 正高：熟练掌握

（1）下丘脑-垂体-甲状腺轴检查：通过基础代谢率（BMR）、甲状腺吸^{131}I率，血清蛋白结合碘（PBI），血清总T_3、总T_4、游离T_3（FT_3）、游离T_4（FT_4）来了解甲状腺功能状态及检出甲减。另外，TSH、TRH兴奋试验用于鉴别甲减发生的部位。

（2）下丘脑-垂体-肾上腺轴功能检查：①尿17-羟皮质醇、17-酮皮质醇及尿游离皮质醇测定、血浆皮质醇测定，主要检出皮质醇增多症患者；②血浆ACTH、ACTH兴奋试验，主要鉴别皮质醇增多是原发于肾上腺或是继发于垂体及下丘脑；③小剂量地塞米松（2mg/d）抑制试验用于鉴别单纯性肥胖与皮质醇增多症；④大剂量地塞米松（8mg/d）抑制试验用于鉴别皮质醇增多症为异位ACTH还是继发于垂体及下丘脑病变（库欣病）。

（3）下丘脑-垂体-性腺轴功能检查：①血清睾酮、雌二醇测定用于检出性功能低下；②LH、FSH测定及LHRH兴奋试验，若血LH、FSH升高，表明性功能低下原发于性腺病变；若降低表明性功能低下继发于下丘脑或垂体，注射LHRH后，FSH、LH升高则病变在下丘脑，FSH、LH无反应则病变在垂体。

（4）胰岛功能检查：怀疑糖尿病、胰岛B细胞瘤时可测定空腹血糖、血清胰岛素及C

肽、糖基化血红蛋白、果糖胺。也可选用葡萄糖耐量试验、饥饿试验、D860试验等。

知识点24：肥胖症的鉴别诊断　　副高：熟练掌握　正高：熟练掌握

应鉴别单纯性或继发性肥胖症，如下丘脑性肥胖、Cushing综合征、性腺功能障碍、甲状腺功能减退、肢端肥大症等。

知识点25：原发性与继发性肥胖症的鉴别及并发症的筛查　　副高：熟练掌握　正高：熟练掌握

原发性与继发性肥胖症的鉴别诊断非常重要，因为一旦漏诊或误诊继发性肥胖症，不仅延误病因治疗，而且影响预后。

（1）详细询问病史以分析引起肥胖的原因，如肥胖发生的时间、肥胖的速度、有无肥胖家族史，近期有无外伤、手术史，是否使用过引起肥胖的药物，是否生活方式发生改变等。

（2）原发性肥胖者一般缓慢长胖（除女性分娩后长胖外），如短时间内迅速长胖应多考虑继发性肥胖症。

（3）要注意询问有无伴随或合并相关疾病的病史：①皮质醇增多症表现为高血压、满月脸、水牛背、月经较少、闭经；②甲状腺功能减退症常有怕冷、少汗、嗜睡、水肿；③糖尿病可出现口干、多尿及多饮等。

（4）在体格检查方面，要测量血压、身高、体重，观察体型、皮肤颜色、有无水肿、有无紫纹、脂肪分布，观察第二性征发育，必要时应进行视野检查等。

（5）辅助检查有助于尽早明确原发性与继发性肥胖症及是否有并发症出现。

知识点26：肥胖症的治疗原则　　副高：熟练掌握　正高：熟练掌握

肥胖症的治疗原则是以行为、饮食及运动等生活方式干预为主的综合治疗，强调个体化，必须长期坚持，必要时辅以药物或手术治疗，各种并发症及伴随病应给予处理，从而减少糖尿病、心脑血管病及各种并发症的发生。

减肥治疗的难点主要在于复发率很高，治疗主要包括两个方面，即减少摄入和增加消耗，其最终目的是使患者在6～12个月的较短时间内，降低体重的5%～10%。

知识点27：减肥的益处　　副高：熟练掌握　正高：熟练掌握

（1）通过生活方式干预（饮食控制+运动）使体重下降5%～10%，即可明显改善各种与肥胖相关的心血管疾病危险因素及并发症。例如，能使糖尿病患者的空腹血糖下降并减少抗糖尿病药物的用量；能改善甘油三酯和HDL的水平；能降低血压，体重每下降1kg，收缩压和舒张压下降1mmHg。

（2）在糖尿病前期的患者中当通过经常性的运动使体重下降4kg，能明显减少其进展为糖尿病的发生率。

知识点28：减肥的目标 副高：熟练掌握 正高：熟练掌握

减肥的目标是将体重减少5%～10%，按每周0.5～1kg的速度持续6个月以上，然后保持体重。若在开始减重的前几周体重下降每周>2%，会增加胆石症的风险。

知识点29：肥胖症的饮食控制治疗 副高：熟练掌握 正高：熟练掌握

（1）饮食控制原则是每天摄入的热量低于消耗的热量。每天减少能量的摄入500～1000cal，能使体重每周下降0.5～1.0kg。

（2）目前，关于肥胖患者减重饮食方案很多，对于不伴有糖尿病、糖尿病前期及血脂紊乱的超重或肥胖患者而言，任何饮食的摄入若能达到能量的负平衡，都能达到减轻和维持体重的目的。

（3）极低热量饮食（VLCD）是指每天热量摄入少于800cal，能使体重在4个月内下降20%，但会增加胆结石的风险，易产生酮症，少数患者可出现“尖端扭转室速”导致死亡，宜慎用。糖类提供的热量少于25%，蛋白质的热量为33%～70%。

（4）对患者应多鼓励，使其克服自卑心理，树立信心。①进食速度不能太快，提倡细嚼慢咽；②不应偏食和暴饮暴食；③少吃甜食，少吃油炸食物；④少买方便食品及速冻食品；⑤不要边看电视边进食；⑥制造节食环境，协助落实食谱和配餐（采购、配餐、烹调）。

知识点30：肥胖症的运动治疗 副高：熟练掌握 正高：熟练掌握

规律运动的肥胖患者在一年或更久时间内保持体重减轻更成功。单独增加运动量而不限制饮食并不能有效地减重，但是在减重成功后规律性的运动能维持减重的效果和预防再次增重。

运动量和运动方式应因人而异，个体化制订运动方案。选择易于坚持的运动项目或者方案，同时必须循序渐进，制订运动治疗措施时要充分考虑对并发症的影响，尤其是存在心血管、呼吸系统以及骨关节并发症的患者。一般要求每周运动3～5日，每日30～45分钟适度的运动。除了体育运动之外，适当的家务劳动也有利于体重的控制。

知识点31：肥胖症的行为矫正 副高：熟练掌握 正高：熟练掌握

行为矫正疗法试图使肥胖者意识到，并最终改变其导致肥胖的饮食和运动的习惯。行为矫正疗法通过多种策略改变进食和其他活动间的关系。这些策略包括：①减少刺激，避免促进饮食的活动；②自我监测，保持食物的摄入和体力活动的日常记录；③制订具体的可达到的减重目标；④提高解决问题的能力；⑤认知调整，以积极的态度思考；⑥社会支持，家庭成员和朋友帮助其改变生活习惯；⑦预防复发，防止过食导致体重回升的方法。

知识点32：肥胖症的药物治疗 副高：熟练掌握 正高：熟练掌握

经过饮食、运动和行为疗法，轻度肥胖多可起效，不需药物治疗。但中、重度肥胖或合并其他心血管危险因素者应进行药物治疗。药物疗法是肥胖的辅助治疗措施，效果有限。减重药物在减少肥胖相关并发症方面的证据非常有限，但还没有关于死亡率方面的资料。此外，有多种减重药由于存在心血管方面的不良反应已经撤出市场。

（1）拟交感食欲抑制剂：此类药物有药物依赖的可能，不宜长期使用（不超过12周），有心血管的不良反应。常用药物：

苯丁胺：18.75毫克/次，每日2次；或37.5毫克/次，每日1次，早餐前服用。

苯甲曲秦（苯二甲吗啉）：35毫克/次（17.5～70毫克/次），每日2～3次，饭前服用。

安非拉酮：25毫克/次，每日2～3次，口服。

（2）奥利司他：为肠腔脂肪酶抑制剂，减少肠内对脂肪的吸收，体重减轻与剂量相关。奥利司他口服几乎不被吸收，120毫克/次，每日3次，口服，餐前服，不良反应有脂肪泻，并会减少脂溶性维生素E的吸收。建议所有使用奥利司他治疗的患者每天应补充多种维生素，且奥利司他应避免在脂溶性维生素或脂溶性药物使用前或后2小时服用。

（3）西布曲明：以前临床主要作为抑制食欲的药在应用。在SCOUT研究中发现，该药使非致死性心梗和脑卒中的风险增加16%，而使体重下降5%，故已撤出市场。

（4）治疗糖尿病的药物：如二甲双胍、艾塞那肽和利拉鲁肽等。这类药物在临床上用于肥胖的治疗属于超适应证应用，还有待于进一步的临床研究证实其疗效。

（5）抗抑郁药：如氟西汀、安非他酮等疗效及安全性也未得到公认。

知识点33:《中国成人超重和肥胖预防控制指南（试用）》建议的药物减重的适应证及禁忌证 副高：熟练掌握 正高：熟练掌握

《中国成人超重和肥胖预防控制指南（试用）》建议的药物减重的适应证：①食欲旺盛，餐前饥饿难忍，每餐进食量较多；②合并高血糖、高血压、血脂异常和脂肪肝；③合并负重关节疼痛；④肥胖引起呼吸困难或有睡眠阻塞性呼吸暂停综合征；⑤BMI≥24，有上述合并症情况；或BMI≥28，不论是否有合并症，经过3～6个月单纯控制饮食和增加活动量处理仍不能减重5%，甚至体重仍有上升趋势者，可考虑用药物辅助治疗。

禁忌证：①儿童；②孕妇、哺乳期妇女；③对治疗药物有不良反应者；④正在服用其他选择性血清素再摄取抑制剂。

知识点34：肥胖症手术治疗的适应证 副高：熟练掌握 正高：熟练掌握

中国肥胖病外科治疗指南（2007）建议有以下（1）~（3）之一者，同时具备（4）~（7）情况的，可考虑行外科手术治疗。

（1）确认出现与单纯脂肪过剩相关的代谢紊乱综合征，如T2DM、心血管疾病、脂肪肝、脂代谢紊乱、睡眠呼吸暂停综合征等，且预测减重可以有效治疗。

（2）腰围：男≥90cm，女≥80cm；血脂紊乱：甘油三酯≥1.70mmol/L；和/或空腹血高密度脂蛋白胆固醇：男性＜0.9mmol/L，女性＜1.0mmol/L。

（3）连续5年以上稳定或稳定增加的体重，BMI≥32（应指患者正常情况下有确认记录的体重及当时的身高所计算的系数，妊娠后2年内等特殊情况不应作为挑选依据）。

（4）年龄16～65岁。

（5）经非手术治疗疗效不佳或不能耐受者。

（6）无酒精或药物依赖性，无严重的精神障碍、智力障碍。

（7）患者了解减肥手术术式，理解和接受手术潜在的并发症风险，理解术后生活方式、饮食习惯改变对术后恢复的重要性并有承受能力，能积极配合术后随访。

国内相当多的专业医生认为此指南标准太低，且循证医学证据不够充分。

知识点35：肥胖症手术方法　　副高：熟练掌握　正高：熟练掌握

目前，治疗肥胖的手术分全身减肥手术（主要指胃肠道手术）和局部减肥手术（吸脂术）。胃肠道手术包括小肠旁路术、胃成形术、胃旁路术、胃束带手术等。通过切除部分小肠以减少内源性物质的分泌、减少对摄入食物中的营养物质的吸收；或者通过减少胃容量增加饱腹感，以预防一次性食物摄入量过多。

知识点36：肥胖症的胃旁路手术　　副高：熟练掌握　正高：熟练掌握

胃旁路手术，也称为Roux-en-Y胃绕道手术，包括创建一个近端小胃袋（10～30ml），使其与空肠的一段吻合，被称为Roux-en-Y胃肠短袢。目前认为，胃旁路手术是减肥手术的金标准。

与胃旁路术有关的特定并发症包括边缘性溃疡、吻合口狭窄、被绕过的胃扩张、缝合线断裂、内疝、营养吸收不良以及倾倒综合征。

知识点37：肥胖症的胃成形术　　副高：熟练掌握　正高：熟练掌握

常用的胃成形术主要指硅胶环垂直捆绑胃成形术，也被称为胃分隔术。通过在胃食管相交处胃小弯造一个小袋，后者与胃的其余部分相通，其口用1cm的聚丙烯或硅胶环捆绑。

胃成形术的特殊并发症有分隔线中断、吻合口狭窄和胃食管反流。

知识点38：肥胖症的胃束带手术　　副高：熟练掌握　正高：熟练掌握

腹腔镜胃束带手术（LASGB），是目前欧洲最流行的减肥手术，并于最近被批准在美国使用。LASGB是将一硅胶带环绕于胃上部，胃食管交界处下方。该硅胶条的周长可以由一个气球调节，后者端口植于皮下，可透过皮肤向其充气。手术效果与胃成形术相近，随着时间的推移可与胃旁路手术相当。

LASGB相关的并发症有食管扩张、胃束带被腐蚀掉入胃中、束带滑移、束带或端口感染、气球或整个系统漏气导致体重下降不足等。

食管扩张及吞咽困难可能由束带被放于胃食管交界处导致。虽然放松束带通常可缓解扩张，但有时需要移除束带。如束带被腐蚀掉入胃中或束带滑脱导致胃梗阻，则需手术解决。

知识点39：肥胖症胆胰绕道和空肠绕道手术 副高：熟练掌握 正高：熟练掌握

胆胰绕道手术包括部分胃切除和跨过一段小肠，造成消化液与食物分流的效果。并发症包括胃狭窄、消化不良和吸收不良。空肠绕道手术使大部分小肠被绕过，从而造成营养吸收不良，蛋白质热量营养不良；其他不良反应有细菌过度生长和易位、吸收过多草酸而造成草酸盐结石、电解质失衡等。

两个手术都可能导致蛋白质、脂肪、脂溶性维生素、铁、钙和维生素B_{12}吸收不良，但比标准胃旁路术减肥更多（约75%的多余体重），且后遗症也较多，容易造成长期的营养吸收不良，因此，多作为二线的减肥手术方法。

知识点40：肥胖症的吸脂术 副高：熟练掌握 正高：熟练掌握

局部吸脂术包括脂肪抽吸术和皮下脂肪切除术。目前，比较流行的是超声吸脂术，是用超声波作用于局部脂肪组织使脂肪乳化，再通过负压吸除乳化液。这种方法失血少、比较安全和痛苦少，易被患者接受。

缺点：①去脂效率低，只能去除皮下脂肪，所以只适用于去除肥胖症患者局部的脂肪组织；②对腹腔内和脏器周围的脂肪组织无效，只能暂时满足患者对外表的美容要求，对肥胖造成的健康危害较小。吸脂后，局部脂肪容易复原；③操作不当有引起脂肪栓塞的危险。

知识点41：肥胖症手术治疗的疗效评定 副高：熟练掌握 正高：熟练掌握

按照美国胃旁路手术标准，体重减少要超过多余体重的一半以上。例如，标准体重60kg的人，实际体重是90kg，需减去至少15kg的体重，才能判定手术减肥有效。约15%的患者胃绕道手术后减重不充分，仅减轻了10%～15%的体重，其主要原因是进食了高热量、高脂肪的食物。

知识点42：肥胖症手术治疗的预后 副高：熟练掌握 正高：熟练掌握

减肥手术的围术期死亡率＜0.5%，其中约3/4的死亡是吻合口漏和腹膜炎导致，其余1/4的死亡是肺动脉栓塞造成。

另外，10%～20%施行减肥手术的人需要接受再次手术以纠正其并发症。有些人术后会患有胆结石和诸如贫血、骨质疏松症和代谢性骨病等营养不良病症。如果能从饮食和补品中摄取足够的维生素和矿物质，通常可以避免营养不良。胃束带手术术后患者，如果过量进食可能导致束带断裂。

第六节 血脂异常症

知识点1：血脂异常症的概念 副高：熟练掌握 正高：熟练掌握

血脂异常症又称血脂紊乱，是一类涉及血脂水平及脂蛋白代谢异常的内分泌代谢疾病，也称为脂蛋白异常症。高脂血症和高脂蛋白血症是最常见的血脂紊乱。通常由遗传性因素和其他导致脂质合成增加（或）清除受损的因素共同引起。长期的脂蛋白异常可致血管损害，导致冠心病、脑卒中等动脉粥样硬化性疾病，严重危害人群健康。

血脂异常一般无明显症状，往往通过查体化验或发生了相应的心脑血管事件才被发现，因此，早期识别血脂异常，并积极进行干预，对防治动脉硬化、减少心脑血管事件、降低死亡率意义重大。

知识点2：血脂异常症的病因分类 副高：熟练掌握 正高：熟练掌握

根据病因，血脂异常可分为继发性血脂异常和原发性血脂异常两类。血脂代谢过程中的各个环节，包括脂质来源、脂蛋白合成、代谢过程关键酶的异常或降解过程受体通路障碍等，均可导致血脂异常。

（1）继发性血脂异常：指由于全身系统性疾病或某些药物所引起的血脂异常。可引起血脂异常的系统性疾病主要有糖尿病、肾病综合征、甲状腺功能减退症，其他疾病有肾功能衰竭、肝脏疾病、系统性红斑狼疮、库欣综合征、糖原累积症、骨髓瘤、脂肪萎缩症、急性卟啉病、多囊卵巢综合征等。此外，某些药物，如利尿剂、β受体阻滞剂、糖皮质激素、干扰素、环孢菌素以及避孕药等也可能引起继发性血脂异常。

（2）原发性血脂异常：当排除继发性血脂异常后，即可诊断为原发性血脂异常。原发性血脂异常是某些基因缺陷所致的家族性疾病。

注意，原发性和继发性血脂异常可同时存在。

知识点3：血脂异常症的表型分类 副高：熟练掌握 正高：熟练掌握

根据世界卫生组织（WHO）的表型分类系统，血脂异常症共分为六型。

（1）Ⅰ型高脂蛋白血症：又称高乳糜微粒血症。血浆CM增加，血脂测定主要是TG升高，而TC正常或轻度增加。

（2）Ⅱa型高脂蛋白血症：又称高β-脂蛋白血症。血浆LDL增加，血脂测定主要是TC升高，TG正常。

（3）Ⅱb型高脂蛋白血症：又称高β-脂蛋白合并高前β-脂蛋白血症。血浆VLDL和LDL增加，血脂测定TC、TG均升高。

（4）Ⅲ型高脂蛋白血症：血浆CM和VLDL增加，血脂测定TC、TG均明显升高。

（5）Ⅳ型高脂蛋白血症：又称高前β-脂蛋白血症。血浆VLDL增加，血脂测定TG明显升高，TC正常或偏高。

（6）Ⅴ型高脂蛋白血症：又称高乳糜微粒血症合并高前β-脂蛋白血症。血浆中CM和VLDL均升高，血脂测定TC、TG均升高，以TG升高为主。

注意，表型分类法有助于血脂异常的治疗，但分类过于繁杂，临床不实用。

知识点4：血脂异常症的临床分类　　副高：熟练掌握　正高：熟练掌握

主要分为四类：

（1）高胆固醇血症：血清TC升高。

（2）高甘油三酯血症：血清TG升高。

（3）混合型高脂血症：血清TC、TG均升高。

（4）低高密度脂蛋白血症：血清HDL-C水平降低。

注意，临床分类法简单易行，便于临床应用。详见下表。

2007年中国高脂蛋白血症简易临床分型

临床分型	TC	TG	HDL-C	相当于WHO表型
高TC血症	升高			Ⅱa
高TG血症		升高		Ⅵ、Ⅰ
混合型高脂血症	升高	升高		
低HDL血症			降低	

WHO高脂蛋白分型（Fredrickson分型）

分　型	升高的脂蛋白	升高的脂质
Ⅰ	乳糜微粒	TG
Ⅱa	LDL	TG
Ⅱb	LDL、VLDL	TG、TC
Ⅲ	VLDL、乳糜微粒	TG、TC
Ⅳ	VLDL	TG
Ⅴ	乳糜微粒、VLDL	TG、TC

知识点5：血脂异常症的基因分类　　副高：熟练掌握　正高：熟练掌握

相当一部分原发性高脂血症患者存在单一或多个遗传基因的缺陷。由基因缺陷所致的高脂血症多具有家族聚集性，有明显的遗传倾向，故临床上通常称为家族性高脂血症。原因不明的称为散发性或多基因性脂蛋白异常血症。

知识点6：血脂异常症的病因 副高：熟练掌握 正高：熟练掌握

导致血脂异常的原因比较多，凡是引起脂质来源、脂蛋白合成、代谢或降解过程异常的因素均可能导致血脂异常。

（1）增龄：血浆胆固醇水平随年龄的增长而轻度升高。老年人LDL受体的活性降低，导致其分解代谢降低。

（2）体重增加：体重增加不仅能使LDL的产生增加，也可增加体内胆固醇合成，使肝内胆固醇池扩大，并抑制LDL受体的合成。

（3）高脂饮食：每日饮食中胆固醇从200mg增至400mg时，可使血浆胆固醇水平上升0.13mmol/L。如果饱和脂肪酸的热卡达到饮食总热卡的14%，血浆胆固醇亦会因此而升高0.52mmol/L左右。

（4）不良的生活习惯：大量摄入单糖、酗酒、吸烟，可使血浆中的TG水平增高。

（5）基因缺陷：与脂代谢有关的基因发生突变可引起各种类型的原发性高脂血症。

（6）雌激素水平降低：雌激素可增强LDL的分解代谢，因此，45～50岁前女性的血胆固醇水平常低于同龄男性。绝经后女性的胆固醇水平逐渐升高，最终达到并可超过男性水平。

（7）系统性疾病：许多全身系统性疾病，如糖尿病、肝肾疾病、SLE、骨髓瘤、甲状腺功能减退症等可通过各种途径引起血脂异常。

（8）药物：雌激素和糖皮质激素可使TC和TG水平升高。此外，噻嗪类利尿剂和β受体阻滞剂等亦可引起血脂异常。

知识点7：血脂异常症的病理学 副高：熟练掌握 正高：熟练掌握

过多的脂质沉积在局部组织可形成黄色瘤。一般表现为皮肤局限性的隆凸，可为黄色、橘黄色或棕红色，多呈结节、斑块状，质地柔软。黄色瘤的病理改变为真皮内可见大量吞噬脂质的巨噬细胞（又称为泡沫细胞）。早期常伴有炎症细胞，晚期可发生成纤维细胞增生。

如长期血脂异常可对血管内膜造成损伤，使内皮细胞、单核和巨噬细胞表面特性发生变化，黏附因子表达增加。早期动脉硬化可见泡沫细胞堆积于动脉管壁内，随着病程的进展，动脉管壁则形成纤维化的斑块，使管腔缩窄。

另外，脂质异常增多并在肝、脾沉积，可导致二者的体积增大，镜下可见大量的泡沫细胞。骨髓中亦可见类泡沫细胞。

知识点8：血脂异常症的临床表现 副高：熟练掌握 正高：熟练掌握

血脂异常症可以没有典型的临床表现，多于常规体检时发现。但长期患病可导致机体发生动脉粥样硬化，导致冠心病、脑血管及周围血管疾病等发生。还可引起肝脂肪变性，最终导致肝功能障碍。血脂异常症主要的临床表现有：

（1）黄色瘤：过多的脂质在局部组织沉积所致。主要累及部位为眼睑周围、手掌及手指的皱纹处，少数也可发生于肘、膝、踝、臀部等。黄色瘤的存在提示时间较久的脂代谢异常，且多数可逐渐消退。

（2）早发的心血管疾病：长期持续存在的血脂异常症可导致动脉粥样硬化，引发冠心病、脑卒中等心血管疾病。尤其在家族性高胆固醇血症的患者中，心血管疾病多为早发，男性可在45岁，女性55岁。通过多项研究数据证明，高胆固醇血症、高甘油三酯血症是冠心病等大血管病变的独立危险因素。

（3）自发性胰腺炎：主要见于以血清甘油三酯水平升高为主的患者中。由于乳糜微粒栓子阻塞胰腺的毛细血管，引起局限性胰腺细胞坏死而导致急性胰腺炎发作，一部分患者呈慢性复发性胰腺炎。长期或反复发作可导致胰腺外分泌和内分泌功能均下降，出现消化系统症状及继发性糖尿病。

（4）脂肪肝：血脂异常是脂肪在肝内大量蓄积所致，称为非酒精性脂肪肝（NAFLD）。其中主要的危险因素包括高脂肪高热量膳食结构、多坐少动的生活方式，胰岛素抵抗、代谢综合征及其各组分（肥胖、高血压、血脂异常和T2DM）。

知识点9：血脂异常症的体格检查　　副高：熟练掌握　正高：熟练掌握

体格检查应全面、系统，重点应放在心血管系统，并注意有无黄色瘤、角膜环和脂血症眼底改变等。

知识点10：血脂异常症的血脂检查　　副高：熟练掌握　正高：熟练掌握

临床上血脂的基本检测项目为：

（1）总胆固醇（TC）：指血液中各脂蛋白所含胆固醇之总和。

（2）TG：血浆中各脂蛋白所含TG的总和。同一个体的TG水平受饮食和不同采血时间等因素的影响较大，所以同一个体在多次测定时TG值可能变异较大。

（3）HDL-C：通过检测HDL颗粒中其所含胆固醇的量，间接了解血浆中HDL水平。

（4）LDL-C：因胆固醇占LDL重量的50%左右，一般情况下LDL-C与TC相平行，但最好采用LDL-C取代TC作为对冠心病及其他动脉粥样硬化性疾病的危险性评估。

对于任何需要进行心血管危险性评价和给予降脂药物治疗的个体，都应进行此4项血脂检测。

需注意受检查者采血前至少2周内保持一般饮食习惯和体重稳定；测定前24小时内不应进行剧烈体育运动，至少禁食12小时采血；如血脂检测异常，在进一步处理前应在2个月内进行再次或多次测定，但至少要相隔1周。

《中国血脂异常防治指南》（2007）推荐：为及时发现和检出血脂异常的患者，建议20岁以上的成年人至少每5年检查1次空腹血脂，包括TG、TC、LDL-C、HDL-C。对于缺血性心血管病及其高危人群，则应每3～6个月测定1次血脂。对于因缺血性心血管病住院治疗的患者应在入院时或24小时内检测血脂。

知识点11：血脂异常症血脂检查的重点对象 副高：熟练掌握 正高：熟练掌握

血脂检查的重点对象包括：

（1）已有冠心病、脑血管病或周围动脉粥样硬化者。

（2）有高血压、糖尿病、肥胖、吸烟者。

（3）有冠心病或动脉粥样硬化家族史者，尤其是直系亲属。

（4）有皮肤黄色瘤者。

（5）有家族性高脂血症者。

为了及时发现血脂异常，建议20岁以上的成年人至少每5年测量1次空腹血脂，40岁以上男性和绝经期后女性每年均应进行血脂检查。

知识点12：为明确血脂异常症还应做的检查 副高：熟练掌握 正高：熟练掌握

为明确血脂异常症的并发症和合并的代谢疾病，对血脂异常症的患者还应做以下检查：

（1）葡萄糖耐量试验（OGTT）及胰岛素释放试验：以便明确有无糖代谢异常和胰岛素抵抗状态。

（2）监测血压：以便及早发现可能存在的高血压。

（3）腹部彩超、肝功能检测：以便明确有无非酒精性脂肪肝。

（4）血管彩超：可行颈动脉血管彩超，如发现动脉粥样斑块和/或颈动脉中层内膜增厚可考虑并发动脉粥样硬化。

（5）已有冠心病的患者应根据病情考虑是否行心脏彩超、冠脉CT或冠脉造影等检查。

知识点13：血脂异常症的诊断 副高：熟练掌握 正高：熟练掌握

（1）一般根据患者的血脂水平，结合病史、体征和实验室检查进行血脂异常的诊断较易。

（2）诊断标准：根据《中国成人血脂异常防治指南（2007年）》中国人血脂的合适范围。

中国人血脂水平分层标准

分层	TC	LDL-C	HDL-C	TG
合适范围	＜5.18mmol/L（200mg/dl）	＜3.37mmol/L（130mg/dl）	≥1.04mmol/L（40mg/dl）	＜1.70mmol/L（150mg/dl）
边缘升高	5.18～6.19mmol/L（200～239mg/dl）	3.37～4.12mmol/L（130～159mg/dl）	-	1.70～2.25mmol/L（150～199mg/dl）
升高	≥6.22mmol/L（240mg/dl）	≥4.14mmol/L（160mg/dl）	≥1.55mmol/L（60mg/dl）	≥2.26mmol/L（200mg/dl）
降低	-	-	＜1.04mmol/L（40mg/dl）	-

（3）分类诊断：在排除继发性血脂异常的基础上可诊断为原发性血脂异常。如需进行病因诊断，应进行有关基因、受体功能、酶活性或其他特殊的检查。

知识点14：血脂异常症的治疗目的　　副高：熟练掌握　正高：熟练掌握

血脂异常症治疗的最终目的是减少心、脑血管疾病的发生风险，因此，对患者应进行心血管疾病风险的评估，以决定治疗的措施和血脂控制的目标水平。

血脂异常症的治疗包括一般治疗和药物治疗，对导致血脂异常的病因也应进行积极的治疗。

知识点15：《中国成人血脂异常诊治指南》（2007）推荐的心血管疾病风险评估　　副高：熟练掌握　正高：熟练掌握

《中国成人血脂异常诊治指南》（2007）推荐在血脂异常的基础上，结合其他心血管疾病的危险因素，如高血压、吸烟、低HDL-C、家族史、肥胖、糖尿病等，对患者的心血管疾病风险进行分层。

血脂异常危险分层方案

危险分层	TC：5.18～6.19mmol/L（200～239mg/dl）或LDL-C：3.37～4.12mmol/L（130～159mg/dl）	TC≥6.22mmol/L（240mg/dl）或LDL-C≥4.14mmol/L（160mg/dl）
无高血压且其他危险因素数＜3	低危	低危
高血压或其他危险因素数≥3	低危	中危
高血压且其他危险因素数≥1	中危	高危
冠心病及其等危症	高危	高危

注：本表中心血管疾病的其他危险因素包括：①吸烟；②低HDL-C血症（＜1.04mmol/L）；③肥胖（体重指数≥28）；④早发缺血性心血管病家族史（一级男性亲属发病时＜55岁，一级女性亲属发病时＜65岁）；⑤年龄（男性≥45岁，女性≥55岁）

知识点16：ESC/EAS 2011年血脂异常管理指南采用SCORE评价系统进行的心血管疾病风险评估　　副高：熟练掌握　正高：熟练掌握

ESC/EAS 2011年血脂异常管理指南采用SCORE评价系统对血脂异常的患者进行心血管危险的评估，相比我国的指南该评价系统更为细致。根据该系统，血脂异常的患者心血管疾病的风险分为四类。

（1）极高危：有下列任一情况的患者：①通过非侵入性检查（如冠脉造影、核素显像、应激超声心动图、超声发现颈动脉斑块）证实已患心血管疾病，既往心肌梗死史、急性冠脉综合征（ACS）、冠状动脉重建术［包括经皮冠脉介入手术（PCI）、冠状动脉旁路血管移植术（CABG）]、其他动脉血管重建术、缺血性脑卒中、周围动脉病变；②2型糖尿病患者，已发生靶器官损害（如微量白蛋白尿）的T1DM患者；③中度至重度慢性肾脏疾病患者［肾小球滤过率（GFR）<60ml/min］；④SCORE评分10年风险≥10%。

（2）高危：具有以下任一情况者：①显著的单一危险因素，如家族性高脂血症以及严重的高血压；②SCORE评分10年发生致死性心血管疾病的风险≥5%且<10%。

（3）中危：SCORE评分10年风险≥1%且<5%。大多数中年个体属于该类风险。早发心血管病的家族史、腹型肥胖、体力活动方式、HDL-C、TG、高敏C-反应蛋白（hs-CRP）、Lp（a）、纤维蛋白原、高半胱氨酸、ApoB以及其所处的社会阶层等因素均可改变或调整这些个体的风险。

（4）低危：SCORE评分10年风险<1%。

知识点17：血脂异常症的一般治疗　　副高：熟练掌握　正高：熟练掌握

有关研究已经证实，饮食因素可以直接影响动脉粥样硬化或通过影响其他心血管疾病的传统危险因素（如血脂水平、血压及血糖）而促进动脉粥样硬化发生。对血脂异常的患者首先应给予改善生活方式的治疗，包括调整饮食结构，如锻炼减重、减少高脂食物的摄入、戒烟、戒酒等，应根据患者的具体情况制订个体化的饮食和运动方案。

此外，一些功能性食物和营养补充剂也对改善血脂异常有益，如植物甾醇（如谷甾醇、菜籽甾醇等）、大豆蛋白、膳食纤维、ω-3非不饱和脂肪酸、多甘烷醇等。

知识点18：血脂异常症的他汀类药物治疗　　副高：熟练掌握　正高：熟练掌握

即3-羟基-3-甲基戊二酰辅酶A还原酶抑制剂。该药能够竞争性抑制细胞内胆固醇合成的早期过程中该酶的活性，从而上调细胞表面LDL受体，加速血浆LDL的分解代谢，还可抑制VLDL的合成，因此，可显著降低血浆TC、LDL-C、ApoB的水平，还可降低TG水平和轻度升高HDL-C。研究发现，他汀类还具有明显的抗炎、保护血管内皮等功能。因此，各国指南均将他汀类定义为治疗血脂异常最重要的药物。

各个指南推荐的启动他汀治疗的LDL-C水平有所不同。对于稳定型冠心病、T2DM、卒中的患者，NCEP ATP-Ⅲ（2004）建议，当LDL-C≥2.6mmol/L时应启动他汀治疗，中国血脂异常防治指南（2007）推荐LDL-C≥2.0mmol/L时启动他汀治疗，而ESC/EAS血脂异常管理指南则推荐当LDL-C≥1.8mmol/L时立即启动他汀治疗。

少数患者服用后可出现恶心、腹胀、腹泻或便秘、头痛、失眠、乏力、肌病或肝功能异常等，其中尤应注意肌病和肝功能异常。因此，对服用此类药物的患者应定期监测血清肌酶和肝功能。

知识点19：血脂异常症的贝特类药物治疗　　副高：熟练掌握　正高：熟练掌握

贝特类药物主要用于以TG升高为主的脂蛋白异常血症，常用药物包括非诺贝特、苯扎贝特、吉非贝齐等。此类药物通过增强脂蛋白脂肪酶的活性，使甘油三酯的水解增加，从而降低血浆TG水平，可使血浆TG下降40%～60%，总胆固醇降低5%～20%，并可升高HDL-C水平。

贝特类药物可引起食欲减退、腹泻、恶心、皮疹、头痛、肝功能异常等不良反应。

知识点20：血脂异常症的烟酸及其衍生物治疗

副高：熟练掌握　正高：熟练掌握

主要用于TG升高为主的患者，主要通过抑制cAMP的形成，使TG脂肪酶活性降低，并减慢脂肪组织中脂肪的分解，使血浆中非酯化脂肪酸减少，从而减少VLDL在肝脏的合成。此类药物可使TG下降20%～80%，总胆固醇下降15%～30%，使HDL-C升高15%～20%。

烟酸及其衍生物不良反应较大，可引起皮肤瘙痒、灼热、食欲缺乏、恶心、呕吐、腹胀、腹痛、腹泻等。剂量过大还可导致消化性溃疡、糖耐量减低、血尿酸升高、肝功能异常等。因此，目前此类药物已逐渐被贝特类药物所代替。

知识点21：血脂异常症的弹性酶治疗

副高：熟练掌握　正高：熟练掌握

弹性酶主要降低胆固醇，作用较弱，可用于轻度胆固醇升高的患者。此类药物能抑制胆固醇的生物合成及促进胆固醇转化为胆酸，从而使血浆胆固醇水平下降。此外，该药还能减轻肝脏的脂肪变性，缓解脂肪肝；还有抗动脉粥样硬化的作用。不良反应较小，服用较安全。

知识点22：血脂异常症的ω-3脂肪酸治疗

副高：熟练掌握　正高：熟练掌握

ω-3脂肪酸包括二十碳五烯酸（EPA）和二十二碳六烯酸（DHA），主要存在于天然鱼油中。此类药物可抑制肝脏内脂质和脂蛋白的合成，促进胆固醇的排泄，使血浆胆固醇和甘油三酯水平下降。此外，还能抑制血小板聚集及减少血栓形成，防止动脉粥样硬化。常见的不良反应包括恶心、胃肠道出血等。

知识点23：血脂异常症的胆酸螯合剂治疗

副高：熟练掌握　正高：熟练掌握

常用考来烯胺（消胆胺），主要用于以胆固醇升高为主的患者。此类药物通过在胃肠道内与胆酸结合形成不易吸收的螯合物，干扰胆酸的肝肠循环。由于胆酸的排泄增多可使肠道内胆固醇吸收减少，并增加肝脏对胆固醇的利用，使血浆胆固醇降低。少数患者可出现胃肠道反应，与剂量大小有关。长期服用可致脂肪吸收不良，应适当补充脂溶性维生素及钙盐。与其他类型调脂药物合用较为安全，对于甘油三酯和胆固醇升高均较严重的患者，如经一种药物治疗后效果不显著可将此类药物与贝特类药物合用。

知识点24：血脂异常症治疗过程的监测 副高：熟练掌握 正高：熟练掌握

（1）饮食与非调脂药物治疗3～6个月后，应复查血脂水平，如能达到要求可继续治疗，但仍须每6个月至1年复查1次，如持续达到要求，每年复查1次。

（2）药物治疗开始后4～8周复查血脂及AST、ALT和CK，如能达到目标值，逐步改为每6～12个月复查1次，如开始治疗3～6个月复查血脂仍未达到目标值，则调整剂量或药物种类，或联合药物治疗，再经4～8周后复查。达到目标值后延长为每6～12个月复查1次。

（3）治疗性生活方式改变（TLC）和降脂药物治疗必须长期坚持，才能获得临床益处。

（4）对心血管病的高危患者，应采取更积极的调脂治疗策略。降脂药物治疗需要个体化，治疗期间必须监测安全性。依据患者的心血管病状况和血脂水平选择药物和起始剂量。

（5）药物治疗时，必须监测不良反应，主要是定期检测肝功能和血CK。如AST或ALT超过正常上限3倍，应暂停给药。停药后仍需每周复查肝功能，直至恢复正常。

（6）在用药过程中应询问患者有无肌痛、肌肉压痛、肌无力、乏力和发热等症状，血CK升高超过正常上限5倍应停药。

（7）用药期间如有其他可能引起肌溶解的急性或严重情况，如败血症、创伤、大手术、低血压和抽搐等，应暂停给药。

知识点25：糖尿病血脂紊乱的治疗原则 副高：熟练掌握 正高：熟练掌握

糖尿病血脂紊乱治疗前应根据是否存在心血管危险因素和血脂水平对患者进行危险评估，并制订个体化调脂方案和治疗目标值。首先应降低LDL-C的水平，其次是调整HDL-C和TG的水平。当TG > 5.65mmol/L时，首要任务是降低TG，防止急性胰腺炎的发生。LDL-C应降至 < 2.6mmol/L，合并心血管疾病患者（极高危）LDL-C水平应降至 < 1.81mmol/L；HDL-C > 1.04mmol/L（ATP Ⅲ推荐）或 > 1.16mmol/L（ADA推荐）；TG < 1.7mmol/L。虽然不同指南调脂目标略有不同，但总体原则是一致的。

知识点26：糖尿病血脂紊乱的治疗 副高：熟练掌握 正高：熟练掌握

（1）首先应加强医护人员和患者的教育。

（2）调整生活方式：合理的饮食结构、适量运动、戒烟、限酒及保持理想体重是糖尿病治疗的基石，有助于糖尿病患者的血脂改善。

（3）严格控制血糖：对血脂调节有益，尤其有助于降低TG。胰岛素可直接作用于脂肪组织和肝脏降低TG；噻唑烷二酮类和二甲双胍具有独立于降血糖的调脂益处，可升高HDL-C、降低LDL-C和TG水平，二者联合使用效果更佳。

（4）应用调脂药物：在调整生活方式的基础上，如有必要应及时加用调脂药物，这是糖尿病血脂异常干预中的基石药物，应根据血脂目标和不良反应及时调整药物剂量和种类。首选他汀类药物，2009 ADA指南：心血管风险高的高危患者（合并心血管病史或者无心血管病史，但年龄≥40岁且伴≥1个心血管危险因素）无论基线血脂水平均应给予他汀治疗。如果使用常规剂量他汀类仍未达标，可加大剂量或与其他类型的调脂药联用。

知识点27：2型糖尿病调脂治疗目标和策略　　副高：熟练掌握　正高：熟练掌握

（1）首要目标：降低LDL-C，在生活干预基础上：①高危患者：首选他汀类调脂药，LDL-C目标<2.6mmol/L；②极高危患者：不论基线LDL-C水平如何，立即选用他汀类调脂药，LDL-C目标<1.8mmol/L。如最大耐受剂量的他汀类调脂药治疗后仍未达到上述目标，目标可设为LDL-C比基线降低30%～40%，或合用胆固醇吸收抑制剂等其他调脂药。

（2）其他治疗目标：①高TG血症：治疗目标是TG<1.7mmol/L，强调首先严格控制血糖。TG在1.70～2.25mmol/L，首先开始治疗性生活方式干预；如TC在2.26～4.5mmol/L，应在强化生活方式干预同时开始使用贝特类；如TG>4.5mmol/L，首先考虑先使用贝特类迅速降低TC水平，以预防发生急性胰腺炎。②低HDL-C血症：如伴高LDL-C，首要目标仍是降低LDL-C；HDL-C治疗目标：男性>1.0mmol/L，女性>1.3mmol/L。可通过强化生活方式干预或选用贝特类药物。③混合性高脂血症（高LDL-C+高TG）：强调首先严格控制血糖，强化生活方式干预。首要目标仍是降低LDL-C，可首选他汀类调脂药；如LDL-C已达标，TG仍≥2.3mmol/L改为贝特类或与他汀类合用；如TG>4.5mmol/L时首选贝特类降低TG，如果TG<4.5mmol/L，应降低LDL-C水平。

知识点28：老年人血脂异常的治疗　　副高：熟练掌握　正高：熟练掌握

老年人常常合并多种疾病，应重视不同疾病（如甲状腺功能减退、糖尿病等）对血脂代谢的影响。针对不同疾病的治疗，血脂状态往往会发生不同程度的改变，调脂药物也应做到相应调整。

因为老年人常患有多种疾病，需用多种药物治疗，而调脂药物又需长期服用，易发生药物的相互作用，应当密切监测药物的不良反应。调脂药物的选择需个体化，起始剂量不宜大，在监测肝肾功能和CK的条件下合理调整药物用量。

知识点29：急性冠状动脉综合征的治疗　　副高：熟练掌握　正高：熟练掌握

对急性冠状动脉综合征或行PCI的患者，应在住院后立即或24小时内进行血脂测定，并以测定结果作为治疗的参考值。本病属极高危，应尽早给予他汀类药物治疗。原已服用调脂药物者，发生急性冠状动脉综合征时继续使用调脂治疗，出现禁忌证除外。可较大剂量使用他汀类药物。

知识点30：儿童和青少年血脂异常的治疗　　副高：熟练掌握　正高：熟练掌握

一般情况下，TC>5.18mmol/L、LDL-C>3.37mmol/L，TG（0～9岁 >1.13mmol/L

10～19岁＞1.47mmol/L），HDL-C＜0.91mmol/L，即为血脂异常。注意，儿童和青少年脂质水平界限值可因年龄、性别、种族以及时间变化趋势的不同而有所变化。

治疗原则基本同成人，应强调TLC的基石作用。饮食治疗应在营养专家的指导下进行，注意兼顾儿童和青少年生长发育所需的营养。TLC干预无效再用药。10岁以上的儿童饮食治疗6个月至1年无效，可考虑用药。首先推荐使用胆汁酸螯合剂，因其不良反应少。也可使用他汀类药物，有效性与安全性与成人类似。烟酸不常规用于儿童。贝特类仅用于TG＞5.56mmol/L患者，防止急性胰腺炎的发生。

知识点31：儿童应用调脂药物的注意事项　　副高：熟练掌握　正高：熟练掌握

（1）不可滥用，只有少部分儿童和青少年需用药物治疗。

（2）药物治疗的同时应继续饮食干预治疗，以使治疗有效而且持久。

（3）应用药物治疗的儿童和青少年应进行监测和定期随访，以考查疗效。

（4）治疗必须在专科医生指导下进行，并从小剂量开始。

知识点32：慢性肾脏病（CKD）合并血脂异常的治疗

副高：熟练掌握　正高：熟练掌握

CKD患者血脂异常非常多见，多数表现为轻到中度高TG血症和低HDL-C血症。CKD主要并发症之一和最常见的死因是心血管病变，因此，调脂治疗可使CKD合并血脂异常的患者有比较好的疗效。

治疗原则与一般血脂异常患者相同。对于维持透析的患者血脂控制目标要适当放宽，同时注意CKD患者随着GFR水平下降，一些调脂药物需要调整用量。

（1）他汀类药物：按常规剂量使用。CKD第3～5期患者，应进行剂量调整，其中阿托伐他汀和氟伐他汀在GFR＜30ml/（min·1.73m^2）时可使用常规剂量，其余他汀类药物应减量。

（2）贝特类药物：美国国家肾脏基金会（NKF）推荐：吉非贝齐在CKD患者中不需调整剂量，非诺贝特使用剂量应随GFR不同而调整。美国国家血脂联合会（NLA）关于非诺贝特使用的推荐同NKF，而吉非贝齐的使用剂量应随GFR不同而调整。

（3）应慎重选择他汀类和贝特类药物联用，如果应用应从小剂量开始，密切监测。

（4）胆酸螯合剂：对TG升高的CKD患者应慎用。

（5）对于LDL-C升高的透析患者可选择阿托伐他汀和氟伐他汀。而TG升高的透析患者可选n-3脂肪酸，次选吉非贝齐，但应减量50%（600mg/d）。

知识点33：重度的高胆固醇血症的治疗　　副高：熟练掌握　正高：熟练掌握

重度的高胆固醇血症是指空腹血清TC≥7.76mmol/L或LDL-C≥5.18mmol/L，常见于明显基因异常者。无论患者是否有冠心病或危险因素，都应积极进行治疗。对于家族性高胆固醇血症患者，首推普罗布考，能有效降低胆固醇。对严重的高胆固醇血症患者，也可考虑联合用药，如他汀类加普罗布考、胆酸螯合剂、依折麦布、烟酸、贝特类药物等。

知识点34：中度以上的高甘油三酯血症的治疗　　副高：熟练掌握　正高：熟练掌握

（1）对于临界或轻中度高TG血症者，首要目标仍是降低LDL-C，并使其达到目标值。

（2）TG水平在1.70～2.26mmol/L者，主要采取非药物治疗措施，减轻体重，增加体力活动。

（3）TG水平在2.26～5.65mmol/L者，非HDL-C成为治疗的次级目标。需要加用烟酸类或贝特类药物治疗以达到非HDL-C的目标值（LDL-C的目标值＋0.78mmol/L）。

（4）TG≥5.65mmol/L时，首要目的是降低TG，预防急性胰腺炎的发生，可选用贝特类或烟酸类药物。

知识点35：低HDL-C血症的治疗　　副高：熟练掌握　正高：熟练掌握

对有心血管疾病的患者以及虽无心血管疾病临床表现但有多重危险因素的高危患者，治疗起始值为HDL-C＜1.04mmol/L。

（1）对于单纯低HDL-C的患者，首先应改善生活方式，以达到升高HDL-C的目标。

（2）对于低HDL-C、低危LDL-C患者，或用他汀类药物后HDL-C仍低者，应给予烟酸类或贝特类治疗。

（3）对于低HDL-C且属高危者，应选用他汀类药物合并烟酸或贝特类药物。

知识点36：混合型血脂异常的治疗　　副高：熟练掌握　正高：熟练掌握

混合型血脂异常的治疗常需要联合作用机制不同的调脂药物。首要的治疗目标是LDL-C水平达标，然后根据TG水平来选择治疗措施，即逐渐增加他汀类药物剂量以进一步降低LDL-C和使非HDL-C达标，然后加用另一种调脂药以降低TG。

一般情况下，如果TG水平＞2.26mmol/L但＜4.57mmol/L时，首先使用他汀类药物，当LDL-C达标后再根据血脂指标的变化选择单药治疗或联合药物治疗。TG≥5.65mmol/L时，首要目的是降低TG，预防急性胰腺炎的发生，可选用贝特类或烟酸类药物。

第七节　高尿酸血症及痛风

知识点1：高尿酸血症及痛风的概念　　副高：熟练掌握　正高：熟练掌握

高尿酸血症是嘌呤代谢紊乱和/或尿酸排泄障碍引起的血尿酸增高，可伴有或不伴有临床表现（无症状性高尿酸血症），当伴有临床表现时则称为痛风。痛风的临床特点为高尿酸血症、反复发作的急性痛风性关节炎、累及肾导致尿酸性肾脏病变（慢性间质性肾炎）及泌尿系统尿酸性结石和痛风石形成。严重者呈关节畸形及功能障碍、肾功能不全。

高尿酸血症及痛风常伴有肥胖、T2DM、血脂紊乱、高血糖、高血压等代谢综合征的特征及动脉硬化和冠状动脉粥样硬化性心脏病（冠心病）等心血管疾病。按病因可分为原发性和继发性两大类，本节重点讨论原发性高尿酸血症和痛风。

知识点2：高尿酸血症和痛风的联系　　副高：熟练掌握　正高：熟练掌握

我国原发性痛风诊治指南（草案）推荐血尿酸正常参考值：

男性：210～416μmol/L（3.5～7.0mg/dl）。

女性更年期以前：150～357μmol/L（2.5～6.0mg/dl）。

女性更年期以后接近男性。

血液中98%的尿酸以钠盐的形式存在，在37℃、pH 7.4的生理条件下，MSU溶解度约为6.4mg/dl，其与血浆蛋白结合约为0.4mg/dl，血液中单钠尿酸盐（MSU）饱和度约为416μmol/L（7.0mg/dl）。因此，当男性和更年期后女性的血尿酸≥416μmol/L（7.0mg/dl）、更年期前女性的血尿酸≥357μmol/L（5.8mg/dl）即为高尿酸血症，是一个血生化改变的概念。

高尿酸血症不一定都会发展至痛风，具体机制不明。一般认为，当高尿酸血症发展形成组织器官的临床病变，如关节炎、肾结石时才称为痛风。当血尿酸持续高浓度或急剧波动时，呈过饱和状态的血尿酸就会结晶沉积在组织中，引起痛风的症状和体征。痛风发生的最重要的生化基础是高尿酸血症。有研究发现，在血尿酸水平持续增高的患者中，大多为无症状性高尿酸血症；而少部分痛风患者在急性关节炎发作期血尿酸在正常范围。因此，痛风的发病原因较复杂，而高尿酸血症和痛风是两个应加以区别的概念。

知识点3：高尿酸血症及痛风的病因　　副高：熟练掌握　正高：熟练掌握

高尿酸血症和痛风可分为原发性和继发性两类。在排除其他疾病的基础上，由于先天性嘌呤代谢紊乱和/或尿酸排泄障碍所引起的高尿酸血症或痛风，称为原发性高尿酸血症或痛风；继发于其他代谢性疾病、肾脏病变所致的尿酸排泄减少、骨髓增生性疾病所致的尿酸生成增多、某些药物抑制尿酸的排泄等原因导致的高尿酸血症或痛风，称为继发性高尿酸血症或痛风。

高尿酸血症的病因分类见下表。

高尿酸血症的病因分类

	尿酸代谢紊乱	遗传特性
原发性		
原因未明		
尿酸排出正常	产生过多和/或肾清除减少	多基因

续 表

	尿酸代谢紊乱	遗传特性
尿酸排出减少	产生过多和/或肾清除减少	多基因
酶缺陷		
PRPP合酶活性增加	产生过多	X连锁
PRPPAT增多或活性增加	产生过多	X连锁
HPRT部分缺乏	产生过多	X连锁
黄嘌呤氧化酶活性增高	产生过多	多基因
继发性		
伴有嘌呤生成增多		
HPRT完全缺乏	产生过多，如Lesch-Nyhan综合征	X连锁
葡萄糖6-磷酸酶缺乏	产生过多和肾清除减少，糖原贮积症Ⅰ型（von Gierke病）	常染色体隐性
伴核酸转换增加	产生过多，如慢性溶血性贫血、红细胞增多症、骨髓增生性疾病及化疗或放疗时	-
伴肾脏排泄尿酸减少	清除减少，如肾功能减退，由于药物、中毒或内源性代谢产物抑制尿酸排泄和/或再吸收增加	-

注：PRPP：磷酸核糖焦磷酸；PRPPAT：磷酸核糖焦磷酸酰基转移酶；HGPRT：次黄嘌呤–鸟嘌呤磷酸核糖转移酶

知识点4：高尿酸血症及痛风的发病机制　　副高：熟练掌握　正高：熟练掌握

尿酸是嘌呤分解代谢的最终产物，主要由肾脏随尿液排出体外。尿酸有两种存在形式，一为烯醇式，一为酮式。尿酸的烯醇式具有酸性，主要以其钠、钾等盐类形式排泄于尿中。健康成人体内尿酸含量约为1.1g，其中约15%存在于血液中，血液中尿酸经肾小球滤过后，98%～100%在近端肾小管重吸收。高尿酸血症的发生是一个复杂的过程，涉及遗传学、分子生物学等诸多领域以及产物酶、膜分子、炎性因子等很多方面，并且与身体其他器官的疾病状态有很大的关系。无论机制如何，一旦机体的尿酸清除能力不足以代偿血中尿酸的升高就会发生高尿酸血症。

痛风是一种结晶沉积性疾病。尿酸钠盐（MSU）在体温37℃、pH 7.4时，溶解度为380 μmol/L。血液或关节滑囊液中MSU的浓度超过饱和状态，或影响尿酸溶解度的因素，如雌激素水平下降、尿酸与血浆蛋白结合减少、局部温度和pH降低等，促使MSU析出形成结晶沉淀，是痛风形成的基础（痛风结节活检、关节液偏光镜检查，均可发现MSU结晶）。促进晶体形成和抑制晶体形成的各种组织因子之间的平衡决定了MSU晶体最终是否在某一特定组织形成，但是目前对这些组织因子了解甚少，研究者只是在骨关节炎的患者观察到各种组织因子相互作用的最终结果是趋于形成结晶，不仅是MSU结晶，还包括磷酸钙盐结晶。

痛风的临床表现与沉积在关节和软组织的MSU结晶的形成和清除密切相关。MSU结晶最初容易沉积在软骨和纤维组织内，这些组织内炎性介质相对较少，因此MSU结晶的沉积可以在很长一段时间内不引起任何临床症状。MSU结晶一旦从沉着部位落入关节腔或滑液囊，便迅速被单核细胞和巨噬细胞的吞噬，诱发多种炎性因子释放各种炎性介质，发生中性粒细胞的浸润，从而造成关节红肿热痛的急性炎症反应。但受累部位和急剧程度因人而异。近年来一些研究表明受累程度与单核吞噬细胞的状态有关。分化的巨噬细胞可安全地处置炎性MSU结晶，肿瘤坏死因子在巨噬细胞吞噬MSU结晶过程中有重要意义。巨噬细胞的非炎症性清除MSU可解释无症状性高尿酸血症和痛风急性发作后又自然缓解的现象。

MSU长期大量聚集形成痛风石，痛风石为痛风的特征性损害。该结石中含有MSU微结晶呈放射状排列的单核心炎症反应，为条纹状沉淀，外面包有上皮细胞和巨噬细胞的异物肉芽肿，有时呈多核心，其间有透明结晶间质，且含有蛋白质、脂肪和多糖成分。目前对痛风石内各种组织的相互作用以及痛风石对软骨和骨骼的损害机制尚不明确，研究者推测痛风石可能是通过低度炎症反应对软骨和骨骼造成持续性的损害。

由于尿液pH呈酸性，尿酸盐易形成晶体，并聚集成结石，可导致阻塞型泌尿系统疾病。痛风患者尿液pH较低，尿酸盐大多转化为尿酸，而尿酸比尿酸盐溶解度更低，易形成纯尿酸结石，X线常不显影，少部分与草酸钙、磷酸钙等混合可显示结石阴影。但目前研究发现即使泌尿系统内未形成MSU结晶，高尿酸血症也可引起肾小球硬化、肾间质纤维化等病变，其机制尚未明确。

知识点5：原发性高尿酸血症及痛风的病因　　副高：熟练掌握　正高：熟练掌握

（1）遗传因素：高尿酸血症和痛风是常染色体多基因显性遗传病，在4号染色体4q25区存在高尿酸血症或痛风的易感基因。

（2）嘌呤代谢障碍：导致尿酸生成增加，主要是相关酶活性改变所致。

（3）尿酸转运失常：引起尿酸排泄减少。肾脏是尿酸盐排泄的主要器官，肾脏尿酸排泄减少（尤其是肾脏对尿酸的无效排泄）所致的原发性高尿酸血症约占90%，其发病机制未明，可能为多基因遗传性疾病。

知识点6：继发性高尿酸血症及痛风的病因　　副高：熟练掌握　正高：熟练掌握

（1）机体蛋白质的分解亢进：如血液系统疾病，免疫性疾病，化疗、放疗以及灼伤、挫伤等使尿酸合成增多。另外，进食高嘌呤饮食及饮酒使尿酸生成增多也会引起高尿酸血症。

（2）尿酸排泄被抑制导致高尿酸血症：各种肾脏疾病所致的肾功能不全或某些药物（噻嗪类利尿剂、呋塞米、乙胺丁醇、吡嗪酰胺、阿司匹林、烟酸、乙醇）会竞争性抑制肾小管排泄尿酸。

知识点7：临床自然病程的四个阶段　　副高：熟练掌握　正高：熟练掌握

原发性痛风常有家族遗传史，且有较多患者伴有肥胖、T2DM、血脂异常、高血压、动脉硬化和冠心病等。其临床自然病程可分为四个阶段，即无症状期、急性痛风性关节炎期、间歇期和慢性痛风性关节炎期。

知识点8：无症状期的临床表现　　　副高：熟练掌握　正高：熟练掌握

仅有血尿酸持续或波动性增高，从血尿酸增高至症状出现时间可长达数年至数十年，但并不是所有血尿酸升高的患者都会发生痛风性关节炎，进展为痛风或肾脏病变的概率和血尿酸值或高尿酸血症持续时间成正比。绝大部分高尿酸血症可持续终身而不出现症状，最终有5%～10%高尿酸血症患者会发展为痛风。仅有血尿酸增高而从未出现痛风性关节炎或尿酸性尿路结石称为无症状性高尿酸血症。

知识点9：急性痛风性关节炎期的临床表现　　　副高：熟练掌握　正高：熟练掌握

急性痛风性关节炎常是原发性痛风的最常见首发症状，常发生于40～60岁的男性及绝经后的女性。25岁前发病的痛风性关节炎应考虑继发性痛风可能性较大，但要注意继发性痛风少见，近年来原发性痛风发病年龄有提前趋势。原发性急性痛风性关节炎的典型临床表现：

（1）诱因：饱餐饮酒、进食高嘌呤食物、食物过敏、过度疲劳、紧张、感染、关节局部损伤（扭伤、鞋过紧、长途步行、手术或受寒、受潮）等。

（2）起病急骤：典型发作起病急骤，常午夜起病。多数患者发病前可无任何征兆，或仅有疲乏、全身不适或关节刺痛等。

（3）关节疼痛：是急性关节炎期主要的临床表现。初发时绝大多数仅侵犯单个关节（85%～90%），其中以第一跖趾关节最为常见（60%～70%），足弓、踝、膝关节、指、腕和肘关节等也是常见发病部位。文献报道，初次发作即为多关节受累仅为3%～14%，且多为老年患者。发作时，患者常因关节疼痛而惊醒，疼痛呈进行性加重、剧痛如刀割样或咬噬样。受累关节及周围软组织有局部发热、红肿及明显钝痛，常有关节活动受限。还可伴有痛风性滑囊炎、肌腱炎和腱鞘炎。

（4）持续时间：急性关节炎的初次发作呈自限性，多经数天或数周可自行缓解，通常不超过2周。急性关节炎发作缓解后，患者症状全部消失，关节活动完全恢复正常，一般无明显后遗症。有时仅有发作部位皮肤色素加深、呈暗红色或紫红色，脱屑、发痒，为本病特有的症状，但不常出现。

（5）全身表现：可有低热、头痛、乏力、心悸、寒战等，不合并感染时一般不发热。白细胞增多，血沉增快。

知识点10：间歇期的临床表现　　　副高：熟练掌握　正高：熟练掌握

急性期缓解后，患者完全无症状，称为间歇期。多数患者在初次发作后出现较长的间歇期（通常1～2年），少数患者终身只发作一次或相隔多年后再发，间歇期长短差异很大，可长达10年。

随着病情的进展，间歇期会逐渐缩短，如果不进行预防治疗，每年发作次数增加、发作持续时间延长，甚至发作后不能完全缓解，并且受累关节也会随之增多。起病越缓，症状越重，累及关节越多，缓解越慢。此期无痛风石形成的临床体征，但痛风的影像学改变可进行性发展。

知识点11：慢性痛风性关节炎期的临床表现 副高：熟练掌握 正高：熟练掌握

未经治疗的患者，因尿酸盐产生的速度超过尿酸盐排泄的速度，持续高尿酸血症使尿酸盐沉积在软骨、关节滑膜、肌腱及多种软组织等处，造成黄白色、大小不一的隆起赘生物，即痛风石（或痛风结节）。痛风石的形成是痛风的一种特征性损害，标志进入慢性关节炎期。

此期特点为痛风性关节炎频繁发作，且发作之后疼痛不能完全缓解，多关节受累及肉眼可见的痛风石形成。

最为常见的受累关节为踝、膝、第一跖趾关节，严重者可累及肩、髋、骶髂、胸锁、下颌等关节及肋软骨，患者有肩背痛、胸痛、肋间神经痛、坐骨神经痛等表现，少数可发生腕管综合征。

痛风石可存在于任何关节、肌腱、关节周围软组织、皮下组织及内脏器官等部位，常见于耳郭、足趾、手指、腕、踝、肘等关节周围，也可见于尺骨鹰嘴滑车和跟腱内，少数在眼睑、主动脉、心瓣膜或心肌内。痛风石隆起于皮下，外观为芝麻大到鸡蛋大的黄白色赘生物，表面菲薄，破溃后排出白色粉末状或糊状物，其中可检出尿酸盐结晶，破溃处经久不愈，但较少继发感染。当痛风石发生于关节内，可造成关节软骨及骨质侵袭破坏、反应性增生，关节周围组织纤维化，出现持续关节疼痛、肿胀、强直、畸形，甚至骨折。

知识点12：长期痛风患者肾脏损害的表现形式 副高：熟练掌握 正高：熟练掌握

几乎所有高尿酸血症及痛风患者在病理检查中都能发现肾脏受损，临床上约有1/3的长期痛风患者会出现肾脏损害的症状，其表现形式主要有3种：①痛风性肾病；②尿酸性肾石病；③急性肾功能不全。

继发性痛风的临床表现常较原发性者严重，一般病程不长，肾石病多见，关节症状多不典型，常被其原发病的症状所掩盖而不易发觉，须引起注意。

知识点13：痛风性肾病的临床表现 副高：熟练掌握 正高：熟练掌握

痛风性肾病一般病情进展较缓慢，是痛风特征性病理变化之一。是尿酸盐结晶在肾间质组织沉积所致。临床表现：

（1）早期仅有间歇性蛋白尿和镜下血尿。

（2）随着病情进展，蛋白尿逐渐转为持续性，肾小管浓缩功能下降，出现夜尿增多、等渗尿。

（3）晚期可发展为慢性肾功能不全，出现水肿、高血压、肾小球滤过率下降、血尿素氮和肌酐增多等表现。

（4）部分患者以痛风性肾病为最先的临床表现，而关节症状不明显，易与肾小球肾炎和原发性高血压肾损害等混淆。

知识点14：尿酸性肾石病的临床表现　　副高：熟练掌握　正高：熟练掌握

（1）以尿酸性肾脏结石为首发表现。

（2）较小者呈沙砾状随尿排出，可无感觉。较大者可梗阻尿路，引起肾绞痛、血尿、肾盂积水等。

（3）当结石反复引起梗阻和局部损害时，容易合并感染，如肾盂肾炎、肾积脓或肾周围炎等，可加速结石的增长和肾实质的损害。

（4）10%～40%的痛风患者在痛风性关节炎首次发作前有1次或多次肾绞痛发作。

知识点15：急性肾功能不全的临床表现　　副高：熟练掌握　正高：熟练掌握

（1）急性肾功能不全多见于继发性高尿酸血症，主要见于肿瘤放疗化疗后，血、尿尿酸突然明显升高，大量尿酸结晶沉积于肾小管、集合管、肾盂、输尿管，造成广泛严重的尿路阻塞。

（2）患者突然出现少尿甚至无尿，尿中可见大量尿酸盐结晶和红细胞，如不及时处理可迅速发展为急性肾衰竭。

知识点16：血尿酸测定　　副高：熟练掌握　正高：熟练掌握

以尿酸酶法应用最广，我国《原发性痛风诊疗指南（草案）》推荐的血尿酸参考值：男性210～416μmol/L，女性为150～357μmol/L，绝经期后接近男性。一般认为，男性≥416μmol/L（7.0mg/dl），女性更年期前≥357μmol/L（5.8mg/dl）、更年期后≥416μmol/L（7.0mg/dl）可确定为高尿酸血症。

因为尿酸主要由肾脏排出体外，当肾小球滤过功能受损时，尿酸潴留于血中，所以血尿酸不仅对诊断痛风有帮助，而且是诊断肾损害严重程度的敏感指标。

检测应在清晨空腹采血测定血中尿酸，即空腹8小时以上，采血前避免剧烈运动。进餐，尤其是高嘌呤饮食可使血尿酸偏高。由于血尿酸受多种因素影响，一次检查正常不能排除高尿酸血症，必要时应反复进行。但有少数患者在急性期血尿酸可正常。

知识点17：尿尿酸测定　　副高：熟练掌握　正高：熟练掌握

限制嘌呤饮食5天后，每日尿酸排出量仍＞3.6mmol（600mg），可认为是尿酸生成过多型，仅占少数；多数＜3.6mmol（600mg），为尿酸排泄减少型。实际上，不少患者两种缺陷同时存在。通过尿尿酸测定，可初步判定高尿酸血症的分型，有助于降尿酸药物的选择及鉴别尿路结石的性质。

知识点18：尿液及肾功能检查 副高：熟练掌握 正高：熟练掌握

痛风患者的肾脏是最易受损的器官之一，主要为肾间质损害。一些特殊蛋白（肾小管蛋白），如α_1微球蛋白、尿清蛋白等在肾小管轻度受损时即可出现显著的变化，早于血肌酐和尿素氮升高。因此，尿液检查特别是特殊蛋白的测定有助于发现痛风患者的早期肾损伤。此外，尿酸在碱性环境下溶解度高，动态监测尿液pH对指导临床治疗有很大帮助。评价肾功能的最重要指标是肾小球滤过率测定，其敏感性较血尿素氮和肌酐高。

知识点19：滑液及痛风石的检查 副高：熟练掌握 正高：熟练掌握

急性关节炎期，行关节穿刺抽取滑液，在旋光显微镜下，可见滑液中或白细胞内有双折光的针状尿酸盐结晶，其阳性率约为90%。穿刺或活检痛风石或破溃物，亦可发现同样形态的尿酸盐结晶。

此项检查具有确诊意义，应视为痛风诊断的“金标准”，但临床上并没有作为常规检查项目，仅在鉴别诊断困难时使用。

知识点20：X线检查 副高：熟练掌握 正高：熟练掌握

急性关节炎期可见关节周围软组织非特征性肿胀。慢性关节炎期或反复发作后，可见关节间隙狭窄、关节面不规则。典型者由于尿酸盐侵袭骨质，可见其呈类圆形穿凿样、凿孔样或虫噬样缺损，边缘呈尖锐的增生硬化，常可见骨皮质翘样突出，此为痛风的X线特征。严重者出现关节脱位、骨折。尿酸结石如果钙化，肾区或相应部位可见结石阴影。长期慢性痛风患者的腹部平片可见肾脏影缩小，此时常有明显的肾功能损害。

知识点21：CT与MRI检查 副高：熟练掌握 正高：熟练掌握

痛风石在CT扫描中表现为灰度不等的斑点状影像，在MRI的T1和T2影像中呈低至中等密度的块状阴影。当痛风累及脊柱时尤其适用于MRI检查。二者联合检查可对多数关节内的痛风石作出准确诊断。

知识点22：超声检查 副高：熟练掌握 正高：熟练掌握

由于大多数纯尿酸性尿路结石X线检查不显影，但肾脏超声检查可了解尿酸盐结石及肾损害的情况。在疾病早期对关节积液敏感度高，并能鉴别软组织损伤及骨损伤。高频传感器超声波仪诊断远节跖骨疾病有很大价值，可清楚显示关节的解剖结构，关节面伸屈肌腱、骨边缘、关节周围软组织、趾甲及血管的病变、尿酸盐的沉积等。

知识点23：其他检查 副高：熟练掌握 正高：熟练掌握

痛风性关节炎急性发作期可有血白细胞计数增多，血沉增快。高尿酸血症伴发病检查。

知识点24：高尿酸血症的诊断 副高：熟练掌握 正高：熟练掌握

男性和更年期后女性的血尿酸≥416μmol/L（7.0mg/dl），更年期前女性的血尿酸≥357μmol/L（5.8mg/dl）即为高尿酸血症。由于血尿酸受多种因素影响，存在波动性，应反复测定。

知识点25：急性痛风性关节炎的诊断 副高：熟练掌握 正高：熟练掌握

我国2004年原发性痛风诊治指南（草案）推荐采用1977年美国风湿病学会（ACR）的分类标准或1985年Holmes标准进行诊断。同时应与风湿热、丹毒、蜂窝织炎、化脓性关节炎、创伤性关节炎、假性痛风等相鉴别。

1977年ACR急性痛风性关节炎分类标准：关节液中有特异性尿酸盐结晶，或用化学方法或偏振光显微镜证实痛风石中含尿酸盐结晶，或具备以下12项（临床、实验室、X线表现）中6项：①急性关节炎发作>1次；②炎症反应在1天内达高峰；③单关节炎发作；④可见关节发红；⑤第一跖趾关节疼痛或肿胀；⑥单侧第一跖趾关节受累；⑦单侧跗骨关节受累；⑧可疑痛风石；⑨高尿酸血症；⑩不对称关节内肿胀（X线证实）；⑪无骨侵袭的骨皮质下囊肿（X线证实）；⑫关节炎发作时关节液微生物培养阴性。

1985年Holmes痛风诊断标准：①滑液中的白细胞有吞噬尿酸盐结晶的现象；②关节腔积液穿刺或结节活检有大量尿酸盐结晶；③有反复发作的急性单关节炎和无症状间歇期、高尿酸血症及对秋水仙碱治疗有特效者。

知识点26：痛风间歇期的诊断 副高：熟练掌握 正高：熟练掌握

痛风间歇期为急性痛风性关节炎反复急性发作之间的缓解状态，通常无任何不适或仅有轻微的关节症状。因此，此期诊断必须依赖过去的急性痛风性关节炎发作史及高尿酸血症。

知识点27：慢性痛风性关节炎的诊断 副高：熟练掌握 正高：熟练掌握

慢性期痛风为病程迁延多年、持续高浓度的血尿酸未获满意控制的后果。痛风石形成或关节症状持续不能缓解是此期的临床特点。结合X线或结石活检查找尿酸盐结晶，不难诊断。此期应与类风湿关节炎、银屑病关节炎、骨肿瘤等相鉴别。

知识点28：无症状性高尿酸血症与痛风间歇期的鉴别诊断 副高：熟练掌握 正高：熟练掌握

无症状性高尿酸血症无关节炎急性发作病史而有痛风间歇期，据此可鉴别。鉴别二者的意义在于明确二者概念不同，临床处理原则有别。

知识点29：急性痛风性关节炎与急性蜂窝织炎及丹毒的鉴别诊断

副高：熟练掌握 正高：熟练掌握

（1）急性痛风性关节炎发作时，关节周围软组织常呈明显红肿，若忽视了关节本身的症状，极易误诊为急性蜂窝织炎或丹毒。

（2）蜂窝织炎局部皮下软组织肿胀明显，但肿胀范围不以关节为中心，关节疼痛、肿胀和触痛往往不明显。

（3）丹毒为链球菌感染所致，沿淋巴管走行，局部皮肤为鲜红色，周围边界清楚，累及关节时关节处压痛并非最重处。

（4）急性蜂窝织炎及丹毒病情严重时可有高热、寒战，血白细胞计数增多；应用抗生素治疗有效。

（5）滑液中无尿酸盐结晶，血尿酸不高，不经治疗症状不会自行消失，对秋水仙碱无效，据此可与痛风性关节炎相鉴别。

知识点30：急性痛风性关节炎与创伤性关节炎的鉴别诊断

副高：熟练掌握 正高：熟练掌握

（1）创伤与劳累诱发痛风发作时，易误诊为创伤性关节炎。

（2）创伤性关节炎常有较重的受伤史，血尿酸水平不高，滑囊液检查无尿酸盐结晶，滑液中可无致病菌，因创伤可有红细胞和白细胞增多，多为单核细胞或淋巴细胞。

知识点31：急性痛风性关节炎与化脓性关节炎的鉴别诊断

副高：熟练掌握 正高：熟练掌握

（1）5%的痛风性关节炎急性期可有血白细胞增多、发热，特别是痛风石伴有破溃时易误诊为化脓性关节炎。

（2）化脓性关节炎多见于负重关节并伴有高热、寒战。

（3）关节穿刺可有脓性渗出液，滑膜液中含大量白细胞，白细胞计数多为中性粒细胞，培养可发现致病菌，多为革兰阳性球菌；滑囊液及滑囊分泌物中无尿酸盐结晶，血尿酸正常。

知识点32：急性痛风性关节炎与假性痛风的鉴别诊断

副高：熟练掌握 正高：熟练掌握

（1）假性痛风因钙盐沉积与关节内的纤维软骨和透明软骨所致关节软骨钙化，此钙盐是以二羟焦磷酸钙（CPPD）为主。

（2）假性痛风多发于老年男性，有遗传史，易侵及大关节，而痛风常易侵及手足小关节。

（3）假性痛风多发性关节受累是以膝关节最为常见，其次为其他大关节，常对称发病。

（4）假性痛风的急性发作酷似痛风，血尿酸可增高或正常，关节腔积液内含有CPPD结晶，在偏振光显微镜下可确诊。X线平片表现为对称性关节软骨钙化。

知识点33：慢性痛风性关节炎与类风湿关节炎的鉴别诊断

副高：熟练掌握　正高：熟练掌握

（1）类风湿关节炎多见于女性，一般上肢症状重于下肢，呈多发性、对称性、游走性的小关节疼痛及梭形肿胀，罕见单个急性关节炎，可与痛风性关节炎的单侧、不对称性相鉴别。

（2）X线平片显示骨质侵袭或明确的骨质疏松。

（3）血尿酸正常，类风湿因子阳性，关节液无尿酸盐结晶发现。

知识点34：慢性痛风性关节炎与风湿关节炎的鉴别诊断

副高：熟练掌握　正高：熟练掌握

风湿关节炎除了多关节炎、游走性、对称性关节疼痛外，还应具备心脏、皮肤损害等风湿热的表现，很少累及跖趾关节，血尿酸正常。

知识点35：慢性痛风性关节炎与骨性关节炎的鉴别诊断

副高：熟练掌握　正高：熟练掌握

（1）骨性关节炎是创伤、肥胖、代谢及遗传等因素造成的累及全身关节的退行性病变。患者多为老年女性。

（2）全身关节皆可累及，但以远端指间关节，第一掌指关节、跖趾关节、颈腰椎最为常见。

（3）受累关节有晨僵、钝痛、活动后加重。

（4）X线平片可有关节面的硬化、变形、关节边缘增生，骨赘剥离及软骨下囊变，与痛风的骨皮质虫蚀形成翘突样改变不同。

（5）关节液及滑膜检查无尿酸盐结晶，无血尿酸升高，无尿酸结石形成。

知识点36：慢性痛风性关节炎与银屑病性关节炎的鉴别诊断

副高：熟练掌握　正高：熟练掌握

（1）银屑病性关节炎常为不对称性累及远端指间关节，伴关节破损残疾及骨质吸收，约20%的患者伴有轻度高尿酸血症，有时还与痛风并存，很难鉴别。

（2）银屑病性关节炎累及趾（指）关节远端，髋关节也常受累，关节间隙变宽，X线平片末节呈铅笔尖或帽状。

（3）主要区别是约80%的银屑病关节炎有趾（指）甲异常改变。

（4）银屑病性关节炎指骨X线影像有“套叠”现象，长骨有“绒毛状”骨膜炎改变，还可出现不典型的脊柱炎伴非边缘性及边缘性韧带骨赘。

（5）最重要的是银屑病性关节炎滑液中无尿酸盐结晶沉积为鉴别的依据。

知识点37：慢性痛风性关节炎与强直性脊柱炎的鉴别诊断

副高：熟练掌握 正高：熟练掌握

（1）当慢性痛风累及大关节并有功能障碍时，有时易与强直性脊柱炎混淆。强直性脊柱炎是一种原因不明的以中轴关节慢性炎症为主的全身性疾病。好发于青年男性，是对称性的，几乎全部骶髂关节受累。

（2）患者常有厌食、乏力、贫血、发热、盗汗等全身症状，痛风患者常缺乏全身症状。

（3）血清学检查强直性脊柱炎HLA-B27为阳性，无血尿酸水平升高。

（4）强直性脊柱炎典型的X线片改变为相邻椎体间韧带骨化形成竹节样改变，骶髂关节侵袭、硬化及关节间隙增宽/变窄或部分强直，亦与痛风的改变有区别。

知识点38：慢性痛风性关节炎与血管性疾病的鉴别诊断

副高：熟练掌握 正高：熟练掌握

少数痛风患者因跖趾关节肿痛伴间歇性跛行，易被误诊为闭塞性脉管炎或血栓性静脉炎。血栓闭塞性脉管炎病变主要累及中小动脉，有足背动脉或胫后动脉搏动减弱或消失，出现缺血性疼痛，患肢皮温降低，远端可有坏死，而不单纯累及关节，血管造影或彩色多普勒容易发现血供障碍。

知识点39：治疗痛风的目的 副高：熟练掌握 正高：熟练掌握

原发性痛风缺乏病因治疗，故不能根治。治疗痛风的目的：

（1）迅速控制痛风性关节炎的急性发作。

（2）预防急性关节炎复发。

（3）纠正高尿酸血症，以预防尿酸盐沉积造成的关节破坏及肾脏损害。

（4）手术剔除痛风石，对毁损关节进行矫形手术，以提高生活质量。

知识点40：高尿酸血症及痛风的一般治疗 副高：熟练掌握 正高：熟练掌握

（1）饮食控制：应采用低热能膳食，保持理想体重。避免高嘌呤食物，含嘌呤较多的食物主要包括动物内脏、沙丁鱼、蛤、蚝等海产品及浓肉汤，其次为鱼虾类、肉类、豌豆等，而各种谷类制品、水果、蔬菜、牛奶、奶制品、鸡蛋等含嘌呤低。严格限饮各种酒类。每日饮水应在2000ml以上，碱化尿液。

（2）避免诱因：避免暴食酗酒、受寒受潮、过度疲劳、精神紧张。穿鞋要舒适、防止关节损伤，慎用影响尿酸排泄的药物，如某些利尿剂、小剂量阿司匹林等。

（3）防治伴发疾病：需同时治疗伴发的血脂紊乱、糖尿病、高血压病、冠心病、脑血管病等。厄贝沙坦和非诺贝特都有促尿酸排泄作用，临床上可以考虑将其优先用于伴发高血压或血脂紊乱的痛风患者。

知识点41：急性痛风性关节炎期的治疗目标 副高：熟练掌握 正高：熟练掌握

急性痛风性关节炎期的治疗目标：①立即采用药物加非药物治疗，以尽快终止发作；②尽早开始搜索、评估并且控制痛风可能的伴发疾病，如糖尿病、高血压、血脂紊乱和心血管疾病等。

非药物治疗包括抬高患肢，冰袋等冷敷受累关节，避免受累关节的创伤及剧烈活动，但鼓励受累关节的适度活动。药物治疗持续1～2周缓解关节疼痛和抗炎治疗。

知识点42：NSAID治疗急性痛风性关节炎 副高：熟练掌握 正高：熟练掌握

非甾体类抗炎药（NSAID）是急性痛风性关节炎最常用的一线药物，疗效好，安全性高。包括吲哚美辛等非选择性的环氧化酶抑制药，也可选用美洛昔康等选择性的环氧化酶抑制药。

如患者无禁忌证，可在急性发作的前3天服用吲哚美辛50mg，每日3次；之后减为25mg，每日3次，再连续服用4～7天或症状缓解后。

NSAID最常见的不良反应是胃肠道症状，也可能加重肾功能不全，影响血小板功能等。活动性消化性溃疡、肾功能不全、心力衰竭和口服抗凝药的患者禁用。在老年患者及发生消化性溃疡、出血风险较高的患者，应同时使用胃黏膜保护药，如质子泵抑制剂（PPI）。目前研究显示，选择性和非选择性的环氧化酶抑制药对症状的缓解无显著差异，选择性环氧化物酶抑制剂胃肠道耐受性较好，药物不良反应更少，但有明确缺血性心脏病、心脑血管病变和外周血管病变的患者应避免使用选择性非甾体类抗炎药。

知识点43：秋水仙碱治疗急性痛风性关节炎 副高：熟练掌握 正高：熟练掌握

2009年，秋水仙碱获得美国食品及药物管理局（FDA）的批准，已被作为治疗急性痛风性关节炎的一线药物。秋水仙碱可抑制炎性细胞趋化，对控制炎症、镇痛有特效，大部分患者于用药后24小时内疼痛可明显缓解。

英国风湿病学会指南推荐小剂量口服给药以避免不良反应。通常每次0.5mg，每天2～4次，直至出现下列3个停药指标之一：①疼痛、炎症明显缓解；②出现恶心、呕吐、腹泻等；③24小时总量达6mg。因静脉使用秋水仙碱死亡率高达2%，在英国已禁止静脉使用。

秋水仙碱治疗剂量与中毒剂量十分接近，除胃肠道反应外，可有白细胞减少、再生障碍性贫血、肝细胞损害、脱发等，老年患者、有肝肾功能不全或胃肠道疾病患者慎用。目前没有大样本的随机对照临床试验比较秋水仙碱和非甾体类抗炎药对急性痛风性关节炎的疗效。一般临床已较少使用秋水仙碱。

知识点44：糖皮质激素治疗急性痛风性关节炎

副高：熟练掌握 正高：熟练掌握

糖皮质激素一般用于秋水仙碱和非甾体类抗炎药治疗无效或不能耐受以及难治性痛风患者。关节腔内注射糖皮质激素对单关节的痛风性关节炎有很好的疗效。ACTH 25U静脉滴注或40～80U肌内注射，必要时可重复。或口服泼尼松每日20～30mg，3～4天逐渐减量停服。糖皮质激素治疗有效，但停药后易复发。

有随机对照试验证明，口服泼尼松较相同疗效的非甾体类抗炎药不良反应更少。一篇Cochrane系统评价指出，全身应用糖皮质激素在急性痛风性关节炎的患者疗效并不确定，但短期应用并无严重不良反应。因此，短期使用糖皮质激素较其他传统的急性期治疗药物可能不良反应更小，更适用于无禁忌证的老年患者。

知识点45：白介素-1（IL-1）受体阻滞药治疗急性痛风性关节炎

副高：熟练掌握 正高：熟练掌握

研究证实，尿酸盐结晶可以激活NLRP3炎症小体，进而导致IL-1的释放，诱导痛风性关节炎的急性发作。临床研究显示，每天皮下注射阿那白滞素100mg治疗急性痛风性关节炎安全而有效。而其他IL-1受体阻滞剂药物的临床试验也在进行中，例如，正在进行临床Ⅱ期试验的利纳西普和Canakinumab。未来IL-1受体阻滞剂有望成为非甾体类抗炎药、秋水仙碱或糖皮质激素禁忌时的替代药物。

知识点46：治疗急性痛风性关节炎的其他药物

副高：熟练掌握 正高：熟练掌握

在传统药物治疗疼痛仍不能完全缓解的情况下可用阿片类镇痛药辅助镇痛。为避免血尿酸水平的剧烈波动，在急性痛风性关节炎发作前未使用别嘌醇的患者发作时不宜使用别嘌醇。但发作前即规律使用别嘌醇的患者，急性发作期应继续使用，而其他的急性期常规治疗不变。患者若合并高血压并采用利尿药降压，急性发作期应考虑停用利尿药，改用其他类的降压药，但同时合并心力衰竭的患者不应停用利尿药治疗。

知识点47：降尿酸药物长期治疗的指征 副高：熟练掌握 正高：熟练掌握

间歇期和慢性期的治疗旨在将血尿酸水平控制在300μmol/L以下。降尿酸药物长期治疗的指征主要有：

（1）初次发作后1年之内再发风险较高的患者（如血尿酸水平高，持续时间长；改变生活方式及控制合并症后血尿酸水平仍未控制在300μmol/L以下）。

（2）1年内急性痛风性关节炎发作≥2次。

（3）有肉眼可见痛风石形成。

（4）肾功能不全。

（5）合并尿酸性结石。

（6）因其他疾病需要长期用利尿药治疗。

降尿酸药物治疗应在急性炎症反应缓解后2～4周开始。降尿酸药物分为3类，即抑制尿酸生成药、促尿酸排泄药和尿酸氧化酶激动剂，均有肯定疗效。

知识点48：间歇期和慢性期抑制尿酸生成药治疗

副高：熟练掌握　正高：熟练掌握

（1）别嘌醇：作为高尿酸血症和痛风开始长期降尿酸治疗的首选，通过抑制黄嘌呤氧化酶使尿酸生成减少。应从50～100mg/d开始，每隔2～4周增加50～100mg，至血尿酸水平达到治疗目标为止（300μmol/L），最大剂量不超过800mg/d。肝肾功能损害者应根据肾功能状况调整药物剂量，见下表。

肾功能不全时别嘌醇剂量调整（GFR：肾小球滤过率）

内生肌酐清除率或GFR	别嘌醇的常用剂量
＞80ml/min	200～300mg/d
60～80ml/min	100～200mg/d
30～60ml/min	50～100mg/d
15～30ml/min	50～200mg/qod
透析	50～200mg/w

老年人应谨慎用药并应减少每日用量。主要不良反应包括胃肠道反应、皮疹、药物热、骨髓抑制、肝肾功能受损等，偶有严重毒性反应。用药期间应定期检查血象、肝肾功能。

（2）非布索坦（非布司他）：是一种全新高效的非嘌呤类黄嘌呤氧化酶选择性抑制药，2009年获FDA批准上市。研究表明，口服非布索坦80mg/d或120mg/d均较别嘌醇300mg/d能更有效地降低血尿酸浓度。目前推荐初始剂量40mg/d，若2周后血尿酸浓度未达标，增加至80mg/d。轻度肾功能不全患者不需要调整剂量，不良反应包括轻度的肝酶升高和严重心血管事件发生率略微升高。禁用于缺血性心脏病和充血性心力衰竭的患者。

知识点49：间歇期和慢性期促尿酸排泄药治疗

副高：熟练掌握　正高：熟练掌握

（1）促尿酸排泄药主要通过抑制肾小管对尿酸的重吸收，增加尿尿酸排泄而降低血尿酸水平，应作为降尿酸治疗的二线药物，适用于尿酸排泄减少性痛风［24小时尿尿酸排泄 < 3.6mmol（600mg）］和别嘌醇治疗无效或不能耐受的患者。

（2）对24小时尿尿酸排泄 > 3.6mmol（600mg）或已有尿酸性结石形成的患者，有可能造成尿路阻塞或促进尿酸性结石的形成，故不宜使用。

（3）对肾功能严重受损者（肾小球滤过率 < 30ml/min）无效，也不宜使用。

（4）服药期间应每日口服碳酸氢钠3～6g，以碱化尿液，并注意多饮水，每日尿量保持在2000ml或以上。

（5）英国风湿病学会指南推荐，肾功能正常的患者使用磺吡酮200～800mg/d，其主要不良反应包括胃肠道反应、皮疹、骨髓抑制等，偶见肾毒性反应。

（6）促尿酸排泄药有轻度水、钠潴留作用，慢性心功能不全者慎用。

（7）肾功能轻至中度损伤的患者可使用苯溴马隆25～100mg/d，主要不良反应包括胃肠道反应，偶见皮疹、过敏。

（8）此类药物还有丙磺舒，常用初始剂量为250mg，每日2次，渐增至500mg，每日3次，每日最大剂量为2g。主要不良反应包括胃肠道反应、皮疹、过敏反应、骨髓抑制等。对磺胺过敏者禁用。

（9）RDEA594是一种新型的选择性肾小管尿酸转运蛋白酶1（URAT1）抑制剂，其Ⅱa期临床试验显示，连续2周治疗后有55%的患者血尿酸水平达标。目前Ⅱb期临床试验正在进行中。

知识点50：间歇期和慢性期尿酸氧化酶激动剂治疗

副高：熟练掌握　正高：熟练掌握

（1）2010年，FDA批准培戈洛酶用于对传统治疗方法无效或不耐受的慢性痛风患者。培戈洛酶是聚乙二醇修饰的哺乳动物尿酸氧化酶，是一种仿生物药物。

（2）培戈洛酶具有降血尿酸和缩小痛风结石的作用，其最有效剂量为每2周注射8mg。

（3）培戈洛酶常见的不良反应有肾结石、关节痛、贫血、头痛、肌肉痉挛、恶心以及发热。

知识点51：间歇期和慢性期联合用药治疗

副高：熟练掌握　正高：熟练掌握

（1）绝大多数情况无需联合用药。

（2）特殊情况，如痛风急性发作频繁者，为防止降尿酸药使用后血尿酸水平波动诱发急性发作，可考虑在开始使用降尿酸药物的同时，预防性服用秋水仙碱0.5mg，每日1～2次，使用疗程不超过6个月。若秋水仙碱无效或不能耐受，也可使用非甾体类抗炎药（如萘普生250mg，每天2次），使用疗程不超过6周。

（3）单用一类药物效果不好、血尿酸 > 535μmol/L（9mg/dl）、痛风石大量形成者可选择两或三类药物合用。

知识点52：间歇期和慢性期其他药物治疗　　副高：熟练掌握　正高：熟练掌握

（1）有研究报道，轻度痛风的患者降尿酸药物治疗7年后停药，约50%的患者3年内复发。因此，目前在改变生活方式后仍需降尿酸治疗的患者，推荐终身服药。

（2）有临床研究显示，别嘌醇在持续使用20年后仍能有效降低血尿酸浓度，且不良反应和使用时间无相关性。理论上长期使用降尿酸药物可降低血管疾病的发病风险，但缺乏循证医学证据。

（3）近期有报道指出，对有心血管疾病风险的痛风患者应尽早使用预防剂量（75～100mg/d）的阿司匹林，但应避免使用镇痛剂量（600～2400mg/d）的阿司匹林，因为会引起尿酸的潴留。

知识点53：肾脏病变的治疗　　副高：熟练掌握　正高：熟练掌握

（1）积极控制血尿酸水平，使用碳酸氢钠碱化尿液，多饮水（每日＞2000ml）、多排尿对预防肾损害十分重要。

（2）对于痛风性肾病，在使用利尿药时应避免使用影响尿酸排泄的利尿药物，如噻嗪类利尿药、呋塞米、依他尼酸（利尿酸）等，可选用螺内酯（安体舒通）等。

（3）碳酸酐酶抑制药乙酰唑胺兼有利尿和碱化尿液作用，也可选用。

（4）其他治疗同各种原因引起的慢性肾损害。

（5）对于尿酸性尿路结石，大部分可溶解、自行排出，体积大且固定者可体外碎石或手术治疗。

（6）对于急性尿酸性肾病，除使用别嘌醇积极降低血尿酸外，应按急性肾衰竭进行处理。对于严重慢性肾功能不全可行透析治疗，必要时可做肾移植。

知识点54：无症状性高尿酸血症的治疗　　副高：熟练掌握　正高：熟练掌握

对于血尿酸水平在535μmol/L以下，无痛风家族史者一般无需用药治疗，但应控制饮食，避免诱因，并密切随访。反之应使用降尿酸药物，如伴高血压、糖尿病、血脂紊乱、心脑血管病等，应在治疗伴发病的同时，适当降低血尿酸。

知识点55：继发性痛风的治疗　　副高：熟练掌握　正高：熟练掌握

继发性痛风的治疗主要是针对原发病的病因治疗，降低尿酸药物首选别嘌醇。一般较少使用促尿酸排泄药物，因可能加重肾脏负担。

知识点56：高尿酸血症及痛风的预后　　副高：熟练掌握　正高：熟练掌握

（1）如能及早诊断，遵循医嘱，大多数患者不会发生脏器损害。

（2）慢性期患者经过治疗，痛风石可能缩小或溶解，关节功能可以改善，肾功能障碍也可以改善。

（3）30岁以前出现初发症状的患者，预示病情严重。

（4）发生尿酸性或混合性尿路结石者可并发尿路梗阻和感染。

（5）尿酸盐肾病主要表现为肾小管间质病变，也可影响肾功能。

（6）伴发高血压、糖尿病或其他肾病者，如未经治疗可进一步导致尿酸盐排泄障碍，这不仅加速关节内病变的病理进程，同时也使肾功能进一步恶化而危及生命、明显增加心脑血管病的风险。

知识点57：高尿酸血症的生活方式指导　副高：熟练掌握　正高：熟练掌握

生活方式改变包括：健康饮食、限制烟酒、多饮水、坚持运动、控制体重以及适当碱化尿液等。改变生活方式同时也有利于对伴发症（例如冠心病、肥胖、代谢综合征、糖尿病、高脂血症及高血压）的管理。积极开展医学教育，提高患者防病治病的意识，提高治疗依从性。有荟萃分析显示饮食治疗可以降低10%～18%的血尿酸或使血尿酸降低70～90μmol/L。

高尿酸血症的饮食建议：

（1）避免：内脏等高嘌呤食物（肝、肾）；高果糖谷物糖浆饮料（如汽水、果汁）或食物；酒精滥用（发作期或进展期者严格禁酒）。

（2）限制：牛、羊、猪肉、富含嘌呤的海鲜；天然水果汁、糖、甜点、盐（包括酱油及调味汁）；酒精（尤其是啤酒，也包括白酒）。

（3）鼓励：低脂及无脂食品；蔬菜。

可能造成尿酸升高的治疗伴发病药物：噻嗪类及袢利尿剂、烟酸、小剂量阿司匹林（＜325mg/d）、吡嗪酰胺、烟酰胺、环孢素、左旋多巴、乙胺丁醇等。

水、电解质代谢和酸碱平衡失调

第十章　水、电解质代谢和酸碱平衡失常

水、电解质代谢和酸碱平衡失调

第一节　概　述

知识点1：正常情况下人的体液　　副高：熟练掌握　正高：熟练掌握

构成体液的主要成分是水和电解质。正常的体液有一定的含量、一定的分布、一定的电解质浓度以及一定的酸碱度。保持水、电解质和酸碱平衡，是维护机体内在环境稳定、进行正常新陈代谢必不可少的重要条件。

知识点2：人体内水的含量　　副高：熟练掌握　正高：熟练掌握

水作为体内各种成分的溶剂，构成了体液的主要成分，总体液量占正常人体重的44%～85%，儿童期含量高于成人，新生儿期可达75%～80%，成人为55%～60%，男性比女性略高5%。

知识点3：水在人体内的分布　　副高：熟练掌握　正高：熟练掌握

（1）细胞外液：占体重的20%～25%，其中血浆占体重的4%～5%，组织间液占体重的15%～20%。

（2）细胞内液：占体重的35%～40%。

体内水的分布相对恒定，细胞外液和细胞内液、组织间液和血浆之间通过不断交换，保持着动态平衡。

知识点4：人体内水的出入量　　副高：熟练掌握　正高：熟练掌握

正常机体每日水的排出和摄入是相对恒定的。成人每日需水量为1500～2500ml（把1500ml定为生理需要量），或每日30～40ml/kg，或按每日摄入热量估算，即1ml/kcal。

知识点5：人体内摄入水量的来源　　副高：熟练掌握　正高：熟练掌握

（1）摄入的水量来自饮料和食物，是水的主要来源。

（2）另外一小部分是机体在新陈代谢过程中，糖类、蛋白质、脂肪三大物质在生物氧化

过程中所生成的水，称为内生水，每日生成量约300ml。

知识点6：人体内水的排出途径　　副高：熟练掌握　正高：熟练掌握

（1）肾脏排尿：肾脏在调节水的排出中起主要作用。正常成人每天要排出机体在代谢中产生的固体产物35～40g，每天尿量应＞600ml才能将其溶解排出。肾脏日排水量为800～1000ml。

（2）皮肤蒸发和肺呼出水分：在调节体温的过程中，皮肤每天约蒸发水分500ml，肺脏在呼吸过程中每天约蒸发水分350ml。

（3）肠排粪：成人胃肠道每天要分泌消化液8000ml左右，其中含有一定数量的电解质。肠道在排粪过程中，每天排出水分100～150ml。

知识点7：细胞内外液中电解质的组成　　副高：熟练掌握　正高：熟练掌握

（1）细胞外液的主要阳离子是Na^+，阴离子是Cl^-和HCO_3^-。

（2）细胞内液的主要阳离子为K^+，阴离子为HPO_4^{2-}和蛋白质。

知识点8：血浆中电解质钠离子的作用　　副高：熟练掌握　正高：熟练掌握

钠离子（Na^+）是细胞外液中最主要的阳离子，占90%以上，为维持细胞外液容量和晶体渗透压的重要因素。钠增多可引起水肿，减少时可造成脱水或血容量不足；钠可增强神经-肌肉的兴奋性。血浆中Na^+浓度为135～145mmol/L。

知识点9：血浆中电解质钾离子的作用　　副高：熟练掌握　正高：熟练掌握

钾离子（K^+）是细胞内液中最主要的阳离子，占98%。能维持细胞内液的渗透压，参与细胞的正常代谢。虽然细胞外液中含量不高，但生理作用极为重要，钾能增强神经、肌肉的应激性，但对心肌却起抑制作用。血浆中K^+浓度为3.5～5.5mmol/L。

知识点10：血浆中电解质钙离子的作用　　副高：熟练掌握　正高：熟练掌握

Ca^{2+}可抑制神经、肌肉的兴奋性，过低时抑制性减弱，兴奋性增强，可出现手足搐搦，甚至肌痉挛，过高时神经肌肉兴奋性减低；Ca^{2+}也参与血液凝固。正常血清Ca^{2+}浓度为2.25～2.75mmol/L。

知识点11：血浆中电解质镁离子的作用　　副高：熟练掌握　正高：熟练掌握

Mg^{2+}几乎都存在于细胞内，仅有1%存在于细胞外液中，是碳水化合物的蛋白质代谢中的重要辅酶，对心血管系统和神经系统有抑制作用。正常血清Mg^{2+}浓度为1mmol/L。

知识点12：血浆中电解质氯和碳酸氢根的作用 副高：熟练掌握 正高：熟练掌握

Cl^-和HCO_3^-是细胞外液中两种主要的阴离子，与Na^+共同维持晶体渗透压、稳定含水量。为了保持细胞外液阴离子浓度恒定，HCO_3^-常对Cl^-的增减起代偿作用，即Cl^-增多时HCO_3^-减少，Cl^-减少时HCO_3^-则代偿地增加。HCO_3^-为体内碱储备，其增减可影响酸碱平衡，如剧烈呕吐的患者，丢失大量Cl^-后，HCO_3^-代偿增加而引起低氯性碱中毒。正常血清Cl^-浓度为96～106mmol/L；HCO_3^-浓度为22～26mmol/L。

知识点13：体液平衡的调节 副高：熟练掌握 正高：熟练掌握

体液在正常情况下有一定的容量、分布和电解质离子浓度。机体必须保持其稳定，才能进行正常的新陈代谢。机体主要通过肾来维持体液平衡，保持内环境稳定。肾的调节功能受神经和内分泌反应的影响。一般先通过下丘脑-垂体后叶-抗利尿激素系统来恢复和维持体液的正常渗透压，然后通过肾素-醛固酮系统来恢复和维持血容量。当血容量锐减时，机体将以牺牲体液渗透压的维持为代价，优先保持和恢复血容量，以保证重要生命器官的灌注，维持生命。如果这种调节功能因疾病、创伤等各种因素的影响而受到破坏，就会导致水、电解质紊乱，体液失衡可以表现为容量失调、浓度失调或成分失调。

知识点14：容量失调的概念 副高：熟练掌握 正高：熟练掌握

容量失调是指体液的等渗性减少或增加，仅引起细胞外液量的改变而发生缺水或水过多。

知识点15：浓度失调的概念 副高：熟练掌握 正高：熟练掌握

浓度失调是指细胞外液内水分的增加或减少，以致渗透微粒的浓度发生改变，也就是渗透压发生改变，如低钠血症或高钠血症。

知识点16：正常血液的酸碱度 副高：熟练掌握 正高：熟练掌握

正常血液酸碱度（pH）维持在7.35～7.45，平均7.4，是细胞代谢所必需的环境。

知识点17：保持体液酸碱平衡的途径 副高：熟练掌握 正高：熟练掌握

体液酸碱度的相对恒定，依靠3个方面的协调来维持。

（1）缓冲系统的调节：①细胞内磷酸盐缓冲系；②红细胞内血红蛋白缓冲系；③血浆内

蛋白缓冲系和碳酸氢盐缓冲系。

（2）呼吸系统调节：肺是排出挥发性酸的主要器官，受血液中二氧化碳分压（PCO_2）的影响，调节二氧化碳的排出量，以维持碳酸氢钠与碳酸的正常比值，当血液中二氧化碳分压降低或pH值升高时，呼吸中枢受到抑制，呼吸变浅变慢，二氧化碳排出减少，当血液中二氧化碳分压升高或pH降低时，呼吸中枢兴奋，呼吸加深加快，二氧化碳排出增多。

（3）肾调节：肾是调节酸碱平衡的重要器官，主要调节血液中碳酸氢盐的浓度。肾的主要作用是排出氢离子，回收钠离子和碳酸氢根离子。

知识点18：体液代谢和酸碱平衡失调的治疗　　副高：熟练掌握　正高：熟练掌握

体液代谢和酸碱平衡失调常是某一原发病的伴发现象或结果，应及时采取措施预防体液代谢和酸碱平衡失调的发生。首先要治疗原发病，以控制体液继续丧失。若患者有明显血容量不足，应首先补充血容量。然后要明确水、电解质和酸碱平衡失调的性质及程度，采用估计或计算的方法确定补液量。补液总量包括当日需要量、前一日的额外丧失量和以往的丧失量。

（1）生理需要量：禁食患者要补充当日需要量。外科需禁食的患者按成人50kg体重计算，每日的生理需要量为：①液体需要量为2000～2500ml；②晶体需要量为NaCl 4.5g，KCl 3～4g，即每日可补给5%～10%葡萄糖溶液1500ml、5%葡萄糖盐溶液500ml、10% KCl溶液30～40ml。

（2）额外丧失量：外科患者的体液额外丧失较多，主要有：①消化液额外丧失，如呕吐、腹泻等；②发热、出汗等的丧失；③内在性失液的估计，如组织间隙或腹腔的渗出等，一般补给平衡盐水。气管切开的患者，每日自呼吸蒸发的水分比正常多2～3倍，计1000ml左右。均需在补液时增加补给。

（3）已往丧失量：包括患者入院时已经存在的各种缺水、缺钾、酸碱平衡失调等。以往的丧失量不宜在1日内补足，应于2～3日，甚至更长时间内分次补给，避免过多的液体进入体内造成不良后果。

知识点19：体液代谢和酸碱平衡失调的治疗原则

副高：熟练掌握　正高：熟练掌握

体液代谢和酸碱平衡失调的治疗应随失调的类型而定。总的治疗原则是解除病因、补充血容量和电解质、纠正酸碱平衡失调等。必须强调指出，各种输液、补充电解质或调整酸碱平衡的计算公式，只是作为决定补液的量、质的一种参考，不应视为一种绝对的法则。只要原发疾病能够解除，体液的继续丧失得到控制或补偿，又能补充液体使血容量和体液的渗透压有所恢复，机体自身具有的调节能力便能使体液代谢和酸碱平衡逐渐恢复。因此，在治疗过程中，应该密切观察病情的变化，及时调节用药种类、输液速度和输液总量。

第二节　水、钠代谢失常

知识点1：水的正常代谢　　副高：熟练掌握　正高：熟练掌握

人体为了调节体温、排出代谢废物及维持机体内环境稳定，需要足够的水分供应。人体每日需要的水量，在非工作或非显性出汗状态下通常为1.5～2.5L，绝大部分为饮水及食物中所含的水，仅少量水分来源于体内代谢过程产生的内生水（约300ml/d）。每天0.5～1.0L水从饮料中获得。每日摄入水量相当于每日从肾脏（800～1000ml）、皮肤（500ml）、肠道（100～150ml）及呼吸道（350ml）排出的水。

水在体内的分布主要是指细胞内、外液及血管内、外液的分布状况，正常人体液的含量介于总体重的45%～75%。不同年龄和性别这些间隙的相对容量有一定差别。成年男性，水约占总体重的60%，细胞外液占20%，细胞外液中约25%在循环系统（血浆占体重的5%），75%在血管外（组织间液占体重的15%），其余组织含水量为脑脊液（99%）、血浆（92%）、汗液（79.5%）、胆汁（86%）、脑脊髓（70%～80%）、肾脏（82%）、结缔组织（60%～80%）、心肺（79%）、肌肉（76%）、皮肤（72%）、肝（70%）、骨骼（16%～46%）、脂肪（25%～30%）。其中以脂肪含水量最少，为25%～30%；而肌肉为76%。肌肉发达者，比较能够耐受失水性疾病。

水的代谢调节主要通过口渴感觉、抗利尿激素以及肾脏来调节，汗腺及呼吸也起部分调节作用。

当渗透压增高时，刺激传入大脑，即产生渴感，渴望饮水。相反，当血浆晶体渗透压降低时，则渴感抑制而不思饮水。渴感刺激也可引起AVP的释放，促使肾脏重吸收水分；反之，抑制渴感随即抑制AVP的分泌，排尿增加。此外，渴感还受细胞外液容量、条件反射等影响。当血容量降低到5%～10%，有效循环血量明显下降（如出血、腹泻等）而引起渴感。所以临床上出现无法解释的渴感常是内出血的一个重要信号。渴感也可出现于大脑皮质功能紊乱的患者。机体水排泄的调节由肾脏完成，主要受血管加压素（AVP）调控。血浆渗透压上升2%以上或循环血容量下降10%以上即可通过相应的感受器，刺激AVP分泌增加，后者使远端小管和集合管重吸收水增加，肾脏排水减少，并作用于口渴中枢使水摄入增加。

知识点2：钠的正常代谢　　副高：熟练掌握　正高：熟练掌握

钠的需要量可以在5～15g/d范围内波动。在无高血压病史的成人，每天摄入氯化钠的最大量为6g。而有高血压家族史者，每日饮食中的氯化钠以不超过3g为宜。正常人可耐受3～10g氯化钠摄入量的变异，相当于51～170mmol钠（1g氯化钠=17mmol钠）。进食较多钠时，摄入钠量可达60g；低盐饮食患者摄入钠量可低于5g，相当于85mmol钠。

健康成年男性体内总钠量平均为60mmol/kg体重。其中50%存在于细胞外液，10%以下在细胞内液，40%在骨骼中，10%以下在骨细胞内液中。血浆钠浓度为137～145mmol/L，约占总体钠的11.2%。组织间液和淋巴液钠为140mmol/L，占总体钠的29%。这两部分细胞外液的钠在生理和临床上都具有重要意义。细胞外液的含钠主要担负维持细胞外液渗透压的作用，而钾离子在细胞内液中起同样作用。细胞外液的钠能预防因细胞内蛋白质产生的胶体渗透压而致的细胞水肿，因细胞内液的蛋白浓度高于细胞外液。因此，细胞外液钠浓度的任何改变可致细胞内、外液体积的显著变化。在正常情况下，细胞内、外液的电解质梯度是靠有生物活性的细胞膜来维持，以保持细胞内、外液间的渗透压相对平衡。

在正常情况下，每天滤过肾小球的钠量很大，但滤过钠的99.9%被重吸收，其中约65%以等渗形式被近曲小管重吸收。尿Na^+的排泄主要受醛固酮调节，后者使远端肾小管和集合管重吸收水钠增多，肾脏排泄水钠减少。水和Na^+平衡的调节相对独立而又互有影响，血Na^+浓度变化可引起血浆渗透压和循环容量变化，从而启动水平衡调节机制。

知识点3：按细胞外液的渗透压不同的失水类型

副高：熟练掌握　正高：熟练掌握

失水是指体液丢失所造成的体液容量不足。根据水和电解质（主要是Na^+）丢失的比例和性质，临床上常将失水分为高渗性失水、低渗性失水和等渗性失水。

（1）以失水为主者，称为高渗（原发）性失水。

（2）以失钠为主者，称为低渗（继发）性失水。

（3）水、钠各按其在血浆中的含量成比例丢失者，称为等渗性失水。

知识点4：高渗性失水的概念

副高：熟练掌握　正高：熟练掌握

高渗性失水，又称急性缺水或混合性缺水，是指失水多于失钠，血清钠常高于150mmol/L，细胞外液呈高渗状态。

知识点5：高渗性失水的病因

副高：熟练掌握　正高：熟练掌握

（1）摄入水不足：①昏迷、创伤、拒食、吞咽困难，沙漠迷路、海滩、地震等致淡水供应断绝；②不能或不会饮水；③渴感障碍。

（2）多途径丢失水分过多

1）经肾丢失：①中枢性尿崩症、肾性尿崩症、非溶解质性利尿药；②糖尿病酮症酸中毒、非酮症糖尿病高渗性昏迷、高钙血症等致大量水分从尿中排出；③长期鼻饲高蛋白流食等所致的溶质性利尿（鼻饲综合征）；④医源性失水：使用高渗葡萄糖溶液、甘露醇、山梨醇、尿素等脱水药物所致溶质性利尿，特别是对昏迷的患者，若过度使用脱水疗法，又忽略了水的补充，会使患者陷入严重的缺水状态，易形成脑血栓。

2）肾外丢失：①高温环境、剧烈运动、高热等大量出汗；②烧伤开放性治疗丢失大量低渗液；③哮喘持续状态、过度换气、气管切开等肺呼出的水分增多。

3）水向细胞内转移：剧烈运动或抽搐后，细胞内乳酸增加、小分子增多，使细胞内渗透压增高，促使水向细胞内转移，可发生短暂的高钠血症，血浆Na^+可超过150mmol/L。

知识点6：高渗性失水的临床表现　　副高：熟练掌握　正高：熟练掌握

（1）轻度失水：早期症状为口渴，其他缺水症状可不明显，失水量相当于体重的2%～4%。如同时伴有多饮，一般不造成细胞外液容量不足和渗透压异常；如伴有渴觉减退，可因缺乏渴感而发生高渗性失水。

（2）中度失水：极度口渴、乏力、尿少、尿比重高、唇干舌燥、皮肤弹性差、眼窝下陷，常出现烦躁，缺水量为体重的4%～6%。

（3）重度失水：上述症状进一步加重，如出现嗜睡、幻觉、谵妄、定向力失常、晕厥和脱水热，其失水量达体重的7%～14%。当失水量超过15%时，可出现高渗性昏迷、低血容量性休克、尿闭及急性肾衰竭。

知识点7：高渗性失水的诊断　　副高：熟练掌握　正高：熟练掌握

（1）中、重度失水时，尿量减少。

（2）除尿崩症外，尿比重、血红蛋白、血细胞比容、血钠（＞145mmol/L）和血浆渗透压（＞310mOsm/L）均升高。

（3）严重者出现酮症、代谢性酸中毒和氮质血症。

（4）根据体重的变化和其他临床表现，可判断失水的程度。

知识点8：高渗性失水的治疗　　副高：熟练掌握　正高：熟练掌握

高渗性失水治疗应补水为主，补钠为辅。经口、鼻饲者可直接补充水分，经静脉者可补充5%葡萄糖溶液、5%葡萄糖氯化钠溶液或0.9%氯化钠溶液。先根据临床表现估计失水量，然后按每丧失体重的1%补液400～500ml计算，将计算量的一半＋日常需水量（2000ml）作为当日补给量，余下可在第二天补给。补液过程中应监测血钠浓度。同时进行病因治疗。在尿量超过30ml/h后开始补钾，适当补充碱性液。

知识点9：低渗性失水的概念　　副高：熟练掌握　正高：熟练掌握

低渗性失水，又称慢性或继发性脱水，是指以失钠多于失水，血清钠浓度常＜130mmol/L，细胞外液渗透压＜280mOsm/L。

知识点10：低渗性失水的病因　　副高：熟练掌握　正高：熟练掌握

（1）补充水分过多：高渗性或等渗性失水时补充过多水分。

（2）肾丢失：①过量使用噻嗪类、依他尼酸、呋塞米等排钠性利尿药；②肾小管中存在大量不被吸收的溶质（如尿素），抑制钠和水的重吸收；③失盐性肾炎、急性肾衰竭多尿期、肾小管酸中毒、糖尿病酮症酸中毒；④肾上腺皮质功能减退症。

知识点11：低渗性失水的临床表现 副高：熟练掌握 正高：熟练掌握

（1）轻度失水：血清钠低于135mmol/L时，可出现乏力、头晕、手足麻木、口渴不明显，尿Na^+减少，每千克体重缺NaCl 0.5g。

（2）中度失水：血清钠低于130mmol时，除上述症状外，还有恶心、呕吐、脉搏细数、血压不稳或下降、浅静脉萎陷、站立性晕倒。尿少，尿中几乎不含钠和氯，每千克体重缺NaCl 0.5～0.75g。

（3）重度失水：血清钠低于120mmol/L时，患者可神志不清、肌痉挛性抽搐、腱反射减弱或消失，出现木僵，甚至昏迷。常发生休克，尿中不含钠和氯，每千克体重缺NaCl 0.75～1.25g。

低渗性失水一般均不口渴，可发生休克和代谢产物潴留。

知识点12：低渗性失水的诊断 副高：熟练掌握 正高：熟练掌握

（1）血钠（＜130mmol/L）和血浆渗透压（＜280mOsm/L）均降低。

（2）病情晚期，尿Na^+和Cl^-明显减少，尿比重低。

（3）红细胞计数、血红蛋白、血细胞比容（每增高3%约相当于钠丢失150mmol/L）、血非蛋白氮和尿素氮均增高。血尿素氮/肌酐（单位均为mg/dl）比值＞20∶1（正常应为10∶1）。

知识点13：低渗性失水的治疗 副高：熟练掌握 正高：熟练掌握

病因治疗的同时给予静脉输注盐溶液或高渗盐水，遵循先快后慢的原则，根据患者情况随时作出相应调整。补钠量可参照以下公式：

$$补钠量（mmol）=（142-血清钠值）mmol/L\times 体重（kg）\times 0.6（女性为0.5）$$

17mmol Na^+相当于1g氯化钠。当天先补计算量的一半加生理需要量4.5g，此外，还应补给日需体液量2000ml，其余一半钠在第二天补给。如为重度缺钠，应快速输给晶体液和胶体液，补充血容量，提高血浆渗透压，改善微循环，及时纠正周围循环衰竭。一般先给3%或5%高渗盐水200～300ml输入，但输注高渗盐水应严格控制速度，每小时不应超过100ml。

在尿量超过30ml/h后开始补钾。

知识点14：等渗性失水的概念 副高：熟练掌握 正高：熟练掌握

等渗性失水又称急性缺水或混合性缺水，是指体液中水与钠按正常血浆中的浓度成比例丢失，血钠浓度和细胞外液渗透压仍维持正常范围，外科患者最易发生。

知识点15：等渗性失水的病因　　副高：熟练掌握　正高：熟练掌握

（1）消化道丢失：呕吐、腹泻、胃肠引流（减压、造瘘）或肠梗阻等致消化液丢失。

（2）皮肤丢失：大面积烧伤、剥脱性皮炎等渗出性皮肤病变；汗液为低渗，约含0.25%的氯化钠，但在高温环境中工作或高热大量出汗时，氯化钠的含量可接近细胞外液的浓度，则可发生缺钠性失水。

（3）组织间液贮积：胸、腹腔炎性渗出液的引流，反复大量放胸、腹腔积液等。

知识点16：等渗性失水的临床表现　　副高：熟练掌握　正高：熟练掌握

少尿、食欲减退、恶心、乏力、舌干燥、眼窝下陷、皮肤干燥，松弛，但不口渴。当丧失体液达体重的5%（相当于丧失细胞外液25%）时，出现血容量不足症状。当丧失体液达体重的6%～7%（相当于丧失细胞外液30%～35%）时，可出现严重休克，常伴发代谢性酸中毒。当体液的丧失主要是胃液时，固有H^+大量丧失，可伴发代谢性碱中毒。

知识点17：等渗性失水的诊断　　副高：熟练掌握　正高：熟练掌握

（1）病史和临床表现有大量消化液或其他体液丧失。

（2）血液浓缩，而血清Na^+和Cl^-浓度仍在正常范围。

（3）尿比重增高。

（4）可有代谢性碱中毒或酸中毒。

知识点18：等渗性失水的治疗　　副高：熟练掌握　正高：熟练掌握

补充等渗溶液为主，首选0.9%氯化钠液，但长期使用可引起高氯血症性酸中毒。

知识点19：补液方法　　副高：熟练掌握　正高：熟练掌握

（1）补液途径：尽量口服或鼻饲，不足部分或中度、重度失水者需经静脉补充。

（2）补液速度：一般先快后慢。重症者开始4～8小时内补充液体总量的1/3～1/2，其余在24～28小时补完。具体的补液速度要根据患者的年龄，心、肺、肾功能和病情而定。

（3）注意事项：①记录24小时液体出入量；②密切监测体重、血压、脉搏、血清电解质和酸碱度的变化。当有效血容量不足引起尿量减少或代谢性酸中毒时，可表现为高钾血症；但随着容量补足，尿量增多和代谢性酸中毒的纠正，导致尿K^+排泄增多、细胞外K^+内移可出现低钾血症，应注意补钾；③宜在尿量＞30ml/h后补钾，一般浓度为3g/L，当尿量＞500ml/d时，日补氯化钾量可达10～12g；④急需大量快速补液时，宜鼻饲补液，经静脉补充时宜监测中心静脉压（＜120mmH_2O为宜）。

知识点20：水过多和水中毒的概念　　副高：熟练掌握　正高：熟练掌握

水过多指水在体内积聚过多，以致细胞外液量增加、血浆渗透压下降所引起的一组临床综合征。

如过多的水进入细胞内，导致细胞内水过多，则称为水中毒。

水过多和水中毒是稀释性低钠血症的病理表现。

知识点21：水过多和水中毒的病因及发病机制　　副高：熟练掌握　正高：熟练掌握

多因水调节机制障碍，而又未限制饮水或不适当的补液引起。

（1）抗利尿激素代偿性分泌增多：其特征是毛细血管静水压升高和/或胶体渗透压下降，总容量过多，有效循环容量减少，体液积聚在组织间隙。常见于右心衰竭、缩窄性心包炎、下腔静脉阻塞、门静脉阻塞、肾病综合征、低蛋白血症、肝硬化等。

（2）抗利尿激素分泌失调综合征（SIADH）：常见于：①创伤、大手术、急性感染、失血、休克、疼痛、恐惧等急性应激状态时，ADH分泌增多；②肺部疾病：如肺炎、急性支气管哮喘、肺不张、脓胸、气胸、肺结核、急性呼吸功能衰竭等，可能因肺静脉回流减少，刺激容量感受器，引起ADH分泌增多，又兼呼吸性酸中毒时，肾脏代偿性回收碳酸氢钠及氯化钠增多，肾远曲小管和集合管回收的水亦增多，引起水中毒；③神经系统：如脑膜炎、脑炎、脑脓肿、蛛网膜下腔出血、垂体术后或精神病患者；④药物：如环磷酰胺、氯磺丙脲、溴隐亭、长春碱、长春新碱等药物；⑤异位产生或外源性ADH过多（催产或治疗尿崩症）。

（3）肾排泄水障碍：急性肾功能衰竭少尿期、慢性肾炎末期、严重充血性心力衰竭、肝硬化腹腔积液、肾病综合征、长期低盐饮食或使用利尿药而摄水未适当限制。

（4）内分泌功能异常：①肾上腺皮质功能减退时有效循环容量减少，致使ADH分泌增多；②甲状腺功能低下时心排出量及肾小球滤过率均下降，只是ADH分泌增加及尿量减少，往往导致水中毒。给予甲状腺素制剂可好转。

（5）渗透阈重建：肾排泄水功能正常，但能兴奋ADH分泌的渗透阈降低（如孕妇），可能与绒毛膜促性腺激素分泌增多有关。

（6）原发性饮水过多症：常见于精神焦虑的中年妇女、精神病患者、丘脑下部结节病。口渴、饮水过多、尿多。由于肾脏排水功能良好，故血浆Na^+浓度正常或稍微降低。

知识点22：水过多和水中毒的临床表现　　副高：熟练掌握　正高：熟练掌握

（1）慢性水过多和水中毒：轻度仅有体重增加。当血浆渗透压低于260mOsm/L（血钠125mmol/L）时，有疲倦、表情淡漠、恶心、食欲减退和皮下组织肿胀等表现；当血浆渗透压降至240～250mOsm/L（血钠115～120mmol/L）时，出现头痛、嗜睡、神志错乱、谵妄等神经精神症状；当血浆渗透压降至230mOsm/L（血钠110mmol/L）时，可发生抽搐或昏迷。血钠在48小时迅速降至108mmol/L以下可致神经系统永久性损伤或死亡。

（2）急性水过多和水中毒：起病急，主要由脑水肿所致；神经精神表现突出，如头痛、精神失常、定向力障碍、共济失调、癫痫样发作、嗜睡与躁动交替出现以至昏迷。也可呈头痛、呕吐、血压增高、呼吸抑制、心律缓慢等颅压增高表现。

知识点23：水过多和水中毒的诊断　　副高：熟练掌握　正高：熟练掌握

依据病史，结合临床表现及必要的实验室检查，一般可作出诊断，且作出以下判断：①水过多的病因和程度（体重变化、出入水量、血钠浓度等）；②有效循环血容量和心、肺、肾功能状态；③血浆渗透压。

知识点24：水过多和水中毒的鉴别诊断　　副高：熟练掌握　正高：熟练掌握

应注意与缺钠性低钠血症相鉴别。水过多和水中毒时尿钠一般大于20mmol/L，而缺钠性低钠血症的尿钠常明显减少或消失。

知识点25：水过多和水中毒的治疗　　副高：熟练掌握　正高：熟练掌握

积极治疗原发病，记录24小时出入量，控制水的摄入量和避免补液过多可预防水过多的发生或其病情的加重。

（1）轻症水过多和水中毒：限制进水量，使入水量少于尿量。适当服用依他尼酸（利尿酸）或呋塞米等袢利尿剂。

（2）急重症水过多和水中毒：保护心、脑功能，立即纠正低渗状态（如利尿脱水）。

1）高容量综合征：以脱水为主，减轻心脏负荷。首选袢利尿药，如呋塞米或依他尼酸，呋塞米20～60mg/d，急重症者可用20～80mg，每6小时静脉注射1次；依他尼酸25～50mg，用25%葡萄糖液40～50ml稀释后缓慢静脉注射，必要时2～4小时后重复注射。有效循环血容量不足者要补充有效循环血容量。危急病例可采用血液超滤治疗，用硝普钠、硝酸甘油等保护心脏。明确为抗利尿激素分泌过多者，除病因治疗外，可选用利尿剂、地美环素或碳酸锂治疗。

2）低渗血症（特别是已出现精神症状者）：应迅速纠正细胞内低渗状态，除限水、利尿外，应使用3%～5%氯化钠，一般剂量为5～10ml/kg，严密观察心肺功能变化，调节剂量及滴速，一般以分次补给为宜。同时用利尿剂减少血容量。注意纠正钾代谢失常及酸中毒。

第三节　钠代谢失常

知识点1：低钠血症的概念　　副高：熟练掌握　正高：熟练掌握

血钠正常值为142mmol/L（135～145mmol/L）。低钠血症是指血清钠<135mmol/L，仅反映钠在血浆中浓度降低，不表示体内总钠量的丢失，总体钠可以正常甚至稍有增加。如果血

钠低于120mmol/L，而且发展快，是危险信号。低钠血症又称低渗状态或低钠性低渗综合征。

知识点2：低钠血症的种类　　副高：熟练掌握　正高：熟练掌握

（1）低血容量低渗性低钠血症：绝大多数低钠血症患者的细胞外液渗透压过低，水和钠同时丢失，但钠丢失大于水丢失，血钠浓度＜135mmol/L，血浆渗透压＜280mmol/L，也称为缺钠性低钠血症或低渗性失水。

（2）正常容量低渗性低钠血症：血容量基本正常或少量增加，总体Na^+无明显异常，无水肿，但细胞外液量可轻度增加。

（3）高血容量性低钠血症：高血容量性低钠血症的特点是细胞内液和血清钠浓度降低，血钠低于135mmol/L，血浆渗透压＜280mmol/L，但总体钠和水增加，但水增加明显超过钠，也称为水中毒，或稀释性低钠血症，常见于慢性心功能不全、肝硬化、肾衰竭和肾病综合征。

知识点3：低钠血症的病因及发病机制　　副高：熟练掌握　正高：熟练掌握

（1）缺钠性低钠血症：常与低渗性失水同时发生，主要由于体液丢失时失钠多于失水。大剂量利尿药及肾上腺皮质功能减退为常见病因。选择性醛固酮分泌不足也可导致之。

（2）稀释性低钠血症：由于慢性心力衰竭、肝硬化腹腔积液、肾病综合征等，有效血容量下降，致ADH和醛固酮分泌增多，水过多，血钠下降。缺钾可致钠入细胞内而引起本症。

（3）消耗性低钠血症：见于慢性消耗性疾病晚期，原因不明。血钠下降程度轻。

知识点4：低钠血症的临床表现　　副高：熟练掌握　正高：熟练掌握

（1）无口渴：低钠血症的症状常常是非特异性的，并易为原发病所掩盖。缺钠时细胞内、外液均呈低渗状态，故无口渴症状。低钠血症的症状取决于血钠下降的程度及速度。一般患者易疲乏、表情淡漠、纳差、头痛、视物模糊，并有肌肉痛性痉挛、肌阵挛、运动失调、腱反射减退或亢进。严重时发展为谵妄、惊厥、昏迷以至死亡。这类患者往往并发明显的血容量不足，容易发生循环系统症状，表现为脉细速、静脉充盈时间延长，常发生体位性低血压。

（2）恶心和不适：低钠血症的症状主要是由于低渗状态引起的。当血浆渗透压（Posm）下降至形成跨血脑屏障的渗透梯度时，即导致水分进入脑细胞及其他细胞。低钠血症的神经症状与其他代谢性脑病的症状相似，一般说来，当血浆钠降至125mmol/L以下时，患者开始感到恶心和不适；115～120mmol/L时，出现头痛、嗜睡和反应迟钝；＜115mmol/L时，常出现抽搐及昏迷。定位性神经症状不常见，低钠血症性脑病是可以完全恢复的，但如低钠血症时间过长或血浆钠浓度急剧降低，可导致永久性的神经系统损伤及死亡。

知识点5：低钠血症的临床分度　　副高：熟练掌握　正高：熟练掌握

因细胞外液容量缩减的主要是水和钠，血液的有形成分并未丢失损耗，故血液浓缩常明显，红细胞计数、血红蛋白、血浆蛋白及血细胞比容均可增高。按缺钠程度，临床表现可分为三度。

（1）轻至中度：缺钠0.5g/kg，尿钠与尿氯含量减少或缺如，但肾性失钠者除外。患者表现倦怠、淡漠、无神、直立性低血压或起立时昏倒等。

（2）中至重度：缺钠0.5～0.75g/kg，尿中无氯化物。患者除上述症状外，尚有恶心、呕吐，收缩期血压降至12.0kPa（90mmHg）以下。

（3）重度：缺钠0.75～1.25g/kg，除以上症状外，患者可以呈木僵状态、抽搐、最后昏迷。多见于胃肠道严重丢失水、钠者。在12小时内出现者均有意识障碍或癫痫样发作，血清钠为115mmol/L左右，血浆渗透压（Posm）在240mOsm/（kg·H_2O）左右，死亡率高达50%。而有症状的慢性低钠血症者，血钠可为115mmol/L，Posm 220mOsm/（kg·H_2O）左右，死亡率为12%。

知识点6：低钠血症的诊断 副高：熟练掌握 正高：熟练掌握

（1）病史诊断：根据失钠病史（呕吐、腹泻、利尿剂治疗、AVP不适当分泌综合征等）和体征（如血容量不足或水肿）可以提供诊断的重要线索。

（2）实验诊断：实验室检查包括Posm、血Na^+、K^+、Cl^-、HCO_3^-、尿素及葡萄糖等有助于诊断。早期血清钠接近正常，而至后期则下降显著。以缺水为主的失水和以缺钠为主的失水虽然都有失水，但临床表现、生化检验及治疗各有不同特点和侧重点，见下表。

缺水与缺钠脱水的比较

	缺钠脱水	缺　水
口渴	不明显	明显
皮肤充实度	减退	正常
脉率	增快	正常
血压	降低	正常
痛性肌痉挛	有或严重	无
尿量	无明显变化	<500ml/d
尿浓度	无明显变化	高度浓缩
血清蛋白	增加	正常
血红蛋白，血细胞比容	增加	正常
血尿素氮（BUN）升高	正常或高值	正常或高值
血Na^+、Cl^-	降低	升高
死亡原因	循环衰竭	高渗状态
治疗	补充盐	补充水

如果Posm =（Posm-BUN/2.8）正常或升高，应考虑假性低钠血症。如果有效Posm为低渗状态，测定尿渗透压（Uosm）有助于诊断。Uosm＜100mOsm/（kg·H_2O），尿比重＜1.003，表明AVP几乎完全受抑制，多见于精神性烦渴和重建渗透稳态。

尿钠有助于鉴别胃肠、皮肤、水肿状态等和肾性失钠疾病。有效Posm减低，尿钠＜15mmol/L，多见于胃肠丢失、利尿后期、烧伤、水肿状态、皮质醇缺乏等。尿钠＞22mmol/L，多见于服用利尿剂早期、肾上腺皮质功能不全、失盐性肾炎、渗透性利尿。有效Posm正常或增加，尿钠＞20mmol/L，多见于AVP不适当分泌综合征、精神性烦渴、慢性肾功能衰竭、重建渗透稳态。

知识点7：失钠性低钠血症的治疗　　副高：熟练掌握　正高：熟练掌握

失钠性低钠血症又称失钠性低渗综合征，其常见原因为胃肠道、皮肤及肾性失钠，引起血容量不足及末梢循环衰竭。除病因对症治疗外，应行补钠治疗。轻度一般可用口服法补给，中至重度患者采取静脉补给，通常用下列公式计算：

（1）补钠公式：缺钠（补钠）数（mmol）=（140-实测血钠）×0.6×体重（kg）。一般按公式补钠，系按体重60%（女性50%）的体液计算，包括细胞内、外液来补钠。在第一个24小时内，可先用计算量的1/3～1/2补给较为安全，然后根据效果判断，再补给剩余量及继续补给量，特别是对有心肺疾病及老年患者应密切观察病情变化。

（2）液体选择：对重症失钠患者，用高渗盐水补钠，能迅速提高细胞外液渗透压，减少输入液体，并使细胞内水转移至细胞外，可同时提高细胞内、外渗透压。

知识点8：稀释性低钠血症的治疗　　副高：熟练掌握　正高：熟练掌握

稀释性低钠血症（稀释性低渗综合征）主要原因是肾脏排泄水的功能障碍，导致水潴留，其治疗要点为控制水的摄入量，配合利尿，逐渐纠正细胞外液低渗状态。

（1）限制水的摄入量：如患者无症状，适当限制水摄入量即可。对心力衰竭、肝硬化腹腔积液及肾病综合征患者，给予强效利尿剂可起到暂时缓解的作用。部分病例可进行腹膜透析，排出过多水分。

患者每日摄水量原则上应少于尿量与不显性失水量，形成一定程度的水负平衡。具体应根据患者体重、血清钠、渗透压的变动调整治疗措施。对出现中枢神经系统症状的重症患者，可选用高渗盐水滴注，并根据有无周围水肿加用利尿剂。呋塞米（速尿）可纠正低钠血症。

（2）排水量的计算：需排出的水量=总体水量（TBW）-［（TBW×测得Posm）÷270］。公式中，TBW=体重（kg）×0.6，（女性×0.5）；270为使Posm升至270mOsm/（kg·H_2O）的标准。

知识点9：无症状性低钠血症的治疗　　副高：熟练掌握　正高：熟练掌握

无症状性低钠血症常见于一些慢性消耗性疾病的晚期，如肺结核、恶性肿瘤等。患者虽有摄入量减少，但并无明显失钠病史，细胞内、外液均呈低渗状态，血清钠可以降至125mmol/L以下，而无低钠血症状。

一般无需补钠治疗。低钠性低渗状态有时尚合并其他电解质紊乱，应作相应处理。

知识点10：高钠血症的概念　副高：熟练掌握　正高：熟练掌握

高钠血症是指血钠>145mmol/L，机体总钠量可增高、正常或减少。高钠血症时总是伴有高渗状态，并引起细胞内液的水向细胞外液转移，导致细胞萎缩。

知识点11：高钠血症的病因　副高：熟练掌握　正高：熟练掌握

高钠血症较少见，发生原因主要由治疗上的失误造成的。

（1）水摄入不足：①口渴机制障碍；②无法取得水：精神活动限制、鼻饲患者。

（2）水丢失过多：①经胃肠道丢失水：呕吐、腹泻；胃肠道引流；②经肾丢失水：肾小管浓缩功能缺陷；渗透性利尿：高血糖、甘露醇、甘油；尿崩症；急性肾衰竭无尿期后的多尿期；③经皮肤丢失水：大量出汗；严重烧伤；④经呼吸道丢失水：过度换气；⑤“第三间隙”丢失水：腹腔内炎症或胰腺炎导致腹腔积液增加。

（3）体内钠增加：①外源性摄入钠过多：胃肠营养或肠外营养摄入钠过多、碳酸氢钠、高渗盐溶液、不合理处方制剂、海水淹溺、高张性肾透析；②钠再吸收增加：醛固酮增多症、库欣综合征、外源性肾上腺皮质激素、先天性肾上腺皮质增生。

知识点12：高钠血症的发病机制　副高：熟练掌握　正高：熟练掌握

大多数高钠血症常为自由水减少、水摄入减少或丢失增加，很少为体内钠增加而产生高钠血症。

高血容量性高钠血症，常为医源性，如使用高渗的甘露醇溶液过多、血透或腹透失水或意外摄入大量食盐。低血容量性高钠血症常为神经源性，或摄入水不足，或丢失水增加。等容量性高钠血症，常为口渴感减退或缺失，大多数为下丘脑口渴感觉中枢损害所致，因垂体后叶仍有ADH释放，但不一定多尿。

知识点13：低血容量性高钠血症的临床表现　副高：熟练掌握　正高：熟练掌握

主要症状为脱水、口渴多饮，舌干而皱缩。皮肤弹性仍正常而无脱水表现，此时失水已达体重的6%～12%。口渴可被恶心、呕吐掩盖，不易确诊。由于细胞内水进入细胞外，低血容量症状出现较迟，如出现心率加速、血压下降、体温升高时病情已很严重。随后肌无力，以下肢骨盆带肌无力为重，继而出现精神萎靡、抑郁、智力减退、记忆力下降、性格改变、精神错乱、幻觉，浅昏迷和昏迷。

知识点14：成年人急性高血容量性高钠血症的临床表现

副高：熟练掌握 正高：熟练掌握

主要表现为中枢神经系统功能障碍，如厌食、恶心、呕吐、烦躁、疲倦、易激怒、嗜睡、神志模糊、浅昏迷、昏迷，肌张力增高、肌肉颤动、反射亢进、强直性抽搐。也可出现局灶性神经症状，如偏瘫或巴宾斯基征阳性。

知识点15：成年人正常血容量性高钠血症的临床表现

副高：熟练掌握 正高：熟练掌握

可因基础疾病症状掩盖而被忽视，后果严重。可发生意识模糊、嗜睡、木僵、昏迷，但抽搐少见。

知识点16：高钠血症的诊断 **副高：熟练掌握 正高：熟练掌握**

（1）首先询问病史，从病史中可以了解到缺水或失水过多，或摄入钠盐过多，结合口渴、口腔黏膜干燥、尿量减少、尿渗透压（Uosm）及尿比重增高或过去有多尿症而现在尿量减少，能较快地作出临床初步诊断。

（2）对意识不清或已昏迷的患者，有时不能获得确切病史，应考虑各种原因引起的高渗综合征的鉴别及其相互关系。在这种情况下，血钠和Uosm、Posm测定有助于诊断。

（3）血清钠升高的幅度对判断高渗状态和程度是一个重要指标。血清$Na^+>150mmol/L$时应有所警惕。

（4）血红蛋白明显升高往往反映存在血液浓缩，但在早期往往无血液浓缩现象。

（5）高钠血症患者（$Na^+>150mmol/L$），Posm＞295mOsm/（kg·H_2O）时，应测定Uosm，如果Uosm＜800mOsm/（kg·H_2O），提示可能AVP的释放或其效应有部分缺陷。

（6）中枢性尿崩症注射AVP后，至少可使Uosm增加50%，并使尿量显著减少，而肾性尿崩症则少有反应。

（7）老年患者不能补足不显性失水，可造成或加重高钠血症。老年人Uosm虽然与高钠血症无直接关系，但低的Uosm通过减低肾脏保留水的能力而间接促进高钠血症的发展。

知识点17：高钠血症的治疗原则 **副高：熟练掌握 正高：熟练掌握**

高钠性高渗状态的治疗，根据失水、低渗液体丢失或钠中毒等不同的病因而治疗各异。

（1）失水的治疗原则：早期补充足量的水分以纠正高渗状态，然后再酌量补充电解质。

（2）钠中毒的治疗原则：需要补水利钠。

（3）低渗液体丢失的治疗原则：需要及时纠正循环衰竭，再酌情给予低渗盐水。

另一个重要原则是纠正高钠血症时不能补液过速、降低高渗状态过快，因为可能引起脑水肿、惊厥、神经损害，甚至死亡。为了减少发生脑水肿的危险，血浆钠浓度每8小时内降低应少于15mmol/L，即每小时减低少于2mmol/L为宜。

知识点18：高钠血症失水型的治疗 副高：熟练掌握 正高：熟练掌握

（1）应迅速纠正病因：失水量可按下列公式估算，总体水（TBW）分别以男、女体重60%和50%计算，即：

实际TBW＝正常TBW×（正常血Na^+mmol/L）/（测得血Na^+mmol/L）。

水缺乏＝0.6×体重（kg）×［1－（140mmol/L）/（测得血Na^+mmol/L）］。

注意：以上计算数值可能有些出入，但能大致反映机体缺水量，对治疗补液量有参考价值。

（2）计算补液时还应包括每日生理必须补充的液体量（约为1500ml），以及目前继续额外丢失的液体量。

（3）补充的液体应经口服或静脉滴注，首选等渗葡萄糖，或用等渗盐水与5%葡萄糖液，按1∶3或1∶1的比例混合配方静脉点滴。

（4）口服或鼻胃管灌注的优点是水分能较快吸收，比较安全。但在重度脱水或急需补液扩容量时，或患者有明显呕吐、梗阻、腹泻时，必须静脉补液。

（5）中度、重度失水时，应在开始的4～8小时内补充所计算液量的1/3～1/2，剩余的液量可以在24～48小时内继续补充。同时应密切观察临床变化，根据补液后的反应，包括尿量是否增多，血清钠是否下降，Uosm、尿比重是否降低等，综合判断补液量是否充足。

（6）补液不宜过量、过速，避免引起脑水肿。快速补液仅适用于有严重症状者。

知识点19：高钠血症钠中毒的治疗 副高：熟练掌握 正高：熟练掌握

（1）治疗钠中毒可使用呋塞米（速尿）、依他尼酸钠（利尿酸钠）利钠，因其排水作用强于利钠，故应及时补水，以免失水加重高渗状态。补液量可参照公式估算：

过剩盐量＝0.6×体重（kg）×（测得血Na^+mmol/L－140mmol/L）

缺水量＝过剩盐量/140

＝［0.6×体重（kg）×（测得血Na^+mmol/L－140mmol/L）］/140

＝0.6×体重（kg）×［（测得血Na^+mmol/L）/（140mmol/L）－1］

（2）对血容量扩张的钠中毒患者，治疗以消除过多的钠为宜。肾功能正常时，Na^+离子可以迅速随尿液排出。

（3）肾功能衰竭或不全的患者，可以采用血液或腹膜透析治疗，借助高渗葡萄糖透析液透析校正高钠性脱水状态。透析速度应进行监测调整，防止血浆Na^+浓度降低过快而发生脑水肿。

知识点20：高钠血症低渗液体丢失的治疗 副高：熟练掌握 正高：熟练掌握

低渗液丧失是指水丢失多于钠丢失。丢失的水较同样容量的纯水丧失而言，对血容量的影响更为严重。因为同时有钠离子丢失，所以体液渗量增加与容量丧失不成比例。计算纯水丢失的公式不适用于此类型。

应根据临床体征，如直立性低血压、休克、少尿或无尿等作出判断。如果患者除脱水外，合并有低渗液丧失，当患者血压过低时，治疗应使用等渗盐水，当有严重循环衰竭时，应给予血浆和其他扩容剂。此时最迫切需要恢复组织灌注，输入等渗生理盐水能获得最满意的效果，其也能够降低血浆钠浓度。在组织灌注充足、循环衰竭纠正后，可考虑给予低渗盐水液（1∶1的5%葡萄糖液和0.9%盐水液）。

第四节 钾代谢失常

知识点1：钾的正常生理代谢机制 副高：熟练掌握 正高：熟练掌握

成年人98%的钾（K^+）在细胞内，血钾水平并不能确切代表体内全部K^+的变化。K^+在小肠吸收，摄入的钾90%经肾排出，粪和汗排出的钾<8%。

（1）肾脏滤液中90%K^+在近端肾小管被再吸收。K^+的平衡主要在远端肾单位通过阳离子交换实现的，Na^+-K^+-ATP泵逆浓度梯度将K^+从血液转移到远端肾小管细胞内，然后通过K^+、Na^+交换，K^+被动转移到肾小管腔内，经尿排出体外。

（2）如血清钾水平上升，Na^+-K^+-ATP离子泵活动将增加，肾排出K^+增加；如血清钾水平下降，离子泵活动将减缓，肾脏排K^+减少。

（3）如醛固酮分泌增加，肾小管远端留Na^+排K^+；醛固酮分泌减少或被药物阻滞，K^+滞留。

（4）酸中毒可促使远端肾小管分泌H^+增加，K^+滞留；碱中毒有利于肾排K^+。血和细胞间K^+的平衡及K^+摄入和排出的平衡决定了血钾的水平。血pH急性下降，导致H^+和细胞内K^+的交换增加，K^+转移到细胞外，血K^+升高；反之，碱中毒时H^+交换到细胞外，促使K^+转移进入细胞内，血K^+降低。常常是pH变化0.1，血钾向相反的方向变化约0.6mmol/L。呼吸性酸碱失衡，与代谢性改变相似，可能以相同方式影响血钾代谢改变。

（5）胰岛素分泌增加，经Na^+-K^+-ATP泵活动，使细胞内的K^+增加。高钾血症可刺激胰岛素分泌增加，低钾血症抑制胰岛素分泌。

（6）刺激α肾上腺素能受体，可促进血钾升高；刺激β肾上腺素能受体，可导致K^+进入细胞内使血钾下降。

知识点2：钾的生理功能 副高：熟练掌握 正高：熟练掌握

（1）细胞内液和细胞外液中K^+的相对浓度维持着全部有生命细胞的正常渗透压和电化学梯度。

（2）K^+是细胞静息膜电位的物质基础，K^+由细胞内向细胞膜外被动扩散，造成内负外正的去极化状态，完成神经兴奋传递，保持神经、肌肉组织的兴奋。心脏神经冲动的传导和兴奋-收缩偶联等也需要K^+参与。

（3）在细胞内K^+维持着细胞内液的渗透压和酸碱平衡，并影响细胞外的渗透压和酸碱平衡，是一线的缓冲系统。

（4）细胞内葡萄糖代谢、氧化磷酸化和蛋白质的合成，均需K^+的参与。

知识点3：低钾血症的概念 副高：熟练掌握 正高：熟练掌握

正常血清钾浓度为3.5～5.5mmol/L，血钾低于3.5mmol/L，临床上就可以出现症状，称为低钾血症。严重低血钾可降至2.0mmol/ L以下。

知识点4：低钾血症的病理生理 副高：熟练掌握 正高：熟练掌握

（1）缺钾性代谢性碱中毒：缺钾时细胞内外Na^+、K^+相互转移，通常是3个K^+从细胞内向细胞外转移，而有2个Na^+和1个H^+进入细胞内；结果细胞外H^+的浓度降低，故易产生缺钾性代谢性碱中毒。

（2）肾脏功能改变：慢性缺钾时肾脏功能和组织学都可有明显改变，组织学表现有间质性肾炎伴不同程度肾小管损害及间质纤维化，近曲小管上皮细胞出现空泡变性、萎缩，小管细胞破坏及刷状缘损害。电镜下见间质纤维组织增生，肾小管基底膜增厚、排列不规则及线粒体肿胀。

（3）心肌功能改变：低血钾时心肌细胞对K^+的通透性降低，Na^+流入超过K^+流出，使细胞内电位的负性减少，起搏细胞的自律性增加，并可抑制心肌传导及产生反激动，导致各种心律失常，以房性、房室交接处或室性期前收缩常见。

知识点5：低钾血症的病因 副高：熟练掌握 正高：熟练掌握

（1）摄入过少：慢性消耗性疾病者，机体钾储备量减少，进食减少，如饮食显著减少即可引起低钾。饮食减少2周以上，未能补钾或每日摄入不足3g钾时可出现。

（2）排出增加：①胃肠失钾：长期大量的呕吐、腹泻、胃肠引流等。肠液含钾6～7mmol/L，腹泻时粪便中含钾可达50～60mmol/L，因而引起失钾；②肾失钾：使用排钾利尿药；肾上腺盐皮质激素分泌过多；慢性肾盂肾炎；肾小管酸中毒；急性肾功能不全多尿期；酮症酸中毒时使用大剂量青霉素族药物，酮体、青霉素使肾小管腔负电增加，排钾增多；③透析、烧伤及大量放腹腔积液失钾。

（3）钾向细胞内转移：剧烈运动后休息，胰岛素、儿茶酚胺、碱中毒及低钾周期性瘫痪可引起钾向细胞内转移。

知识点6：低钾血症的临床表现 副高：熟练掌握 正高：熟练掌握

低钾血症的临床表现和细胞内、外钾缺乏的严重程度相关，更主要的是取决于低钾血症发生的速度、时限以及病因。失水和其他电解质紊乱、pH值改变与缺氧等常影响钾缺乏症的临床表现，因此，同时了解体液容量，血、尿电解质、酸碱度及渗透压状况对判断病情具有重要意义。

（1）神经肌肉系统：嗜睡、抑郁、易激惹和精神混乱。外周表现为感觉异常、深反射机制失常、肌束颤动、肌痛和肌无力。当骨骼肌及呼吸肌受累时，则出现呼吸困难和吞咽困难，腱反射减弱或消失。

（2）消化系统：轻度缺钾仅有食欲不振，轻度腹胀、恶心、便秘；严重低血钾通过自主神经引起肠麻痹而发生腹胀或麻痹性肠梗阻，可有肠管黏膜水肿。

（3）心血管系统：轻度低钾血症多表现窦性心动过速、房性及室性期前收缩；重度低钾血症可致室上性或室性心动过速及室颤等严重心律失常。低血钾可加重洋地黄中毒，故更易出现心律失常。低钾的心电图特征是T波低平、ST段压低和出现明显的U波，但不是每名低钾患者都有此改变。

（4）泌尿系统：长期低钾可引起缺钾性肾病和肾功能障碍，浓缩功能减退，出现多尿，尤其是夜尿增多。低血钾可导致肾小管细胞氨生成增加，伴发代谢性碱中毒，在肝病患者可诱发肝性脑病。

（5）内分泌代谢系统：长期缺钾可使儿童生长受阻，伴低钾的矮小症，血压不高者可能是儿童Bartter综合征，血压高者可能是儿童原发性ALD增多症。低血钾还可使糖耐量减退。

知识点7：低钾血症的诊断　　副高：熟练掌握　正高：熟练掌握

根据患者临床表现，结合病史。血钾浓度低于3.5mmol/L有诊断意义。

反复发作的周期性瘫痪是转移性低钾血症的重要特点，但其他的低钾血症均缺乏特异的症状和体征。有引起低钾血症的可疑病史，并伴有乏力、麻痹、心律失常等表现时应及时测定血K^+，特异心电图表现有助于诊断。同时需作出钾缺乏程度和临床危险性判断，有无合并因素加重低钾危险性。

知识点8：低钾血症的鉴别诊断　　副高：熟练掌握　正高：熟练掌握

病因鉴别诊断常依赖于详细的病史采集、体检和必要的实验室检查。需详细了解有关药物应用史，如利尿剂、泻药、饮食情况、尿量和粪便的情况、有无引起低钾血症的相关疾病。鉴别诊断分4个步骤：

（1）是否为转移性低钾血症。

（2）是否有K^+摄入不足。

（3）通过尿K^+测定来区别肾性和非肾性原因。注意，其他原因引起血钾下降时，尿K^+排泄减少需24～72小时的反应期。呕吐引起低钾血症时，尿K^+多降低，但同时引起代谢性碱中毒时，尿K^+可不降低。

（4）高血压、血浆肾素和醛固酮、酸碱平衡状态和阴离子间隙测定，对鉴别诊断有重要的意义。

知识点9：低钾血症的治疗——补钾量　　副高：熟练掌握　正高：熟练掌握

参照血清钾水平，大致估计补钾量。

（1）轻度缺钾：血清钾3.0～3.5mmol/L，可补充钾100mmol（相当于KCl 8.0g）。

（2）中度缺钾：血清钾2.5～3.0mmol/L，可补充钾300mmol（相当于KCl 24g）。

（3）重度缺钾：血清钾2.0～2.5mmol/L，可补充钾500mmol（相当于KCl 40g）。但每日补钾以不超过200mmol（KCl 15g）为宜。

知识点10：低钾血症的治疗——补钾种类　　副高：熟练掌握　正高：熟练掌握

（1）最好是饮食补钾：鼓励患者进食含钾丰富的水果、蔬菜和肉类。

（2）药物补钾：①氯化钾：含钾13～14mmol/g，最常用；②枸橼酸钾：含钾约9mmol/g；③醋酸钾：含钾约10mmol/g，枸橼酸钾和醋酸钾适用于伴高氯血症者（如肾小管酸中毒）的治疗；④谷氨酸钾：含钾约4.5mmol/g，用于肝衰竭伴低钾血症者；对肝性脑病患者，如同时合并低氯性碱中毒，同时补给盐酸精氨酸有助于低氯性碱中毒的纠正；⑤L-门冬氨酸钾镁溶液：含钾3.0mmol/10ml，镁3.5mmol/10ml，对不易纠正的低血钾者，应考虑合并低血镁，同时测定血镁或同时进行试验性治疗。有研究发现，噻嗪类利尿剂所致的低钾血症，经较低剂量的钾镁合剂治疗即可纠正其低钾血症，并维持血镁浓度正常。

知识点11：低钾血症的治疗——补钾途径　　副高：熟练掌握　正高：熟练掌握

（1）轻者可口服氯化钾，每日3～6g，并鼓励进食含钾的食物。

（2）缺钾较重与不能口服或出现严重心律失常、神经肌肉症状者，可静脉补钾。绝对禁止氯化钾静脉推注。

（3）经雾化吸入补钾也能达到静脉补钾的效果，且能及时缓解呼吸肌麻痹。

知识点12：低钾血症的治疗——补钾速度　　副高：熟练掌握　正高：熟练掌握

（1）补液速度一般每小时＜1g氯化钾，稀释至30～40mmol/L。

（2）严重者每小时可补2g。

（3）快速补钾应在心电图监护下进行。

知识点13：低钾血症的治疗——补钾浓度　　副高：熟练掌握　正高：熟练掌握

（1）如以常规静脉滴注法补钾，静脉液体以含钾20～40mmol/L或氯化钾1.5～3.0g/L为宜。

（2）对需要限制补液量及（或）不能口服补钾的严重低钾患者，可以采用精确地静脉微量输注泵以较高浓度的含钾液体进行深静脉穿刺或插管微量匀速输注。

知识点14：低钾血症的治疗——补钾注意事项 副高：熟练掌握 正高：熟练掌握

（1）补钾时应检查肾功能和尿量，每日尿量>700ml，每小时>30ml时补钾安全。如患者同时服用保钾利尿剂，补钾时尤应密切观察。

（2）低钾血症时将氯化钾加入生理盐水中静脉滴注，如血钾已基本正常，将氯化钾加入葡萄糖溶液中补充有助于预防高钾血症和纠正钾缺乏症，停止静脉补钾24小时后血钾正常，可改为口服补钾（血钾3.5mmol/L，仍缺钾约10%）。

（3）通常补钾都采取缓慢静脉滴注的方法。但有严重心律失常、肠麻痹、呼吸肌麻痹时除外。对每小时输注较高浓度钾溶液的患者，应进行持续心电监护和每小时测定血钾，避免严重高血钾和心脏骤停。

（4）钾进入细胞内缓慢，细胞内外钾平衡时间约需15小时或更久，因此，氯化钾输注中和输注后应严密观察，防止发生一过性高钾血症。

（5）难治性低钾血症需注意纠正碱中毒和低镁血症；静脉滴注葡萄糖加胰岛素或碳酸氢钠，可加重低血钾，一般情况下不宜采用，必须应用时，应同时补钾。

（6）补钾后可加重原有低血钙而出现手足搐搦，注意及时补钙。

知识点15：高钾血症的概念 副高：熟练掌握 正高：熟练掌握

血清钾高于5.5mmol/L，称高钾血症。血钾增高并不能反映机体总体钾的增高，目前临床上仍以血清钾结合心电图、病史等来判断是否存在高钾血症。

知识点16：高钾血症的病理生理 副高：熟练掌握 正高：熟练掌握

（1）血钾升高本身通常无特殊病理改变，但可影响细胞电生理而发生肌肉瘫痪和突然严重的心律失常、心脏骤停而致死亡。

（2）细胞的静息电位由其内、外液钾浓度比值决定。高血钾可降低跨膜细胞电位，开始兴奋，最终复极受阻，因而发生迟缓性肌肉瘫痪。

（3）高血钾时，静息膜电位降低，故使0位相与1位相上升速度减慢，室内传导延缓。当传导变慢时，心脏各部分细胞活动情形不一，可出现室性期前收缩，严重者最后发生室性心动过速、心室颤动，最后达到不能兴奋而发生心脏停搏。

知识点17：高钾血症的发病机制 副高：熟练掌握 正高：熟练掌握

（1）摄入过多：进食过多高钾食物，含钾高的药物包括一些中药、青霉素钾盐、库存血，补钾过多。肾脏功能正常时排钾机制完善，故单纯钾摄入过多不易引起高钾血症。

（2）肾排钾减少：①肾小球滤过率下降：见于急、慢性肾衰竭；②肾小管分泌钾减少：盐皮质激素缺乏、肾小管对ALD不敏感、减少钾排泄的药物，如应用保钾性利尿剂、血管紧张素转换酶抑制剂等。

（3）细胞内钾移至细胞外：当组织损伤、缺氧或使用某些药物时，可导致细胞内钾移至细胞外液引起高钾血症。详见下表。

细胞内钾移至细胞外引起高钾血症的机制及临床情况

	机　制	临床情况
胰岛素缺乏	由于细胞内Na^+亲和力下降，使Na^+-K^+-ATP酶活性下降	糖尿病，尤其肾衰竭和/或低ALD血症时
酸中毒	缓冲时，跨细胞阳离子改变	无机酸中毒，如肾衰竭
β_2受体阻滞药	阻滞β_2受体，抑制Na^+-K^+-ATP酶	肾衰竭，心肺旁路手术，应用β阻滞剂
运动过度	反复发生动作电位时K^+丢失	激烈运动、重症疾病
家族型高钾性周期性瘫痪	发作时除极过程肌细胞Na^+渗透性增加	摄入钾，寒冷运动后休息等诱发
洋地黄中毒	抑制Na^+-K^+-ATP酶	严重中毒或过量
琥珀酰胆碱（肌肉松弛药）	使肌细胞除极持续延长	神经肌肉疾病、烧伤等
阳离子氨基酸	阳离子进入细胞内促使K^+外溢	肾与肝衰竭、糖尿病

知识点18：高钾血症的临床表现　　副高：熟练掌握　正高：熟练掌握

高钾血症的临床表现一般不具特征性，一般不易引起注意。但当血钾升高到一定程度时可引起严重的心律失常而威胁生命。因此，对于少尿、无尿及用保钾利尿剂的患者，应高度警惕高钾血症的发生。

（1）对神经肌肉系统的影响：主要表现为感觉异常、肌肉疼痛、肌束震颤等症状。严重者可出现吞咽、发音及呼吸困难，甚至上行性瘫痪、松弛性四肢瘫痪。腱反射可能消失，通常不累及脑神经支配肌肉。中枢神经系统可表现为烦躁不安、昏厥和神志不清。

（2）对心血管系统的影响：心肌自律性降低，可出现窦性心动过缓，窦性停搏；传导性降低，出现各种类型的传导阻滞以及因传导性、兴奋性降低出现心脏停搏。心电图显示，P波压低，R波低，QRS综合波增宽，T波狭窄、高耸，Q-T间期缩短等。心电图的特征性变化有助于诊断。当血清$K^+ > 5.5$mmol/L时，先是Q-T间期缩短，T波变得高尖对称，基底狭窄而呈帐篷状。7～8mmol/L时，P波振幅降低，P-R间期延长，以致P波消失。9～10mmol/L时，室内传导更为缓慢，QRS变宽、R波振幅降低、S波加深，与T波直线相连、融合。至11mmol/L时，QRS波群、S-T段和T波融合而成双相曲折波形。最后至12mmol/L时，一部分心肌可先被激活而恢复，一部分尚未除极，极易引起折返运动形成室性异源搏动、心动过速、扑动、心室颤动，乃至心脏停搏而致死。这是引起猝死的主要原因，故高钾血症是内科急症之一。

（3）其他表现：高钾血症者多数有少尿或尿毒症临床表现，此见于急性或慢性肾衰竭的患者。高血钾可使乙酰胆碱释放增加，故引起恶心、呕吐、腹痛等消化道症状。血钾过高可使肾素降低、皮质酮增高、胰岛素增加，机体为避免因胰岛素增加而造成低血糖，故胰高血糖素分泌同时增加。

知识点19：高钾血症的严重程度 副高：熟练掌握 正高：熟练掌握

高钾血症的严重程度分为轻度、中度、重度。

（1）轻度：血清K^+5.5～6.5mmol/L，而心电图正常。

（2）中度：血清K^+6.5～7.5mmol/L，间或心电图显示T波变高变尖，或二者同时存在。

（3）重度：血清$K^+ > 7.5$mmol/L，心电图P波消失，QRS波增宽，心室率不规则等。

知识点20：高钾血症的诊断 副高：熟练掌握 正高：熟练掌握

结合患者病史，有可能引起血钾增高和/或肾排钾减少的基础疾病，出现原发病无法解释的临床表现应考虑高钾的可能。

钾浓度超过5.5mmol/L即可确诊，临床表现仅供参考，但心电图所见可作为诊断、病情判定和疗效观察的重要指标。

诊断步骤：

（1）排除假性高血钾：造成假性高血钾的常见原因：①当严重血小板增多症和白血病时，血液在凝固过程中大量K^+从细胞内释放；②抽血过程中反复压迫血管和血细胞通过针尖时遭破坏，引起溶血。

（2）判断高钾血症对机体影响的严重程度：包括症状、血K^+浓度和心电图改变。但心电图表现与血K^+浓度常不平行，且严重心律失常可突然发生，以前可无任何特殊的心电图改变。

（3）原发病诊断：寻找有无K^+摄入过多、药物引起尿K^+排泄减少、容量不足和少尿等因素。尿K^+排泄减少是高钾血症尤其是慢性患者的主要原因，其中药物引起者最为常见。醛固酮测定对诊断醛固酮减少症有确诊作用。

知识点21：高钾血症的治疗——注射钙盐 副高：熟练掌握 正高：熟练掌握

应在心电监护下3～5分钟内静脉注射10%葡萄糖酸钙20～30ml（溶于25%葡萄糖液40ml内），在数分钟内即可见效。应连续在1L葡萄糖液中加入10%葡萄糖酸钙20～40ml静脉滴注。并观察心电图改变，如心电图恢复正常，但血钾仍未恢复，仍须以10%葡萄糖酸钙作预防治疗。

注意：钙盐仅作为一种短时的急救药物，必须使用其他方法来降低血钾。

知识点22：高钾血症的治疗——碳酸氢钠或乳酸钠 副高：熟练掌握 正高：熟练掌握

5%碳酸氢钠液60～100ml（36～60mmol），急重症患者可在5分钟之内直接静注。需要时于15～30分钟后重复1次，或在第一次注射后继续静脉滴注5%碳酸氢钠125～250ml，每分钟15～45滴，避免矫正过度抑制呼吸。待心电图好转后，恢复正常窦性心律，QRS波群变窄，T波高尖程度减退，即可减量或停用。

注意：肝病患者慎用。同时监测患者心功能，避免引起水、钠潴留而加重心力衰竭。

知识点23：高钾血症的治疗——高渗葡萄糖及胰岛素

副高：熟练掌握　正高：熟练掌握

高钾血症应及时静脉注射25%～50%葡萄糖液60～100ml，每2～3g糖加胰岛素1U，继以静脉滴注10%葡萄糖液500ml，内加胰岛素15U，可促使将细胞外的钾转移至细胞内。葡萄糖加胰岛素的疗效可维持数小时。注意使用高渗葡萄糖刺激胰岛素分泌后可能引起低血糖，故在静注高渗葡萄糖后，应维持静注5%～10%葡萄糖液一段时间。

知识点24：高钾血症的治疗——选择性β_2受体激动剂

副高：熟练掌握　正高：熟练掌握

选择性β_2受体激动剂可促进钾转入细胞内，如沙丁胺醇10～20mg雾化吸入，20分钟起效，90～120分钟内使血K^+下降0.6～1.0mmol/L，心动过速时慎用。

知识点25：高钾血症的治疗——促进排钾

副高：熟练掌握　正高：熟练掌握

（1）利尿剂：选用排钾利尿剂，如呋塞米、依曲他尼酸和噻嗪类利尿剂。对心力衰竭或其他水肿状态的患者具有排钠消肿的双重效果。

（2）阳离子交换树脂及山梨醇：阳离子交换树脂能与钾离子结合而随树脂排出体外。本法对严重的急性血钾升高不能迅速奏效，只作为一种继续防治措施。常用聚苯乙烯磺酸钠树脂，用时先清洁灌肠后，将树脂40g置于200ml 20%山梨醇中作保留灌肠。也可口服，10～20g，一日2～3次。

（3）透析疗法：适用于慢性肾衰竭伴急重症高血钾症者，血液透析为最佳，也可使用腹透。无论是血液透析还是腹膜透析都需经过一段时间才能将血钾降至安全范围，故遇到急性血钾上升时，应先用快速降血钾方法纠正心律失常，再行透析治疗。

知识点26：高钾血症的治疗——减少钾来源

副高：熟练掌握　正高：熟练掌握

（1）停止高钾饮食或含钾药物。

（2）供给高糖高脂饮食或采用静脉营养，以保证足够热量，减少分解代谢所释放的钾。

（3）清除体内积血或坏死组织。

（4）避免应用库存血。

（5）控制感染，减少细胞分解。

（6）严重高钾血症时出现危及生命的紧急情况，应作紧急处理：①静脉推注钙剂拮抗K^+的心脏毒性；②应用碱剂、葡萄糖胰岛素溶液、β_2受体激动剂；③当严重心律失常甚至心脏停搏时，可紧急安装心脏起搏器或电除颤；④呼吸肌麻痹时可进行呼吸肌辅助治疗。

第五节 镁代谢失常

知识点1：镁的正常生理和代谢 副高：熟练掌握 正高：熟练掌握

镁（Mg^{2+}）是在体内含量仅次于钙、钠、钾的第四位阳离子，而在细胞内是含量仅次于钾的第二位阳离子。它参与体内多种酶促反应，是300个以上酶反应的主要辅助因子，这些酶包括ATP酶（Na^+-K^+-ATP酶和Ca^{2+}-ATP酶）、腺苷酸环化酶，以及在DNA合成、蛋白质生物合成（在合成蛋白时必须有K^+、磷和Mg^{2+}参与）、磷酸肌醇代谢、氧化磷酸化、糖酵解过程中的酶等，在能量的产生和利用、离子通道和激素受体结合、神经冲动传递、心脏应激兴奋和肌肉收缩等生理活动中，Mg^{2+}均起重要作用。Mg^{2+}在维持细胞膜的稳定性和调节离子通道功能中也发挥重要作用。Mg^{2+}还有调节甲状旁腺激素（PTH）分泌和活性的作用。

仅1%～2%的Mg^{2+}在细胞外液，所以血清镁浓度并不能完全代表体内全部Mg^{2+}的变化。正常血清镁的浓度为0.75～1.25mmol/L。体内的镁通过消化道吸收和肾脏排出取得平衡，保持着体内镁含量的稳定。

含Mg^{2+}的食物包括绿色蔬菜、肉类、鱼、豆类、坚果类和谷类等。Mg^{2+}在小肠吸收是主动过程，与钙互相竞争。肾滤过液中95%的Mg^{2+}在远端肾小管和Henle袢再吸收，PTH影响远端肾小管对镁再吸收。在高镁血症情况下，肾排出Mg^{2+}增加。

知识点2：低镁血症的概念 副高：熟练掌握 正高：熟练掌握

血清镁的浓度＜0.75mmol/L时称低镁血症。

知识点3：低镁血症的病理生理 副高：熟练掌握 正高：熟练掌握

（1）镁与心脏病：镁在心脏生理中有重要作用：①镁对维持正常心肌细胞结构是必需的。动物实验表明，低镁膳食引起鼠的心肌退行变性、坏死及瘢痕形成。②心肌收缩需要线粒体内氧化磷酸化供给能量，而镁是这一过程的重要辅酶。它存在于肌凝蛋白中，直接影响ATP酶的活性，参与ATP水解释放能量；同时，肌浆网释放和回收钙的过程也需要镁参加，才能完成肌原纤维的收缩。③镁在维持心肌细胞膜对各种离子的选择性通透方面起着一定作用，对心肌细胞动作电位舒张期除极化时的钙及钠离子内流具有阻断作用，故可影响心肌动作电位的某些时相。当灌注液缺镁时可使犬的心房、心室肌动作电位延长、窦性心率增快；④镁对心电图改变和心律失常的发生具有重要影响。长期严重缺镁的患者即使心脏正常，也可诱发心律失常。血清镁浓度与致命性心律失常的发生呈负相关，而且急性心肌梗死后的第1天血清镁下降最明显，恶性心律失常的发生率也最高。缺镁诱发心律失常可能与其引起细胞内缺钾，减低静息膜电位，使之接近阈电位，而影响心肌细胞的电稳定性，并促进折返现象发生有关；缺镁还可使Q-T间期延长，这些均有利于诱发心律失常。长期大量嗜酒所致酒精性心肌病常伴有低镁血症，心肌及骨骼肌均缺镁。⑤镁与冠心病的关系也受到重视。一些报告指出，软水地区的含镁较低，冠心病发病率及心脏猝死率较高，患者心肌含镁量显著降低而钾含量不减少。镁对家兔实验性动脉粥样硬化具有保护作用，并有降低血脂作用，研究显示缺镁除可导致脂代谢紊乱外，还促进血小板激活并缩短血小板的寿命，增加Ⅲ因子水平，影响前列腺素的作用，有研究人员研究6种微量元素结果表明，只有缺镁是严重冠心病的风险因素。

（2）镁与钙、钾：镁与钙对神经肌肉之兴奋性具有复杂的相互关系。缺镁或缺钙均可导致神经兴奋性增高和神经肌肉传递加快。然而，两者之间也有相互拮抗的一面。大剂量或高浓度的镁对神经肌肉接头有箭毒样作用，使肌肉松弛，这可能是由于镁干扰了运动神经末梢释放乙酰胆碱所致。缺镁常合并有缺钾，这是由于缺镁使肾脏保钾能力减低，尿中排钾增加所致；同时，缺镁可使细胞膜Na^{+}-K^{+}-ATP酶失活，钠泵作用减退，使细胞内钾外流而丢失，引起细胞内缺钾。其次，低血镁常合并低血钙，这是由于钙从骨骼游离入血发生障碍所致。

知识点4：低镁血症的病因 副高：熟练掌握 正高：熟练掌握

（1）食物中含镁丰富，故缺镁罕见，仅见于危重患者，多数由于大量镁丧失，少数是摄入不足所致，如长期禁食、饥饿、蛋白热量不足的营养不良，都能发生镁缺乏症。孕妇及婴儿往往因生理需要增加导致镁相对不足。

（2）消化系统疾病：广泛肠切除、肠瘘或胆瘘、腹泻和长期胃肠减压均可引起低镁血症。下消化道液镁含量（5～7mmol/L）比上消化道液中丰富。因此，大量下消化道液丢失比胃液丢失更易发生镁缺乏。

（3）内分泌疾病导致低镁血症可见于甲状旁腺功能亢进、甲状腺功能亢进、醛固酮增多症及糖尿病酸中毒等。

（4）医源性长期应用胃肠外营养时未补充镁，血液透析时使用无镁透析液可发生镁缺乏。

（5）镁、钙和钠都经肾脏再吸收。任何使尿钙、钠排出增多的措施，也可促使镁经肾脏排出增多，导致低镁血症。

知识点5：低镁血症的临床表现 副高：熟练掌握 正高：熟练掌握

血清镁＜0.4mmol/L时会出现的症状：

（1）神经肌肉方面：缺镁早期表现常有厌食、恶心、呕吐、衰弱及淡漠；缺镁加重则发生神经肌肉失常及行为异常，这些症状可单独或同时存在，易受声、光和机械刺激而被诱发。偶尔伴发热、大汗、惊厥或昏迷。患者常有明显的痛性腕足痉挛，亦可仅有Trousseau征或Chvostek征阳性。有时出现奇异动作，如面部皮肤收缩、皱眉、手足徐动甚至舞蹈样活动，这些征象可在无症状中突然发生。可有抑郁、妄想、淡漠、不安、焦躁、激动、幻觉、神志混乱及定向力消失。

（2）心脏症状：镁也是钙的抑制剂，缺镁可增加钙离子内流而促进心律失常的发生，如频发房性或室性期前收缩、多源性房性心动过速、室性心动过速及心室颤动，心脏猝死。应当指出，镁缺乏引起的心律失常对一般抗心律失常药物有对抗性，难以控制症状，但在补镁治疗后常消失。

低镁血症时，对有心脏病曾发生过心力衰竭患者，容易诱发心衰或加重洋地黄中毒。缺镁时，即使给予少量洋地黄也易引起心律失常。此外，缺镁可加剧缺钾引起的室性心律失常。

（3）其他症状：缺镁可引起贫血。其特征为红细胞寿命缩短、网织红细胞及球形红细胞增多及骨髓红细胞增生。

知识点6：低镁血症的辅助检查　　副高：熟练掌握　正高：熟练掌握

实验室检查有低血镁或肌肉镁含量减低，用^{28}Mg做动态试验，可交换的^{28}Mg减少，脑脊液中镁浓度降低（正常1.2～1.5mmol/L）、红细胞内镁含量降低。常伴有低血钾和低血钙。低钙不能用维生素D或PTH纠正。镁缺乏症可发生代谢性酸中毒。血清无机磷水平一般减低，偶可升高。镁缺乏时有低尿镁（$<$1mmol/L）和低尿钙，但在肾失镁过多者则尿镁增多。

知识点7：低镁血症的诊断　　副高：熟练掌握　正高：熟练掌握

（1）根据病史及症状、体征，特别是有长期禁食、饥饿、小肠吸收不良、腹泻、肠瘘、多尿等失镁情况时，应考虑缺镁的可能。

（2）血清镁浓度$<$0.75mmol/L。有时血清镁虽在0.75mmol/L以上，仍不能否定低镁血症。

（3）根据病史和临床判定有缺镁，而血镁正常时，应做尿镁排泄量测定。如24小时尿镁排泄量$<$1.5mmol，则诊断为镁缺乏症。

（4）静脉内镁负荷试验有助于诊断。一般是在12小时内静脉滴注含有30mmol硫酸镁的葡萄糖液500ml，然后收集24小时尿液测定尿镁排泄量，若体内有$>$50%的镁保留则为缺镁，若$<$30%可排除缺镁。也可在1～2小时内静滴含有20mmol镁的葡萄糖液400ml，收集16小时尿液测定镁含量，如尿镁为输入量的20%左右表示有缺镁；若为输入的70%可排除缺镁。有肾功能不全、心脏传导障碍或呼吸功能不全时忌用本试验。

（5）有手足搐搦，血钙正常，给予钙剂治疗无效者，应考虑有低镁血症的可能。

（6）低钾血症经补钾治疗后症状恢复不明显时，应考虑同时患有低镁血症的可能。

知识点8：低镁血症的鉴别诊断　　副高：熟练掌握　正高：熟练掌握

当临床诊断为常见的低钙血症或低钾血症时，应考虑可能合并存在低镁血症。此外，首先应与各型手足搐搦（低钙血症、碱中毒等）、全身性痉挛或癫痫、自主神经性肌张力障碍、某些甲状腺功能减退症、某些精神症状疾病相鉴别。

知识点9：低镁血症的治疗 副高：熟练掌握 正高：熟练掌握

镁缺乏症应补充镁盐。由于缺镁量难以判断，故一般是根据经验来估计替代治疗。一般每千克体重丢失0.5～1.0mmol时应予治疗。肾脏的保镁功能较差，即使在缺镁状态下补充的镁仍有50%可以从尿中排泄，因此补充的镁量要高于推测丢失量的2倍左右。应当注意，补镁治疗要使体内镁缓慢恢复正常，一般至少需要治疗4～5天。同时应注意纠正低钙和低钾血症。肾功能有损害、GFR减低时应慎重，镁用量要小，并监测血镁水平，以防发生镁中毒的危险。

（1）预防缺镁：对依靠口外营养、静脉营养及经胃肠道或肾脏失镁者，以及哺乳期的妇女和小儿，每日给镁5～25mmol，以防止缺镁。能口服者可口服葡萄糖酸镁，不能口服者可用10%硫酸镁肌注，或加入液体中静滴。

（2）肾功能良好的缺镁症患者，可每日给镁25～50 mmol，加入液体内，经静脉缓慢滴入（12小时以上）。应不断地监护心脏功能，测定血镁，随时调整剂量，症状控制后须减量。

（3）对抽搐、心律紊乱等发生危象患者，应立即经静脉给镁8～16mmol（50%硫酸镁4～8ml）加入5%葡萄糖或生理盐水100～500ml中，在10～15分钟内滴注，治疗过程中应监护心电，反复测定血镁。病情好转后，仍需按24小时内每千克体重给镁0.5mmol，经静脉滴注，或10%硫酸镁肌注（每6小时肌注硫酸镁2g）。第二天症状得到控制后，可按24小时内每千克体重给镁0.2mmol，以10%硫酸镁10ml肌注（约含镁4mmol），每日3次。能口服时，则改为口服葡萄糖酸镁1.5～2g，每日3次。

（4）忌50%硫酸镁静脉注射：如使用10%硫酸镁静脉注射，注入速度每分钟不宜超过1ml。

知识点10：高镁血症的概念 副高：熟练掌握 正高：熟练掌握

血清镁>2mmol/L时称高镁血症，较少见。

发生高镁血症最主要的病因是肾功能损害，但大多数引起症状的高镁血症均与使用含镁药物有关。

知识点11：高镁血症的病理生理 副高：熟练掌握 正高：熟练掌握

过量的镁主要对心血管系统和神经系统产生影响。在神经方面，可阻断神经传导及在末梢神经部位阻断乙酰胆碱释放，减低神经肌肉接头的冲动传导，并使突触后膜反应性减低和轴索兴奋阈值增高，从而使神经肌肉功能减低。在循环系统方面，主要引起心脏的兴奋传导障碍和抑制细胞膜的兴奋性。

知识点12：高镁血症的病因 副高：熟练掌握 正高：熟练掌握

（1）摄入过多：①无肾功能不全的成人和新生儿，用镁盐灌肠；②巨结肠和肠梗阻时，用镁盐灌肠，甚至发生致死性高血镁；③硫酸镁治疗子痫。

（2）排泄受阻：肾功能不全、慢性肾衰竭及急性肾衰竭时均可引起高镁血症。

（3）其他：在锂盐治疗过程中、大手术后、伴骨骼受累的肿瘤、甲状腺功能减退症、甲状旁腺功能亢进症伴肾损害、垂体性矮小、乳-碱综合征及病毒性肝炎等患者，有肾功能不全时可有血镁轻度升高。

知识点13：高镁血症的临床表现 副高：熟练掌握 正高：熟练掌握

通常血浆镁浓度>2mmol/L时才会出现镁过量的症状和体征。血浆镁为2mmol/L时可出现镁中毒的早期表现，如心动过缓、恶心、呕吐，皮肤血管扩张、尿潴留、深腱反射减弱以至消失。血镁2.5～5.0mmol/L时，可出现嗜睡、木僵、精神错乱；超过5mmol/L时可出现随意肌麻痹、反射减退、肌无力、呼吸抑制和昏迷。

血镁中度上升（2mmol/L）时可引起体位性低血压和心动过缓。随着血镁浓度升高，可发生心电图改变。血镁浓度2.5～5.0mmol/L时出现P-R间期延长和室内传导阻滞，伴有QRS时限增宽和Q-T间期延长，P波低平；如超过7.5mmol/L时可发生完全性传导阻滞，并可抑制心脏收缩而致心脏停搏。

知识点14：高镁血症的诊断 副高：熟练掌握 正高：熟练掌握

血清镁在1.5mmol/L左右常无临床症状，>2mmol/L出现症状则诊断为症状性高镁血症。高血镁最常见于尿毒症患者，故尿毒症时应加以重视。对慢性、急性肾功能不全者均应定期进行血镁检测。当肾功能不全患者出现神经肌肉症状及心电图示传导障碍，而不能用血钾、钙、磷异常解释时，应考虑高镁血症。

知识点15：高镁血症的治疗 副高：熟练掌握 正高：熟练掌握

（1）一经确诊，应立即停止镁制剂的摄入和治疗其原发病因。

（2）对肾功能正常者可给予利尿剂，以促进尿镁的排泄。如有脱水，应予纠正，但对尿少患者应防止发生水过多的危险。对肾功能不全的患者，使用镁剂应特别小心。

（3）对血清镁>2.5mmol/L的有症状患者和>4mmol/L的所有患者，应静脉注射10%葡萄糖酸钙10～20ml（钙100～200mg）或10%氯化钙5～10ml缓慢静脉注射可迅速改善毒性作用，30秒左右可见症状有暂时性改善，但作用时间短暂。如注射后2分钟仍未见效，应重复治疗。

（4）严重病例可进行透析治疗。

第六节　钙磷代谢失常

知识点1：钙和磷的分布　　副高：熟练掌握　正高：熟练掌握

钙和磷的分布体内约99%钙和86%磷以羟磷灰石形式存在于骨和牙齿，其余成溶解状态分布于体液和软组织液中。血钙是血清中所含的总钙量，正常成人为2.25～2.75mmol/L，儿童稍高。血磷通常指血浆中的无机磷，正常成人为1.1～1.3mmol/L，婴儿为1.3～2.3mmol/L，血浆无机磷酸盐的80%～85%以HPO_4^{2-}形式存在。血浆磷的浓度不如血浆钙稳定。

知识点2：钙和磷代谢的调节　　副高：熟练掌握　正高：熟练掌握

体内钙磷代谢，主要由甲状旁腺激素、1,25-(OH)$_2$D$_3$和降钙素3个激素作用于肾脏、骨骼和小肠3个靶器官调节。三者相互制约，相互协调，以适应环境变化，保持血钙浓度的相对恒定。

知识点3：钙和磷共同参与的生理功能　　副高：熟练掌握　正高：熟练掌握

（1）成骨：绝大多数钙磷存在于骨骼和牙齿中，起支持和保护作用，骨骼作为调节细胞外液游离钙磷恒定的钙库和磷库。

（2）凝血：钙磷共同参与凝血过程。血浆Ca^{2+}作为凝血因子Ⅳ，在激活因子Ⅸ、Ⅹ和凝血酶原等过程中不可缺少；血小板因子3和凝血因子Ⅲ的主要成分是磷脂，他们为凝血过程几个重要链式反映提供“舞台”。

钙、磷在维持人体正常结构与生理功能方面起重要作用。尤其是与代谢性骨病密切相关。虽然钙、磷的摄入和排出量及其在骨骼中的沉积和动员持续变化，但在各种体液因素和局部细胞因子等的综合调控下，人体细胞内、外液中钙、磷浓度波动在一个相对狭小的范围内。当体内外的致病因素作用于钙、磷代谢的某一个或多个环节，可破坏其平衡，引起多种钙磷代谢失衡的临床综合征。

知识点4：低钙血症的概念　　副高：熟练掌握　正高：熟练掌握

血清蛋白浓度正常时，血清钙低于2.2mmol/L（8.5mg/dl）称为低钙血症。

知识点5：低钙血症的病因　　副高：熟练掌握　正高：熟练掌握

（1）甲状旁腺激素活动减少

甲状旁腺功能低下：①特发性的：有家族性的及散发性的。②后天的：甲状腺手术中的挤压或创伤能使降钙素分泌增多，甲状腺手术后可发生暂时性的低钙血症。待降钙素的分泌恢复正常后，血钙即可恢复正常。如果甲状腺大部切除术中误将甲状旁腺切除，则将发生永久性甲状旁腺功能低下。③其他少见的：如甲状旁腺被癌转移所破坏或血色素沉着病有铁沉积于甲状旁腺中，都能引起甲状旁腺功能低下。

低镁血症：酶缺乏症或低镁血症的血镁低于0.4 mmol/L时，即能出现低钙血症。可能因为镁缺乏能抑制甲状旁腺释放PTH或降低骨对PTH的反应所致。庆大霉素中毒后，尿排镁增多，导致低镁血症，从而也能引起低钙血症。

胰腺炎：急性胰腺炎中有40%～75%患低钙血症。一方面系因有大量钙沉积在胰腺周围皂化的脂肪中，另一方面又因PTH分泌减少（甲状旁腺被消化酶破坏，或因以胰高血糖素分泌增加导致降钙素分泌增加）。

新生儿低钙血症：多发生在生后72小时内。常见于早产儿、胎儿窒息及母亲患1型糖尿病者，或孕期母亲患高钙血症使胎儿甲状旁腺功能受抑制。

（2）维生素D不足

1）假性甲状旁腺功能减退：由于靶器官对PTH无反应或反应减弱，又兼高磷血症，使1α-羟化酶的活性受抑制，因而1,25-$(OH)_2D_3$的产量减少，并抑制骨吸收，促使钙在软组织中沉积。

2）高磷血症：能抑制1α-羟化酶的活性，使1,25-$(OH)_2D_3$的产量减少，并抑制骨吸收，促使钙在软组织中沉积。

3）维生素D_3不足：多见于营养不良、发育过早、早产儿、阳光照射不足、肠道吸收不良、小肠切除及肝胆疾病者。

4）吸收不良综合征。

5）肾小管酸中毒排钙增多，又因酸中毒使肾脏中的1α-羟化酶受抑制，使D_3［1,25-$(OH)_2D_3$］产量减少，钙的吸收亦随之减少。

6）急性或慢性酒精中毒时，即使没有肝硬化，血中的25-羟维生素D_3（25-OHD_3）也减少，又兼常同时患低镁血症及肠道吸收不良，往往导致低钙血症。

（3）其他原因

1）成骨速度超过骨吸收时，能发生低钙血症。

2）输入大量血库存血，血浆Ca^{2+}被多余的枸橼酸盐结合，能发生低钙血症。

3）治疗高钙血症时使用磷酸盐或降钙素时，或抗痉挛时使用苯巴比妥、苯巴比妥钠，都能引起低钙血症。

知识点6：低钙血症的临床表现 副高：熟练掌握 正高：熟练掌握

低钙血症的临床表现与血钙下降的程度、速度、时间长短等因素有关，如果短时间内血钙迅速下降或伴碱中毒，可出现危及生命的严重后果。

（1）神经肌肉系统症状：①慢性、中等程度的低血钙时，患者可感到唇、鼻、四肢麻木或刺痛，肌束颤动，面神经叩击征（Chvostek sign）和束臂征（trousseau sign）阳性。当血钙下降严重或下降速度很快时，可出现自发性手足搐搦、腹痛、支气管哮喘，甚至喉痉挛、癫痫大发作，后者也可能与脑内病灶有关；②甲旁减患者颅内可发生异位钙化，引起震颤、共济失调、手足徐动症、舞蹈症、抽搐等症状；③长期低钙血症患者的记忆力减退、性格改变、抑郁、焦虑、精神错乱，儿童智力障碍。

（2）心血管系统症状：心排出量及左心收缩力明显减弱；心电图表现为Q-T间期延长、T波平坦或倒置。

（3）小儿长期患低钙血症出现：①牙齿发育不全，有龋齿；②皮肤干燥、鳞屑增多；③指甲易脆、指甲横沟；④秃发、毛发稀疏；⑤可发生白内障；⑥佝偻病样骨骼改变。

（4）转移性钙化：肌腱、关节周围软组织、基底节及小脑钙化。

（5）原发病表现。

知识点7：低钙血症的诊断 副高：熟练掌握 正高：熟练掌握

（1）明确是否有低钙血症：应同时测定血清钙浓度和血清蛋白浓度，以便校正真实的血钙水平或直接测定离子钙浓度。

（2）明确病因诊断：应结合病史（如用药史、手术史、家族史、喂养史）、症状、体征和有关实验室资料、特殊检查结果等进行判断。

知识点8：低钙血症的治疗 副高：熟练掌握 正高：熟练掌握

（1）明确病因：针对病因进行治疗。

（2）静脉注射钙剂：严重低钙血症患者伴有神经肌肉症状，如抽搐、惊厥等，静脉补充钙剂，改善症状。可给予10%葡萄糖酸钙10～20ml（10ml＝钙90mg，2.25mmol），或10%氯化钙10～20ml（10ml＝钙360mg，6mmol）于25%～50%葡萄糖液20～40ml，缓慢注射，每分钟不超过2ml。症状反复者，数小时后可重复注射或静脉持续滴注葡萄糖酸钙或氯化钙15mg/kg，4～6小时，同时注意是否存在低镁血症，必要时补充镁剂。待病情稳定后，可改为口服钙剂。

（3）口服补钙：适用于慢性低钙血症及低血钙症状不显著者。常用制剂有乳酸钙、葡萄糖酸钙、碳酸钙等，一般每日需补钙1～2g。

（4）维生素D治疗：由维生素D缺乏、抵抗引起的低钙血症，应选择维生素D制剂，在肾功能衰竭、甲旁减或维生素D依赖性维生素D缺乏病时，应选用1,25二羟维生素D_3 0.25～1.0μg/d。其他原因的维生素D缺乏，可补给维生素D 15000～50000U/d或更大剂量，并治疗病因。使用时应严密监测血、尿钙情况，根据需要调整剂量。

（5）纠正低镁血症：存在低镁血症的患者应给予补镁治疗。将25%硫酸镁5ml稀释于25%～50%葡萄糖液20～40ml中，缓慢推注；或深部肌注10%硫酸镁10ml（约含镁4mmol），每天3～4次。症状缓解后，再每日补充镁25～50mmol数日。治疗期间应严密监测血镁浓度及心脏情况。对有肾功能不全者补镁应慎重，用量应减少。

（6）其他：噻嗪类利尿剂和限制钠盐，均可增加肾小管对钙的重吸收，减少尿钙，升高血钙水平，可用于肾功能不全时低血钙的辅助治疗，但应注意防止低钾血症。

知识点9：高钙血症的概念 副高：熟练掌握 正高：熟练掌握

血清蛋白浓度正常时，成人血清钙正常值为2.25～2.75mmol/L，高于2.75mmol/L即为高钙血症。

知识点10：高钙血症的病因 副高：熟练掌握 正高：熟练掌握

（1）骨吸收增多：恶性肿瘤：一般说来，恶性肿瘤患者发生高钙血症者占10%～20%。以乳腺癌、肺癌、膀胱癌、鳞状上皮癌、多发性骨髓瘤、白血病等发生高钙血症为多见。也可能由于原发性甲状腺功能亢进；或瘤细胞产生的异位PTH；或瘤细胞产生的PTH样物；或瘤细胞产生的前列腺素（诱发骨吸收）所引起。制动或卧床不起能引起高钙血症，可能因营养不良而磷缺乏或肾小球滤过率降低不能排除多余的钙所致。甲状腺功能亢进时T_3、T_4能促进骨吸收。维生素A中毒能提高破骨细胞的活性，增加骨吸收。每日口服超过50000U维生素A，就能发生高钙血症、骨痛及肾脏钙化。

（2）肠道吸收钙量增加：维生素D中毒：治疗甲状旁腺功能减退、佝偻病、软骨病时，使用维生素D过量，可能引起维生素D中毒，导致高钙血症。结节病中最高可有15%～20%同时患高钙血症，可能因为内生维生素D过多或因对维生素D异常敏感所致。乳碱综合征消化性溃疡病患者长期大量服用乳制品及碱性药物可引起高钙血症、代谢性碱中毒及钙沉着。婴儿特发性高钙血症。

（3）其他原因：急性肾功能衰竭恢复期：急性肾功能衰竭时有严重的高磷血症，促使钙沉积在软组织中，血钙降低，甲状旁腺增生，PTH分泌增加。当肾功能恢复后高磷血症好转，钙在PTH作用下重回血内，引起高钙血症。

家族性低尿钙性高钙血症。Addiaon病可发生高钙血症：可能因为肾上腺皮质功能减退时，细胞外液容量减少，促使肾小管回吸收Ca^{2+}增多，又兼维生素D失去糖皮质激素的拮抗作用，使肠道吸收的钙量增加。嗜铬细胞瘤能发生高钙血症，乃因儿茶酚胺能促进PTH分泌，并且能直接激发骨吸收。肢端肥大症，因分泌的生长激素过多，使肠道吸收的钙量增加，从而导致高钙血症。

使用氯噻嗪类利尿剂或锂的制剂时，都能使肾小管重吸收的Ca^{2+}增加，而发生高钙血症。

知识点11：高钙血症的临床表现 副高：熟练掌握 正高：熟练掌握

高钙血症患者临床表现可累及多个系统。症状的出现与否及轻重程度与血中游离钙升高的程度、速度及患者的耐受性有关。血钙＜3.0mmol/L时，症状常较轻或无症状，而血钙浓度＞4.0mmol/L时，有明显症状，出现高钙危象。

（1）神经精神症状：一般表现有乏力、倦怠、软弱、淡漠。病情继续发展出现头痛、肌无力、腱反射抑制、抑郁、易激动、步态不稳、语言障碍、听觉和视力障碍、定向力丧失、木僵、精神行为异常等神经精神表现。一般血清Ca^{2+} 3.0～3.75mmol/L时可出现神经衰弱样症候群，4.0mmol/L时出现精神症状，>4.0mmol/L时，发生谵妄、惊厥、昏迷。

（2）泌尿系统症状：高钙血症可致肾小管损害，肾浓缩功能下降，使体液丢失，严重者每日尿量达8～10L，致水、电解质、酸碱代谢失衡。患者出现烦渴、多饮、多尿、脱水。另外，高钙血症可引起肾间质钙盐沉积，导致间质性肾炎、失盐性肾病、尿路感染、泌尿系统结石、肾钙盐沉着症甚至肾功能衰竭。

（3）消化系统症状：患者可表现为食欲减退、恶心、呕吐、腹痛、便秘，甚至麻痹性肠梗阻。高血钙易发生消化性溃疡，也可引起急性胰腺炎。

（4）心血管系统和呼吸系统症状：患者可发生高血压和各种心律失常，心电图表现有Q-T间期缩短、ST-T改变、房室传导阻滞、低血钾性U波等，应及时治疗。高钙血症引起的水、电解质、酸碱失衡，使支气管分泌物黏稠，黏膜纤毛活动减弱，可致肺部感染、呼吸困难甚至呼吸衰竭。

（5）其他：高血钙可致肌无力、萎缩、麻痹。异位钙化灶可致眼角膜病、红眼综合征、结膜及鼓膜钙化、关节周围钙化、软骨钙化等。

（6）原发病表现。

知识点12：高钙血症的诊断　　副高：熟练掌握　正高：熟练掌握

一般将高钙血症的诊断分为两步，首先明确有无血钙升高，然后明确高血钙的病因。确定高血钙需重复多次测定血清钙浓度，同时应排除绑压带捆扎时间过长、血液浓缩和血清蛋白对钙测定值的影响。测定离子钙或同时测定血清蛋白能排除血清蛋白的干扰。另外，有报道在原发性血小板增多症时，大量异常活化的血小板在体外释放钙，可引起假性高钙血症。

高血钙的病因诊断需综合分析患者的病史，包括症状、体征、实验室的有关检查、影像学等特殊检查结果。家族史、用药史亦是诊断中不可缺少的资料。由于90%以上的高钙血症是由原发性甲旁亢和恶性肿瘤引起的，因此进行两者的鉴别非常重要。一般恶性肿瘤并发高钙血症时，病情已相当严重，原发病灶通常易于发现或可见转移病灶，原发性甲旁亢的病情常较轻，病程较长，少数患者可发生甲旁亢危象昏迷而血清钙增高不显著；血PTH的测定对鉴别两者亦有帮助，但不是唯一可靠的指标，因为少数恶性肿瘤也可在异位分泌PTHrP的同时分泌PTH；X线、B型超声、CT及^{75}Se甲酰氨基酸核素扫描可帮助确定肿瘤诊断。

知识点13：高钙血症的治疗原则　　副高：熟练掌握　正高：熟练掌握

高钙血症应主要针对原发病进行治疗，当血钙低于3.0mmol/L时可暂不予处理，当血钙高于4.0mmol/L，即达高钙危象时，则须紧急处理降低血钙，维持机体内环境的稳定，减少并发症，为原发病的治疗争取机会。

知识点14：扩容、促进尿钙排泄治疗高钙危象　　副高：熟练掌握　正高：熟练掌握

（1）纠正脱水及增加尿钠、钙排泄。

（2）每日补给等渗盐水4000～6000ml。

（3）血容量极度减缩伴低血压、休克，补液基础上可酌情用血管收缩剂。

（4）高血钙合并低血钾者需同时补充钾盐。

（5）大量输液应监测心、肺功能，以免诱发心力衰竭、肺水肿。

（6）治疗中使用洋地黄应酌情减量。

（7）积极输注生理盐水的同时应使用髓袢性利尿剂，以加强钙的排泄。可以给呋塞米（速尿）40～80mg静注，每2～6小时注射1次。若有疗效，血钙可在24小时内下降0.5～1.0mmol/L。注意忌用噻嗪类利尿剂。

知识点15：药物抑制骨吸收治疗高钙危象　　副高：熟练掌握　正高：熟练掌握

（1）双膦酸盐：治疗恶性肿瘤诱发的高钙血症有效率达90%。一般治疗高钙危象时须从静脉途径给药，维持输注4小时以上。不良反应主要为肾损害及抑制骨矿化。

（2）氨磷汀（WR-2721）：是放射治疗或化学治疗中正常组织的保护剂。用于原发性甲旁亢及肿瘤所致高钙血症，也能直接抑制骨钙吸收，减少肾小管钙的重吸收。

（3）降钙素：可直接抑制破骨细胞功能，快速抑制骨吸收，促进尿钙排泄，降低血钙。治疗剂量：鲑鱼降钙素2～8U/kg，鳗鱼降钙素0.4～1.6U/kg，每6小时1次，肌内注射或皮下注射，使用6小时内可降低血钙0.25～0.5mmol/L。但作用半衰期短，且几小时或几天内出现“脱逸”现象而失效。与糖皮质激素或光辉霉素合用可产生协同作用，也可与双膦酸盐合用。不良反应主要为恶心、呕吐、腹痛、面色潮红、皮疹等，一般均可耐受。

（4）硝酸镓：为抗癌药，有阻抑PTH和OAF的骨吸收作用。用量为200mg/（m^2·d），持续滴注5～7天。

（5）普卡霉素（光辉霉素）：是细胞毒性抗生素，可抑制RNA合成，减少骨吸收并拮抗PTH作用。静脉注射25～50μg/kg，维持6小时，血钙于36～48小时内下降，疗效维持不超过5天，必要时5～7天后重复应用，但反复使用可对肝、肾、造血系统产生毒性作用。

（6）顺铂：是治疗癌性高钙血症的新药，其降钙作用是直接抑制骨吸收。优点是安全有效，疗效持久。

知识点16：糖皮质激素治疗高钙危象　　副高：熟练掌握　正高：熟练掌握

糖皮质激素用于治疗维生素D中毒、结节病及血液系统肿瘤所致高钙血症。口服泼尼松40～80mg/d至血钙正常，或氢化可的松200～300mg/d静滴3～5天。有一定的降钙效果，但起效慢、维持时间短，常与其他降钙药合用。另外，糖皮质激素亦可用于高钙血症的病因鉴别。

知识点17：前列腺素抑制剂治疗高钙危象　　副高：熟练掌握　正高：熟练掌握

前列腺素抑制剂对少数可能由PGs所致的癌性高钙血症有效。通常用吲哚美辛（消炎痛）50～100mg/d，或阿司匹林2～3g/d，经用5～7日无效，即可停药。

知识点18：钙螯合剂治疗高钙危象 副高：熟练掌握 正高：熟练掌握

依地酸二钠可与钙结合成为可溶性复合物，增加尿钙排出，每日2～4g，于糖盐水中静脉点滴4小时以上。因其有肾毒性作用，故肾功能减退者慎用。

知识点19：透析疗法治疗高钙危象 副高：熟练掌握 正高：熟练掌握

重症急性高血钙，尤其是并发严重肾功能不全者，可使用无钙或低钙透析液做腹膜透析或血液透析。

知识点20：治疗高钙危象的其他疗法 副高：熟练掌握 正高：熟练掌握

（1）甲亢所致高钙血症者可用普萘洛尔（心得安）治疗，每天分次口服80～100mg，但心力衰竭者慎用，哮喘者忌用。

（2）用雌激素治疗更年期妇女的原发性甲旁亢有效。

（3）活动能改善由制动导致的高血钙。

知识点21：低磷血症的概念 副高：熟练掌握 正高：熟练掌握

正常血清磷浓度：

成人：0.83～1.45mmol/L（2.6～4.5mg/dl）。

小儿：1.29～1.94mmol/L（4～6mg/dl）。

当血清磷浓度≤0.8mmol/L时称为低磷血症。

血清磷＜0.3～0.5mmol/L为重度低磷血症。

知识点22：低磷血症的病因 副高：熟练掌握 正高：熟练掌握

（1）摄入过少：较少见。

（2）肠道吸收减少：在营养不良、脂肪泻、慢性腹泻及吸收不良综合征，可引起低磷血症。服用能与磷结合的铝镁抗酸剂或维生素D缺乏时，因肠道内磷的吸收减少导致磷缺乏症。

（3）经肾脏丢失主要见于：①维生素D缺乏；②肾小管疾病（如肾小管性酸中毒、Fanconi综合征等）和累及肾小管功能的全身性疾病；③甲状旁腺功能亢进症；④组织非特异性碱性磷酸酶基因突变及X连锁抗维生素D低血磷性佝偻病；⑤肿瘤引起的低血磷性软骨病（PTHrP的作用）；⑥其他原因，如ALD增多症、长期应用甘草制剂、Reye综合征、特发性高尿钙症、AVP不适当分泌综合征、利尿剂、糖皮质类固醇等均可使肾小管排磷增加。

（4）磷转移入细胞内

1）糖尿病酮症酸中毒：经胰岛素治疗后，大量磷伴随葡萄糖进入细胞内，可导致急性低磷血症。糖尿病本身存在胰岛素缺乏与胰高糖素过多可使分解代谢增加，而长期多饮、多尿、酮症及糖尿病使尿中排磷增多，亦可使血磷降低。

2）呼吸性、代谢性碱中毒：持续而明显的呼吸性碱中毒，细胞内pH增高，继而细胞内磷酸化碳水化合物形成增加，所需的磷从无机磷贮存池移出，迅速引起血磷降低，尿磷排出减少。重度呼吸性碱中毒常见于败血症、高热中暑、肝昏迷、水杨酸中毒、痛风及乙醇（酒精）戒断综合征等。同样，输注过多碳酸氢钠引起代谢性碱中毒时，亦可使血磷降低。

3）内分泌激素及营养素：胰高糖素、儿茶酚胺、胰岛素可致血磷下降。静脉注射果糖、氨基酸、甘油、乳糖亦可引起磷的重新分布，降低血磷。

4）细胞增殖过快：如见于白血病等。

（5）综合性原因

1）严重烧伤（三度）后可引起低血磷，其主要原因除胃肠功能紊乱使磷的摄入或吸收减少以及早期输注大量不含磷的液体外，胰岛素促进磷向细胞内转移，降钙素、PTH等抑制肾小管磷重吸收的激素升高，也是促成血磷降低的原因。

2）急、慢性酒精中毒者约有50%有低磷血症。除饮食中缺磷及吸收减少外，酒精中毒引起肌营养不良及呼吸性碱中毒或酮症酸中毒亦是主要的诱发因素。

3）长期应用无磷透析液治疗或肾移植术后患者。

知识点23：低磷血症的临床表现　　副高：熟练掌握　正高：熟练掌握

（1）中枢神经系统症状：感觉异常、眩晕、嗜睡、麻木、共济失调、抽搐、昏迷，甚至死亡。

（2）血液系统症状：①红细胞内2,3二磷酸甘油酸（2,3-DPG）减少，影响氧与血红蛋白解离；②血磷＜0.16mmol/L（0.5mg/dl）时，易发生溶血性贫血；③白细胞的趋化性、吞噬作用、杀菌活性明显减弱；④血小板减少，血块收缩不良，胃肠道及皮下易出血。

（3）骨骼、心肌的症状：低磷可导致肌无力或横纹肌溶解，如累及心肌和呼吸肌，可致心律失常、心力衰竭和呼吸衰竭。

（4）任何不能解释的骨痛、骨折：应考虑磷缺乏症的可能。

知识点24：低磷血症的治疗　　副高：熟练掌握　正高：熟练掌握

（1）积极治疗原发病：积极治疗引起低磷血症的原发疾病。无症状或症状甚轻患者，一般无需补磷，只要治疗原发疾病并增加饮食中磷的摄入量即可。

（2）对磷缺乏症的患者，24小时内每千克体重可给磷酸盐1mmol/L，分次口服。每日最多不超过3g。口服补磷常引起呕吐、腹泻而影响疗效。

（3）对严重血磷降低伴有明显神经肌肉、心血管和血液系统症状者，应给予静脉补磷。当患者合并肾功能衰竭、少尿、大量组织坏死及高钙血症时，补磷应慎重。静脉补磷的不良反应或危险性有低血钙、迁徙性软组织钙化、低血压、高血钾（因给磷酸钾盐所致）、失水与高钙血症（因高渗性利尿所致）等。

新发生的低磷血症，首次剂量可用0.08mmol/kg（注：mmol数×30.974即得mg数）；若低血磷为时较久，且存在多种诱发低血磷的原因，则首剂用0.16mmol/kg；对症状明显的患者，首剂应增加25%～50%；对合并高血钙的患者则应减少25%～50%。间隔6小时后可重复给药，每次给药后应立即并反复多次测定血钙和血磷浓度，并依照临床情况及新的血磷水平调整下一次的补充量。为减少危险性，每次剂量不超过0.24mmol/kg。伴有低血钙时还需同时补钙，钙剂不宜加于含有磷酸盐的溶液中或通过同一静脉输注。

知识点25：高磷血症的概念　　副高：熟练掌握　正高：熟练掌握

血清磷超过1.60mmol/L为高磷血症。

知识点26：高磷血症的病因　　副高：熟练掌握　正高：熟练掌握

（1）摄入过多或吸收过多：①小肠吸收磷增多：维生素D中毒时，一方面骨吸收增多，另一方面小肠吸收的磷也增加；②静脉内注入磷酸盐的量过大、速度过快时，可发生高磷血症（治疗高钙血症或低磷血症时）；③白磷烧伤（燃烧弹所伤）。

（2）肾脏排泄减少：①急、慢性肾功能衰竭；②甲状旁腺功能减退症或假性甲状旁腺功能减退症；③肢端肥大症；④肿瘤性钙质沉着症；⑤长期使用双膦酸盐制剂、肝素等药；⑥低镁血症。

（3）磷从细胞内释出：①呼吸性、代谢性酸中毒；②细胞溶解：如溶血性贫血、肌溶解综合征、用细胞毒性化学药物治疗淋巴瘤及白血病等；③其他：如高热、暴发性肝炎、挤压伤等。

（4）甲状旁腺功能减退或假性甲状旁腺功能减退：因患者肾小管对磷的重吸收增加，导致高磷血症。

知识点27：高磷血症的临床表现　　副高：熟练掌握　正高：熟练掌握

高磷血症的症状通常很轻或无症状，严重高血磷的临床表现主要取决于原发病、伴随的低血钙、其他代谢紊乱和异位钙化灶沉积于各个系统所引起的症状。

（1）循环系统：心律不齐、血压低、肺部充血，指、趾或皮肤有缺血坏死。

（2）泌尿系统：少尿或无尿。

（3）呼吸系统：呼吸困难、低氧血症。

（4）其他：角膜混浊、结膜炎、皮肤丘疹等。

知识点28：高磷血症的治疗　　副高：熟练掌握　正高：熟练掌握

（1）针对病因治疗。

（2）降血磷处理：包括去除外源性含磷药物、低磷饮食、服用含钙铝的磷结合剂或无钙铝的磷吸附剂，降低肠道磷的吸收。

（3）严重高血磷者：进行血液透析治疗，尤其是肿瘤溶解、肾功能衰竭等引起者。

（4）慢性肾衰者还常出现高硫酸盐血症：高硫酸盐血症常先于高磷血症发生。其治疗可能主要是针对原发病，利尿剂是否有效仍未明确。

第七节 酸碱平衡失常

知识点1：肾脏调节酸碱平衡的方法 副高：熟练掌握 正高：熟练掌握

肾脏调节酸碱平衡的方法有$NaHCO_3$的再吸收、排泌可滴定酸、生成和排泌氨、离子交换和排泌四种。

知识点2：体液pH的改变因素 副高：熟练掌握 正高：熟练掌握

体液pH的改变取决于：①HCO_3^-，由代谢过程来控制；②$PaCO_2$的变化，由呼吸来调节。

知识点3：酸碱度 副高：熟练掌握 正高：熟练掌握

酸碱度（pH）是一项血液酸碱度的指标，pH正常值为7.35～7.45，平均7.40。pH＞7.45为碱血症；pH＜7.35为酸血症；pH正常只说明血液中的酸碱度在正常范围内，不能排除酸碱平衡失调可能。pH需要结合其他酸碱指标，如二氧化碳分压（$PaCO_2$）、碳酸氢盐（HCO_3^-）、缓冲碱（BE）等及生化指标（如钾、氯、钙），才能正确判断是酸中毒、碱中毒，还是复合型酸碱平衡紊乱。

知识点4：SB及SBC 副高：熟练掌握 正高：熟练掌握

标准碳酸氢盐（SB）或标准碳酸氢根（SBC）是指血浆在标准条件下（37℃，$PaCO_2$ 5.33kPa，血红蛋白完全氧合时）所测得的碳酸氢盐（HCO_3^-）浓度，是代谢性酸碱失衡的定量指标。

实际碳酸氢盐（AB）或实际碳酸氢根（ABC）是血浆中的实测HCO_3^-含量（血气分析报告中的HCO_3^-即指AB，受呼吸与代谢两种因素的影响）。正常人的AB与SB值相同，均为22～27mmol/L。

正常情况下，AB＝SB。AB＞SB提示呼吸性酸中毒；AB＜SB 提示呼吸性碱中毒。AB＝SB 且两值均增加，提示失代偿性代谢性碱中毒。AB＝SB，且两值均减低，提示失代偿性代谢性酸中毒。

知识点5：缓冲碱　　副高：熟练掌握　正高：熟练掌握

缓冲碱（BB）是指血中能作为缓冲的总碱量，是反映代谢性酸碱失衡的较好指标。因BB包括了全部缓冲阴离子的总量，故BB减少而AB正常时，说明HCO_3^-以外的缓冲阴离子减少，常提示血浆蛋白、血红蛋白含量过低。

全血缓冲碱（BBb）的正常值为45～55mmol/L，血浆缓冲碱（BBp）的正常值为41～43mmol/L。

知识点6：碱剩余　　副高：熟练掌握　正高：熟练掌握

碱剩余（BE）指在温度为37～38℃、CO_2分压为40mmHg的标准条件下滴定血标本，使其pH等于7.40所需酸或碱的量。

BE为正值时，表示BB有剩余，提示存在代谢性碱中毒；BE为负值时，表示BB不足，提示存在代谢性酸中毒。

目前认为，BE和HCO_3^-对判断代谢性酸中毒的价值相同。

知识点7：二氧化碳结合力　　副高：熟练掌握　正高：熟练掌握

二氧化碳结合力（CO_2CP）指将采取的静脉血标本，在室温下分离出血浆，用正常人肺泡气（CO_2分压为40mmHg）平衡后，所测得的血浆CO_2含量。CO_2CP表示来自碳酸氢盐和碳酸的CO_2总量，同时受代谢和呼吸性因素的影响。

CO_2CP一项指标不能用来判断酸碱中毒的类型。它可用两种单位来表示，以容积%（vol%）表示，则正常值为50～70vol%，平均58vol%；以mmol/L表示，则正常值为22～29mmol/L，平均25mmol/L。vol%数值除以2.2即得mmol/L数值。

知识点8：二氧化碳总含量　　副高：熟练掌握　正高：熟练掌握

二氧化碳总含量（TCO_2）是指在37～38℃时，与大气隔绝条件下，所测得的CO_2含量。包括血浆内HCO_3^-等所含的CO_2和物理溶解的CO_2（即$PaCO_2$）。TCO_2的正常值为24～31mmol/L。

知识点9：二氧化碳分压　　副高：熟练掌握　正高：熟练掌握

二氧化碳分压（$PaCO_2$）是指溶解于动脉血中的二氧化碳所产生的压力，正常值35～45mmHg，平均40mmHg。

$PaCO_2$既反映通气、换气功能，又反映酸碱状态，因此，判断其意义时，切勿把酸碱失衡的代偿性变化误作为呼吸功能障碍的表现。

知识点10：阴离子隙　　副高：熟练掌握　正高：熟练掌握

阴离子隙（AG）是近年来倍受重视的酸碱指标之一。血液中主要阳离子浓度之和（UA）与主要阴离子浓度之和（UC）之差值即为AG，正常AG值为8～16mmol/L，平均12mmol/L。

实际上AG反映的是UA与UC含量的变化。在一般情况下，UC含量较稳定，故AG高低主要取决于UA含量的变化。

AG增高常见于：①肾功能不全导致的氮质血症或尿毒症引起磷酸盐和硫酸盐的潴留；②严重低氧血症，各种原因的休克时，组织缺氧引起乳酸堆积；③糖尿病时体内乙酰乙酸、β羟丁酸、丙酮酸等的堆积；④饮食过少致饥饿性酮症酸中毒。

AG增高常反映有机酸中毒或高AG代谢性酸中毒及其程度。

AG下降常见于：①浆细胞病时带阳电荷的免疫球蛋白升高；②锂中毒；③低白蛋白血症、酸中毒时白蛋白所带阴电荷减少；④严重血脂紊乱和高黏滞血症使Na^+和Cl^-测定值降低。

知识点11：代谢性酸中毒的概念　　副高：熟练掌握　正高：熟练掌握

代谢性酸中毒是最常见的一种酸碱平衡紊乱，指体内非挥发性酸性物质产生过多，肾脏酸性物质排出过少，或经胃肠道丢失的碳酸氢盐（HCO_3^-）过多所造成的一种酸碱平衡紊乱类型，可分为高阴离子间隙（AG）代谢性酸中毒及正常AG代谢性酸中毒两类。

知识点12：代谢性酸中毒的分类　　副高：熟练掌握　正高：熟练掌握

典型的代谢性酸中毒，即失代偿性酸中毒，是指动脉血浆H^+浓度增高（pH＞7.35）和血浆HCO_3^-浓度降低（＜22mmol/L）。代谢性酸中毒主要包括3种类型。

（1）正常AG代谢性酸中毒：一般均伴有高氯血症，如肾小管酸中毒（RTA）、肠道丢失HCO_3^-过多引起的酸中毒。

（2）高AG代谢性酸中毒：一般伴有高氯血症，主要有尿毒症性酸中毒、乳酸性酸中毒、酮症酸中毒或甲醛中毒引起的代谢性酸中毒等。

（3）混合性代谢性酸中毒：即正常AG代谢性酸中毒和高AG代谢性酸中毒混合存在，其综合结果为高AG的代谢性酸中毒，如肾小管酸中毒伴有酮症性酸中毒等。

知识点13：代谢性酸中毒的病因　　副高：熟练掌握　正高：熟练掌握

（1）高AG代谢性酸中毒：主要因非挥发性物质产生过多及酸性物质排出减少所致。

1）乳酸性酸中毒：临床上，常将因脏器、组织和细胞供氧减少（如低氧血症、休克、心跳呼吸骤停、重度贫血、一氧化碳中毒等）及氧耗过多（癫痫发作、抽搐、剧烈运动、严重哮喘等）造成乳酸产生增加所致的酸中毒称为A型乳酸酸中毒。将因为细胞内代谢异常不能有效利用氧以致乳酸清除不良（如肝功能不全、败血症、恶性肿瘤、使用双胍类药物、水杨酸与甲醇、乙二醇及慢性酒精中毒）而引起的乳酸中毒称为B型乳酸酸中毒。此外，饮食中硫胺缺乏、遗传性丙酮酸脱氢酶缺乏等也可造成乳酸中毒。空肠回肠吻合术、小肠切除术后或肠内大量乳酸杆菌生长时，产生大量D型乳酸，人体内不能将其转换为丙酮酸，故往往于进食大量碳水化合物时诱发D-型乳酸性酸中毒。

酮症酸中毒：饥饿、高脂饮食、胰岛素缺乏或胰高糖素分泌增加时脂肪酸氧化增强，肝脏线粒体内可产生乙酰乙酸、β-羟丁酸及丙酮。此生酮过程需依赖肉碱脂酰转移酶Ⅰ及β-羟-β-甲戊二酰辅酶A（HMG-CoA）合成酶及裂解酶调节。大量的酮体排出消耗碱储备，导致酮症酸中毒。

2）酸性物质排出减少：肾功能衰竭（尤其是合并感染）、腹泻及其他导致循环衰竭时，蛋白质代谢所产生的硫酸、磷酸等可滴定酸在体内蓄积，总酸排泄减少而致酸中毒。

（2）正常AG代谢性酸中毒：主要原因是肾脏排H^+障碍、胃肠道丢失HCO_3^-过多及使用含盐酸药物过多。

1）肾脏排H^+障碍

Ⅰ型肾小管性酸中毒（RTA）：因远端肾单位酸化能力缺陷，H^+排泄不足而产生酸中毒。常见于原发性甲旁亢、自发性或家族性高钙血症、甲状腺炎、干燥综合征、类风湿关节炎及自身免疫性肝炎等疾病；维生素D中毒及应用FK506时，其特征为正常AG性，高血氯低血钾性代谢性酸中毒，尿pH > 5.5。

Ⅱ型RTA：由于近端肾小管对HCO_3^-的重吸收减少致泌H^+不足而产生的酸中毒。常见于先天性肝豆状核变性、半乳糖症、先天性果糖不耐受症、维生素D缺乏所致的继发性甲旁亢以及使用过期庆大霉素、磺胺类药物或四环素等抗生素。其特征为血AG正常，血氯升高而血钾下降，伴肾素和醛固酮升高。

Ⅳ型RTA：引起的代谢性酸中毒常见于Addison病、肾上腺肿瘤、原发性醛固酮缺乏、DM、肾小管间质性病变等。亦可见于使用某些药物（如螺内酯、氨苯蝶啶）等情况，其发病往往与醛固酮减少致H^+净排泄量减少有关，正常AG性高血氯高血钾性代谢性酸中毒为其特点。

2）胃肠道丢失HCO_3^-过多（胰瘘、胆汁引流、胃肠减压及严重腹泻时）可致代谢性酸中毒。

3）大量应用盐酸精氨酸、稀盐酸、氯化铵等含盐酸药物，H^+负荷伴随Cl^-而增加，同时血浆HCO_3^-浓度相应降低也可导致正常AG代谢性酸中毒。

知识点14：代谢性酸中毒的临床表现　　副高：熟练掌握　正高：熟练掌握

代谢性酸中毒的临床表现随不同的病因而异。轻症易被原发病的征象所掩盖。呼吸快而深是代谢性酸中毒的突出表现，有时呼气中带有酮味。患者面唇潮红，倦怠，软弱无力，腱反射减弱或消失，主诉头痛、恶心、呕吐，有烦躁不安或嗜睡，甚至昏迷。心率快速，血压偏低，可出现心律不齐、急性肾功能不全和休克。

知识点15：代谢性酸中毒的诊断　　副高：熟练掌握　正高：熟练掌握

根据患者病史，有深快呼吸表现应怀疑代谢性酸中毒可能。血气分析可明确诊断以及了解酸中毒的严重程度和代偿情况。代谢性酸中毒的诊断和鉴别诊断可分为四个步骤：①明确代谢性酸中毒的存在，即pH下降，HCO_3^-也相应下降；②判断呼吸代偿是否完全，如$PaCO_2$至预计值，表明同时存在呼吸性酸碱失衡；③检测AG，确定为AG正常抑或AG升高的代谢性酸中毒；④如果AG升高，作进一步鉴别。

对于高AG性代谢性酸中毒者，可根据有无糖尿病、缺氧、营养不良、肾脏疾病、消化道疾病等，选择血糖、血酮、血乳酸、尿素氮、肌酐等检查来协助诊断。

对于正常AG性代谢性酸中毒者，可寻找有无肝、肾疾病导致的低蛋白血症及应用过多含氯化物、卤素族离子等药物史来判断。

知识点16：代谢性酸中毒的治疗　　副高：熟练掌握　正高：熟练掌握

（1）危及生命的紧急处理：如有机酸中毒等的特殊治疗。严重呼吸、循环和中枢神经系统抑制时的呼吸和循环支持，严重心律失常的紧急处理。

（2）纠正酸中毒：一般应根据原发病病因、发病缓急和酸中毒严重程度而定。AG正常或轻度升高时，酸中毒主要因HCO_3^-的净丢失所致，故需补碱。AG明显增高时，若属乳酸和酮体等积累所致，因可代谢生成HCO_3^-，且补碱可引起一系列不良反应，故仅$pH < 7.2$时才予补碱；若属其他不能转化为HCO_3^-的酸性物质积累所致，仍需补碱。

1）HCO_3^-缺失量计算：下列公式可简单估算HCO_3^-缺失量：HCO_3^-缺失量（mmol）=（24-实际血浆HCO_3^-浓度）×0.6×体重（kg）。公式中0.6为液体占体重的比例。临床治疗时还应结合HCO_3^-的继续丢失量来调整。

2）碱性药物的种类和选择原则：临床应用的碱性药物包括碳酸氢钠、乳酸钠、三羟甲基氨基甲烷、枸橼酸和枸橼酸钾。碳酸氢钠最常用，能直接补充HCO_3^-，故起效快。5%碳酸氢钠为高渗，1.25%者为等渗。如患者无体液过多、且碳酸氢钠需求量大者应给予等渗溶液，以避免高渗和高钠血症。乳酸钠、枸橼酸钠及其盐需经肝脏代谢生成HCO_3^-，肝功能损害时禁用；而乳酸钠在乳酸酸中毒时也禁用。临床应用的乳酸钠为11.2%高渗溶液，主要用于伴严重高钾血症尤其是有室性心律失常时。3.64% THAM为等渗溶液，可直接与H^+结合，并可进入细胞内纠正细胞内酸中毒。

（3）补充碱性药物：AG正常或AG升高但非有机酸增多引起者慢性患者$pH > 7.2$时，可给予口服碳酸氢钠1.0～3.0g/d，分3次服用。急性患者、慢性患者$pH < 7.2$时，首选静脉输注碳酸氢钠。剂量根据计算所得HCO_3^-缺失量并考虑到继续丢失量，12～24小时内输注，使血浆HCO_3^-提高至16mmol/L以上。HCO_3^-每升高1mmol/L需5%碳酸氢钠1ml/kg。肾小管酸中毒者常应用枸橼酸及其盐溶液。

有机酸增多引起的高AG代谢性酸中毒因原发病不同而采取不同的方法。

1）糖尿病酮症酸中毒：补液及小剂量胰岛素治疗是关键。多需补钾，而补碱宜慎重。一般当动脉血$pH < 7.1～7.0$或血$HCO_3^- < 5$mmol/L、CO_2CP 4.5～6.7mmol/L（10～25

容积%）时，可给予小量的1.25%碳酸氢钠。当血pH > 7.1或HCO_3^- > 10mmol/L、CO_2CP 11.2～13.5mmol/L（25～30容积%）可停止补碱，因过多过快补充碳酸氢钠溶液可致脑脊液pH反常性降低，血红蛋白的氧亲和力上升而加重组织缺氧。

2）乳酸酸中毒：原则是针对病因治疗，如纠正缺氧，改善循环功能和肝功能等。对急性严重A型乳酸酸中毒者要避免使用缩血管药物。当血pH < 7.1、HCO_3^- < 8mmol/L时可给予碳酸氢钠液。一般在30～40分钟内将pH提高至维持血HCO_3^- 8～10mmol/L、血7.1 < pH < 7.2即可，不必彻底纠正。B型乳酸酸中毒以治疗病因为主。

3）D-乳酸酸中毒：通过限制碳水化合物饮食及增加静脉内营养素供应量纠正。效果不佳时，可予肠道吸收差的抗生素口服，如氯林可霉素（300mg，3次/天）、四环素（500mg，3次/天）、万古霉素（125mg，4次/天）、新霉素（500mg，3次/天）以改变肠道菌群。严重者亦可应用碳酸氢钠纠正。

4）甲醇、乙二醇中毒：可尽早选用血液透析或腹膜透析。血HCO_3^- < 15mmol/L时必需进行血液透析，并在透析液内加入乙醇0.6g/kg，以竞争肝内乙醇脱氢酶。不具备透析条件者可留置胃管抽吸胃液，并予碳酸氢钠纠正。

知识点17：代谢性酸中毒治疗的注意事项　　副高：熟练掌握　正高：熟练掌握

（1）轻度酸中毒（pH > 7.2），一般不需补碱，或仅予口服碳酸氢钠1～2g，每天3次即可。

（2）对严重消化性溃疡患者要注意观察病情变化。

（3）重度酸中毒者，多需用碳酸氢钠将血pH提高至7.20左右，可先给予计算量的1/3～1/2，再依据临床表现及所查的血气分析结果进一步调整；不宜过快将血pH纠正至正常，避免加重中枢神经系统症状及机体缺氧；过多补碱可致肺水肿；此外，高浓度碳酸氢钠可导致高渗血症，加重中枢神经系统症状。

知识点18：代谢性碱中毒的概念　　副高：熟练掌握　正高：熟练掌握

代谢性碱中毒是指体内酸性物质经胃肠、肾丢失过多，或从体外进入体内的碱过多而导致的原发性血HCO_3^-升高和pH值升高的一种酸碱平衡紊乱。

知识点19：代谢性碱中毒的病因及发病机制　　副高：熟练掌握　正高：熟练掌握

（1）H^+、Cl^-大量丧失：最常见的原因是丧失大量胃液，如由于呕吐或长期胃液引流导致HCO_3^-不能被足够的H^+中和而吸收入血。Cl^-丢失使肾近曲小管的Cl^-减少，为维持离子平衡，代偿性增加HCO_3^-的吸收。

（2）输入大量碳酸氢钠、血液或复方氯化钠溶液：可造成医源性代谢性碱中毒，血液中的枸橼酸和复方氯化钠中的乳酸盐均可代谢成碳酸氢盐。

（3）缺钾：低钾血症导致K^+自细胞内移出，每3个K^+移出细胞便有2个Na^+和1个H^+进入细胞，导致细胞内酸中毒，细胞外碱中毒。

（4）利尿剂的作用：呋塞米等能抑制近曲小管对Na^+和Cl^-的重吸收而不影响远曲小管Na^+、H^+交换，导致随尿丢失的Cl^-多于Na^+发生低氯性碱中毒。

代谢性碱中毒时氧不易从氧合血红蛋白中释出，此时患者的血氧含量和饱和度都正常仍可能存在组织缺氧。

知识点20：代谢性碱中毒的临床表现 副高：熟练掌握 正高：熟练掌握

代谢性碱中毒抑制呼吸中枢，使脑血流减少，导致缺氧。临床表现为烦躁不安，严重者引起昏迷。组织中的乳酸生成明显增多，游离钙下降，常出现神经肌肉兴奋性增高（如手足搐搦、喉头痉挛等），血K^+、Mg^{2+}、Ca^{2+}离子下降，有时伴室上性及室性心律失常或低血压。

知识点21：代谢性碱中毒的实验室检查 副高：熟练掌握 正高：熟练掌握

血pH和HCO_3^-增高，BE呈正值，$PaCO_2$在代偿时增高，但在失代偿时正常。血中Na^+增高，K^+、Cl^-减少；尿Cl^-减少，呈碱性；但也可出现反常酸性尿。

知识点22：代谢性碱中毒的诊断 副高：熟练掌握 正高：熟练掌握

根据病史及实验室结果一般不难作出诊断。血pH及HCO_3^-、BE正值增高为代谢性碱中毒的典型表现。代谢性碱中毒的诊断和鉴别诊断可分为4个步骤。①明确代谢性碱中毒的存在，即血pH及HCO_3^-均升高；②判断呼吸代偿是否完全，如$PaCO_2$上升至预计值，表明存在呼吸性酸碱失衡；③观察肾功能：肾功能下降提示可能存在碱剂补充过多或胃液丢失等；④如肾功能正常，且代谢性碱中毒持续存在，则观察有效血容量状态，并结合尿Cl^-和血肾素－醛固酮浓度等，作出原发病诊断。

尿电解质、pH、血管紧张素、醛固酮、促肾上腺皮质激素、皮质醇测定等有助于明确病因。尿Cl^- 10～15mmol/L为Cl^-敏感性碱中毒，主要见于呕吐、胃肠减压、氯摄入减少等。尿$Cl^- > 20$mmol/L为Cl^-耐受性代谢性碱中毒，常见于肾衰、严重低钾血症或盐皮质激素过多等。

知识点23：代谢性碱中毒的原发病治疗 副高：熟练掌握 正高：熟练掌握

纠治原发病，如停止补碱，避免过度利尿，及时纠正呕吐，补充血容量。对肿瘤引起的原发性醛固酮增多症等应及时手术切除。

知识点24：代谢性碱中毒的纠正引起肾脏HCO_3^-重吸收和/或再生成增多因素的治疗 副高：熟练掌握 正高：熟练掌握

（1）对氯化物反应性代谢性碱中毒，给予足量0.9%氯化钠溶液补充血容量即可纠正代谢性碱中毒。

（2）伴低钾血症时，给予氯化钾。

（3）利尿剂引起者，氯化钠治疗常无效，应同时给予氯化钾纠正低钾血症。

（4）存在充血性心力衰竭、肾功能减退时，可给碳酸酐酶抑制剂，以抑制肾小管分泌H^+，但可引起尿K^+排泄增多。

知识点25：代谢性碱中毒的补酸治疗　　副高：熟练掌握　正高：熟练掌握

当严重代谢性碱中毒，血pH＞7.6、伴显著低通气（$PaCO_2$＞60mmHg）、对氯化钠和补钾治疗反应不佳时，应考虑补酸。

（1）0.1M稀盐酸：浓度为100mmol/L，需0.1mol/L HCl 5ml。稀盐酸起效最快，但可引起溶血，故应经中心静脉输注。计算求得的补充量于12～24小时内补充完，并每4～6小时随访血气和电解质。如$PaCO_2$显著升高，滴速应减慢，以免引起严重的呼吸性酸中毒。当pH＜7.5时，停止补酸。

（2）氯化铵：血HCO_3^-下降1mmol/L，需氯化铵0.044g/kg，可口服或稀释为0.9%溶液，分2～3次静脉滴注。严重肝病时禁用。

（3）盐酸精氨酸：适用于肝功能不全时，肾功能减退时禁用。

知识点26：代谢性碱中毒的血液透析治疗　　副高：熟练掌握　正高：熟练掌握

当原发病治疗、纠正引起肾脏HCO_3^-重吸收和/或再生成增多的因素治疗、补酸治疗代谢性碱中毒仍难纠正时，有明显容量过多尤其是肾功能显著减退时，可考虑做血液透析。应采用低HCO_3^-和高Cl^-透析液。

知识点27：呼吸性酸中毒的概念　　副高：熟练掌握　正高：熟练掌握

呼吸性酸中毒通常指因肺通气或换气功能障碍，CO_2潴留，血$PaCO_2$上升和pH降低所致的酸碱平衡紊乱。

知识点28：呼吸性酸中毒的分类及病因　　副高：熟练掌握　正高：熟练掌握

换气不足是呼吸性酸中毒的最常见病因，按起病急缓，可分为急性及慢性呼吸性酸中毒两种。

（1）急性呼吸性酸中毒见于：①呼吸中枢抑制，如脑外伤、麻醉过深、吗啡类药物中毒；②神经肌肉系统，如药物过量、严重低钠血症等电解质紊乱、重症肌无力危象和Guillain-Barre综合征等；③人工呼吸机应用不当：主要见于CO_2产生突然增加，如发热、躁动、败血症等，或肺泡－通气量下降，如肺功能急剧恶化而未及时调整呼吸机参数；④气道梗阻或肺实质病变：气道异物、喉头水肿、重症哮喘、有毒气体吸入、急性呼吸窘迫综合征、急性肺水肿、广泛而严重的肺实质或间质炎症；⑤胸廓胸膜病变：胸廓外伤、气胸、血胸、大量胸腔积液等，引起肺扩张受限。

（2）慢性呼吸性酸中毒见于：①呼吸中枢抑制：主要见于长期应用镇静药、慢性酒精中毒、脑肿瘤、睡眠呼吸障碍等；②气道和肺实质病变：慢性阻塞性肺疾病、哮喘、肺间质纤维化和肺气肿等；③胸廓胸膜病变：胸廓畸形、胸膜增厚等。

知识点29：呼吸性酸中毒的临床表现 副高：熟练掌握 正高：熟练掌握

与起病速度和严重程度、原发病及低氧血症的程度有关。

（1）急性起病时，在呼吸器官患病状态下可能有呼吸加深加快、发绀及心跳加快等表现。若呼吸中枢受抑制，则可能无此表现。此外，可因电解质紊乱（如高钾致心室纤颤）或因脑水肿而出现神志障碍，甚至脑疝。

（2）慢性呼吸性酸中毒可引起心律失常、心排出量降低、左心及右心功能不全，呼吸深度、节律改变，伴头痛、烦躁、嗜睡、昏迷等神经系统症状。

知识点30：呼吸性酸中毒的诊断 副高：熟练掌握 正高：熟练掌握

（1）根据病史、血pH（减低）及$PaCO_2$（升高）可作出诊断，结合血HCO_3^-检测可明确是否存在代谢性因素。

（2）肺功能测定有助于确定肺部疾病。

（3）详细询问用药史，测定血细胞比容，检查上呼吸道、胸廓、胸膜和神经肌肉功能，有助于原发病病因判断。

知识点31：呼吸性酸中毒的治疗 副高：熟练掌握 正高：熟练掌握

呼吸性酸中毒的治疗原则是排出CO_2，纠正缺O_2。

（1）急性呼吸性酸中毒的治疗：包括清理呼吸道，保持其通畅，必要时气管插管及切开，神经肌肉病变可选用非侵入性机械通气。吸O_2（氧浓度30%～40%），保持$PaO_2$80mmHg左右，潮气量过小者，可用呼吸机控制呼吸或适当选用可拉明、洛贝林等呼吸兴奋剂。有脑水肿者行降颅压处理。高钾血症多于纠正呼吸性酸中毒后恢复，如血钾明显升高，应按高钾处理。若出现严重心律失常、高钾血症，或血pH＜7.15，可酌情小量给予碳酸氢钠静脉滴注，但需注意预防肺水肿、脑水肿。THAM（三羟甲基氨基甲烷）适用于心衰患者，应注意其有可能产生呼吸抑制。

（2）慢性呼吸性酸中毒的治疗：①控制感染：给予强力广谱抗生素，待全身情况好转、肺部啰音减少、痰量减少、脓痰消失后可停药；②清除CO_2积聚，改善缺氧情况：可采用吸氧、排出CO_2等治疗。必要时可使用呼吸兴奋剂及行气管插管、机械辅助呼吸。

一般不主张使用碱性药物，以防止$PaCO_2$升高更明显，且增加肾脏重吸收HCO_3^-的负担，并加重组织缺氧。

知识点32：呼吸性碱中毒的概念　　副高：熟练掌握　正高：熟练掌握

呼吸性碱中毒通常指肺通气量增加，CO_2大量呼出，导致血$PaCO_2$下降、pH值上升的酸碱平衡紊乱。

知识点33：呼吸性碱中毒的病因　　副高：熟练掌握　正高：熟练掌握

呼吸中枢受刺激：①中枢神经系统的外伤或疾病：如脑血管意外、脑炎、脑外伤等；②药物中毒：如水杨酸中毒的早期，因水杨酸在血中的浓度过高，刺激呼吸中枢，引起过度通气；③肝昏迷；④革兰阴性菌败血症；⑤过度通气综合征：癔病、焦虑等；⑥体温增高：因感染或特殊传染病，或外界气温高引起体温增高时，常伴有过度通气。

偶尔，呼吸性碱中毒亦可由于肺炎、肺栓塞、哮喘、肺水肿、间质纤维化、机械通气、肝衰、妊娠、含孕酮药物、甲亢及严重甲低等引起。

知识点34：呼吸性碱中毒的临床表现　　副高：熟练掌握　正高：熟练掌握

（1）急性呼吸性碱中毒：可出现低钙血症表现，如口角周围感觉异常，手足发麻、搐搦等，且往往伴有呼吸困难及意识改变，但发绀不明显。有基础心脏病的患者可出现心律失常。应用麻醉药或呼吸机正压通气时可出现血压下降。有些患者可表现为胸闷、胸痛、口干、气胀等。

（2）慢性呼吸性碱中毒：常见于持续性低氧血症，常伴血K^+降低和Cl^-升高，一般神经系统症状不如急性者突出。

知识点35：呼吸性碱中毒的诊断　　副高：熟练掌握　正高：熟练掌握

根据病史，患者有呼吸加快、换气增加及$PaCO_2$下降、pH升高可判断为呼吸性碱中毒，测定血HCO_3^-检测可明确是否存在代谢性因素。

应尽可能作出原发病诊断。

知识点36：呼吸性碱中毒的治疗　　副高：熟练掌握　正高：熟练掌握

轻度呼吸性碱中毒常见于手术后患者，一般不需要治疗。严重者需处理原发病因，用纸袋罩住口鼻进行呼吸，以增加呼吸道死腔，提高$PaCO_2$。或可吸入含5% CO_2的氧气。有手足抽搐者，可给予葡萄糖酸钙静脉注射。对pH > 7.65的重症患者，可行气管内插管控制呼吸，使pH迅速下降。

知识点37：混合型酸碱失衡的分类 副高：熟练掌握 正高：熟练掌握

（1）代谢性酸中毒合并呼吸性酸中毒：常见于心肺骤停、慢性阻塞性肺病合并循环衰竭、严重肾功能衰竭合并呼吸衰竭、药物和CO中毒、腹泻或肾小管酸中毒时低钾致呼吸肌麻痹。

（2）代谢性碱中毒合并呼吸性碱中毒：多见于肝性脑病时出现过度通气，呕吐、胃肠引流、应用利尿剂、严重低钾血症、碱剂补充过多等。

（3）代谢性碱中毒合并呼吸性酸中毒：常见于急性呼吸衰竭时应用利尿剂、胃肠引流、呕吐等。

（4）代谢性酸中毒合并呼吸性碱中毒：常见于危重患者，如高热、休克、败血症、急性肺水肿、低氧血症等，在呼吸性碱中毒的基础上出现循环衰竭引起的乳酸性酸中毒或肾衰竭引起的代谢性酸中毒。

（5）代谢性酸中毒合并代谢性碱中毒：肾功能衰竭、酮症酸中毒本身引起代谢性酸中毒，而呕吐、腹泻引起严重低钾血症、容量不足等导致代谢性碱中毒。心肺复苏和酮症酸中毒、乳酸性酸中毒时补碱过多。

（6）混合性代谢性酸中毒：多种因素同时引起代谢性酸中毒。

（7）混合性代谢性碱中毒：不同的因素同时引起原发性血HCO_3^-升高。

（8）三重混合性酸碱平衡紊乱：系混合型代谢性酸碱平衡紊乱合并呼吸性酸中毒或呼吸性碱中毒。

知识点38：混合型酸碱失衡的临床表现 副高：熟练掌握 正高：熟练掌握

主要为原发病表现。酸碱平衡紊乱的表现取决于各种因素作用后对血pH和$PaCO_2$的综合影响；可出现$PaCO_2$极度升高或降低、pH极度升高或降低引起的相关表现。同时伴随的电解质紊乱也常较单纯性酸碱平衡紊乱更为明显。

知识点39：混合型酸碱失衡的诊断 副高：熟练掌握 正高：熟练掌握

主要应判断出哪些单纯性酸碱平衡组成。pH正常并不代表酸碱平衡正常，可能存在相互抵消的多种单纯型酸碱平衡紊乱。

（1）详细询问病史和体格检查：病史包括过去疾病史，呕吐、腹泻及其他体液丢失情况，饮食和相关药物应用史，误服毒物史，近期和目前治疗情况。体检应着重了解容量状况、循环和呼吸情况、抽搐等。应注意代偿性因素和原发致病因素。

（2）必要的非电解质生化检查往往能提示酸碱失衡的原因，如血糖、尿糖、酮体的检测，能提示是否有糖尿病酮症。血乳酸升高，提示有组织灌注不足。肌酐增高提示肾功能有问题。

（3）血浆电解质含量的测定及AG的计算有助于诊断：在高AG代谢性酸中毒，血浆HCO_3^-下降值与AG升高值相等；而其他任何单纯型酸碱平衡紊乱时，HCO_3^-的变化均伴有

Cl^-的变化，故AG无显著变化。但严重碱中毒尤其是代谢性碱中毒时，蛋白质所带的负电荷增多，故AG轻度升高；而酸中毒时，AG轻度下降。因此在高AG代谢性酸中毒，HCO_3^-和AG两者的变化值相差5以上，提示合并其他类型酸碱平衡紊乱。

（4）电解质中K^+和Cl^-的变化对诊断常有重要帮助：代谢性酸碱平衡紊乱对K^+影响较大，高AG代谢性酸中毒对K^+影响则较小，血K^+下降和HCO_3^-升高提示代谢性碱中毒，而血K^+升高和HCO_3^-下降提示代谢性酸中毒。酸碱失衡诊断明确而无相应血K^+变化常提示K^+代谢紊乱。血Cl 的变化因水代谢或酸碱平衡紊乱引起，而酸碱平衡紊乱对血Na^+无明显影响，故血Cl^-和Na^+不平衡提示存在酸碱平衡紊乱。血Cl^-上升比例高于血Na^+，提示正常AG代谢性酸中毒或呼吸性碱中毒；血Cl^-下降比例高于血Na^+，提示代谢性碱中毒或呼吸性酸中毒。

知识点40：混合型酸碱失衡的治疗　　副高：熟练掌握　正高：熟练掌握

混合型酸碱失衡的治疗目的是使机体酸碱代谢恢复正常，主要是针对各种单纯性酸碱平衡紊乱来采取相应治疗，使血pH较快恢复至安全范围。但须注意各种治疗之间的相互影响，避免在就诊一种酸碱平衡紊乱的同时引起或加重另一种酸碱平衡紊乱。相互抵消的混合型酸碱平衡紊乱，处理应较为缓和，对代谢性因素的纠正应先于呼吸性因素。

知识点41：治疗患者酸碱失衡的原则　　副高：熟练掌握　正高：熟练掌握

（1）充分了解病史，详细查体。

（2）进行相关实验室检查。

（3）综合病史及实验室检查，确定酸碱失衡的类型及程度。

（4）积极治疗原发病的同时制定纠正酸碱失衡的治疗方案。

（5）治疗后密切观察临床变化，及时复查相关指标，了解治疗效果，并可能修正判断。

第十一章 营养性疾病

第一节 概 述

知识点1：构成机体的主要成分 副高：熟练掌握 正高：熟练掌握

（1）有机成分：如碳水化合物、脂肪和蛋白质。

（2）无机成分：矿物质，如常量元素（钙、磷、镁）、微量元素（铁、镍、铬、锌、锰等）等。

（3）维生素和水。

这都是机体不可或缺的成分。任何一种成分或元素的缺乏都会导致不同程度的亚健康状态（亚临床疾病）和有明显症状或体征的临床疾病。

知识点2：营养性疾病的病因 副高：熟练掌握 正高：熟练掌握

（1）必需营养物质缺乏：主要是指所有与机体构成成分或功能成分缺乏相关的亚临床状态和临床疾病。

（2）摄入过多营养物质：①营养物质过多或者摄入不均衡已经成为常见的营养性疾病，摄入的脂肪、糖和蛋白质的种类不仅是产生热量的物质，不同类型的物质对机体代谢会产生完全不同的影响而引发不同的疾病；②摄入高热量、高脂肪、高蛋白质、高糖饮食等不健康的生活方式所导致的肥胖、糖尿病和代谢综合征等疾病已成为人类生存的极大危害。

（3）摄入非机体构成成分：营养性疾病也包括随饮食摄入的非人体构成成分所导致的疾病，如食品污染、食品添加剂等导致的疾病等。

知识点3：营养性疾病按照营养物质类别的分类 副高：熟练掌握 正高：熟练掌握

根据营养物质的性质、类别和体内含量的多少，分为四类。

（1）碳水化合物、脂肪和蛋白质过多或缺乏所致的营养代谢性疾病。

（2）无机盐（常量无机盐和微量无机盐）过多或缺乏所致的疾病：①常量无机盐：主要包括钙、磷和镁等无机盐过多或缺乏所致的疾病；②微量元素：缺乏或者过多导致的疾病是最常见的营养性疾病。

（3）维生素缺乏或者过多所导致的疾病：①脂溶性维生素缺乏或过多：如维生素A、维生素D、维生素E、维生素K；②水溶性维生素缺乏或过多：如维生素B族、维生素C等。

（4）非机体营养物质所致的疾病：食品添加剂、农药污染等。

知识点4：营养性疾病按照病因的分类　　副高：熟练掌握　正高：熟练掌握

（1）原发性营养性疾病：多由于饮食缺乏或者过多所致。

（2）继发性营养性疾病：继发于某些疾病所导致的营养代谢障碍或需要增加。

知识点5：营养性疾病的生理特点　　副高：熟练掌握　正高：熟练掌握

与其他内分泌代谢疾病不同，营养性疾病有以下特点：

（1）地区特征：不同地区营养性疾病有很大不同：①缺碘地区常见碘缺乏所致的地方甲状腺肿、克汀病；②日照较少地区，因维生素D缺乏较严重，常见维生素缺乏病、软骨病及T1DM等。

（2）时代特征：①在经济发达时代，常见肥胖、糖尿病和代谢综合征等营养过剩，伴有营养不均衡等营养性疾病；②20世纪70年代，使用深井水导致的氟摄入过多引发的氟骨症明显具有时代特征。

（3）流行特征：有些营养性疾病，如缺碘导致的地方甲状腺肿，与缺硒有关的大骨节病，与营养过剩有关的肥胖、糖尿病等已成流行趋势，值得特别关注。

（4）隐匿特征：与营养有关的疾病常常没有特征性的临床表现，早期诊断较难，治疗往往更为滞后，特别是在非流行地区。如合理的食盐加碘预防缺碘地方性甲状腺肿就是最典型的例子。

知识点6：营养性疾病的预防和治疗　　副高：熟练掌握　正高：熟练掌握

平衡膳食和健康的生活方式是预防营养性疾病最有效、最经济的方法。营养性疾病一旦明确诊断，治疗方法比较简便。

（1）对于缺乏营养因素所致的疾病，适当补充缺乏的物质，常有很好的疗效。

（2）对于营养因素缺乏所致的不可逆的器质性损害，可以阻止疾病的进展。

（3）对于营养因素过多所致的疾病，可以适当控制该物质的摄入。

第二节　脂肪、蛋白质、糖与营养性疾病

知识点1：人体的构成　　副高：熟练掌握　正高：熟练掌握

（1）构成生物体的最多见的化学元素包括11种，分别是碳（C）、氢（H）、氧（O）、氮（N）、钙（Ca）、磷（P）、硫（S）、氯（Cl）、钠（Na）、镁（Mg）、钾（K），约占人体总重量的99.95%。

（2）构成机体的有机成分主要有C、H、O、N、P、S，约占人体总重量的94%。这些有机成分构成的主要成分包括碳水化合物、脂肪和蛋白质，是机体的主要成分。

（3）水由H和O元素构成，约占65%。

其中，脂肪组织已经被认为是人体的最大内分泌器官，是一类非常活跃的内分泌代谢组织。脂肪和脂肪细胞因子，碳水化合物的摄入和在体内的代谢过程已经成为肥胖和糖尿病治疗和预防研究的重要靶点。

知识点2：人体的脂肪　　副高：熟练掌握　正高：熟练掌握

人体脂肪主要包括组织脂肪和血脂。

（1）组织脂肪：包括棕色脂肪和白色脂肪，其分布在皮下、内脏和各个器官的组织内。成人体内的组织脂肪主要是白色脂肪，也包括少量的棕色脂肪。

（2）血脂：包括中性脂肪、类固醇和类脂。①中性脂肪，即甘油三酯，参与能量代谢；②胆固醇，参与皮质激素的合成；③类脂包括磷脂、糖脂、固醇和类固醇。

知识点3：人体脂肪的功能　　副高：熟练掌握　正高：熟练掌握

存在于人体内的脂质包括胆固醇、中性脂肪、磷脂、游离脂肪酸等，其主要功能：

（1）胆固醇：是肝脏代谢脂肪时合成的物质，是构成细胞膜、合成各种固醇类激素和胆汁酸的原料。固醇类激素包括肾上腺皮质激素、性腺激素、维生素D等；胆汁酸乳化进入人体的脂肪，让食物变得容易分解。

（2）中性脂肪：是一种甘油物质，可分解成脂肪酸（游离脂肪酸），成为热量的来源。中性脂肪常囤积在皮下、肌肉组织间及脏器的周围，可以让身体保持一定的温度，也可以保护内脏，减少外来压力的伤害。

（3）磷脂：磷脂和胆固醇、蛋白质都是构成细胞膜的主要原料，在脑和神经细胞含量特别多。磷脂可帮助物质进出细胞。

（4）游离脂肪酸（FFA）：是中性脂肪分解而成。当肌肉活动所需能源耗尽时，脂肪组织会分解中性脂肪成为FFA来充当能源使用，FFA是机体进行持久活动所需的物质，也是导致氧化应激的重要物质之一。FFA在肥胖、代谢综合征和糖尿病发病机制中的作用越来越受到人们的重视。

知识点4：食物脂肪　　副高：熟练掌握　正高：熟练掌握

食物中的脂类主要是脂肪，同时还有少量的磷脂（主要是卵磷脂和脑磷脂）和胆固醇。食物中的脂肪在人体内经过胆汁乳化，形成脂肪微粒，再经脂肪酶进一步消化，形成甘油和脂肪酸被吸收。大部分再度合成为脂肪，随血液运输到全身各组织器官中。

脂肪是由甘油和脂肪酸构成的三酰甘油酯，甘油的分子比较简单，脂肪酸主要包括饱和脂肪酸和不饱和脂肪酸，不饱和脂肪酸又包括单不饱和脂肪酸和多不饱和脂肪酸。

知识点5：肥胖与营养性疾病　　副高：熟练掌握　正高：熟练掌握

（1）我国肥胖的患病率急剧增加：目前，肥胖已经成为最常见的营养性疾病。2005年，全国学生体质与健康调研，是自1985年以来由教育部、国家体育总局、卫生部、国家民族事务委员会、科学技术部共同组织的第5次全国多民族大规模的学生体质与健康调研。结果显示，超重与肥胖检出率继续增加。联合国卫生组织（WHO）2003发布世界儿童肥胖和超重的流行情况，进一步证实了近30年超重和肥胖呈剧增趋势。

（2）肥胖、脂肪肝和代谢综合征：脂肪是儿童青少年生长发育所必需的营养素，但是摄入过多，就会以脂肪的形式储存在体内，包括皮下和内脏，引发肥胖。脂肪食品释放的热量是碳水化合物和蛋白质的2倍多，摄入同等量的食品，脂肪更容易促进肥胖的发生。肥胖者在全身脂肪堆积的同时，肝脏内脂肪含量也随之增多。

统计数据显示，糖尿病与脂肪肝的关系较为密切。依赖胰岛素的青少年型或消瘦型患者很少伴有脂肪肝，而肥胖型成人型糖尿病患者则常伴有脂肪肝。

知识点6：低体重及营养不良　　副高：熟练掌握　正高：熟练掌握

目前，我国青少年超重和肥胖的患病率有逐年增加的趋势，但是低体重及营养不良仍然占有很大的比例。2005年，我国7～22岁城乡学生体检结果表明，低体重及营养不良检出率进一步下降，营养状况继续得到改善，重度营养不良基本消灭。

低体重及营养不良，主要与摄入不足有关。

知识点7：蛋白质的功能　　副高：熟练掌握　正高：熟练掌握

（1）构建和修复组织，调解生理功能和供给能量：蛋白质是构成机体组织、器官的重要成分，人体内各种组织细胞的蛋白质持续不断地更新，只有摄入足够的蛋白质方能维持组织的更新。

（2）蛋白质在体内是构成多种重要生理活性物质的成分，包括各种酶和肽类激素，参与机体生理功能的调节及病理状态的修复。

（3）供给人体能量是蛋白质的次要功能。

知识点8：蛋白质缺乏　　副高：熟练掌握　正高：熟练掌握

（1）成人和儿童都可发生蛋白质缺乏，但处于生长阶段的儿童更为敏感。

（2）蛋白质缺乏的常见症状：代谢率下降，对疾病抵抗力减退，易患病，远期效果是器官的损害，常见儿童生长发育迟缓、体质下降、淡漠、易激怒、贫血以及干瘦病或水肿，并因为易感染而继发疾病。

（3）蛋白质的缺乏与能量的缺乏共同存在。

知识点9：蛋白质过多 副高：熟练掌握 正高：熟练掌握

（1）动物性蛋白摄入过多，同时也摄入了较多的动物脂肪和胆固醇。正常情况下，人体不储存蛋白质，必须将过多的蛋白质脱氨分解，分解产生的氮则由尿排出体外。

（2）蛋白质过多加重代谢负担和肾负荷，若肾功能差，则危害就更大。动物蛋白摄入过多，可加速骨骼中钙质的丢失，易产生骨质疏松。

知识点10：氨基酸 副高：熟练掌握 正高：熟练掌握

氨基酸是构成人体蛋白质的基本成分，构成天然蛋白质的氨基酸有20种，对人体来说氨基酸可分为3类，即必需氨基酸、半必需氨基酸和非必需氨基酸。

（1）必需氨基酸：是人体必不可少的营养物质，不能合成，必须由食物供应。共有8种，即缬氨酸（Val）、异亮氨酸（Ile）、亮氨酸（Leu）、苯丙氨酸（Phe）、蛋氨酸（又称甲硫氨酸，Met）、色氨酸（Trp）、苏氨酸（Thr）、赖氨酸（Lys）。

（2）半必需氨基酸：半胱氨酸和酪氨酸在体内能分别由蛋氨酸和苯丙氨酸合成，如果膳食中能够直接提供两种氨基酸，则人体对蛋氨酸和苯丙氨酸的需要减少30%和50%，故半胱氨酸和酪氨酸称为条件必需氨基酸或半必需氨基酸。组氨酸和精氨酸是儿童发育时期的必需氨基酸。

（3）非必需氨基酸：可由人体自己合成，不靠食物补充。包括10种非必需氨基酸，即甘氨酸、酪氨酸、组氨酸、苏氨酸、胱氨酸、天门冬氨酸、脯氨酸、丝氨酸、谷氨酸、精氨酸。当摄入蛋白质水平超过需要量时，过量的蛋白质被机体降解，释放出的氮转化为尿酸。蛋白质极度过量会引起尿酸过多和痛风发作。

知识点11：蛋白质缺乏病的病因 副高：熟练掌握 正高：熟练掌握

蛋白质缺乏病在临床上并不少见，可分为原发和继发两类，其主要原因包括摄入不足、丢失过多和需要增加。

（1）因为蛋白质摄入不足而引发的营养不良性疾病属于原发性蛋白质和氨基酸缺乏。

（2）由于肾脏损害（如糖尿病肾病）、过度肥胖（如肥胖性肾病）等，大量尿蛋白从尿中流失而导致低蛋白血症。

（3）各种消耗性疾病（如肿瘤等）对蛋白质的需求增加，常是蛋白质和氨基酸缺乏的常见原因。婴幼儿、妊娠及哺乳期妇女，疾病状态（如甲状腺功能亢进症、肿瘤、结核等消耗性疾病）均增加体内各种营养物质消耗，若补充不足也可发生蛋白质-能量营养不良。

知识点12：蛋白质缺乏病的分类 副高：熟练掌握 正高：熟练掌握

蛋白质营养不良的临床表现因个体差异、严重程度、发病时间等因素而异，临床一般分为消瘦型、水肿型和混合型3个类型。根据营养缺乏的程度又可分为轻、中、重3度；根据发病的轻重缓急分为急性、亚急性和慢性3种。

（1）消瘦型：由于严重能量不足所致，其特点为消瘦，皮下脂肪消失，皮肤干燥松弛及失去弹性和光泽，消瘦严重者呈皮包骨样。

（2）水肿型：由于严重蛋白质缺乏所致，以全身水肿为其特点，初始见于下肢、足背，后渐及全身。

（3）混合型：绝大多数患者蛋白质和能量同时缺乏。

知识点13：营养不良的分度 副高：熟练掌握 正高：熟练掌握

营养不良分为Ⅰ度、Ⅱ度、Ⅲ度。

（1）Ⅰ度营养不良：体重是标准体重的75%～90%。

（2）Ⅱ度营养不良：体重是标准体重的60%～75%。

（3）Ⅲ度营养不良：体重<标准体重的60%。

知识点14：蛋白质缺乏病的发病机制 副高：熟练掌握 正高：熟练掌握

蛋白质-能量营养不良的发生是一个复杂的病理生理过程。当食物中蛋白质和能量供应不足，机体开始通过生理调节降低组织器官对营养素的需要，可使机体在低营养水平的内环境中生存，但当蛋白质和能量继续缺乏时生理功能失调，适应机制衰竭，便可导致死亡。

（1）蛋白质代谢：当蛋白质和能量供应不足时血浆中蛋白质含量下降，蛋白质的合成和分解速率减慢。当血清白蛋白下降到30g/L时，体内其他物质如蛋白质、丙氨酸、缬氨酸等都出现明显改变。血浆中的浓度及在体内分布的改变并不明显，但血浆铁蛋白显著下降。体内蛋白转换率下降30%。动物实验时供给高蛋白饲料，近1/4的氨基酸转变为尿素排出体外，但蛋白质不足时仅有3.4%的氨基酸转变成尿素。

（2）氨基酸代谢：严重的蛋白质-能量营养不良时，血浆中氨基酸浓度可下降至正常的1/2，尤其是支链氨基酸和苏氨酸更为明显。水肿型者缬氨酸可降到正常的30%以下，丙氨酸在水肿前期血浆中的浓度升高，可能是由于糖原异生作用加强或尿素生成减少所致。

（3）糖类代谢：蛋白质-能量营养不良时血糖一般降低，消瘦型比水肿型更为明显，糖原异生作用加强。研究证明，营养不良的儿童8%的葡萄糖来自蛋白质分解产物，恢复期可增至16%。

（4）脂类代谢：蛋白质营养不良者常并发脂肪肝。消瘦型血中三酰甘油、胆固醇、β-脂蛋白的含量正常或略增高。水肿型血中三酰甘油、胆固醇、β-脂蛋白的含量正常或略偏低。

（5）体液和无机盐：蛋白质-能量营养不良不论是消瘦型还是水肿型均有体液潴留，发生水肿。血管外体液间隙的扩大是体液增加的主要原因，水肿的程度与低白蛋白血症有关。蛋白质营养不良者总体钾含量和镁的含量降低、钠的含量增加。

知识点15：蛋白质缺乏病的临床表现　　副高：熟练掌握　正高：熟练掌握

（1）早期无明显症状，仅表现为食欲不佳，体重低于正常。

（2）病情继续发展，可出现消化功能减退，易患呼吸道感染。

（3）重度营养不良者外形消瘦、拒食、表情淡漠、反应迟钝，常伴有多种维生素缺乏及各种并发症（如口角炎、角膜软化、紫癜等），最后进入到全身水肿及抑制状态。

（4）营养不良性水肿：又称低蛋白血症，是营养缺乏的一种特殊表现。

（5）蛋白质缺乏综合征：又称恶性营养不良综合征或夸希奥科，是摄入不足引起。头发枯黄稀疏、容易脱落，双颊凹陷呈猴腮状。患者体弱无力，萎靡不振，脉搏细缓，血压、体温偏低，内脏器官萎缩，淋巴结易触及。严重者伴有腹泻、呕吐，并可导致脱水、酸中毒及电解质紊乱，常是死亡的原因。

知识点16：蛋白质缺乏病的治疗　　副高：熟练掌握　正高：熟练掌握

蛋白质缺乏病的治疗分急救期和恢复期两个阶段。

（1）蛋白质补充：蛋白质和能量供给应高于正常需要量。开始供给蛋白质1g/（kg·d），能量为336～420kJ/（kg·d），以后逐渐增加，直到3～4g/（kg·d），能量504～672kJ/（kg·d）。

（2）补充液体：特别在脱水和高热时，应补充液体以维持尿的正常排出。

（3）补充无机盐：应以低钠、足量的钾［6～8mmol/（kg·d）］和镁（12～24小时肌内深部注射1ml 50%硫酸镁），调整电解质及酸碱平衡。

（4）补充足够的多种维生素：注意维生素A和维生素C的补充。

（5）饮食：应从少量开始，待适应后逐步增加，以少量多餐为宜。

（6）控制感染：蛋白质营养不良时，易并发各种感染，应根据不同的感染选用抗菌药。

（7）抗心衰治疗：水肿型营养不良常伴有心力衰竭，可进行利尿、吸氧、抗心衰治疗。

知识点17：糖类的概念及意义　　副高：熟练掌握　正高：熟练掌握

糖类是自然界存在最多、分布最广的一类重要的有机化合物，葡萄糖、蔗糖、淀粉和纤维素等都属于糖类或称糖类化合物，糖类是自然界存在最多、分布最广的一类重要的有机化合物。

糖类是一切生物体维持生命活动所需能量的主要来源。其不仅是营养物质，而且有些还具有特殊的生理活性。因此，糖类化合物对医学具有更重要的意义。

知识点18：糖类的分类　　副高：熟练掌握　正高：熟练掌握

根据其分子的大小，将其分为3类。

（1）单糖：本身为多羟基醛酮，不能水解为更简单的糖，如葡萄糖、果糖等。单糖一般是结晶固体，能溶于水，绝大多数单糖有甜味。

（2）低聚糖：能水解为2～10个单糖的糖类，如麦芽糖、蔗糖等都是二糖。低聚糖仍有甜味，能形成晶体，可溶于水。

（3）多糖：能水解生成10个以上单糖的糖类。一般天然多糖能水解生成100～300个单糖，如淀粉、纤维素等都是多糖。多糖没有甜味，不能形成晶体（为无定形固体），难溶于水。

知识点19：糖类的特性和作用　　副高：熟练掌握　正高：熟练掌握

单糖具有还原性，多种氧化剂都能将单糖氧化。单糖可被还原成糖醇。

（1）提供人体能量来源，在体内释放能量较快，供能也快，是神经系统和心肌的主要热能来源。正常糖水平是神经营养和发挥正常生理功能所必需。

（2）机体的构成成分，如结缔组织中的黏蛋白，神经组织中的糖脂。

（3）节约蛋白质作用和抗生酮作用。

知识点20：膳食纤维的分类　　副高：熟练掌握　正高：熟练掌握

膳食纤维分为可溶性和不可溶性膳食纤维。

（1）可溶性膳食纤维：包括亲水胶体物质和部分半纤维素，如薯类、水果、魔芋、燕麦中的半纤维素成分。

（2）不可溶性膳食纤维：包括纤维素、木质素和部分半纤维素。自然界中约占75%的膳食纤维是不可溶的，如谷物和蔬菜中的纤维素成分。

知识点21：膳食纤维的作用　　副高：熟练掌握　正高：熟练掌握

（1）增加肠道蠕动，具有通便和防止肠道肿瘤的作用。

（2）降低血清胆固醇、降低餐后血糖，防止热能摄入过多，且吸附某些化学物质。

知识点22：膳食纤维在普通食物中的含量　　副高：熟练掌握　正高：熟练掌握

30g膳食纤维相当于：①6kg的黄瓜、西红柿；②5kg的白菜、丝瓜、莴笋；③3.75kg的南瓜、绿豆芽、萝卜；④0.5kg玉米面。

知识点23：膳食纤维不足与过量　　副高：熟练掌握　正高：熟练掌握

（1）膳食纤维不足：中国营养学会推荐量（DRI）正常人一天需要25～35g，而目前我国居民膳食纤维平均摄入量远远不能满足人体的需要。据1992年全国营养普查结果，城市成人平均为11.6g，农村成人平均为14.1g，与DRI的25～35g相差较大。我国膳食纤维不足的现象普遍存在。从1994年开始，美国的FDA强制要求在食品的营养标签上标示膳食纤维。适当补充膳食纤维，有利于减少肥胖、糖尿病和肠道肿瘤。

（2）膳食纤维的有害作用：膳食纤维摄入过多会产生有害作用。常见：①引起腹胀、排便次数增多；②影响多种矿物质的吸收利用；③影响脂溶性维生素的吸收。

第三节 矿物质和营养性疾病

知识点1：常量矿物质的概念 副高：熟练掌握 正高：熟练掌握

常量矿物质又称宏量矿物质元素，也称为必需宏量元素，是指在人体内含量占人体总重量1/万以上（每日需要量> 100mg）的元素，主要包括钙、磷和镁等矿物质。

必需宏量元素主要包括7种，占人体总矿物质的60%～80%。钾、钠、钙、磷、镁为矿物质，氯、硫为非矿物质。

常量元素矿物质钙、镁是构成骨骼的主要元素，其含量虽少，但是对机体的代谢和多种生物活动有重要影响。

知识点2：常量矿物质的主要作用 副高：熟练掌握 正高：熟练掌握

（1）形成骨骼等硬组织，支撑保护机体，维持有力的运动形式。

（2）维持组织细胞的渗透压与细胞膜的通透性。

（3）调节体液的pH，维持体液的酸碱平衡。

（4）维持神经、肌肉细胞膜的生物兴奋性，传递信息，使肌肉收缩。

（5）构成一些酶系统的激活剂或组成成分。

（6）参与血液凝固过程。

知识点3：钙和磷 副高：熟练掌握 正高：熟练掌握

（1）钙：是体内含量最多的无机盐，占体重的1.5%～2%，总量为700～1400g。钙参与血液凝固、肌肉收缩、维持神经肌肉应激性，并且作为诸多激素的第二信使发挥作用。

（2）磷：占体重0.8%～1.2%，总量为400～800g。磷是构成核酸、磷脂、磷蛋白的原料，参与高能磷酸化合物的合成，构成核苷酸辅酶及磷酸盐缓冲对。

99%以上的钙和86%以上的磷是以羟磷灰石形式沉积于骨和齿，构成骨架，支撑身体，保护重要脏器。

知识点4：镁 副高：熟练掌握 正高：熟练掌握

镁约占体重的0.03%，体内总量20～28g，其中60%存在于骨骼，20%～30%存在于骨骼肌，其余10%存在于其他组织中。

体液中细胞内液镁的含量占总量的99%，而细胞外液仅占1%。

镁是体内约300种酶的辅助因子，对于发挥这些酶的生理作用至关重要。

知识点5：微量元素的概念及特点　　副高：熟练掌握　正高：熟练掌握

（1）概念：微量元素是指每克组织中含量不超过250μg的元素（1990年FAO/IAEA/WHO-人体营养专家委员会）。人体所有微量元素加在一起也不超过体重的0.05%。微量元素在生命科学中有极其重要的作用，和人体健康有着千丝万缕的联系。微量元素与地方病、职业病、衰老、肿瘤等领域的研究近十余年来极为活跃，是临床内分泌医师不可或缺的知识领域。

（2）特点：同体内其他矿物质一样，微量元素在体内不能合成，必须从食物和饮水中摄取。微量元素在体内分布极不均匀，需要量很少，其生理剂量和中毒剂量范围很窄。

知识点6：微量元素的分类　　副高：熟练掌握　正高：熟练掌握

（1）必需微量元素：多数国际微量元素学术会议和WHO公认，在人体或高等动物体内构成细胞或体液的特定生理成分，具有明显营养作用，人体生理生化过程中必不可少，缺乏该元素后产生特征性生化紊乱、病理变化及疾病，补充该元素能纠正特征性病理变化或治愈，称为必需微量元素。

必需微量元素有14种：氟（F）、硅（Si）、钒（V）、铬（Cr）、锰（Mn）、铁（Fe）、钴（Co）、镍（Ni）、铜（Cu）、锌（Zn）、硒（Se）、钼（Mo）、锡（Sn）和碘（I）。

（2）可能必需的微量元素：既具有一定有益生物学作用及医疗、预防、保健效能，又具有某些必需微量元素的生物及生化特征（如高度的生物学活性及催化性能等）的元素。这些元素目前尚未被WHO和多数国际学术组织认可，如砷（As）、锂（Li）、锶（Si）、硼（B）等。

（3）无毒微量元素：未发现参与人体生理生化过程，又对人体无明显毒害作用的元素，称为无毒微量元素，如钡、钛、铌、锆等。

（4）有害微量元素：未发现参与人体生理生化过程，而人体又对其缺乏精密调节机制，超越正常范围，在体内具有蓄积倾向和明显毒害作用的微量元素，如铅、汞、镉、铊、铝、锑等。

知识点7：必需微量元素的作用　　副高：熟练掌握　正高：熟练掌握

必需微量元素对机体的生长发育、神经系统结构和功能、内分泌系统、免疫系统、心血管等系统都有极其重要的影响。

微量元素碘对甲状腺功能，铁对血红蛋白的正常功能，锌、铬对胰岛素的合成和作用，锰、硒等元素对心血管的结构和功能等都有重要影响；食物中的锌/镉比与高血压的发生和预后等都密切相关。多种微量元素还能影响核酸和蛋白质的生物合成，故有利于创伤的愈合和疾病的恢复。

知识点8：微量元素的功能 副高：熟练掌握 正高：熟练掌握

（1）微量元素是酶的关键组成成分，也是酶激活的必要组分。

（2）微量元素构成体内重要的生物载体及电子传递系统。

（3）微量元素参与激素和维生素的合成。

（4）微量元素锌对免疫系统的发育、维持和调节起着十分重要的作用。

（5）微量元素对机体有举足轻重的作用，特别是必需微量元素的缺乏和过量都会导致机体正常功能的紊乱和疾病。

第四节 常见的维生素缺乏及营养性疾病

知识点1：维生素A的作用 副高：熟练掌握 正高：熟练掌握

（1）构成视觉细胞内的感光物质，即视网膜杆细胞中的视紫红质。

（2）维持上皮细胞的完整性。

（3）促进生长发育，维生素A促进硫酸软骨素等黏多糖的合成。

（4）维持正常的免疫功能。

（5）对维持生殖系统正常功能有一定作用。

知识点2：维生素A缺乏 副高：熟练掌握 正高：熟练掌握

（1）视紫红质的合成减少，导致暗光或弱光下的视力障碍，出现夜盲症。

（2）细胞免疫和体液免疫功能均下降，易患呼吸道和消化道感染。

（3）上皮细胞增生表层角化脱屑，皮脂腺及汗腺萎缩，防御病菌的能力降低，毛发枯槁，指甲变脆。

（4）影响骨组织的生长发育。

知识点3：维生素A缺乏的病因 副高：熟练掌握 正高：熟练掌握

（1）摄入不足：4岁以下儿童中的发生率远高于成人。维生素A和胡萝卜素都很难通过胎盘进入胎儿体内，新生儿出生后如不能得到充足的维生素A补充则极易出现维生素A缺乏病。维生素A主要储存在肝脏，当组织细胞需要时，被释放入血并同血浆中的视黄醇结合蛋白（RBP）结合以复合体形式被转运至靶细胞。新生儿的血浆视黄醇结合蛋白只有成人的一半左右，要到青春期才逐步达到成人水平，是儿童容易患维生素A缺乏的原因之一。

（2）吸收减少：维生素A和胡萝卜素在小肠的消化吸收都依靠胆盐的帮助，膳食中脂肪含量与它们的吸收有密切的联系。膳食中脂肪含量过低，胰腺炎或胆石症引起胆汁和胰腺酶分泌减少，一些消化道疾病，如急性肠炎、腹泻等造成胃肠功能紊乱都可以影响维生素A和胡萝卜素的消化吸收。

（3）储存利用障碍：任何影响肝脏功能的疾病都会影响维生素A在体内的储存量，造成维生素A缺乏。一些消耗性疾病都会使体内的维生素A存储消耗殆尽，摄入量因食欲不振或消化功能紊乱而明显减少，导致维生素A缺乏。

知识点4：维生素A缺乏的临床表现　　副高：熟练掌握　正高：熟练掌握

（1）暗适应力减退或夜盲：维生素A缺乏病的早期表现是眼部的症状和体征。夜盲或暗光中视物不清最早出现。暗适应力减退数周后，会出现干眼症的表现，结膜、角膜干燥，失去光泽，自觉痒感，泪减少，形成结膜干燥斑或毕脱斑。继而角膜发生浑浊、畏光、眼痛，常用手揉搓眼部导致感染。严重时可发生角膜溃疡坏死和穿孔，虹膜、晶状体脱出，甚至失明。

（2）皮肤表现：皮肤干燥、易脱屑，上皮角化增生，汗液减少，角化物充塞毛囊形成毛囊丘疹。检查触摸皮肤时有粗砂样感觉，以四肢伸面、肩部为多，可发展至颈背部甚至面部。毛囊角化引起毛发干燥，失去光泽，易脱落，指趾甲变脆易折、多纹等。

（3）生长发育障碍：骨骼系统表现为长骨生长缓慢，牙龈发生增生和角化，釉细胞发育不良。临床表现为身高矮于同龄人，牙齿釉质易剥落，失去光泽，易发生龋齿。但神经系统发育正常，可引起脑和脊髓组织受压，导致颅压增高和脊神经萎缩。

（4）易感染性增高：表现为消化道和呼吸道感染性疾病发生率增高，且易迁延不愈。

（5）其他：维生素A缺乏时会出现贫血，其表现类似缺铁性贫血，血红蛋白、血细胞比容和血清铁水平降低，血清铁蛋白正常，肝脏和骨髓储存铁反而增加。维生素A缺乏还可形成尿路结石。

知识点5：维生素A缺乏的病史和临床症状　　副高：熟练掌握　正高：熟练掌握

长期动物性食物摄入不足，各种消化道疾病或慢性消耗性疾病史，急性传染病史等情况下应高度警惕维生素A缺乏病。如出现夜盲或干眼病等眼部特异性表现，以及皮肤的症状、体征，较易诊断。

为了进一步早期确诊，应根据当地条件进行实验室检查。

知识点6：维生素A缺乏的实验室诊断　　副高：熟练掌握　正高：熟练掌握

（1）血浆维生素A测定：婴幼儿血浆正常水平为300～500μg/L，年长儿和成人为300～2250μg/L。低于200μg/L可诊断为维生素A缺乏，200～300μg/L为亚临床状态维生素A可疑缺乏。

（2）剂量反应试验（RDR）：血浆维生素A水平并不能完全反映全身组织的维生素A营养状态。高度怀疑时可以使用RDR进一步确定。

方法：空腹时采取静脉血（A0），然后口服视黄醇制剂450μg，5小时后再次采取静脉血（A5），测定两次血浆中维生素A的水平，并按公式计算RDR值，如RDR值>20%为阳性，表示存在亚临床状态维生素A缺乏。

知识点7：维生素A缺乏的尿液脱落细胞检查 副高：熟练掌握 正高：熟练掌握

加1%龙胆紫于新鲜中段尿中，摇匀计数尿中上皮细胞，如无泌尿道感染，超过3个/μl为异常，有助于维生素A缺乏的诊断，找到角化上皮细胞具有诊断意义。

知识点8：维生素A缺乏的眼结膜上皮细胞检查 副高：熟练掌握 正高：熟练掌握

用小棉拭子浸少量生理盐水，轻刮眼结膜，涂于载玻片上，显微镜下找到角质上皮细胞有诊断意义。

知识点9：维生素A缺乏的暗适应检查 副高：熟练掌握 正高：熟练掌握

用暗适应计和视网膜电流变化检查，如发现暗光视觉异常，有助诊断。

知识点10：维生素A缺乏的预防 副高：熟练掌握 正高：熟练掌握

（1）注意膳食的营养平衡，常食用富含维生素A的动物性食物和深色蔬菜，一般不会发生维生素A缺乏。

（2）在维生素A缺乏的高发地区，可以采取每隔半年给予一次口服20万U维生素A的预防措施。

（3）有慢性腹泻等维生素A吸收不良者可短期内肌注维生素A数日后再改为口服，或采用水溶性维生素A制剂。

（4）大剂量维生素A进行预防时应注意避免过量造成中毒。

知识点11：维生素A缺乏的治疗 副高：熟练掌握 正高：熟练掌握

维生素A缺乏时无论临床症状严重与否，或无明显症状的亚临床状态，都应该尽早启动维生素A的补充治疗。

（1）调整饮食去除病因：多食富含维生素A的动物性食物或含胡萝卜素较多的深色蔬菜，也可以采用维生素A强化的食品。同时重视原发病的治疗。

（2）维生素A制剂治疗：①每日口服维生素A制剂2.5万～5万U，浓鱼肝油丸每丸含2.5万U，每日2～3次服用；②有慢性腹泻或肠道吸收障碍者或重症患者，可先采用深部肌注维生素AD注射剂（每支含维生素A 7500μg和维生素D 62.5μg）0.5～1ml，每日1次；3～5

天后，病情好转即改口服。

经维生素A治疗后临床症状好转迅速，夜盲常于2～3天后明显改善，干眼症状3～5日消失，结膜干燥、毕脱斑1～2周后消失，角膜病变也渐好转，皮肤过度角化需1～2个月方痊愈。

（3）眼局部治疗抗生素眼药水或眼膏，一日3～4次，可减轻结膜和角膜干燥不适。

知识点12：维生素A中毒症 副高：熟练掌握 正高：熟练掌握

（1）维生素A摄入过多可引起急性或慢性中毒。含维生素A的大剂量维生素片剂，若长期服用，也可引起中毒。儿童和成人的慢性中毒通常发生在连续数月每日服用的剂量超过33000μg（10万U）以后就出现中毒征象。

（2）过量摄入胡萝卜素一般不会引起维生素A中毒，但可伴有胡萝卜素血症和胡萝卜素色素沉着，表现为皮肤深黄，特别是在手掌和足底部。胡萝卜素色素沉着还可见于糖尿病、黏液性水肿和神经性厌食。

（3）正常空腹时血浆维生素A浓度的范围为20～80μg/dl（0.7～2.8μmol/L）。维生素A中毒时的空腹血浆浓度超过100μg/dl（3.49μmol/L），可高达2000μg/dl（69.8μmol/L）。成人和儿童预后极佳。停止服用维生素A后，一般在1～4周内症状和体征即可消失。但是对母亲服用大剂量维生素A的胎儿预后仍有保留。

知识点13：维生素B_1缺乏的病因 副高：熟练掌握 正高：熟练掌握

（1）原发性维生素B_1缺乏：由于维生素B_1摄入量不足引起，特别是以精白大米维生者。

（2）继发性维生素B_1缺乏：①需要量增多，如甲状腺功能亢进、妊娠、哺乳和发热；②吸收受到损害，如长期腹泻；③利用不佳，如严重肝脏疾病；④酒精中毒者可同时出现摄入量减少、吸收和利用不良、需要增加，还可能发生脱辅基酶蛋白缺陷；⑤经常的、长期的或高浓度输注葡萄糖，维生素B_1摄入量低，会加速维生素B_1缺乏的发生。

知识点14：维生素B_1缺乏的临床表现 副高：熟练掌握 正高：熟练掌握

（1）维生素B_1缺乏的早期表现为乏力，头痛，肌肉酸痛，食欲减退、恶心、呕吐，时有腹痛、腹泻或便秘、体重减轻等非特异性症状，随病情加重可出现典型的症状和体征。

（2）神经改变：见于外周神经，尤其是腿部的外周神经，表现为上升性对称性的感觉、运动和反射功能障碍，起病常从肢体远端始，下肢多于上肢，有灼痛或异样感，呈袜套样分布，逐渐向肢体近端进展，肌肉有明显压痛。

（3）感觉过敏处渐趋迟钝，痛、温觉渐次消失，伴肌力下降，肌痛（以腓肠肌为著），上下楼梯困难，出现足、趾下垂，膝腱反射减退或消失

（4）心脏扩张增大，肌纤维肿胀，破碎，有空泡形成，间质腔隙因积液而扩大。血管舒张出现在症状明显的高排出量心力衰竭发生以前，能引起一些水肿。

知识点15：维生素B_1缺乏的实验室检查　　副高：熟练掌握　正高：熟练掌握

（1）血中丙酮酸盐和乳酸盐升高，而尿中硫胺素的排出减少（$<50\mu g/d$），可诊断为脚气病。

（2）红细胞转酮醇酶活性在加入焦磷酸维生素B_1之前降低，而在加入之后则升高（TPP效应），是组织贮存的敏感指标。

知识点16：维生素B_1缺乏的治疗　　副高：熟练掌握　正高：熟练掌握

（1）轻度多神经病：每天可分次给予维生素B_1 10～20mg，2周，随后供给营养性饮食。

（2）中度或晚期神经疾病：治疗剂量为每天20～30mg，应在症状消失以后持续几周。

（3）Shoshin脚气病：其水肿和充血在每天给予100mg维生素B_1静脉注射几小时内见效，应持续几周并卧床休息。

（4）由脚气病引起的心力衰竭对洋地黄和利尿剂效果很差。

（5）维生素B_1缺乏伴发其他复合维生素B缺乏：可采用5～10倍人体每日摄取推荐量（RDA量）的多种水溶性维生素治疗几周，然后应持续供给1～2倍RDA量的营养饮食。

知识点17：维生素E缺乏症　　副高：熟练掌握　正高：熟练掌握

（1）成年人体内有维生素E储存，如膳食缺乏或吸收不良，也需数年血浆维生素E水平才能降至缺乏范围，且成年人已成熟的神经系统常在5～10年后才出现异常。

（2）婴儿期有维生素E吸收不良，很易发生重度维生素E缺乏，不及时治疗可迅速发生神经症状，主要影响脊髓后束和脊髓小脑束。表现为深层肌反射消失，本体感觉，振动感觉异常、共济失调、眼肌麻痹（眼移动障碍）、视野障碍、肌肉疲软。尤其在早产儿体内维生素E储存更少，肠道吸收能力低，生长速度快，更易发生缺乏。常出现溶血性贫血、血小板增多、脑室内出血、水肿、晶状体后纤维组织形成和肺支气管发育不良的危险增加。

（3）有研究提示，补充维生素E和抗氧化剂可以降低维生素E缺乏导致疾病的发生率。

知识点18：维生素K缺乏症　　副高：熟练掌握　正高：熟练掌握

新生儿的维生素K营养处于危险之中，健康成人原发性维生素K缺乏并不常见。

（1）维生素K缺乏症：主要表现为轻重不一的出血症状，常见表浅的皮肤紫癜和淤斑、鼻出血、齿龈渗血、黑便、月经过多、痔疮出血和创面术后渗血等，深部组织血肿、关节腔出血等罕见，偶有颅内出血，危及生命。

（2）新生儿及婴儿晚发维生素K缺乏症：病因为母亲妊娠期使用双香豆素等口服抗凝药、阿司匹林、磺胺类药物、苯妥英钠、利福平、异烟肼及长期纯母乳喂养等。

典型新生儿维生素K缺乏症，多于生后2～5天起病，以胃肠道出血为主，可伴皮肤出血、脐带出血等。

婴儿迟发维生素K缺乏性出血多见于生后2周至3个月母乳喂养婴儿，临床特点为起病急，出血症状重，常有颅内出血而致颅压增高及神经系统症状，病情危重。

知识点19：维生素B_2缺乏　副高：熟练掌握　正高：熟练掌握

维生素B_2缺乏引起的临床表现多种多样，具有特征性的症状和体征主要为口腔和阴囊的皮肤黏膜病变。

（1）阴囊炎：始发症状是阴囊瘙痒，尤以夜间为甚，重者影响睡眠。皮肤损害分为红斑型、丘疹型和白色丘疹银屑型。

（2）舌炎：自觉舌疼痛，尤以进食酸、辣、热食物时为甚。舌体肿胀，呈红紫相间或紫红色。舌菌状乳头充血肥大，先在舌尖部，后波及其他部位。病程长者舌乳头消失，以舌中、前部明显，伴以舌面裂隙。

（3）唇炎：唇红肿，纵裂纹加深，继而出现唇黏膜干燥、皲裂和色素沉着。

（4）口角炎：口角有糜烂、裂隙和湿白斑，多为双侧对称，常有小脓疱和结痂，有痛感。

（5）脂溢性皮炎：多见于皮脂分泌旺盛处，如鼻唇沟、下颌、眉间及耳后等，有脂性堆积物覆于暗红色基底皮损上。

知识点20：维生素B_6缺乏　副高：熟练掌握　正高：熟练掌握

维生素B_6的拮抗物脱氧吡哆醇可引起皮脂溢性皮炎、舌炎、唇干裂、外周神经病和淋巴细胞减少。

维生素B_6缺乏能引起婴儿惊厥和成人贫血（一般为正细胞正色素性贫血，但偶尔也有小细胞低色素性贫血）。

知识点21：维生素C缺乏　副高：熟练掌握　正高：熟练掌握

维生素C缺乏可引起坏血病。坏血病出现明显症状前，可先出现倦怠、衰弱、烦躁、体重下降以及隐约肌痛和关节痛。多发性裂片型出血可在指甲末端附近形成一个半月形，其范围较感染性心内膜炎出血大。齿龈肿胀、发紫，呈海绵状，易破碎，极度缺乏时容易出血。最后可出现继发感染、坏疽及牙齿松动。这些变化只累及围绕天生的牙齿和隐藏的牙根的齿龈。旧的瘢痕破裂，新伤口不愈合，身体任何部分均可自发出血，特别是下肢皮肤易出现毛囊周淤点和淤斑（老年人的这些改变未必是坏血病的表现）。除骨膜下出血外成人一般不发生骨损害。

坏血病的其他症状和体征还包括球结膜出血、股筋膜内出血引起的股神经疾病、少尿、下肢水肿、血管反应性受损以及与类风湿关节炎相似的关节炎。齿龈出血并非是坏血病最典型的特征。毛囊角化过度且伴有周围充血或出血足以确诊。

知识点22：烟酸缺乏 副高：熟练掌握 正高：熟练掌握

烟酸缺乏患者在早期表现可不明显，大多有食欲减退、倦怠乏力、体重下降、腹痛不适、消化不良、容易兴奋、注意力不集中、失眠等非特异性症状。病情进展可以出现较典型症状，表现为夏秋季日光照射时发作，有时也可因辐射及皮肤物理性损伤而诱发。

（1）皮肤：最典型症状是皮炎，常在肢体暴露部位对称出现，以手背、足背、腕、前臂、手指、踝部等最多，其次则为肢体受摩擦处。

慢性病例水肿较轻或不显著，但色素沉着更深，在易受磨损处，如肘、指节、膝等部位的皮肤往往增厚，呈角化过度，肤色棕黑，与其周围不同，并有干燥、脱屑现象。另一表现为小腿前部及外侧有鱼鳞样皮肤变化，病变部位常有色素沉着。

（2）消化系统：以舌炎及腹泻最为显著。①舌炎：早期舌尖及边缘充血发红，并有蕈状乳头增大。其后全舌、口腔黏膜、咽部及食管均可呈红肿，上皮脱落，并有表浅溃疡，引起舌痛及进食下咽困难，唾液分泌增多。患病较久时舌乳头萎缩、全舌光滑干燥，常伴核黄素缺乏的口角炎；②腹泻：早期多患便秘，其后因常有腹泻，粪便呈水样或糊状，量多且有恶臭，也可带血，如病变接近肛门可出现里急后重。腹泻往往严重和难治，可合并吸收障碍。

（3）神经精神系统：早期症状较轻，可有头晕、视物不清、烦躁、焦虑、抑郁、健忘、失眠及感觉异常等表现，之后可进展到神经错乱、定向障碍、癫痫发作、紧张性精神分裂症、幻觉、意识模糊、谵妄，甚至导致死亡。周围神经炎的症状，如四肢麻木、烧灼感、腓肠肌压痛及反射异常等均可出现。有时有亚急性脊髓后侧柱联合变性症状。

（4）其他症状：①女性可有阴道炎及月经失调、闭经；②男性排尿时有烧灼感，有时性欲减退。

（5）烟酸缺乏常与脚气病、核黄素缺乏症及其他营养缺乏症同时存在。

第五节 几种常见的微量元素缺乏及过多

知识点1：微量元素铁 副高：熟练掌握 正高：熟练掌握

（1）铁是人体含量最多的微量元素，在体内总量约4.5g，女性比男性略少。

（2）铁在人体内的分布遍及所有组织，肝、脾含量较高，其次是肺。

（3）铁在人体内的存在分血红素和非血红素两类：①血红素类主要有血红蛋白、肌红蛋白、细胞色素及酶类；②非血红素类主要有运铁蛋白、乳铁蛋白、铁蛋白、含铁血红黄素及一些酶类。

（4）人体内60%～70%的铁存在于血红蛋白内，15%左右构成各种细胞色素，20%以铁蛋白的形式储存于肝、脾、骨髓及肠黏膜中，5%左右构成肌红蛋白。

知识点2：铁的来源与吸收 副高：熟练掌握 正高：熟练掌握

人体内的铁主要来源于食物。铁在食物中多以有机形式存在，有机铁随食物一同进入胃中，在胃酸及胃蛋白酶的作用下，释放出无机铁，然后进入肠被各种还原剂（如抗坏血酸，即维生素C、谷胱甘肽等）还原成二价铁（Fe^{2+}），被肠吸收。无机铁比有机铁容易吸收，二价铁比三价铁（Fe^{3+}）容易吸收。

铁是血红蛋白的重要成分之一，每天造血需铁20～25mg。主要来自衰老破坏红细胞。食物中每天可摄取1～1.5mg，孕、乳妇需2～4mg。动物食品铁吸收率高，植物食品则吸收率低。

知识点3：铁在人体的作用　副高：熟练掌握　正高：熟练掌握

（1）构成血红蛋白，参与氧的运输和储存。

（2）铁参与细胞色素、细胞色素氧化酶、过氧化物酶和过氧化氢酶的合成。

（3）铁与体内的能量释放密切相关。

（4）铁对免疫系统有重要影响。

（5）降低中性粒细胞对细菌的杀伤能力。

（6）铁与其他微量元素有密切关系。

知识点4：铁的缺乏及其原因　副高：熟练掌握　正高：熟练掌握

铁的缺乏是一个全球性的问题，缺铁的大多数是妇女，发展中国家40%～50%的5岁以下儿童和50%以上的孕妇患缺铁病。膳食缺铁引起机体铁耗损分3个阶段：①机体铁贮存减少，表现为血清铁蛋白下降；②其次为缺铁性红细胞生成，血清铁蛋白继续下降，铁结合力上升（即运铁蛋白饱和度下降），游离原卟啉增高；③第三阶段为缺铁性贫血，表现血红蛋白及血细胞比容下降，即缺铁性贫血。

铁缺乏的原因有3个方面：①铁摄入不足或吸收不良；②机体对铁的需要量增加；③丢失过多。

知识点5：铁缺乏的表现　副高：熟练掌握　正高：熟练掌握

铁缺乏最常见的疾病是缺铁性贫血，缺铁性贫血不仅表现为贫血，而是属于全身性的营养缺乏病。

（1）有15%～30%的病例表现有神经痛、感觉异常。

（2）儿童可出现偏食、异食癖（喜食土块、煤渣等）、反应迟钝、智力下降、学习成绩差、易怒不安、易发生感染等。

（3）缺铁性贫血的婴儿可有肠道出血症。

（4）近年医学研究发现，老年性耳聋与缺铁有关。

（5）铁缺乏的儿童易烦躁，对周围不感兴趣，成人则冷漠呆板。当血红蛋白继续降低，则出现面色苍白、口唇黏膜和眼结膜苍白、疲劳乏力、头晕、心悸、指甲脆薄、反甲等。身体发育受阻，体力下降、注意力与记忆力调节过程障碍、学习能力降低现象。

知识点6：铁缺乏的治疗 副高：熟练掌握 正高：熟练掌握

（1）进食含铁量较高的食品，铁的食物来源主要为动物食品。一般植物性食品铁的含量低，吸收率也较低。奶为贫铁食品，蛋黄含铁较高，但吸收率较低。必要时补充铁剂。

（2）男女铁的日需要量（RDA）分别为10mg和15mg。世界卫生组织建议供铁量为成年男子5～9mg；成年女子14～28mg。中国营养学会推荐婴儿至9岁儿童每天需铁10mg，10～12岁儿童需铁12mg、13～18岁的少年男性需铁15mg，少年女性20mg，18岁以上每天12mg，但成年女性为18mg。妊娠早期15mg，妊娠中期25mg，妊娠晚期35mg；乳母为25mg。

知识点7：铁过量 副高：熟练掌握 正高：熟练掌握

（1）铁过量是误服大量药物铁剂和反复多次输血等所致。

（2）铁的致死量为200～250mg/kg，而治疗剂量仅为2～5mg/(kg·d)。

（3）当身体铁的储存量超过正常范围的10倍，达到20～40g，可以出现多种临床表现，受影响最大的是肝脏、胰腺、心脏、脑垂体和关节。细胞内铁的蓄积可以导致肝硬化、糖尿病、心衰、关节炎、性功能障碍和肿瘤。铁催化Fenton反应可导致动脉粥样硬化的形成。

（4）肝脏是铁储存的主要部位，铁过量也常累及肝脏，成为铁过多诱导损伤主要靶器官。

知识点8：微量元素锌 副高：熟练掌握 正高：熟练掌握

人体内的微量元素中，锌含量居第二位，仅次于铁，机体内含锌量为2～2.5g。微量元素锌是人体最重要的生命元素，作为人类机体必需的微量元素之一，锌具有重要生理功能。锌是人体内200多种酶和蛋白质的重要组成成分，也是许多酶的催化剂，广泛参与人体的重要生命活动。微量元素锌在生物膜正常结构及功能、核酸及蛋白质代谢、酶的构成与激活、激素的合成与分泌等方面具有重要的作用。

知识点9：微量元素锌的生理作用 副高：熟练掌握 正高：熟练掌握

（1）促进生长发育：锌是DNA聚合酶、RNA聚合酶、锌脂蛋白转录因子这些重要生命大分子的活性结构的必要成分。DNA聚合酶是DNA复制的关键物质，含锌酶促体内各组织细胞的繁殖分化，并调节其代谢与功能，使机体各器官组织不断增长和成熟。

（2）促进组织修复再生，加速创伤愈合。

（3）促进生殖器官和性腺发育，增进性功能。缺锌时男性生殖系统发育不全，精子生成障碍、性功能低下。

（4）维持正常食欲和味觉。

（5）增强免疫功能：促进免疫器官的生长发育，增强T、B细胞和免疫因子的免疫功能。

（6）促进维生素A代谢：锌参加维生素A还原酶的活化，影响维生素A转运。

（7）增进生物膜抗击氧自由基：延缓衰老。

知识点10：锌缺乏的病因　　副高：熟练掌握　正高：熟练掌握

微量元素锌缺乏的主要原因是摄入不足，丢失和机体需要量增加等。锌的生理需要量：小儿为每日5～15mg、成人每日15mg、孕妇每日20mg、乳母每日25mg。微量元素锌缺乏的主要原因是摄入不足，丢失和机体需要量增加等。

（1）摄入不足：是锌缺乏的主要原因。大多数食物含锌量很低，营养不良、特别是长期缺少动物性食物者易致锌缺乏。

（2）丢失过多：①慢性失血、溶血（红细胞内有大量的锌，随红细胞破坏而丢失）；②长期多汗、组织损伤（创伤、烧伤的渗出液含锌）；③肝肾疾病、糖尿病以及使用利尿剂噻嗪类等（尿中锌排泄量增加）；④长期使用整合剂，如EDTA、青霉胺等药物（与锌形成不溶性复合物）；⑤单纯牛奶喂养者（牛奶内有干扰锌吸收的络合物）。

（3）需要量增加：①小儿生长发育迅速，尤其是婴儿对锌的需要量相对较多，易出现锌缺乏；②营养不良恢复期、外科术后与创伤后恢复期等锌的需要量也增加，若未及时补充易致锌缺乏。

（4）吸收利用障碍或代谢障碍：①慢性消化性疾病影响锌的吸收利用，如肠炎、腹泻时使含锌渗出液大量排出；②肠道吸收不良可见于脂肪泻、肠炎等疾病；③糖尿病患者进食大量纤维素食物，也可影响锌的吸收利用；④膳食结构存在锌含量不足、锌利用率差，所以在我国儿童缺锌发生率较高。

知识点11：锌缺乏的临床表现　　副高：熟练掌握　正高：熟练掌握

锌缺乏时的临床表现常常是非特异性的，主要有以下几个方面：

（1）生长缓慢、骨钙化不良、发育迟缓、食欲不振和智力发育障碍，身材矮小。

（2）成年人缺锌影响精子的代谢和活动力，并能影响性腺的发育。

（3）记忆力减退，四肢活动障碍，思维功能异常，甚至发生老年性痴呆。

（4）锌与许多皮肤黏膜性疾病有密切关系，口腔炎、舌炎、口腔溃疡、面部痤疮、秃发、脱发。

（5）缺锌者容易发生各种感染性疾病、慢性病，如糖尿病足破溃。锌缺乏可致组织再生障碍，组织中胶原减少，肉芽生长缓慢，伤口不易愈合。

（6）孕妇饮食中长期缺锌可影响胎儿生长发育。

（7）缺锌时引起维生素A代谢障碍，导致视力和暗适应异常。

知识点12：微量元素锌缺乏的诊断　　副高：熟练掌握　正高：熟练掌握

锌缺乏症目前尚无特异性诊断指标，主要根据以下方面明确诊断：

（1）锌缺乏病史、临床表现、低血锌以及结合治疗效应等综合判断。

（2）血锌低于75μg/dl（11.48μmol/L）有诊断价值。

（3）正常小儿发锌和尿锌也能反映锌的代谢水平。

（4）缺锌时，尿锌测定降低。

（5）若同时测定血锌、发锌、尿锌3项指标，诊断价值更大。

（6）对临床上有缺锌表现，血锌或发锌不低者，补锌治疗后的营养及临床改善，可作为确定锌营养状态的重要手段。

知识点13：锌缺乏的预防　　副高：熟练掌握　正高：熟练掌握

（1）动、植物食物几乎都含锌，动物性食物中锌的含量丰富，且利用率高。合理膳食，膳食中动物性食物占一定比例。

（2）建立良好饮食习惯，不挑食、偏食。

（3）提倡母乳喂养，母乳含锌丰富，且能促进锌的吸收，并及时添加辅食。

知识点14：锌缺乏的治疗　　副高：熟练掌握　正高：熟练掌握

（1）一般补锌剂量按元素锌每日0.5～1.5mg/kg。元素锌1mg等于硫酸锌4.4mg，葡萄糖酸锌7mg。

（2）疗程可视病情及病种而定，一般疗程以2～3个月为宜。

（3）锌治疗同时，应摄入足量动物蛋白质，更快改善症状。

（4）药物锌不宜过量，避免锌中毒。锌中毒表现为腹泻、呕吐和嗜睡等。长期过量还可引起铜缺乏，需予注意。

（5）充分了解微量元素锌在人体生命中的作用，合理的补充锌，平衡膳食，对儿童的健康生长发育、提高机体的免疫力、有效的预防老年性痴呆症等均有益。

知识点15：微量元素碘　　副高：熟练掌握　正高：熟练掌握

碘是人体的必需微量元素之一，健康成人体内碘的总量为30mg（20～50mg），其中70%～80%存在于甲状腺。

碘是构成甲状腺激素的重要原料。生理水平的甲状腺激素是维持生命的激素，维持正常的能量代谢，调节蛋白质合成和分解，促进糖原和脂肪分解氧化，加速糖的吸收利用，调节血清胆固醇和磷脂浓度等，维护中枢神经系统的正常结构和功能，协调生物氧化和磷酸化的偶联、调节能量转换。

知识点16：碘的生理作用　　副高：熟练掌握　正高：熟练掌握

碘是影响智力发育的重要微量元素，生理作用：

（1）维持基础代谢率、氧消耗和产热，增加细胞线粒体能量代谢，提高Na^{+}-K^{+}-ATP酶泵作用，促进新蛋白质合成。碘缺乏使甲状腺功能减低，生长发育停滞，智力发育落后。

（2）促进营养的吸收和利用，增加脂肪组织对肾上腺素及胰高血糖素的敏感性，促进脂肪水解，释出脂肪酸，增加胆固醇、甘油三酯和磷脂的降解，影响其代谢，调节儿茶酚胺、胰岛素等激素对糖原的作用，促其合成或分解，促进单糖在肠内吸收等，也影响水溶性及脂溶性维生素的代谢和利用。

（3）影响大脑生长发育及功能：胎儿期、婴儿期碘缺乏影响脑发育可发生耳聋、痴呆等。甲状腺激素过多使神经肌肉应激性增强，减少时则肌肉收缩缓慢。

知识点17：碘的吸收和转运　　副高：熟练掌握　正高：熟练掌握

（1）食物中的碘在肠道中以碘离子形式直接被吸收，进入血液循环，血液中碘与球蛋白结合后甲状腺摄取最多，占总吸收碘的30%～50%。

（2）碘在甲状腺腺细胞中经过氧化酶催化变成活性碘，立即与酪氨酰基结合，形成单碘酪氨酸和双碘酪氨酸，二者再以不同方式偶联，合成甲状腺素（T_4）和三碘甲状腺原氨酸（T_3）储存于胶质腔中，T_3与T_4之比约为1∶20。血液中的T_4全部来源于甲状腺，而T_3的20%来源于甲状腺，80%在其他组织由T_4经脱碘酶作用转化为T_3。

知识点18：碘缺乏病　　副高：熟练掌握　正高：熟练掌握

碘缺乏病（IDD）是世界上分布最广泛、侵犯人群最多的一种地方病，我国是世界上碘缺乏危害最严重的国家之一。我国有智力残疾人近1000万，其中80%以上是缺碘造成。

IDD是目前已知的导致人类智力损害的最主要原因，同时碘缺乏病直接引发地方性甲状腺肿、克汀病（聋、哑、呆、小）等，严重危害人们身心健康。

知识点19：碘缺乏病的预防和治疗　　副高：熟练掌握　正高：熟练掌握

我国营养学会2000年出版的中国居民膳食营养素参考摄入量提出碘的参考摄入量为：1～3岁50μg/d，4～10岁90μg/d，11～13岁120μg/d，14岁～成人为150μg/d，孕妇和乳母200μg/d。可耐受最高摄入量<18岁为800μg/d，>18岁和孕妇、乳母为1000μg/d。

碘缺乏病的预防和治疗主要依靠食盐加碘。食物来源和需要量碘主要来源于海盐和海产品，如海带、紫菜、发菜等。人体对碘的需要量受发育、性别、年龄、体重、营养状况的影响。

知识点20：硒的生理作用　　副高：熟练掌握　正高：熟练掌握

（1）构成谷胱甘肽过氧化物酶，协助清除自由基。

（2）构成硒蛋白，主要在肌肉细胞的生物氧化过程中发挥电子传递作用。

（3）硒蛋白P含7个以上硒半胱氨酸，具有氧化物还原作用。似有抗氧化剂作用。

（4）Ⅰ型碘甲状腺原氨酸脱碘酶，含有硒半胱氨酸，具有活性的硒蛋白，参与甲状腺激素代谢。

（5）参与精子的形成，缺硒地区的人口出生率低于高硒地区。

（6）参与细胞线粒体和辅酶Q的合成，在人体的有氧代谢中发挥重要作用。

（7）可促进血红蛋白的合成。

（8）硒可与某些重金属（如汞、砷、镉、铊）结合，阻止其吸收，是重金属的解毒剂。

知识点21：硒代谢　　副高：熟练掌握　正高：熟练掌握

（1）食物中的硒主要为含硒氨基酸，植物性食物含硒蛋氨酸，动物性食物含硒半胱氨酸。

（2）硒主要从十二指肠吸收，吸收率为44%～70%，硒蛋氨酸可完全吸收，其他吸收也好。

（3）硒进入血液后，与血浆白蛋白结合，运转至各器官组织，在组织中硒可进入含硒氨基酸后，再结合到蛋白质中，形成谷胱甘肽过氧化物酶。

知识点22：硒的食物来源　　副高：熟练掌握　正高：熟练掌握

硒的主要来源为食物和饮水。食物中硒含量差异大，视当地土壤和水中硒含量高低而定。动物内脏和海产品含硒量高，水果和蔬菜、一般饮水中硒含量甚微。

食物中不仅含硒量多少不同，其生物利用率也相差很大，蘑菇生物利用率仅5%，而小麦、坚果含量高。植物性食物生物利用率大于动物性食物。硒一般不受烹饪方法的影响。

知识点23：硒的需要量　　副高：熟练掌握　正高：熟练掌握

根据中国营养学会2000年出版的中国居民膳食营养素参考摄入量，硒的推荐量：14岁至成人（RNI）50μg/d，孕妇（RNI）50μg/d，乳母（RNI）65μg/d。成人可耐受最高摄入量（UL）为400μg/d。0～6个月可耐受最高摄入量（UL）为55μg/d，7个月至6岁为80μg/d。

知识点24：硒缺乏　　副高：熟练掌握　正高：熟练掌握

与缺硒关系密切的是克山病和大骨节病。

（1）克山病：多因饮食缺硒引起，以多灶性心肌坏死为主要病理变化，临床表现主要为心律失常、心动过缓或过速，心脏扩大、心功能衰竭、心源性休克，X线片可见心脏呈球形扩大，心搏减弱；心电图异常等。

（2）地方性大骨节病：主要病变在骨端软骨细胞变性坏死，肌肉萎缩，发育障碍，以青少年发病为多，大骨节病与缺硒关系尚未十分肯定。贫硒地区还发现“肌肉综合征”，出现肌肉疼痛、行走乏力等。

知识点25：硒缺乏的诊断　　副高：熟练掌握　正高：熟练掌握

硒缺乏的诊断主要依据血硒和发硒降低，全血谷胱甘肽过氧化物酶活力下降，以及补硒后症状好转。

（1）血硒能反映膳食中摄入量，血硒平均参考值为2.03～3.29μmol/L（1μg＝0.0127μmol）。我国最低值为0.10μmol/L（贫硒地区），最高值95.0μmol/L（硒中毒地区）。血浆硒水平可反映短时期硒状态，红细胞硒反映较长期硒营养、血小板硒（血中含硒最高）反映现有硒水平。

（2）发硒容易污染不准确，谷胱甘肽过氧化物酶活力测定适合大规模人群调查。

知识点26：硒缺乏的治疗　　副高：熟练掌握　正高：熟练掌握

治疗硒缺乏可采用亚硒酸钠或硒甲硫氨酸或富硒酵母口服100μg/d，但不宜过量，避免发生中毒，因硒的需要量与中毒量之间范围很窄。

知识点27：硒中毒　　副高：熟练掌握　正高：熟练掌握

硒摄入过量可发生硒中毒，发病率高达83%。

硒中毒的主要临床表现：脱发，脱指（趾）甲，伴皮肤苍白，神经系统症状及牙损伤。国外报道，因食高硒含量保健品中毒，除发、指、皮肤症状外，可出现恶心、呕吐等胃肠道症状，以及疲劳、乏力、易怒和周围神经炎症状。也可出现心肌病、肌炎症状。

防治硒中毒的措施：①停止硒接触；②加速硒排泄；③增加蛋白质和维生素E的摄入。

附录一 高级卫生专业技术资格考试大纲（内分泌专业——副高级）

一、专业知识

（一）本专业知识

1. 熟练掌握内分泌专业的基础理论与基本知识，掌握内分泌系统解剖学、内分泌分子生物学、生物化学、生理及病理学、病理生理学、免疫学、临床药理学等基本理论。

2. 掌握激素的分类及功能、激素作用机制，内分泌系统调节特别是反馈调节，掌握并正确应用各种内分泌功能试验，掌握激素测定原理及内分泌专业有关的实验室检查的基础理论、基本知识。

（二）相关专业知识

1. 掌握内科其他专业（包括心血管、呼吸、消化、肾脏、风湿免疫、血液、感染及肿瘤等）的相关知识。

2. 掌握神经外科、神经内科、泌尿外科、血管外科、眼科、妇科生殖内分泌、儿内科等有关部分的临床知识。

3. 熟悉与本专业密切相关学科的理论，如分子生物学、生物化学、分子遗传学、放射影像学等。

二、学科新进展

1. 了解本专业国内外现状及发展趋势，不断吸取新理论、新知识、新技术，如糖尿病的遗传病因学、诊断分型及治疗理念和模式的新进展；甲状腺功能亢进症的诊治新进展；内分泌性高血压诊治新进展；垂体瘤（肢端肥大症、催乳素瘤）的诊治新进展；内分泌代谢性疾病相关循证医学大型临床试验研究等。

2. 对相关学科近年来的进展有一定了解。

三、专业实践能力

1. 熟练掌握内分泌代谢病专业各种常见病、多发病的病因、发病机制、诊断（包括功能、定位及病因诊断）、鉴别诊断与治疗。了解本专业的一些少见病和涉及其他学科的一些相关疾病，能对其进行诊断、鉴别诊断和治疗。

2. 熟练掌握本专业常见的危、急、重疾病的诊断和处理，如糖尿病酮症酸中毒、高渗性非酮症性糖尿病昏迷、垂体卒中、垂体危象、甲状腺危象、黏液性水肿昏迷、肾上腺危象、嗜铬细胞瘤危象、高钙血症危象、低钙抽搐等的诊断和治疗。

3. 掌握少见病的诊断、鉴别诊断与处理，包括垂体性矮小症、空泡蝶鞍综合征、产后甲状腺炎、甲状旁腺功能亢进症、甲状旁腺功能减退症、性早熟、多发性内分泌腺瘤病。

4. 熟练掌握糖尿病的诊断、分型；糖尿病微血管、大血管并发症的诊断；急性并发症的抢救措施。深入了解糖尿病的病因及发病机制、自然病程及延缓B细胞功能衰竭及并发症的发生及进展的治疗措施。

5. 熟练掌握内分泌科常用药物的作用、不良反应，并了解药理及药代动力学，在临床实践中做到合理用药。

6．熟练掌握各种内分泌功能试验，能将其正确、熟练应用于内分泌疾病的诊断。

7．掌握内分泌疾病的实验技术，如血糖、血酮监测技术，胰岛素泵及动态血糖仪的使用；肾上腺、垂体等腺体影像学特点；糖尿病视网膜病变的镜像特点；核素在甲状腺及肾上腺等疾病诊断中的应用；评价胰岛素抵抗及胰岛B细胞功能的各种指标等。

四、本专业病种

常见病：

1．尿崩症
2．腺垂体功能减退症
3．巨人症和肢端肥大症
4．垂体瘤
5．单纯性甲状腺肿
6．甲状腺功能亢进症
7．甲状腺功能减退症
8．亚急性甲状腺炎
9．慢性淋巴细胞性甲状腺炎
10．甲状腺结节及肿瘤
11．Cushing综合征
12．原发性醛固酮增多症
13．肾上腺皮质功能减退症
14．嗜铬细胞瘤
15．胰岛素瘤
16．糖尿病
17．低血糖症
18．肥胖症
19．血脂异常症
20．高尿酸血症及痛风
21．骨质疏松症
22．水、电解质代谢和酸碱平衡失常

少见病：

23．垂体性矮小症
24．空泡蝶鞍综合征
25．产后甲状腺炎
26．甲状旁腺功能亢进症
27．甲状旁腺功能减退症
28．性早熟
29．多发性内分泌腺瘤病
30．Bartter综合征

罕见病：

31．下丘脑综合征
32．抗利尿激素分泌失调综合征
33．先天性肾上腺皮质增生症
34．性别分化异常
35．营养缺乏病
36．其他

附录二　高级卫生专业技术资格考试大纲（内分泌专业——正高级）

一、专业知识

（一）本专业知识

1．熟练掌握内分泌专业的基础理论与基本知识，掌握内分泌系统解剖学、内分泌分子生物学、生物化学、生理及病理学、病理生理学、免疫学、临床药理学等基本理论。

2．掌握激素分类及功能、激素作用机制，内分泌系统调节特别是反馈调节，掌握并正确应用各种内分泌功能试验，掌握激素测定原理及内分泌专业有关的实验室检查的基础理论、基本知识。

（二）相关专业知识

1．掌握内科其他专业（包括心血管、呼吸、消化、肾脏、风湿免疫、血液、感染及肿瘤等）的相关知识。

2．掌握神经外科、神经内科、泌尿外科、血管外科、眼科、妇科生殖内分泌、儿内科等有关部分的临床知识。

3．熟悉与本专业密切相关学科的理论，如分子生物学、生物化学、分子遗传学、放射影像学等。

二、学科新进展

1．熟悉本专业国内外现状及发展趋势，不断吸取新理论、新知识、新技术，如糖尿病的遗传病因学、诊断分型及治疗理念和模式的新进展；甲状腺功能亢进症诊治新进展；内分泌性高血压诊治新进展；垂体瘤（肢端肥大症、催乳素瘤）诊治新进展；内分泌代谢性疾病相关循证医学大型临床试验研究等。

2．对相关学科近年来的进展有一定了解。

三、专业实践能力

1．熟练掌握内分泌代谢病专业各种常见病、多发病的病因、发病机制、诊断（包括功能、定位及病因诊断）、鉴别诊断与治疗。掌握本专业的一些少见病和涉及其他学科的一些相关疾病，能对其进行诊断、鉴别诊断和治疗。

2．熟练掌握本专业常见的危、急、重疾病的诊断和处理，如糖尿病酮症酸中毒、高渗性非酮症性糖尿病昏迷、垂体卒中、垂体危象、甲状腺危象、黏液性水肿昏迷、肾上腺危象、嗜铬细胞瘤危象、高钙血症危象、低钙抽搐等的诊断和治疗。

3．熟练掌握内分泌少见病的诊断、鉴别诊断与处理，包括垂体性矮小症、空泡蝶鞍综合征、产后甲状腺炎、甲状旁腺功能亢进症、甲状旁腺功能减退症、性早熟、多发性内分泌腺瘤病和Bartter综合征等；对内分泌罕见病种亦有一定的了解，包括下丘脑综合征、抗利尿激素分泌失调综合征、先天性肾上腺皮质增生症、性别分化异常及营养缺乏病等。

4．熟练掌握糖尿病的诊断、分型；糖尿病微血管、大血管并发症的诊断；急性并发症的抢救措施。

深入了解糖尿病病因及发病机制、自然病程及延缓B细胞功能衰竭及并发症的发生及进展的治疗措施。

5．熟练掌握内分泌科常用药物的作用、不良反应，并了解药理及药代动力学，在临床实践中做到合理用药。

6．熟练掌握各种内分泌功能试验，能将其正确、熟练应用于内分泌疾病的诊断。

7．掌握内分泌疾病的实验技术，如血糖、血酮监测技术，胰岛素泵及动态血糖仪的使用；肾上腺、垂体等腺体影像学特点；糖尿病视网膜病变的镜像特点；核素在甲状腺及肾上腺等疾病诊断中的应用；评价胰岛素抵抗及胰岛B细胞功能的各种指标等。

四、本专业病种

常见病：

1．尿崩症
2．腺垂体功能减退症
3．巨人症和肢端肥大症
4．垂体瘤
5．单纯性甲状腺肿
6．甲状腺功能亢进症
7．甲状腺功能减退症
8．亚急性甲状腺炎
9．慢性淋巴细胞性甲状腺炎
10．甲状腺结节及肿瘤
11．Cushing综合征
12．原发性醛固酮增多症
13．肾上腺皮质功能减退症
14．嗜铬细胞瘤
15．胰岛素瘤
16．糖尿病
17．低血糖症
18．肥胖症
19．血脂异常症
20．高尿酸血症及痛风
21．骨质疏松症
22．水、电解质代谢和酸碱平衡失常

少见病：

23．垂体性矮小症
24．空泡蝶鞍综合征
25．产后甲状腺炎
26．甲状旁腺功能亢进症
27．甲状旁腺功能减退症
28．性早熟
29．多发性内分泌腺瘤病
30．Bartter综合征

罕见病：

31．下丘脑综合征
32．抗利尿激素分泌失调综合征
33．先天性肾上腺皮质增生症
34．性别分化异常
35．营养缺乏病
36．其他

附录三 全国高级卫生专业技术资格考试介绍

为进一步深化卫生专业技术职称改革工作，不断完善卫生专业技术职务聘任制，根据中共中央组织部、人事部、卫生部《关于深化卫生事业单位人事制度改革的实施意见》（人发〔2000〕31号）文件精神和国家有关职称改革的规定，人事部下发《加强卫生专业技术职务评聘工作的通知》（人发〔2000〕114号），高级专业技术资格采取考试和评审结合的办法取得。

一、考试形式和题型

全部采用人机对话形式，考试时间为2个小时（卫生管理知识单独加试时间为1时）。考试题型为单选题、多选题和案例分析题3种，试卷总分为100分。

二、考试总分数及分数线

总分数450～500分，没有合格分数线，排名前60%为合格。其中的40%为优秀。

三、考试效用

评审卫生高级专业技术资格的考试，是申报评审卫生高级专业技术资格的必经程序，作为评审卫生高级专业技术资格的重要参考依据之一，考试成绩当年有效。

四、人机对话考试题型说明

副高：单选题、多选题和案例分析题3种题型。

正高：多选题和案例分析题2种题型。

以实际考试题型为准。

五、考试报名条件

（一）正高申报条件

1. 取得大学本科以上学历后，受聘副高职务5年以上。
2. 大学普通班毕业以后，受聘副高职务7年以上。

（二）副高申报条件

1. 获得博士学位后，受聘中级技术职务2年以上。
2. 取得大学本科以上学历后，受聘中级职务5年以上。
3. 大学普通班毕业后，受聘中级职务5年以上。
4. 大学专科毕业后，取得本科以上学历（专业一致或接近专业），受聘中级职务7年以上。
5. 大专毕业，受聘中级职务5年以上。
6. 中专毕业，受聘中级职务7年以上。
7. 护理专业中专毕业，从事临床护理工作25年以上，取得护理专业的专科以上学历，受聘中级职务5年以上，可申报副主任护师任职资格。